M. Klausmeier (Hrsg.)

Prüfungswissen Notfallsanitäterin/Notfallsanitäter

„Non scholae sed vitae discimus."
(umgedrehte Version des Zitats von
Lucius Annaeus Seneca
4 v. Chr. bis 65 n. Chr.)

Matthias Klausmeier (Hrsg.)

Prüfungswissen Notfallsanitäterin/ Notfallsanitäter

3. Auflage

Mit Beiträgen von: Sven Heiligers, Kassel; Dr. Guido Kaiser, Göttingen; Matthias Klausmeier, Mannheim; Tobias Sambale, Hamburg; Marten Soltau, Schwerin; Matthias Thöle, Lengerich

ELSEVIER

Elsevier GmbH, Bernhard-Wicki-Str. 5, 80636 München, Deutschland
Wir freuen uns über Ihr Feedback und Ihre Anregungen an kundendienst@elsevier.com

ISBN 978-3-437-48253-3 eISBN 978-3-437-06489-0

Aus Gründen der Barrierefreiheit sind die Bilder in elektronischen Ausgaben dieses Buches mit Alt-Text-Beschreibungen (Alternativ-Text) versehen, die von Elsevier bereitgestellt werden. Mehr Informationen erhalten Sie unter https://www.elsevier.com/about/accessibility.

Bücher und Zeitschriften, die von Elsevier veröffentlicht werden, entsprechen den geltenden Produktsicherheitsanforderungen. Für etwaige Bedenken oder Fragen zur Produktsicherheit wenden Sie sich bitte an unseren autorisierten Vertreter, Elsevier B.V., productsafety@elsevier.com.

Elsevier nimmt eine neutrale Position in Bezug auf territoriale Meinungsverschiedenheiten oder Zuständigkeitsansprüche in seinen veröffentlichten Inhalten ein, einschließlich Landkarten und institutionellen Zugehörigkeiten.

Wichtiger Hinweis: Die medizinischen Wissenschaften unterliegen einem sehr schnellen Wissenszuwachs. Der stetige Wandel von Methoden, Wirkstoffen und Erkenntnissen ist allen an diesem Werk Beteiligten bewusst. Sowohl der Verlag als auch die Autorinnen und Autoren und alle, die an der Entstehung dieses Werkes beteiligt waren, haben große Sorgfalt darauf verwandt, dass die Angaben zu Methoden, Anweisungen, Produkten, Anwendungen oder Konzepten dem aktuellen Wissensstand zum Zeitpunkt der Fertigstellung des Werkes entsprechen.
Der Verlag kann jedoch keine Gewähr für Angaben zu Dosierung und Applikationsformen übernehmen. Es sollte stets eine unabhängige und sorgfältige Überprüfung von Diagnosen und Arzneimitteldosierungen sowie möglicher Kontraindikationen erfolgen. Jede Dosierung oder Applikation liegt in der Verantwortung der Anwenderin oder des Anwenders. Die Elsevier GmbH, die Autorinnen und Autoren und alle, die an der Entstehung des Werkes mitgewirkt haben, können keinerlei Haftung in Bezug auf jegliche Verletzung und/oder Schäden an Personen oder Eigentum, im Rahmen von Produkthaftung, Fahrlässigkeit oder anderweitig übernehmen.

Für die Vollständigkeit und Auswahl der aufgeführten Medikamente übernimmt der Verlag keine Gewähr.
Geschützte Warennamen (Warenzeichen) werden in der Regel besonders kenntlich gemacht (®). Aus dem Fehlen eines solchen Hinweises kann jedoch nicht automatisch geschlossen werden, dass es sich um einen freien Warennamen handelt.

Bibliografische Information der Deutschen Nationalbibliothek
Die Deutsche Nationalbibliothek verzeichnet diese Publikation in der Deutschen Nationalbibliografie; detaillierte bibliografische Daten sind im Internet über https://www.dnb.de abrufbar.

26 27 28 29 30 5 4 3 2 1

In ihren Veröffentlichungen verfolgt die Elsevier GmbH das Ziel, genderneutrale Formulierungen für Personengruppen zu verwenden. Um jedoch den Textfluss nicht zu stören sowie die gestalterische Freiheit nicht einzuschränken, wurden bisweilen Kompromisse eingegangen. Selbstverständlich sind **immer alle Geschlechter** gemeint.

Planung: Katharina Frank, Projektmanagement: Karin Kühnel, München
Redaktion: Anne Wiehage, Fröndenberg
Herstellung: Dietmar Radünz, Leipzig
Satz: Thomson Digital, Noida/Indien
Druck und Bindung: Drukarnia Dimograf Sp. z o.o., Bielsko-Biała/Polen
Umschlaggestaltung: SpieszDesign, Neu-Ulm
Titelbild: Puzzle © Jahura – stock.adobe.com / Icons © Vlada Jakovenko – stock.adobe.com

Aktuelle Informationen finden Sie im Internet unter **www.elsevier.de**

Vorwort zur 3. Auflage

Nach drei Jahren Ausbildung zur Notfallsanitäterin bzw. zum Notfallsanitäter, die durch intensive Phasen in der Schule, den Kliniken und der Rettungswache geprägt sind, geht es darum, komplexes Wissen in der vollständigen Handlung zusammenzufügen. Das Staatsexamen bietet dafür den notwendigen Rahmen. Doch welcher Teil der vielen Informationen, Erkenntnisse und Details ist für die Prüfung absolut relevant und unverzichtbar?

Zusammen mit den Lehrveranstaltungen und Praxisanleitungen dient die Literatur, die als treuer Wegbegleiter zur Verfügung steht, dafür als Fundament. „Mensch Körper Krankheit für den Rettungsdienst" bildet die Grundlage für das Verständnis der Anatomie und Physiologie und schlägt hervorragend die Brücke zur Pathophysiologie, ohne die Differenzialdiagnosen und eine zielgerichtete Therapie nicht möglich wären. „Notfallsanitäter heute" schafft die Grundlage der vollständigen Handlung und berücksichtigt dabei explizit die spezielle Entwicklung der persönlichen, sozialen, methodischen und fachlichen Kompetenzen. Im „Prüfungstrainer Notfallsanitäter heute" wird anhand vieler Fallbeispiele und nützlicher Tipps die Grundlage geschaffen, mit einem guten Gefühl in das Staatsexamen zu gehen und zu wissen, wie diese Prüfung so „tickt".

Das vorliegende Buch soll helfen, die Fülle an Wissen und Erlerntem in didaktisch reduzierter und einprägsamer Form zusammenzufassen. Es kann und will keinesfalls die vorangegangene Literatur ersetzen, sondern im Hinblick auf das anstehende Examen eine Hilfe dafür sein, komplexes Wissen prüfungsrelevant aufzubereiten. Dabei wurden alle aktuellen Leitlinien bis zum Erscheinen des Buches berücksichtigt und in die Themen eingepflegt. Neu hinzugekommen sind die thermischen Notfälle, deren Relevanz durchaus in der praktischen als auch in der mündlichen Prüfung gegeben ist.

Mit großer Freude haben wir den Erfolg der 2. Auflage verfolgt. Wir wünschen und hoffen, dass es uns mit der nun vorliegenden 3. Auflage gelungen ist, in dieser Kontinuität weiter voranzuschreiten.

An dieser Stelle ein herzliches Dankeschön an Sie, liebe Leserinnen und Leser: Ihre zahlreichen Rückmeldungen und Hinweise haben wir gern aufgenommen und eingearbeitet. Wie immer gilt auch für diese Auflage unser Versprechen, dass wir die einzelnen Kapitel gewissenhaft bearbeitet haben. Für Hinweise und Verbesserungsvorschläge durch Sie sind wir Ihnen sehr dankbar!

Jede Handlung setzt ein ausreichendes Maß an Wissen und Fertigkeiten voraus. Wir hoffen, dass es uns gelungen ist, dieses Maß in komprimierter Form darzustellen – mit dem Ziel einer erfolgreichen Prüfung und einer ebenso erfolgreichen Tätigkeit im Rettungsdienst.

Mannheim, 30.09.2025
Matthias Klausmeier

Der Herausgeber

Matthias Klausmeier
Franz Anton Mai-Schule (FAMS)
Arbeiter-Samariter-Bund
Mannheim

Speditionskaufmann, Notfallsanitäter, Praxisanleiter, Ausbilder im Rettungsdienst mit pädagogischer Weiterbildung; derzeit Dozent der Franz Anton Mai-Schule, Landesschule des Arbeiter-Samariter-Bundes Baden-Württemberg; AHA BLS-, ACLS- und PALS-Instruktor und Kursdirektor, AMLS-Instruktor und Kurskoordinator, EPC-Instruktor und Kurskoordinator, Nationaler Koordinator EPC Deutschland, GEMS-Instruktor und Kurskoordinator, stellvertretender Nationaler Koordinator GEMS Deutschland, PHTLS-Instruktor und Kurskoordinator; Trainer und Operator am RKH Simulationszentrum Vaihingen an der Enz, Herausgeber und Autor zahlreicher einschlägiger Buchveröffentlichungen

Die Autoren

Sven Heiligers
ATEM - Advanced Training for and from Emergency Medicine
Fritzlar

Notfallsanitäter und Praxisanleiter, seit über 15 Jahren im Rettungsdienst. Neben der Straßenarbeit viel innerklinische Arbeit, auf Intensivstationen als auch in der Anästhesie. Umfangreiche Erfahrung in der Erwachsenenbildung, unterrichtet außerdem in internationalen Kursformaten wie ACLS, AMLS, EPC, PALS, PHTLS und GEMS als Instruktor, ist Kurskoordinator und nationaler Koordinator von GEMS und stellvertretender nationaler Koordinator von EPC Deutschland. Gründungsmitglied und 1. Vorsitzender vom gemeinnützigen Verein FOAM-live e. V. Gründer und Geschäftsführer SonoResQ. Derzeit Notfallsanitäter und Praxisanleiter.

Dr. Guido Kaiser
Berufsfeuerwehr Göttingen
Rettungsdienstschule
Göttingen
und
Universitätsmedizin Göttingen
Giftinformationszentrum-Nord – Klinisch-Toxikologisches Labor
Göttingen

Wissenschaftlicher Oberrat, Notfallsanitäter, Studium der Chemie, Physik, Philosophie und Rechtswissenschaft; derzeit tätig als Leiter des Fachdienstes Ausbildung der Berufsfeuerwehr Göttingen und als wissenschaftlicher Mitarbeiter an der Universitätsmedizin Göttingen (Giftinformationszentrum-Nord)

Tobias Sambale
Bremen

Arzt, ACLS- und PALS-Instruktor, Simulationstrainer

Marten Soltau, M. A., MPA
Ministerium für Soziales, Gesundheit und Sport
Mecklenburg-Vorpommern
Schwerin

Leiter des Referates Krankenversicherung und Arzneimittelwesen, ambulante Versorgung, Aufsicht über Körperschaften der Selbstverwaltung, Rechtsangelegenheiten der Abteilung Gesundheit. Notfallsanitäter, Praxisanleiter; studierte Jura, Wirtschaftspsychologie, Pädagogik und Verwaltungswissenschaft in Hamburg, Lüneburg, Jena und Berlin.

Matthias Thöle
Lengerich

Notfallsanitäter und examinierter Krankenpfleger, Lehrrettungsassistent, Berufsfachschullehrer mit pädagogischer Weiterbildung, geprüfter Desinfektor derzeit tätig als Lehrkraft beim Malteser Schulungszentrum Nellinghof.

Abbildungsverzeichnis

Der Verweis auf die jeweilige Abbildungsquelle befindet sich bei allen Abbildungen im Werk am Ende des Legendentextes in eckigen Klammern.

F201-069 Häske D, Blumenstock G, Hossfeld B, Wölfl C, Schweigkofler U, Stock JP: The Immo traffic light system as a decision-making tool for prehospital spinal immobilization—a systematic review. Dtsch Arztebl Int 2022; 119: 753–8. DOI: 10.3238/arztebl.m2022.0291

F783-010 Tsai TT, Nienaber CA, Eagle KA. Acute aortic syndromes. Circulation. 2005 Dec 13;112(24):3802-13. doi: 10.1161/CIRCULATIONAHA.105.534198. PMID: 16344407

F896-003 Venetz C, Jiménez D, Mean M, Aujesky D. A comparison of the original and simplified Pulmonary Embolism Severity Index. Thromb Haemost. 2011;106(3):423-428. doi:10.1160/TH11-04-0263

F928-008 Musi ME, Sheets A, Zafren K, et al. Clinical staging of accidental hypothermia: The Revised Swiss System: Recommendation of the International Commission for Mountain Emergency Medicine (ICAR MedCom). Resuscitation. 2021;162:182-187. doi:10.1016/j.resuscitation.2021.02.038

F993-001 Wells PS, Anderson DR, Rodger M, et al. Excluding pulmonary embolism at the bedside without diagnostic imaging: management of patients with suspected pulmonary embolism presenting to the emergency department by using a simple clinical model and d-dimer. Ann Intern Med. 2001;135(2):98–107. doi:10.7326/0003-4819-135-2-200107170-00010

G357-001 Reproduced from: Royal College of Physicians. National Early Warning Score (NEWS) 2: Standardising the assessment of acute-illness severity in the NHS. Updated report of a working party. London: RCP, 2017.

H158-001 Burch HB, Wartofsky L. Life-threatening thyrotoxicosis. Thyroid storm. Endocrinol Metab Clin North Am. 1993;22(2):263-277.

H225-004 Amin ST, Morrow DA, Braunwald E, et al. Dynamic TIMI risk score for STEMI. J Am Heart Assoc. 2013;2(1):e003269. Published 2013 Jan 29. doi:10.1161/JAHA.112.003269

M839 Frank Flake, Oldenburg

W917 American Heart Association, Inc., Dallas/USA

W924-001 DBRD Akademie GmbH, Lübeck

W963 DIE JOHANNITER, Johanniter-Unfall-Hilfe e.V.

Abkürzungen

4-MAA	4-N-Methylaminoantipyrin
A.	Arteria
AAL	anteriore Axillarlinie
AAO	Alarm- und Ausrückeordnung
AAS	akutes Aortensyndrom
ACC	Acetylcystein
ACS	akutes Koronarsyndrom (acute coronary syndrome)
ACTH	adrenocorticotropes Hormon
ADH	antidiuretisches Hormon
AF	Atemfrequenz
AHA	American Heart Association
ÄLRD	ärztlicher Leiter Rettungsdienst
ALS	Advanced Life Support
AMI	akuter Myokardinfarkt
AP	Angina pectoris
ArgZG	Arbeitszeitgesetz
ASR	Arbeitsschutzrichtlinien
ASS	Acetylsalicylsäure
ATF	Analytische Task Force
ATP	Adenosintriphosphat
AV	atrioventrikulär
aVF	Augmented Voltage Left Foot
aVL	Augmented Voltage Left Arm
AVNRT	AV-Knoten-Reentry-Tachykardie
aVR	Augmented Voltage Right Arm
AVRT	AV-Reentry-Tachykardie
AZV	Atemzugvolumen
BAA	Bauchaortenaneurysma
BAK	Blutalkoholkonzentration
BDSG	Bundesdatenschutzgesetz
BEL	Beckenendlage
BfArM	Bundesinstitut für Arzneimittel und Medizinprodukte
BESD	Beurteilung von Schmerzen bei Demenz
BG	Berufsgenossenschaft
BGA	Blutgasanalyse
BGB	Bürgerliches Gesetzbuch
BioStoffV	Biostoffverordnung
BLS	Basic Life Support (Basismaßnahmen der Reanimation)
BtMG	Betäubungsmittelgesetz
BtMVV	Betäubungsmittel-Verschreibungsverordnung
BURP (-Manöver)	Druck nach hinten oben rechts (backward upward rightward pressure)
BWS	Brustwirbelsäule
BZ	Blutzucker
bzw.	beziehungsweise
C	Bezeichnung für Halswirbel (cervical)
CCS	Canadian Cardiovascular Society
CDAD	Clostridium-difficile-assoziierte Diarrhö
CIRS	Critical Incident Reporting System
CISM	Critical Incident Stress Management
CO	Kohlenstoffmonoxid
CO2	Kohlenstoffdioxid
COB	chronisch-obstruktive Bronchitis
COPD	chronisch-obstruktive Lungenerkrankung (chronic obstructive pulmonary disease)
COVID	Corona Virus Disease (2019)
CPAP	Continuous Positive Airway Pressure
CPP	zerebraler Perfusionsdruck
CPR	kardiopulmonale Reanimation (cardiopulmonary resuscitation)
CPU	Chest Pain Unit
CRM	Crew Ressource Management
CTG	Kardiotokografie
CYP	Cytochrome P450
d. h.	das heißt
DBRD	Deutscher Berufsverband Rettungsdienst e. V.
DEGAM	Deutsche Gesellschaft für Allgemeinmedizin und Familienmedizin e. V.
DGAI	Deutsche Gesellschaft für Anästhesiologie und Intensivmedizin e. V.
DGAKI	Deutsche Gesellschaft für Allergologie und Klinische Immunologie e. V.
DGK	Deutsche Gesellschaft für Kardiologie – Herz- und Kreislaufforschung e. V.
DGN	Deutsche Gesellschaft für Neurologie e. V.
DGP	Deutsche Gesellschaft für Pneumologie und Beatmungsmedizin e. V.
DGU	Deutsche Gesellschaft für Unfallchirurgie
DGV	Deutsche Gesellschaft für Verbrennungsmedizin e. V.
DHL	Deutsche Hochdruckliga e. V.
DIC	disseminierte intravasale Koagulopathie
DIN	Deutsche Industrienorm
DIVI	Deutsche Interdisziplinäre Vereinigung für Intensiv- und Notfallmedizin e. V.
DKA	diabetische Ketoazidose
DMS	Durchblutung/Motorik/Sensorik
DNS	Desoxyribonukleinsäure
DOAK	direkte orale Antikoagulanzien

ECMO extrakorporale Membranoxygenierung
EDTA Ethylendiamintetraessigsäure
eFAST extended Focused Assessment with Sonography in Trauma
EFQM European Foundation for Quality Management
EGA extraglottischer Atemweg
EKG Elektrokardiogramm
EN Europäische Norm
EPC Emergency Pediatric Care
ERC European Resuscitation Council
ESBL Extended-Spectrum-Betalaktamase
ESH European Society of Hypertension
etCO2 endtidaler CO_2-Wert
ETI endotracheale Intubation
EU Europäische Union
EUG Extrauteringravidität
evtl. eventuell
EWZ Einwirkzeit
FAST-Test Face-Arm-Speech-Time-Test
FFP Atemschutzmaske (filtering face piece)
FiO2 inspiratorische Sauerstofffraktion
FSME Frühsommer-Meningoenzephalitis
FwDV Feuerwehr-Dienstvorschrift
G Gauge
GABA Gamma-Aminobuttersäure
GCS Glasgow Coma Scale
GEMS Geriatric Education for Emergency Medical Services
GFR glomeruläre Filtrationsrate
GG Grundgesetz
ggf. gegebenenfalls
GHB Gamma-Hydroxybuttersäure
GHS Globally Harmonized System of Classification and Labelling of Chemicals
GI gastrointestinal
GRC German Resuscitation Council – Deutscher Rat für Wiederbelebung
h Stunde(n)
HBO hyperbare Oxygenierung
HeilprG Heilpraktikergesetz
HES Hydroxyethylstärke
HF Herzfrequenz
HHS hyperosmolares hyperglykämisches Syndrom
HKLE hochkontagiöse lebensbedrohliche Erkrankung
HLM Herz-Lungen-Maschine
HMV Herzminutenvolumen
HRST Herzrhythmusstörung(en)
HWS Halswirbelsäule
HZV Herzzeitvolumen
i. m. intramuskulär
i. n. intranasal
i. o. intraossär
i. v. intravenös
IAP instabile Angina pectoris
IBP invasive Blutdruckmessung
ICB intrazerebrale Blutung; auch: intrakranielle Blutung
ICD implantierter Kardioverter-Defibrillator
ICP intrakranieller Druck (intracranial pressure)
ICR Interkostalraum
IE internationale Einheit
IfSG Infektionsschutzgesetz
IgE Immunglobulin E
IgG Immunglobulin G
IHT Inhalationstrauma
ILS integrierte Leitstelle
IMH intramurales Hämatom
inkl. inklusive
ISO Internationale Standardisierungs-Organisation
ITH Intensivtransporthubschrauber
ITW Intensivtransportwagen
IVENA Interdisziplinärer VErsorgungsNAchweis
J Joule
KED Kendrick Extrication Device (Rettungskorsett)
KG Körpergewicht
KIT Kriseninterventionsteam
KHK koronare Herzkrankheit
KKT Körperkerntemperatur
KOD kolloidosmotischer Druck
KOF Körperoberfläche
KTQ Kooperation für Transparenz und Qualität im Gesundheitswesen
KTW Krankentransportwagen
KV Kassenärztliche Vereinigung
KVOR Keep Vene Open Rate
KVP kontinuierlicher Verbesserungsprozess
LAE Lungenarterienembolie
LAGA Länder-Arbeitsgemeinschaft Abfall
LE Lungenembolie
LJ Lebensjahr
LMA Larynxmaske (laryngeal mask airway)
LNA leitender Notarzt
LSD Lysergsäurediethylamid
LT Larynxtubus
LTB Laryngotracheobronchitis
LWS Lendenwirbelsäule
mA Milliampere
MAA Methylaminoantipyrin
MAD mittlerer arterieller Druck
MANV Massenanfall von Verletzten
MAS Morgagni-Adams-Stokes(-Anfall)
max. maximal

MEES	Mainzer Emergency Evaluation Score
MILS	manuelle In-Line-Stabilisation
min	Minute
MNS	Mund-Nasen-Schutz
MODS	Multiorgandysfunktionssyndrom
MOV	Multiorganversagen
MPBetreibV	Medizinprodukte-Betreiberverordnung
MPG	Medizinproduktegesetz
MRGN	multiresistente gramnegative Erreger
MRSA	methicillinresistenter Staphylococcus aureus
MSH	Melanozyten stimulierendes Hormon
mV	Millivolt
N.	Nervus
NACA	National Advisory Committee for Aeronautics
NAW	Notarztwagen
NEF	Notarzteinsatzfahrzeug
NEH	Notarzteinsatzhubschrauber
NIBP	nichtinvasive Blutdruckmessung
NIV	nichtinvasive Beatmung (non-invasive ventilation)
NMDA	N-Methyl-D-Aspartat
NNRI	Nebennierenrindeninsuffizienz
NO	Stickstoffmonoxid
NOAK	neueres orales Antikoagulans
NotSan-APrV	Ausbildungs- und Prüfungsverordnung für Notfallsanitäterinnen und Notfallsanitäter
NotSanG	Notfallsanitätergesetz
NRS	numerische Rating-Skala
NSAID	nichtsteroidale Antiphlogistika (non-steroidal anti-inflammatory drugs)
NSAR	nichtsteroidale Antirheumatika
NSTEMI	Non-ST-Elevating Myocardial Infarction
NYHA	New York Heart Association
OrgL	organisatorischer Leiter
OrgLRD	organisatorischer Leiter Rettungsdienst
p. o.	peroral
PaCO2	arterieller Kohlendioxidpartialdruck
PaO2	arterieller Sauerstoffpartialdruck
PAU	penetrierendes Aortenulkus
pAVK	periphere arterielle Verschlusskrankheit
PBD	pädiatrisches Beurteilungsdreieck
PCI	perkutane Koronarintervention
PDCA	Plan, Do, Check, Act
PDE	Phosphodiesterase
PEA	pulslose elektrische Aktivität
PEEP	positiver endexspiratorischer Druck (positive end expiratory pressure)
PEP	Postexpositionsprophylaxe
PF	Pulsfrequenz
PFO	persistierendes Foramen ovale
POCUS	Point of Care Ultrasound
POMC	Proopiomelanocortin
PRG	Patientenrechtegesetz
PRIOR	primäres Ranking zur initialen Orientierung im Rettungsdienst
PSA	persönliche Schutzausrüstung
PSNV	psychosoziale Notfallversorgung
PSU	psychosoziale Unterstützung
PsychKG	Gesetz über Hilfen und Schutzmaßnahmen bei psychischen Krankheiten
pVT	pulslose ventrikuläre Tachykardie
QL	Querlage
QM	Qualitätsmanagement
RAAS	Renin-Angiotensin-Aldosteron-System
RD	Rettungsdienst
RCA	rechte Koronararterie
RIVA	Ramus interventricularis anterior
RKI	Robert Koch-Institut
RLSt	Rettungsleitstelle
RNS	Ribonukleinsäure
ROSC	Rückkehr eines Spontankreislaufs (return of spontaneous circulation)
RR	Riva Rocci (Blutdruckmessung)
RSI	Rapid Sequence Induction
RSV	Respiratory Syncytial Virus
RTH	Rettungstransporthubschrauber
RTW	Rettungswagen
RUSH	Protokoll Rapid Ultrasound for Shock and Hypotension
s. l.	sublingual
SAB	Subarachnoidalblutung
SaO2	arterielle Sauerstoffsättigung
SAR	sympathoadrenerge Reaktion
SbE	Stressbearbeitung nach belastenden Ereignissen
ScvO2	zentralvenöse Sauerstoffsättigung
SEG	Schnelleinsatzgruppe
SEK	Spezialeinsatzkommando
SGA	supraglottische Atemwegshilfe
SHT	Schädel-Hirn-Trauma
SIDS	plötzlicher Kindstod (sudden infant death syndrome)
SIH	schwangerschaftsinduzierte Hypertonie
SK	Sichtungskategorie
SL	Schädellage
SOFA	Sepsis-Related Organ Failure Assessment
SOP	Standard Operating Procedures
SpO2	pulsoxymetrisch gemessene Sauerstoffsättigung
SRS-A	Slow Reacting Substances of Anaphylaxis
S-RTW	Schwerlast-Rettungswagen
SSRI	selektive Serotonin-Wiederaufnahmehemmer (selective serotonin reuptake inhibitors)

SSW	Schwangerschaftswoche
STEMI	ST-Elevating Myocardial Infarction
StGB	Strafgesetzbuch
STIKO	Ständige Impfkommission
StVO	Straßenverkehrsordnung
SV	Schlagvolumen
SVT	supraventrikuläre Tachykardie
TAA	thorakales Aortenaneurysma
TCA	trizyklische Antidepressiva
TEL	technische Einsatzleitung
Th	Bezeichnung für Brustwirbel (thorakal)
THW	Technisches Hilfswerk
TIA	transitorisch-ischämische Attacke
TIC	traumainduzierte Koagulopathie
TIMI	Thrombolysis in Myocardial Infarction (Study Group)
TLOC	Transient Lost of Consciousness
TQM	Total Quality Management
TRBA	technische Regeln für biologische Arbeitsstoffe
TVT	tiefe Venenthrombose
TXA	Tranexamsäure
u. a.	unter anderem
UAW	unerwünschte Arzneimittelwirkung(en)
usw.	und so weiter
V.	Vena
VAH	Verbund für Angewandte Hygiene e. V.
VEL	Vollelektrolytlösung
VES	ventrikuläre Extrasystolen
VF	Kammerflimmern
vgl.	vergleiche
VKOF	verbrannte Körperoberfläche
VRE	vancomycinresistente Enterokokken
vs.	versus
VT	ventrikuläre Tachykardie
WHO	World Health Organization
WPW	Wolff-Parkinson-White(-Syndrom)
z. B.	zum Beispiel
ZNS	zentrales Nervensystem
ZVK	zentraler Venenkatheter

Inhaltsverzeichnis

KAPITEL

1

Guido Kaiser

Die Notfallsanitäterprüfung

- Mit der staatlichen Prüfung schließt die Ausbildung ab. Die Prüfung kann aber bereits 3 Monate vor Ende der 3-jährigen Ausbildungszeit begonnen werden.
- Rechtzeitig vor Beginn der Prüfung beantragen die Prüflinge die Zulassung bei der zuständigen Behörde des jeweiligen Bundeslands. Einzureichende Unterlagen:
  - Formloses Antragsschreiben
  - Amtlich beglaubigte Kopie des Personalausweises (erhältlich beim Einwohnermeldeamt) oder eine amtliche Abschrift der Geburtsurkunde (erhältlich beim Standesamt)
  - Bescheinigung der Schule über die regelmäßige und erfolgreiche Teilnahme an der Ausbildung

1.1 Ablauf der Prüfung

- Die Prüfung findet an der Schule, an der die Ausbildung abgeschlossen wird, statt.
- Für die Durchführung der Prüfung wird ein Prüfungsausschuss gebildet, dem folgende Mitglieder angehören:
  - Eine Vertreterin oder ein Vertreter der Behörde als Prüfungsvorsitz (meist eine fachkompetente Person, die nicht an der jeweiligen Schule tätig ist, z. B. Beamte der Schulaufsichtsbehörde, Schulleiter anderer Schulen, Amtsärzte)
  - Die Schulleitung der Schule, an der die Prüfung stattfindet
  - Mindestens zwei Lehrkräfte der Schule
  - Mindestens eine an der Schule unterrichtende Person mit der Qualifikation als Notarzt
  - Mindestens eine Praxisanleiterin oder ein Praxisanleiter, die an einer Lehrrettungswache tätig sind
- Die Prüfung umfasst drei Klausuren (schriftlicher Teil), vier Fallbeispiele (praktischer Teil) und ein Prüfungsgespräch mit drei Abschnitten (mündlicher Teil).
- Die Termine der einzelnen Prüfungsteile werden von der Schule festgelegt und von der zuständigen Behörde genehmigt. Eine bestimmte Reihenfolge ist nicht vorgeschrieben.

1.1.1 Schriftlicher Prüfungsteil

- Die Prüfungsleistungen der schriftlichen Prüfung umfassen drei Aufsichtsarbeiten (Klausuren) zu folgenden Themenbereichen (TB) nach Anlage 1 der Ausbildungs- und Prüfungsverordnung für Notfallsanitäter (NotSan-APrV):
  - Rettungsdienstliche Maßnahmen und Maßnahmen der Gefahrenabwehr auswählen, durchführen und auswerten (TB 2) und Abläufe im Rettungsdienst strukturieren und Maßnahmen in Algorithmen und Einsatzkonzepte integrieren und anwenden (TB 4)
  - Bei der medizinischen Diagnostik und Therapie mitwirken, lebenserhaltende Maßnahmen und Maßnahmen zur Abwendung schwerer gesundheitlicher Schäden bis zum Eintreffen der Notärztin oder des Notarztes oder dem Beginn einer weiteren ärztlichen Versorgung durchführen (TB 7)
  - Das Handeln im Rettungsdienst an Qualitätskriterien ausrichten, die an rechtlichen, wirtschaftlichen und ökologischen Rahmenbedingungen orientiert sind (TB 6) und auf die Entwicklung des Notfallsanitäterberufs im gesellschaftlichen Kontext Einfluss nehmen (TB 9)
- Für die Prüfungsklausuren werden von der Schule verschiedene Vorschläge erstellt, aus denen der Prüfungsvorsitzende die Prüfungsaufgaben auswählt.
- Jede Klausur dauert 2 Stunden.
- Pro Tag darf maximal eine Klausur geschrieben werden.
- Jede Klausur wird von zwei Fachprüfern korrigiert und benotet.

1.1.2 Praktischer Prüfungsteil

- Die Prüfungsleistungen der praktischen Prüfung sind vier simulierte Notfalleinsätze, wobei jeweils ein Fallbeispiel aus folgenden Bereichen stammen muss:
  - Internistische Notfälle
  - Traumatologische Notfälle
  - Herzkreislaufstillstand mit Reanimation
- In jedem Fallbeispiel müssen vom Prüfling insbesondere folgende Aufgaben übernommen werden:
  - Umgang mit medizinisch-technischen Geräten
  - Durchführung von Sofortmaßnahmen und erweiterten Versorgungsmaßnahmen
  - Dokumentation
- Bei mindestens einem Fallbeispiel müssen vom Prüfling zusätzlich durchgeführt werden:
  - Kommunikation mit der Leitstelle
  - Auswahl der Zielklinik
  - Anmeldung
  - Übergabe des Patienten in der Klinik

- In jedem Fallbeispiel findet nach der Fallsimulation ein Fachgespräch statt, in dem der Prüfling die Prüfungssituation reflektiert und die durchgeführten Maßnahmen erläutert und begründet.
- Die einzelnen Fallbeispiele werden von der Schule ausgearbeitet und vom Prüfungsvorsitzenden ausgewählt.
- Jedes Fallbeispiel soll mindestens 20 und höchstens 40 Minuten dauern (einschließlich Reflexionsgespräch).
- Die vier Fallbeispiele eines Prüflings müssen an einem oder an zwei aufeinanderfolgenden Tagen durchgeführt werden.
- Jedes Fallbeispiel wird von zwei Fachprüfern abgenommen und benotet. Einer der beiden muss Praxisanleiter an einer Lehrrettungswache sein.

1.1.3 Mündlicher Prüfungsteil

- Die Prüfungsleistungen der mündlichen Prüfung sind Prüfungsgespräche zu verschiedenen Themenbereichen (TB) nach Anlage 1 der NotSan-APrV, die in drei Abschnitte gegliedert sind:
  - Notfallsituationen bei Menschen aller Altersgruppen sowie Gefahrensituationen erkennen, erfassen und bewerten (TB 1)
  - Kommunikation und Interaktion mit sowie Beratung von hilfesuchenden und hilfebedürftigen Menschen unter Berücksichtigung des jeweiligen Alters sowie soziologischer und psychologischer Aspekte (TB 3) und in Gruppen und Teams zusammenarbeiten (TB 10)
  - Bei der medizinischen Diagnostik und Therapie mitwirken, lebenserhaltende Maßnahmen und Maßnahmen zur Abwendung schwerer gesundheitlicher Schäden bis zum Eintreffen der Notärztin oder des Notarztes oder dem Beginn einer weiteren ärztlichen Versorgung durchführen (TB 7)
- Die mündliche Prüfung soll insgesamt mindestens 30 und höchstens 45 Minuten dauern.
- Die mündliche Prüfung wird von mindestens zwei Fachprüfern, die an der Schule unterrichten, abgenommen und benotet. Die vorsitzende Person darf keine Fragen stellen.
- Bei der Prüfung zum Themenbereich 7 muss eine der beiden Personen Notarzt sein.
- Die Prüflinge können einzeln oder im Zweierteam geprüft werden. Zuhörer (z. B. Schüler nachfolgender Ausbildungsjahrgänge) können teilnehmen, wenn der Prüfling und der Prüfungsvorsitz zustimmen.

1.1.4 Benotung und Bestehen der Prüfung

- Für alle Prüfungsleistungen vergeben alle Fachprüfer unabhängig von den anderen eine Note zwischen 1 (sehr gut) und 6 (unbefriedigend). Es werden nur ganze Noten (ohne Nachkommastellen) vergeben.

- Aus den Gesamtnoten der Bestandteile bildet der Prüfungsvorsitz jeweils eine (ganze) Note für den schriftlichen, den praktischen und den mündlichen Prüfungsteil.
- Eine Prüfungsleistung ist bestanden, wenn sie mit einer Gesamtnote 4 (ausreichend) oder besser bewertet wurde.
- Um die Prüfung insgesamt zu bestehen, müssen folgende Leistungen bestanden sein:
  - Jede einzelne der drei schriftlichen Arbeiten
  - Jedes einzelne der vier praktischen Fallbeispiele
  - Jeder einzelne der drei Abschnitte der mündlichen Prüfung
- Ist die Prüfung insgesamt bestanden, wird vom Prüfungsvorsitz ein Zeugnis ausgestellt, in dem auch die Noten der drei Prüfungsteile aufgeführt sind.
- Nach bestandener Prüfung kann bei der zuständigen Behörde des jeweiligen Bundeslands die Urkunde über die Erlaubnis zur Führung der Berufsbezeichnung beantragt werden. Erforderliche Unterlagen:
  - Formloser Antrag
  - Prüfungszeugnis (Original oder amtlich beglaubigte Kopie)
  - Amtliches Führungszeugnis (Beantragung beim Einwohnermeldeamt)
  - Ärztliche Bescheinigung über die gesundheitliche Eignung für den Notfallsanitäterberuf
- Erst nach Erhalt der Erlaubnisurkunde darf man die Berufsbezeichnung „Notfallsanitäter*in“ führen und entsprechend beruflich tätig werden. Die Führung der Bezeichnung ohne Erlaubnis kann mit einem Bußgeld bis zu 3.000 Euro geahndet werden.

1.2 Tipps für die Prüfung

1.2.1 Prüfungsvorbereitung

- Im Laufe der 3 Jahre Ihrer Ausbildung hat sich eine große Menge Lernstoff angesammelt. Wenden Sie bei der Prüfungsvorbereitung – wie beim Lernen mit Karten – die Zwei-Stapel-Methode („erledigt“ – „noch zu bearbeiten“) an.
- Planen Sie – wie beim Schulunterricht – auch beim eigenständigen Lernen Wiederholungen und regelmäßige Pausen ein.
- Meiden Sie für das Lernen ungünstige Tageszeiten (später Abend/unmittelbar nach dem Mittagessen).
- Planen Sie nicht mehr als 8 Stunden am Tag zum Lernen ein und lassen Sie Zeit für Erholung und Bewegung.
- Versuchen Sie nicht, sich in den Stunden vor der Prüfung noch krampfhaft neues Wissen „einzutrichtern“. Das erhöht nur Ihr Stresslevel und das Risiko eines „Prüfungs-Blackouts“.

- Verhaltensempfehlungen für die Prüfungstage:
  - Hören Sie am Vorabend der Prüfung rechtzeitig mit dem Lernen auf.
  - Nehmen Sie nur ein leichtes Abendessen ein.
  - Machen Sie vor dem Schlafengehen einen Spaziergang.
  - Gehen Sie rechtzeitig schlafen.
  - Frühstücken Sie ausreichend und in Ruhe.
  - Verbringen Sie die Wartezeit mit entspannenden Tätigkeiten.
  - Vermeiden Sie längeres Warten in der Gruppe (Prüflinge stecken sich leicht gegenseitig mit ihrer Aufregung an).

1.2.2 Schriftliche Arbeiten

- Lesen Sie die Aufgabenstellung aufmerksam durch und achten Sie auf Details (z. B. „Welche der genannten Maßnahmen sind **nicht** richtig?")
- Bei Auswahlantworten (Multiple Choice): Stellen Sie zuerst fest, welche Antwortmöglichkeiten Sie ganz sicher für falsch halten.
- Bei Handlungssituationen: Überfliegen Sie zuerst alle zur Situation gehörigen Aufgaben und beginnen Sie dann mit der Bearbeitung.
- Beachten Sie die Aufforderungsverben (sog. „Operatoren") in der Aufgabenstellung, z. B.:
  - „Nennen Sie drei geeignete Maßnahmen bei …":
    Hier genügt eine einfache Auflistung von drei Begriffen.
  - „Beschreiben Sie Ihr Vorgehen bei …":
    Hier sollten Sie in kurzen Sätzen oder in Form einer strukturierten Aufzählung antworten.
  - „Erläutern Sie Ihr Vorgehen bei …":
    Hier sollte in ganzen Sätzen formuliert werden, welche Maßnahmen Sie ergreifen, was Sie damit erreichen wollen und ggf. worauf Sie dabei noch achten müssen.
- Verschwenden Sie keine Zeit mit Aufgaben, die Sie nicht lösen können, sondern überspringen Sie diese Aufgaben. Bleibt Ihnen am Ende noch Zeit, wenden Sie sich erneut den übersprungenen Aufgaben zu.
- Wenn Sie eine Aufgabe nicht vollständig lösen können oder unsicher sind, schreiben Sie in jedem Fall das hin, was Sie wissen. So sichern Sie sich zumindest einige Teilpunkte.

1.2.3 Praktische Fallbeispiele

- Nutzen Sie jede Gelegenheit, praktische Fallsimulationen zu üben.
- Arbeiten Sie die gestellte Situation strukturiert ab.
- Zeigen Sie, dass Sie dabei auch strukturiert denken: Sagen Sie laut, worauf Sie achten und was Sie **nicht** tun, weil Sie sich bewusst dagegen entschieden haben.
- Sagen Sie laut, was Sie beobachten und welche Befunde Sie feststellen. Dies ist wichtig für die Kommunikation in Ihrem Team und gibt den Prüfern

die Möglichkeit zu bestätigen oder zu korrigieren, wenn etwas anders dargestellt sein soll, als Sie es wahrgenommen haben.
- Bei invasiven Maßnahmen: Machen Sie deutlich, warum Sie die Maßnahme für erforderlich halten und dass Sie ggf. überprüft haben, ob die gemäß Ihren Algorithmen nötigen Kriterien vorliegen.
- Achten Sie bei der Dokumentation darauf, insbesondere folgende Punkte vollständig zu vermerken:
  - Verabreichte Medikamente und ihre Dosierung
  - Durchgeführte invasive Maßnahmen und der eingetretene oder ausbleibende Erfolg
  - Die festgestellten Befunde, die Sie zur Durchführung invasiver Maßnahmen oder zur Verabreichung von Medikamenten veranlasst haben

1.2.4 Mündliche Prüfung

- Machen Sie sich im Voraus mit den Prüfungsbedingungen vertraut. Klären Sie v. a. folgende Fragen:
  - Wo sind die Prüfungs- und die Vorbereitungsräume?
  - Wie sind die Prüfungsräume gestaltet? Wo werde ich sitzen?
  - Wie läuft die Prüfung ab?
  - Welche Personen sind an der Prüfung beteiligt? Um wen handelt es sich und was sind ihre Aufgaben?
  - Welche Hilfsmittel stehen mir zur Verfügung?
- Beantworten Sie Fragen der Prüfer zielgerichtet und immer so kurz wie möglich. Das spart Zeit und zeigt den Prüfern, dass Sie sich auf das Wesentliche konzentrieren können.
- Beantworten Sie klare Fragen mit klaren Antworten. Schmücken Sie Ihre Ausführungen nicht unnötig aus: Wenn die Prüfer mehr wissen wollen, werden sie nachfragen.
- Wenn Sie auf eine Frage nicht antworten können, sagen Sie dies und versuchen nicht, von Ihrer Unkenntnis abzulenken.
- Nehmen Sie aktiv an Prüfungssimulationen im vorbereitenden Unterricht teil.
- Wenn möglich: Nehmen Sie als Zuschauer an Prüfungen teil, z. B. im nächsthöheren Ausbildungsjahrgang.

1.3 Nichtbestehen und Wiederholen der Prüfung

- Jede einzelne der drei Klausuren und jedes einzelne Fallbeispiel sind eigenständige Prüfungsteile.
- Jeder eigenständige Prüfungsteil, der nicht bestanden wurde, kann einmal wiederholt werden.

- Für die mündliche Prüfung gilt: Sie ist nur als Ganzes ein eigenständiger Prüfungsteil. Das bedeutet, dass bei einer Wiederholung der mündlichen Prüfung wieder alle drei Abschnitte (s. o.) geprüft werden, auch wenn nur einer der drei Abschnitte mit „mangelhaft" oder „ungenügend" bewertet wurde.
- Die Ergebnisse der einzelnen Prüfungsteile werden i. d. R. nach Abschluss der gesamten Prüfung bekannt gegeben.

1.3.1 Regeln und Auflagen für die Wiederholung von Prüfungsteilen

- Die Wiederholungsprüfung wird grundsätzlich an derselben Schule durchgeführt, an der auch der erste Prüfungsversuch stattgefunden hat.
- Die Termine der Wiederholungsprüfung bestimmt die zuständige Behörde auf Vorschlag der Schule.
- Das Arbeitsverhältnis als Auszubildender verlängert sich automatisch bis zum Abschluss der Wiederholungsprüfung.
- Auch für die Teilnahme an einer Wiederholungsprüfung müssen die Prüflinge rechtzeitig (je nach Bundesland etwa 4–8 Wochen vor dem Prüfungstermin) bei der zuständigen Behörde schriftlich die Zulassung beantragen.
- Wer Teile der schriftlichen oder der praktischen Prüfung nicht bestanden hat, muss vor der Anmeldung zur Wiederholungsprüfung eine zusätzliche Ausbildung absolvieren. Art (Unterricht oder praktische Tätigkeit in der Lehrrettungswache bzw. im Krankenhaus) und Dauer dieser zusätzlichen Ausbildung werden vom Prüfungsvorsitz bestimmt und dem Prüfling von der Behörde in einem schriftlichen Bescheid mitgeteilt.

1.3.2 Vorbereitung auf die Wiederholungsprüfungen und Akteneinsicht

- In der Regel teilt die Prüfungskommission den Prüflingen, die Prüfungsteile nicht bestanden haben, nach Abschluss der Prüfung die Gründe für das Nichtbestehen mit und gibt Empfehlungen für die Vorbereitung auf die Wiederholungsprüfung.
- Die Prüflinge sollten das Prüfungsergebnis mit der Schule und ihrem Praxisanleiter besprechen, um zu planen, wie die Vorbereitungszeit optimal genutzt werden kann.
- Zusätzlich erhalten die Prüflinge von der Behörde einen schriftlichen Bescheid, in dem die Noten der einzelnen Prüfungsteile aufgeführt sind.
- Die Prüflinge können bei der zuständigen Behörde beantragen, Einsicht in ihre Prüfungsunterlagen zu erhalten. Dabei können sie unter Aufsicht bei der Behörde oder in der Schule die Prüfungsakte lesen und sich ggf. Notizen machen. Die Prüfungsakte enthält insbesondere die korrigierten Prüfungsklausuren und die Prüfungsniederschrift.

- Die Prüfungsniederschrift wird von der Prüfungskommission angefertigt und protokolliert für alle Teile der Prüfung die Prüfungsinhalte, den Ablauf und die einzelnen Ergebnisse. Bei nicht beanstandeten Teilen enthält die Niederschrift auch die Begründung, warum die Leistungen als nicht ausreichend bewertet wurden.

1.3.3 Rechtsmittel gegen das Prüfungsergebnis

- Der Bescheid über das Nichtbestehen der Prüfung ist mit einer Rechtsbehelfsbelehrung versehen. Darin wird darauf hingewiesen, welche Möglichkeiten bestehen, wenn der Prüfling das Ergebnis der Prüfung für fehlerhaft hält.
- Fehler im Prüfungsverfahren können sein:
  - Verstöße gegen die NotSan-APrV (z. B. Fehler im Ablauf der Prüfung, falsche Prüfungsthemen, falsche Zusammensetzung der Prüfungskommission)
  - Beurteilungen, die sich auf falsche Sachverhalte stützen (z. B. offensichtliche Fehler in der Begründung, Verwechslungen von Aufgaben oder Personen)
  - Verstöße gegen anerkannte pädagogische Maßstäbe (z. B. unlösbare Aufgaben, kein Bezug der Aufgaben zum Ausbildungsziel)
  - Verstöße gegen das Fairness- oder Gleichbehandlungsgebot (z. B. Voreingenommenheit der Prüfer, sachfremde Erwägungen/Diskriminierung)
- Die Details der rechtlichen Möglichkeiten sind in den Verwaltungsverfahrensgesetzen der Länder geregelt.
- In der Regel besteht innerhalb einer Frist von 4 Wochen nach Erhalt des Bescheids die Möglichkeit, ein Rechtsmittel einzulegen, um das Prüfungsergebnis noch einmal überprüfen zu lassen.
- Als Rechtsmittel kommt der Widerspruch bei der zuständigen Behörde und die Klage beim zuständigen Verwaltungsgericht infrage.
- Wird ein Rechtsmittel eingelegt, muss eine Begründung erfolgen. Dabei hat der Prüfling anzugeben, welche Fehler seiner Ansicht nach aufgetreten sind und wie sich diese Fehler auf das Prüfungsergebnis ausgewirkt haben.
- Bei der Einlegung von Rechtsmitteln kann die Hilfe eines Anwalts in Anspruch genommen werden. Die Kosten muss zunächst der Prüfling übernehmen. Ist das Rechtsmittel erfolgreich, muss die Behörde i. d. R. die Kosten erstatten.

KAPITEL

2 Strukturierte Patientenuntersuchung und Diagnostik

Matthias Klausmeier

Die strukturierte Patientenuntersuchung basiert auf der Kontrolle der Vitalfunktionen und der Regelkreise.

Ziele:

- Vital bedrohliche Situationen rasch erkennen.
- Lebensrettende Interventionen unverzüglich einleiten.
- Grundsatz: „Behandle zuerst, was zuerst tötet".
- Schlüsselinterventionen am festgestellten Zeitpunkt der Untersuchung durchführen.
- Alle zur Patienteneinschätzung notwendigen Kriterien untersuchen.
- Akute Behandlungs- und bzw. oder akute Transportpriorität festlegen.
- Grundverständnis und Kenntnisse der Pathophysiologie sind Grundlagen der Diagnostik.
- Strukturierte Patientenuntersuchung erfolgt Schritt für Schritt.
- Korrekte Diagnostik und lückenlose Beobachtung des Patienten.

2.1 Beurteilung der Einsatzstelle

Die Beurteilung der Einsatzstelle setzt sich aus drei Kriterien zusammen: Szene, Sicherheit und Situation (➤ Tab. 2.1).

- Die Beurteilung
  - beginnt mit der Notfallmeldung,
  - setzt sich während der Anfahrt fort und
  - reicht bis zur Ankunft an der Einsatzstelle.

Tab. 2.1 Szene, Sicherheit und Situation

Szene	• Informationen durch die Rettungsleitstelle (RLSt) bzw. integrierte Leitstelle (ILS): – Wie viele Patienten? – Genauer Einsatzort (z. B. Straße, Wohnung, öffentliches Gebäude) – Besonderheiten bei der Anfahrt – Weitere Einsatzkräfte bereits alarmiert? – Gefahrensituation zu erwarten? – Besonderheiten an der Einsatzstelle (z. B. Lotse, Sprachbarriere)? – Statische oder dynamische Einsatzlage? • Vorüberlegungen auf der Anfahrt (z. B. Formeln und Medikamentendosierungen bei Kindern)

Tab. 2.1 Szene, Sicherheit und Situation *(Forts.)*

Sicherheit	• Persönliche Schutzausrüstung vorhanden bzw. angelegt: – Einmalhandschuhe – Schutzbrille – FFP2-Maske/FFP3-Maske – Sicherheitsschuhe – Einsatzkleidung • Sicherheit bei der Anfahrt • Effektives Copiloting • Witterungsangepasste Anfahrt • Defensive Fahrweise • Relevante Sicherheitsaspekte an der Einsatzstelle beachten (Absicherung, dynamische Einsatzlage, Gefahren an der Einsatzstelle usw.) • Abschirmung von Patienten bzw. Angehörigen an der Einsatzstelle • Deeskalation bei aggressiven Lagen
Situation	• Wie viele Patienten sind betroffen? • Welche Kinematik hat eingewirkt? • Nachalarmierung weiterer Kräfte (Polizei, Feuerwehr) notwendig? • Vorsichtung bei Massenanfall von Verletzten (MANV) angezeigt? • Auffindesituation des Patienten? • Was genau ist passiert? • Entspricht die Situation tatsächlich der Einsatzmeldung? • Eindrücke zur Situation gewinnen • Welche Hauptbeschwerden werden wahrgenommen bzw. geäußert?

- Beurteilung der tatsächlichen Situation unter Berücksichtigung der Szene vor Ort und den notwendigen Elementen.
- Schaffung einer adäquaten Behandlungs- bzw. Sicherheitslage für alle Beteiligten.

2.2 Erster Eindruck

Der **Ersteindruck des Patienten** (General Impression, First Look) erfolgt in aller Regel audiovisuell ohne Körperkontakt zum Patienten.

- Der Teamleiter und seine Helfer nehmen Eindrücke, Geräusche und Äußerungen des Patienten zeitgleich wahr.
- Der Ersteindruck dient zur schnellen und orientierenden Erfassung der Vitalfunktionen Atmung, Kreislauf und zentrales Nervensystem (ZNS).
- Da viele Eindrücke gleichzeitig wahrgenommen werden, nimmt der Ersteindruck nur wenige Sekunden in Anspruch.
- Das Ziel der Ersteinschätzung liegt in der weiteren strategischen Vorgehensweise.
- Die exakte Beurteilung der Patientensituation ist Bestandteil der Initialbeurteilung.
- Äußerung einer situativen Wahrnehmung.
- Einstufung des Patienten als **potenziell kritisch oder potenziell nicht kritisch.**
- Ergebnis des Ersteindrucks den Teamhelfern mitteilen.

2.2.1 Erster Eindruck bei traumatologischen Patienten

Der Ersteindruck bei traumatologischen Patienten (➤ Kap. 4) erfasst simultan die Situation an der Einsatzstelle und den allgemeinen Zustand des Patienten (➤ Tab. 2.2).

- Einschätzung der Kinematik spielt eine wesentliche Rolle.
- Durch Kenntnisse des Energieaustausches lassen sich potenzielle Verletzungen erahnen.
- Lebensbedrohliche Blutungen erfordern eine sofortige Intervention!
- Das unverzügliche Stoppen der Blutung („Stop the bleeding!") durch direkte Kompression, Anlage eines Druckverbandsmit oder ohne Kombination eines Hämostyptikums oder Anlage eines Tourniquets ändert die standardisierte Vorgehensweise vom **ABCDE-Schema** in das **X-ABCDE-** bzw.

Tab. 2.2 Ersteindruck bei traumatologischen Patienten

Beurteilungskriterium	Einschätzung
Atemwege	• Spricht der Patient in ganzen Sätzen? – „Wer redet, hat (noch) kein akutes A-Problem!" • Blutung aus dem Mund-Rachen-Raum? • Erbrochenes im Mund-Rachen-Raum? • Offensichtlich verlegter Atemweg? • Nuschelnde oder undeutliche Sprache? • Abgehackte Sätze (Sprechdyspnoe)? • Rückenlage bei fehlender Reaktion auf Ansprache oder Herantreten? • Akrozyanose bzw. zentrale Zyanose?
Atmung	• Atemexkursionen sichtbar? • Sichtbare Atemanstrengung (interkostale bzw. suprasternale Einziehungen)? • Atemtätigkeit vorhanden/fehlend? • Atemfrequenz pathologisch verändert (Bradypnoe, Tachypnoe)? • Pathologische Atemgeräusche hörbar (z. B. Stridor, schnarchen, gurgeln)? • Körperhaltung des Patienten (Orthopnoe?)
Kreislauf	• Offensichtliche lebensbedrohliche Blutung? • Hautfarbe (z. B. Blässe, Zyanose)? • Hautfeuchte (z. B. Schweißigkeit)? • Bei initialem Patientenkontakt: – Haut kalt oder warm? – Haut trocken oder schweißig? – Warmschweißig oder kaltschweißig? – Radialispuls tastbar? – Puls gut oder schlecht tastbar? – Puls normofrequent, bradykard oder tachykard?
Neurologie (ZNS-Funktion): zerebrale Perfusion	• Adäquate Reaktion auf Ansprache oder das Herantreten? • Antwortet der Patient in ganzen Sätzen oder abgehackt? • Antwortet der Patient zielgerichtet oder verwirrt? • Macht der Patient einen orientierten oder verwirrten Eindruck? • Krampft der Patient (Beuge-, Streckkrämpfe, generalisierter Krampf)?

C-ABCDE-Schema. Das **X** im X-ABCDE-Schema steht für E**x**sanguination (Ausblutung) und betrifft nur lebensbedrohliche Blutungen nach außen.
- Am Patienten werden simultan die Funktionen Atmung, Kreislauf und neurologische Funktionen erfasst.
- Ersteindruck eines traumatologischen Patienten erfolgt i. d. R. ohne Kontakt innerhalb von 5–10 Sekunden.
- Ist der Patient wach und reagiert er auf das Herantreten: Befragung nach dem Hergang des Ereignisses.
- Reaktion des Patienten spielt für den Ersteindruck ebenfalls eine entscheidende Rolle.

Erster Eindruck: Einschätzung

- Ersteindruck soll den Patienten strategisch einteilen.
- Keine exakte Einteilung hinsichtlich seiner vorhandenen Pathophysiologie.
- Ergebnis der Einschätzung den Teamhelfern mitteilen, um die weitere Vorgehensweise zu optimieren: **potenziell kritisch oder potenziell nicht kritisch.**

Im Anschluss an den Ersteindruck folgt die strukturierte Untersuchung der Vitalfunktionen und Regelkreise nach dem ABCDE-Schema.

2.2.2 Erster Eindruck bei internistisch-neurologischen Patienten

Die Ersteinschätzung von internistisch-neurologischen Patienten (➤ Kap. 3, ➤ Kap. 7) erfolgt simultan und umfasst neben der visuellen Einschätzung der Vitalfunktionen Atemwege, Atmung, Kreislauf und der neurologischen Funktion weitere relevante Aspekte (➤ Tab. 2.3).
- Körperhaltung des Patienten, Schmerzzeichen, Hinweise an der Einsatzstelle sowie kinästhetische Eindrücke bei initialem Patientenkontakt miteinfließen lassen.
- Ersteindruck eines internistischen Patienten erfolgt innerhalb von 10–15 Sekunden.

Tab. 2.3 Ersteindruck bei internistisch-neurologischen Patienten

Beurteilungskriterium	Einschätzung
Körperhaltung	• Liegt der Patient ruhig in Rückenlage? • Sitzt der Patient aufrecht? • Ist die Körperposition symmetrisch oder asymmetrisch (z. B. bei Schlaganfall)? • Liegt oder sitzt der Patient ruhig oder zeigt er Bewegungsdrang (viszeraler oder somatischer Schmerz)? • Liegt der Patient in Schonhaltung (Embryonalstellung)? • Sitzt der Patient im Kutschersitz (schwere Orthopnoe)?
Schmerzzeichen	• Stöhnt, wimmert, weint oder schreit der Patient? • Äußert der Patient unaufgefordert Schmerzen?

Tab. 2.3 Ersteindruck bei internistisch-neurologischen Patienten *(Forts.)*

Beurteilungskriterium	Einschätzung
Atemwege	• Spricht der Patient in ganzen Sätzen? – „Wer redet, hat (noch) kein akutes A-Problem!" • Blutung aus dem Mund-Rachen-Raum? • Erbrochenes im Mund-Rachen-Raum? • Offensichtlich verlegter Atemweg? • Nuschelnde oder undeutliche Sprache? • Sichtbare Schwellungen der Lippen oder Zunge erkennbar? • Abgehackte Sätze (Sprechdyspnoe)? • Rückenlage bei fehlender Reaktion auf Ansprache oder Herantreten? • Akrozyanose bzw. zentrale Zyanose?
Atmung	• Atemtätigkeit vorhanden/fehlend? • Atemexkursionen erkennbar? • Sichtbare Atemanstrengung (interkostale bzw. suprasternale Einziehungen)? • Atemfrequenz pathologisch verändert (Bradypnoe, Tachypnoe)? • Pathologische Atemgeräusche hörbar (z. B. Stridor, schnarchen, inspiratorischer und/oder exspiratorischer Stridor)? • Körperhaltung des Patienten (Kutschersitz – schwere Orthopnoe?)
Kreislauf	• Offensichtliche lebensbedrohliche Blutung (z. B. Varizenblutung)? • Hautfarbe (z. B. Rötung, Ausschlag, Blässe, Zyanose)? • Hautfeuchte (z. B. Schweißigkeit)? • Bei initialem Patientenkontakt: – Haut kalt oder warm? – Haut trocken oder schweißig? – Warmschweißig oder kaltschweißig? – Radialispuls tastbar? – Puls gut oder schlecht tastbar? – Puls normofrequent, bradykard oder tachykard?
Neurologie (ZNS-Funktion): zerebrale Perfusion	• Adäquate Reaktion auf Ansprache oder das Herantreten? • Antwortet der Patient in ganzen Sätzen oder abgehackt? • Antwortet der Patient zielgerichtet oder verwirrt? • Macht der Patient einen orientierten oder verwirrten Eindruck? • Krampft der Patient (Beuge-, Streckkrämpfe, generalisierter Krampf)?
Olfaktorische Eindrücke	• Geruch nach Bittermandeln oder Knoblauch (z. B. Zyanidgas, Organo- bzw. Alkylphosphate)? • Auffällige Gerüche an der Einsatzstelle (z. B. verdorbenes Essen, starker Rauchgeruch, allgemein schlechte und überwärmte Luft, Geruch nach Urin oder Fäkalien)? • Geruch nach Fäulnis oder Verwesung? • Ungeziefer oder Insekten vorhanden?
Kinästhetische Eindrücke	Bei initialem Patientenkontakt: • Haut kühl, kalt, warm, heiß? • Haut trocken oder schweißig? • Warmschweißig oder kaltschweißig? • Radialispuls tastbar? • Puls gut oder schlecht tastbar? • Puls normofrequent, bradykard oder tachykard, rhythmisch oder arrhythmisch?

- Ersteindruck dient der weiteren strategischen Vorgehensweise.
- Ergebnis des Ersteindrucks den Teamhelfern mitteilen.

Erster Eindruck: Einschätzung

- Ersteindruck soll den Patienten strategisch einteilen.
- Keine exakte Einteilung hinsichtlich seiner vorhandenen Pathophysiologie.
- Angegebene oder festgestellte **Hauptbeschwerden bzw. Leitsymptome** für die weitere Vorgehensweise definieren.
- Ergebnis der Einschätzung den Teamhelfern mitteilen, um die weitere Vorgehensweise zu optimieren: **potenziell kritisch oder potenziell nicht kritisch.**

Im Anschluss an den Ersteindruck folgt die strukturierte Untersuchung der Vitalfunktionen und Regelkreise nach dem ABCDE-Schema.

2.2.3 Vorüberlegungen auf der Anfahrt bei pädiatrischen Patienten

Pädiatrische Notfälle (➤ Kap. 5) erfordern durch die sehr unterschiedlichen Entwicklungsstufen und Körperkonstitutionen der Kinder eine differenzierte Vorgehensweise (➤ Tab. 2.4). Wichtiger Parameter ist dabei das Alter des Kindes.

Tab. 2.4 Vorüberlegungen zu Dosierungen und Formeln bei pädiatrischen Patienten

Kriterium	Formeln und Dosierungen
Körpergewicht	• 1–10 Jahre: 2 × (Alter in Jahren + 4) • > 10 Jahre: 3 × Alter in Jahren
Kardioversion	AHA: • 1. Kardioversion: 0,5–1 J/kg KG • 2. und folgende Kardioversionen: 2 J/kg KG ERC: • 1. Kardioversion: 1 J/kg KG • 2. und folgende Kardioversionen: 2 J/kg KG
Defibrillation	AHA: • 1. Defibrillation: 2 J/kg KG • 2. Defibrillation: 4 J/kg KG • Alle weiteren: 4–10 J/kg KG ERC: • 1. Defibrillation: 4 J/kg KG • Alle weiteren: 4–10 J/kg KG
Systolischer Blutdruck	• Minimaler: 1–10 Jahre: 70 mmHg + (Alter in Jahren × 2) • Normaler: 1–10 Jahre: 90 mmHg + (Alter in Jahren × 2)
Endotrachealtubus	• Geblockt (cuffed) 2–10 Jahre: (Alter in Jahren ÷ 4) + 3,5 = mm ID
Orotracheale Einführtiefe	(Alter in Jahren ÷ 2) + 12 = Einführtiefe in cm

Tab. 2.4 Vorüberlegungen zu Dosierungen und Formeln bei pädiatrischen Patienten *(Forts.)*

Kriterium	Formeln und Dosierungen
Larynxmaske	• < 5 kg KG: Größe 1 • 5–10 kg KG: Größe 1,5 • 10–20 kg KG: Größe 2 • 20–30 kg KG: Größe 2,5 • 30–50 kg KG: Größe 3 • 50–70 kg KG: Größe 4 • 70–100 kg KG: Größe 5 • > 100 kg KG: Größe 6
Volumentherapie	• 10–20 ml/kg KG; ggf. wiederholen • 5–10 ml/kg KG bei kardiologischen Notfällen und maximal 10 ml/kg KG bei Verbrühungen/Verbrennungen
Pharmakotherapie (Auswahl)	• Adrenalin – Reanimation: 10 µg/kg KG = 0,01 mg/kg KG alle 3–5 min – Anaphylaxie: – Inhalation: 2–5 mg unverdünnt (DGAKI) 4 mg unverdünnt (DBRD 2025) 5 mg unverdünnt altersunabhängig (DIVI Kindernotfallkarte) – Intramuskulär: < 6 Jahre: 0,15 mg unverdünnt (ERC) 6–12 Jahre: 0,30 mg unverdünnt (ERC) > 12 Jahre: 0,50 mg unverdünnt (ERC) 10 µg/kg KG unverdünnt (DGAKI, DIVI) – Intravenös: AHA: 10 µg/kg KG alle 5 min ERC, DGAKI: 1 µg/kg KG alle 5 min LTB: 4 mg unverdünnt vernebeln (DBRD) • Amiodaron bei Reanimation: 5 mg/kg KG i.v./i.o. • Alternativ Lidocain bei Reanimation: 1 mg/kg KG i.v./i.o. • Midazolam bei Krampfanfall (DGN): – < 13 kg KG: 0,2 mg/kg KG i.m.i.n./i.v. – > 13–39 kg KG: 0,2 mg/kg KG, max. 5 mg i.m./i.n./i.v. – ≥ 40 kg KG: 10 mg i.m./i.n./i.v. – < 10 kg KG: 2,5 mg i.n. – 10–20 kg KG: 5 mg i.n. – > 20 kg KG: 10 mg i.n. • Glukose: – 0,5–1 g/kg KG verdünnt mit NaCl 0,9 % als 20-prozentige Lösung (AHA) – 200 mg/kg KG verdünnt mit NaCl 0,9 % als 20-prozentige Lösung (DIVI) – 200–400 mg/kg KG verdünnt mit NaCl 0,9 % oder VEL als 10-prozentige Lösung (DGKJ) • Dimetinden: 0,1 mg/kg KG (ab dem 1. LJ) • Prednison: LTB zur Entzündungshemmung: 100 mg Suppositorium • Methylprednisolon: allergisches Asthma, Anaphylaxie: 2 mg/kg KG i.v. • Ibuprofen Suppositorium: Fiebersenkung: – ab 3. Monat bzw. ≥ 6 kg KG: 60 mg – ab 2. LJ bzw. ≥ 12,5 kg KG: 125 mg

Tab. 2.4 Vorüberlegungen zu Dosierungen und Formeln bei pädiatrischen Patienten *(Forts.)*

AHA = American Heart Association, DGAKI = Deutsche Gesellschaft für Allergologie und Klinische Immunologie, DGKJ = Deutsche Gesellschaft für Kinder- und Jugendmedizin, DIVI = Deutsche Interdisziplinäre Vereinigung für Intensiv- und Notfallmedizin, ERC = European Resuscitation Council, i. m. = intramuskulär, i. n. = intranasal, i. v. = intravenös, ID = Innendurchmesser, J = Joule, LJ = Lebensjahr, KG = Körpergewicht, LTB = Laryngotracheobronchitis

- Andere Dosierungen von Medikamenten als bei Erwachsenen
- Andere Energiewahl bei der Elektrotherapie
- Unterschiedliche Größen bei Atemwegshilfen wie supraglottischer Atemweg oder Endotrachealtuben
- Verwendung von längenbasierten Bändern und Merkhilfen bereits auf der Anfahrt empfehlenswert
- Vorüberlegungen über gängige Dosierungen und Formeln anstellen

2.2.4 Erster Eindruck bei pädiatrischen Notfällen: das pädiatrische Beurteilungsdreieck (PBD)

Der Ersteindruck bei pädiatrischen Patienten erfolgt in aller Regel ohne körperlichen Kontakt und bezieht sich auf audiovisuelle Elemente. Das pädiatrische Beurteilungsdreieck umfasst (➤ Abb. 2.1, ➤ Tab. 2.5):

- Äußeres Erscheinungsbild **(Appearance)**
- Atemarbeit bzw. die Atmung **(Breathing)**
- Kreislauffunktion **(Circulation)**

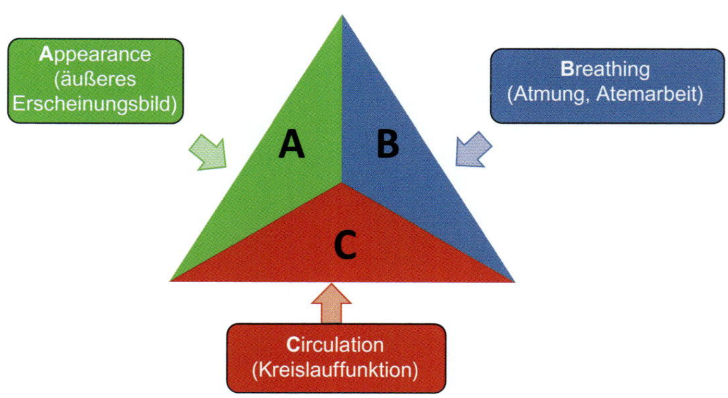

Abb. 2.1 Pädiatrisches Beurteilungsdreieck [W924-001]

Erster Eindruck: Einschätzung

- Entscheiden, ob das Kind eine sofortige Untersuchung der Vitalfunktionen nach dem ABCDE-Schema benötigt oder ob diese Untersuchung verzögert erfolgen kann.

Tab. 2.5 Pädiatrisches Beurteilungsdreieck (PBD)

Kriterium	Beurteilung
Äußeres Erscheinungsbild: TICLS	• Tonus: – Bewegung vorhanden – Träge, schlaff (floppy child) • Interaktion: – Mit den Eltern – Reaktion auf das Herantreten • Tröstlichkeit (Consolability): – Lässt sich beruhigen – Kann nicht beruhigt werden • Blickverhalten (Look/Gaze): – Gezielter Blick – Starren – Geschlossene Augen • Sprache/Weinen: – Brabbelt, spricht – Weint – Schreit – Wimmert
Atmung, Atemarbeit	• Körperhaltung: z. B. Kutschersitz bei Orthopnoe • Interkostale/suprasternale Einziehungen • Nasenflügeln • In- und/oder exspiratorischer Stridor • Hypersalivation • Atemfrequenz (altersabhängig)
Kreislauf (Circulation)	• Hautfarbe: – Blässe – Zyanose – Marmorierung – Flecken – Rötungen

- Ergebnis der Einschätzung den Teamhelfern mitteilen, um die weitere Vorgehensweise zu optimieren: kritisches Kind oder nicht kritisches Kind.
  - **Kritisches Kind:** direkte Kopf-nach-Fuß-Untersuchung nach dem ABCDE-Schema
  - **Nicht kritisches Kind:** behutsame Fuß-nach-Kopf-Annäherung durchführen

2.2.5 Erster Eindruck bei geriatrischen Patienten: der GEMS-Diamant

Die Ersteinschätzung der Vitalfunktionen berücksichtigt bei geriatrischen Patienten einige Besonderheiten, die im GEMS-Diamanten zusammengefasst werden und für den weiteren Verlauf bedeutsam sind (➤ Tab. 2.6, ➤ Abb. 2.2).

Tab. 2.6 GEMS-Diamant

Kriterium		Besonderheit
G	Geriatrischer Patient	Veränderungen berücksichtigen: • Anatomie • Physiologie • Kognition • Kommunikation
E	Eindrücke der Einsatzstelle	Hinweise an der Einsatzstelle beachten: • Zustand der Umgebung? • Temperatur vor Ort? • Ausreichende Beleuchtung? • Auffällige Gerüche (z. B. Urin)? • Hygienischer Zustand vor Ort? • Hinweis auf Polypharmazie?
M	Medizinische Beurteilung	Hinweise auf die Art des Notfalls: • Traumatologischer Patient? • Internistisch-neurologischer Patient? • Hinweise für Multimorbidität? • Hinweise für Polypharmazie? • Anatomisch-physiologische Veränderungen erkennbar?
S	Soziale Beurteilung	Hinweise aus dem sozialen Umfeld beachten: • Angehörige, Pflegekräfte oder Betreuer des Patienten anwesend? • Hinweise für mangelnde soziale Kontakte oder Vereinsamung erkennbar? • Hinweise für Depression oder Suizidalität erkennbar? • Hinweise auf Missbrauch oder Vernachlässigung erkennbar?

Erster Eindruck: Einschätzung

- Ersteindruck bei geriatrischen Patienten erfolgt innerhalb weniger Sekunden.
- Berücksichtigung der Aspekte des GEMS-Diamanten.
- Ergebnis der Einschätzung den Teamhelfern mitteilen, um die weitere Vorgehensweise zu optimieren: **potenziell kritisch oder potenziell nicht kritisch.**

MERKE

2.1 Definition des geriatrischen Patienten:

- Geriatrietypische Multimorbidität
- Vorrangig höheres Lebensalter (70+)

oder

- Alter 80+ und alterstypisch

Erhöhte Vulnerabilität:

- Auftreten von Komplikationen und Folgeerkrankungen
- Gefahr der Chronifizierung
- Risiko zum Verlust der Autonomie
- Verschlechterung des Selbsthilfestatus

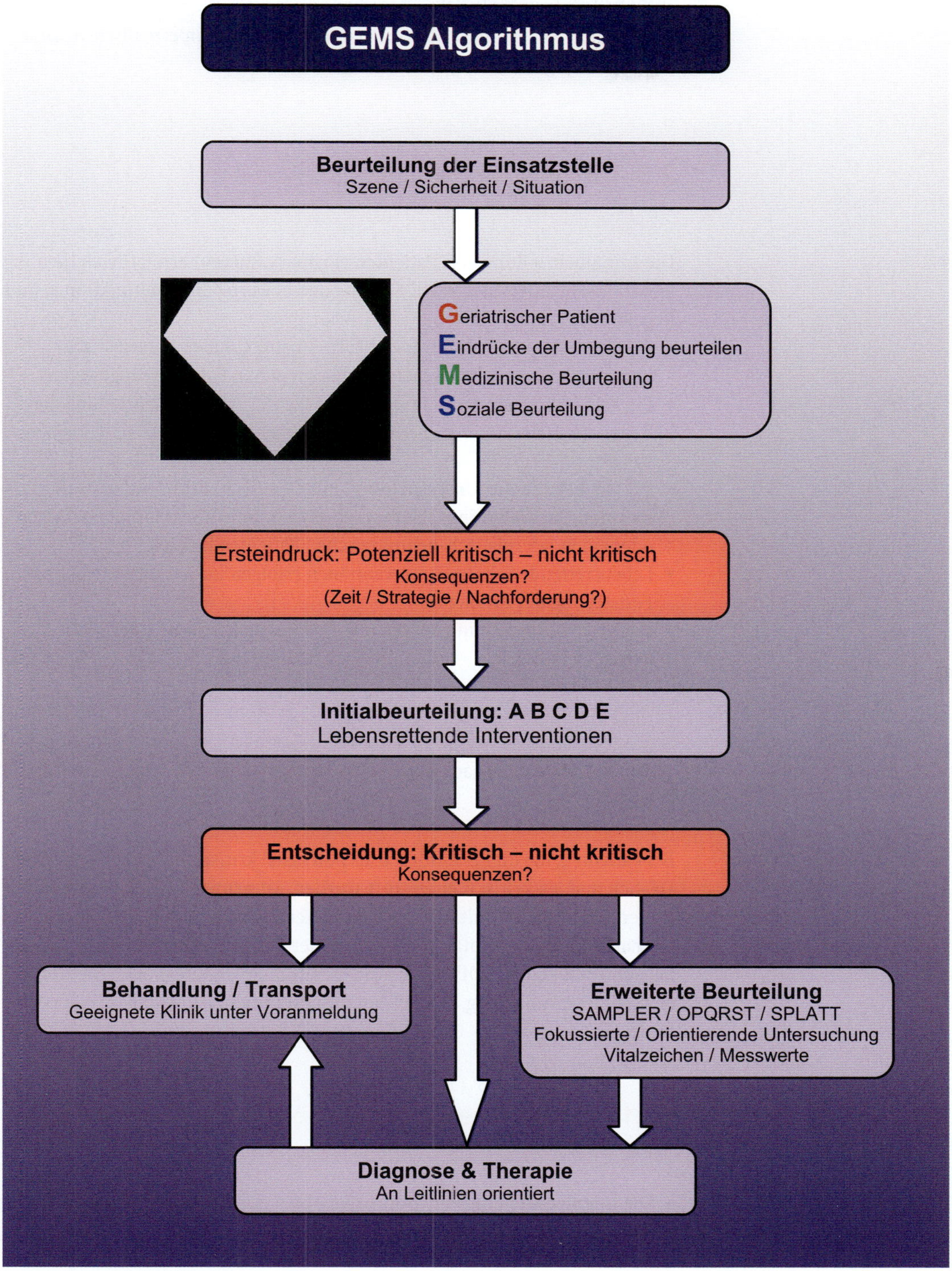

Abb. 2.2 GEMS-Algorithmus [W924-001].

SAMPLER-OPQRST-Schema ➤ Tab. 2.15, SAMPLER-SPLATT-Schema ➤ Tab. 2.19

- Anschließende Untersuchung des geriatrischen Patienten nach dem XABCDE- bzw. XABCDE-Schema.
- Abhängig vom Notfall nach traumatologischer oder internistisch-neurologischer Vorgehensweise verfahren.

2.3 Initialbeurteilung

Die Initialbeurteilung von Patienten (Primary Survey) erfolgt nach dem international etablierten ABCDE-Schema und bewertet die Vitalfunktionen und Regelkreise.

- ABCDE-Schema wird universal bei traumatologischen, internistisch-neurologischen, pädiatrischen und geriatrischen Patienten angewendet.
- Bei kritischen äußeren Blutungen steht vor der ABCDE-Beurteilung die Behandlung der Exsanguination (X) an erster Stelle: XABCDE-Vorgehensweise
- Für die **Inhalte der Untersuchung** und die **durchzuführenden Maßnahmen** ist es allerdings relevant, ob es sich um einen traumatologischen oder einen internistisch-neurologischen Patienten handelt.
- Lebensrettende Schlüsselinterventionen erfolgen immer unmittelbar nach Feststellung des Problems.
- Nach der Untersuchung definitive Einteilung in **kritische oder nicht kritische Patienten.**

MERKE

Die ABCDE-Vorgehensweise gilt nur für lebende Patienten! Bei Kreislaufstillstand: C-A-B-Vorgehensweise nach Reanimationsalgorithmus der AHA- bzw. ERC-Leitlinien (➤ Kap. 9).

Bei Patienten, die im Ersteindruck als potenziell kritisch bzw. nach dem ABCDE-Schema als kritisch eingestuft wurden, ist grundsätzlich zu klären, ob weitere Hilfe zur Bewältigung der Patientenbehandlung notwendig ist. Das Nachalarmieren des Notarztes ist neben der Patientensituation auch von den lokalen Protokollen, SOP (Standard Operating Procedures) oder Handlungsempfehlungen abhängig, die den Handlungsrahmen des Notfallsanitäters klar festlegen.

2.3.1 Initialbeurteilung nach dem XABCDE-Schema bei traumatologischen Patienten

- Die Initialbeurteilung von Traumapatienten erfolgt standardisiert nach dem XABCDE-Schema (➤ Tab. 2.7).
- Werden bereits im Ersteindruck offensichtliche lebensbedrohliche Blutungen festgestellt, steht deren Behandlung absolut im Vordergrund!

Tab. 2.7 XABCDE-Schema bei traumatologischen Patienten

Kriterium		Beurteilung	Mögliche Interventionen
X	Exsanguination	Beurteilung der Blutung nach außen	• Manuelle Kompression
A	Atemwegs- und HWS-Protektion	Kontrolle Mund-Rachen-Raum: • Fremdkörper • Blut • Erbrochenes • Zahnextraktion • Traumazeichen • Inspektion der Schleimhäute	• Druckverband/Notverband mit/ohne Hämostyptika • Tourniquet • Manuelle HWS-Immobilisation in Neutralposition • Freimachen der Atemwege • Freihalten der Atemwege • Eskalierendes Atemwegsmanagement
B	Belüftung der Lungen	• Kontrolle der Halsvenen: – Sichtbar – Einflussstauung • Abschätzen der Atemfrequenz: – Bradypnoe – Eupnoe – Tachypnoe • Atemexkursionen: – Ausreichend – Abgeschwächt – Seitengleich – Einseitig – Paradox • Thoraxinspektion: – Prellmarken – Hämatome – Blutungen – Penetration • Thoraxpalpation frontal/lateral: – Stabil/instabil – Krepitation – Druckdolenz • Auskultation der Lungen: – Atemfrequenz – Atemtiefe – Atemrhythmik – Atemgeräusch – Seitengleichheit • Ggf. Thoraxperkussion (Klopfschall): – Sonor – Hyposonor – Hypersonor – Sauerstoffsättigung	• Ggf. Halsvenen ausstreichen • Sauerstoffgabe – Ziel: $SpO_2 > 95\,\%$ • Assistierte/kontrollierte Beatmung • Nadeldekompression bei Spannungspneumothorax • Pulsoxymetrie

Tab. 2.7 XABCDE-Schema bei traumatologischen Patienten *(Forts.)*

Kriterium		Beurteilung	Mögliche Interventionen
C	Kreislauf (Circulation) und Blutungskontrolle	• Hautfarbe • Hautfeuchte • Hauttemperatur • Rekapillarisierungszeit • Pulse peripher/zentral: – Frequenz – Rhythmus – Qualität • Kontrolle der Blutungsräume: – Abdomen: – Inspektion – Palpation – Becken: – S-KIPS Schema – Schock – Kinematik – Inspektion – Palpation (optional: vorsichtig lateral) – Schmerzen – Oberschenkel: – Inspektion – Palpation	• Blutstillung: – Druckverband – Tourniquet – Hämostyptika – Beckenschlinge – Tranexamsäure • i.v. bzw. i.o. Zugang • Volumentherapie mit balancierter VEL • Analgesie, z.B.: – Esketamin – Fentanyl – Beckenschlinge
D	Defizite der neurologischen Funktion	• Glasgow Coma Scale • Pupillenkontrolle • Einfacher Neurostatus: Kontrolle der Sensomotorik	Pupillenlichtreaktion
E	Entkleideten Patienten untersuchen/Erhalt von Körperwärme	• Kraniokaudale Sichtkontrolle: Erfassung relevanter Traumen • Temperaturmanagement	• Angemessene Entkleidung • Wärmeerhalt • Ggf. Anlage Zervikalstütze

HWS = Halswirbelsäule, i.o. = intraossär, i.v. = intravenös, SpO_2 = pulsoxymetrisch gemessene Sauerstoffsättigung, VEL = Vollelektrolytlösung

ACHTUNG

Behandle zuerst, was zuerst tötet: Stop the bleeding!

- Die Strategie wird in diesen Fällen geändert und die Blutstillung vorangestellt: **C-ABCDE-Schema** (C = Critical Bleeding; Catastrophic Haemorrhage Control) bzw. **X-ABCDE-Schema** (X = Exsanguination bzw. Ausblutung).

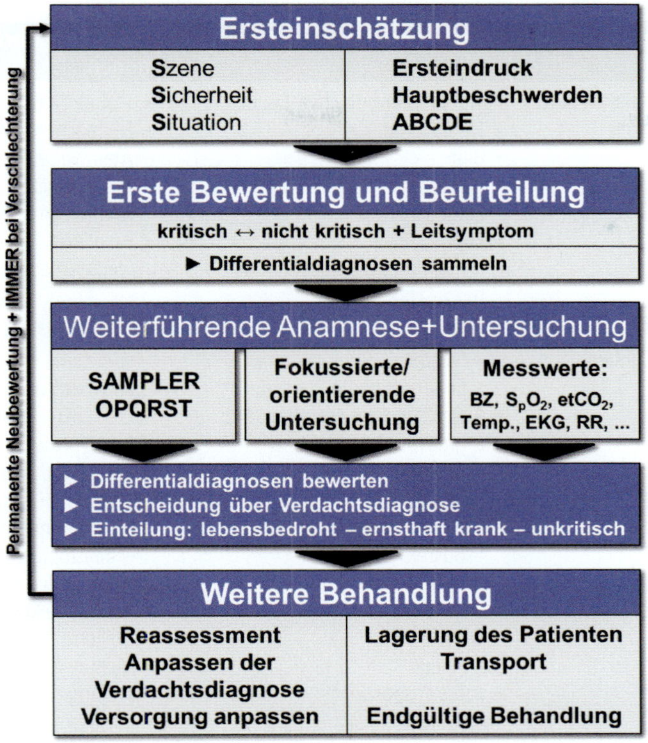

Abb. 2.3 Algorithmus zur AMLS-Patientenbeurteilung [W963]

Initialbeurteilung: Entscheidung

Am Ende der ABCDE-Vorgehensweise erfolgt immer eine definitive Entscheidung und Einteilung des Patienten: **kritischer oder nicht kritischer Patient.**

- Teamleiter teilt das Ergebnis seiner Entscheidung den Teamhelfern mit.
- Bei kritischen Patienten regelmäßige Neubeurteilung alle 3–5 Minuten.
- Neubeurteilung immer nach Veränderung der Patientensituation.
- ABCDE-Schema kontinuierlich anwenden, bis alle lebensrettenden Interventionen durchgeführt sind und der Patient stabilisiert ist.
- Erweiterte Beurteilung bei Trauma (➤ Kap. 2.4.1):
  - Erst möglich, wenn der Patient nicht oder nicht mehr kritisch ist
  - Möglich bei ausreichender Personalressource

2.3.2 Initialbeurteilung nach dem ABCDE-Schema bei internistisch-neurologischen Patienten

Die Initialbeurteilung von internistisch-neurologischen Patienten erfolgt standardisiert nach dem ABCDE-Schema (➤ Tab. 2.8). Hauptbeschwerden und Leitsymptome werden frühzeitig gesucht und berücksichtigt.

Tab. 2.8 ABCDE-Schema bei internistisch-neurologischen Patienten

Kriterium		Beurteilung	Mögliche Interventionen
A	Atemwegskontrolle	Kontrolle Mund-Rachen-Raum: • Fremdkörper • Blut • Erbrochenes • Zahnextraktion • Zungenbiss • Inspektion der Schleimhäute (Rötung, Schwellung)	• Stabile Seitenlage • Freimachen der Atemwege • Freihalten der Atemwege • Eskalierendes Atemwegsmanagement
B	Belüftung der Lungen	• Kontrolle der Halsvenen: – Sichtbar – Einflussstauung • Abschätzen der Atemfrequenz: – Bradypnoe – Eupnoe – Tachypnoe • Atemexkursionen: – Ausreichend – Abgeschwächt – Seitengleich – Einseitig – Invers • Thoraxinspektion: – Thoraxexkursionen – Einziehungen – Hautveränderungen • Thoraxpalpation frontal/lateral bei Thoraxschmerz: Druckdolenz • Auskultation der Lungen: – Atemfrequenz – Atemtiefe – Atemrhythmik – Atemgeräusch, z. B.: – Stridor: inspiratorisch, exspiratorisch – Rasselgeräusche: feinblasig, grobblasig, lokal, global – Seitengleichheit • Sauerstoffsättigung	• Ggf. Halsvenen ausstreichen • Sauerstoffgabe – Ziel: $SpO_2 > 95\,\%$ bei Hypoxie • Verneblertherapie, z. B.: – Salbutamol – Ipratropiumbromid – Adrenalin • Assistierte/kontrollierte Beatmung • Nichtinvasive Beatmung • Pulsoxymetrie
C	Kreislauf (Circulation)	• Hautfarbe • Hautfeuchte • Hauttemperatur • Rekapillarisierungszeit • Pulse peripher/zentral: – Frequenz – Rhythmus – Qualität	• i. v. bzw. i. o. Zugang • Volumentherapie mit balancierter VEL • Pharmakotherapie: z. B. Adrenalin i. m.
D	Defizite der neurologischen Funktion	• Glasgow Coma Scale • Pupillenkontrolle • Einfacher Neurostatus: Kontrolle der Sensomotorik	• Pupillenlichtreaktion • BZ-Test

Tab. 2.8 ABCDE-Schema bei internistisch-neurologischen Patienten *(Forts.)*

Kriterium		Beurteilung	Mögliche Interventionen
E	Entkleideten Patienten untersuchen/ Erhalt von Körperwärme	• Kraniokaudale Sichtkontrolle: Erfassung relevanter Besonderheiten (z. B. Einstichstellen) • Temperaturmanagement	• Angemessene Entkleidung • Wärmeerhalt • Physikalische Kühltherapie

BZ = Blutzucker, i. m. = intramuskulär, i. o. = intraossär, i. v. = intravenös, SpO_2 = pulsoxymetrisch gemessene Sauerstoffsättigung, VEL = Vollelektrolytlösung

Initialbeurteilung: Entscheidung

Am Ende der ABCDE-Vorgehensweise erfolgt immer eine definitive Entscheidung und Einteilung des Patienten: **kritischer oder nicht kritischer Patient.**

- Teamleiter teilt das Ergebnis seiner Entscheidung den Teamhelfern mit.
- Im Anschluss erfolgt bei internistisch-neurologischen Patienten im Gegensatz zu traumatologischen immer die erweiterte Beurteilung (➤ Kap. 2.4.2).

Bestimmung des Leitsymptoms und möglicher Differenzialdiagnosen

- Internistisch-neurologische Patienten zeigen häufig Leitsymptome, hinter denen mögliche Differenzialdiagnosen stehen.
- Grundsatz: **vom Leitsymptom über mögliche Differenzialdiagnosen zur wahrscheinlichsten Verdachtsdiagnose.**
- Sinnvolles Ausgrenzen vermuteter Differenzialdiagnosen ist wesentlicher Bestandteil der fokussierten Untersuchung in der erweiterten Beurteilung.

2.3.3 Initialbeurteilung nach dem XABCDE-Schema bei pädiatrischen Patienten

Die Beurteilung der Vitalfunktionen und Regelkreise erfolgt bei Kindern standardisiert nach dem XABCDE-/ABCDE-Schema (➤ Tab. 2.9, ➤ Abb. 2.4).

- Strategie abklären: primär traumatologisches oder internistisches Problem?
- Ersteindruck mit kritischer Einstufung: Initialbeurteilung ohne Verzögerung
- Ersteindruck mit nicht kritischer Einstufung: verzögertes ABCDE-Schema
- Primäre Fuß-nach-Kopf-Untersuchung
- Schaffung einer vertrauensvollen Basis
- Eltern oder Betreuer, wenn möglich, in Untersuchungsvorgang involvieren
- Untersuchung des Kindes behutsam auf Augenhöhe
- Annäherung an den Intimbereich des Kindes (0–20 cm) langsam und rücksichtsvoll

Tab. 2.9 XABCDE-Schema bei pädiatrischen Patienten

Kriterium		Beurteilung	Mögliche Interventionen
X **A**	Exsanguina-tion Atemwegs- und ggf. HWS-Protektion	Beurteilung der Blutung nach außen Kontrolle Mund-Rachen-Raum: • Fremdkörper • Blut • Erbrochenes • Zahnextraktion • Traumazeichen • Inspektion der Schleimhäute	• Manuelle Kompression • Druckverband/Notverband mit/ohne Hämostyptika • Tourniquet • Manuelle HWS-Immobilisation in Neutralposition (Trauma) • Freimachen der Atemwege • Freihalten der Atemwege • Eskalierendes Atemwegsmanagement
B	Belüftung der Lungen	• Kontrolle der Halsvenen (altersabhängig): – Sichtbar – Einflussstauung • Abschätzen der Atemfrequenz: – Bradypnoe – Eupnoe – Tachypnoe • Atemexkursionen: – Ausreichend – Abgeschwächt – Seitengleich – Einseitig – Paradox – Interkostale/suprasternale Einziehungen • Thoraxinspektion: – Prellmarken – Hämatome – Blutungen – Penetration • Thoraxpalpation frontal/lateral (Trauma): – Stabil/instabil – Krepitation – Druckdolenz • Auskultation der Lungen (basal – vordere/mittlere Axillarlinie): – Atemfrequenz – Atemtiefe – Atemrhythmik – Atemgeräusch, z. B. Stridor: inspiratorisch, exspiratorisch – Seitengleichheit • Ggf. Thoraxperkussion (Klopfschall): – Sonor – Hyposonor – Hypersonor • Sauerstoffsättigung	• Ggf. Halsvenen ausstreichen • Sauerstoffgabe – Ziel: SpO_2 > 95 % bei Hypoxie • Assistierte/kontrollierte Beatmung • Nadeldekompression bei Spannungspneumothorax • Pulsoxymetrie

Tab. 2.9 XABCDE-Schema bei pädiatrischen Patienten *(Forts.)*

Kriterium		Beurteilung	Mögliche Interventionen
C	Kreislauf (Circulation) und Blutungskontrolle	• Hautfarbe • Hautfeuchte • Hauttemperatur • Rekapillarisierungszeit • Pulse peripher/zentral: – Frequenz – Rhythmus – Qualität • Kontrolle der Blutungsräume (Trauma): – Abdomen: – Inspektion – Palpation – Becken: – S-KIPS Schema – Schock – Kinematik – Inspektion – Palpation (optional; vorsichtig lateral) – Schmerzen – Oberschenkel: – Inspektion – Palpation	• Blutstillung: – Druckverband – Tourniquet – Hämostyptika – Beckenschlinge (altersabhängig) – Tranexamsäure • i.v. bzw. i.o. Zugang • Volumentherapie mit balancierter VEL • Pharmakotherapie, z. B.: – Analgesie – Antikonvulsivum – Adrenalin i. m. – Beckenschlinge bzw. Beckenschluss
D	Defizite der neurologischen Funktion	• Glasgow Coma Scale (modifiziert für Kinder) • Pupillenkontrolle • Einfacher Neurostatus: Kontrolle der Sensomotorik	• Pupillenlichtreaktion • BZ-Test
E	Entkleideten Patienten untersuchen/ Erhalt von Körperwärme	• Kraniokaudale Sichtkontrolle: Erfassung relevanter Traumen • Temperaturmanagement	• Angemessene Entkleidung • Wärmeerhalt • Physikalische Kühltherapie • Anlage Zervikalstütze (altersabhängig)

BZ = Blutzucker, HWS = Halswirbelsäule, i. m. = intramuskulär, i. o. = intraossär, i. v. = intravenös, SpO_2 = pulsoxymetrisch gemessene Sauerstoffsättigung, VEL = Vollelektrolytlösung

Initialbeurteilung: Entscheidung

Am Ende des XABCDE- bzw. ABCDE-Schemas erfolgt immer eine definitive Entscheidung und Einteilung des Kindes: **kritisches oder nicht kritisches Kind.**

- Lebensrettende Schlüsselinterventionen sofort nach Feststellung durchführen
- Festlegung der Behandlungs- und Transportpriorität
- Im Anschluss erweiterte Beurteilung bei nicht kritischen oder nicht mehr kritischen Kindern (➤ Kap. 2.4.3)

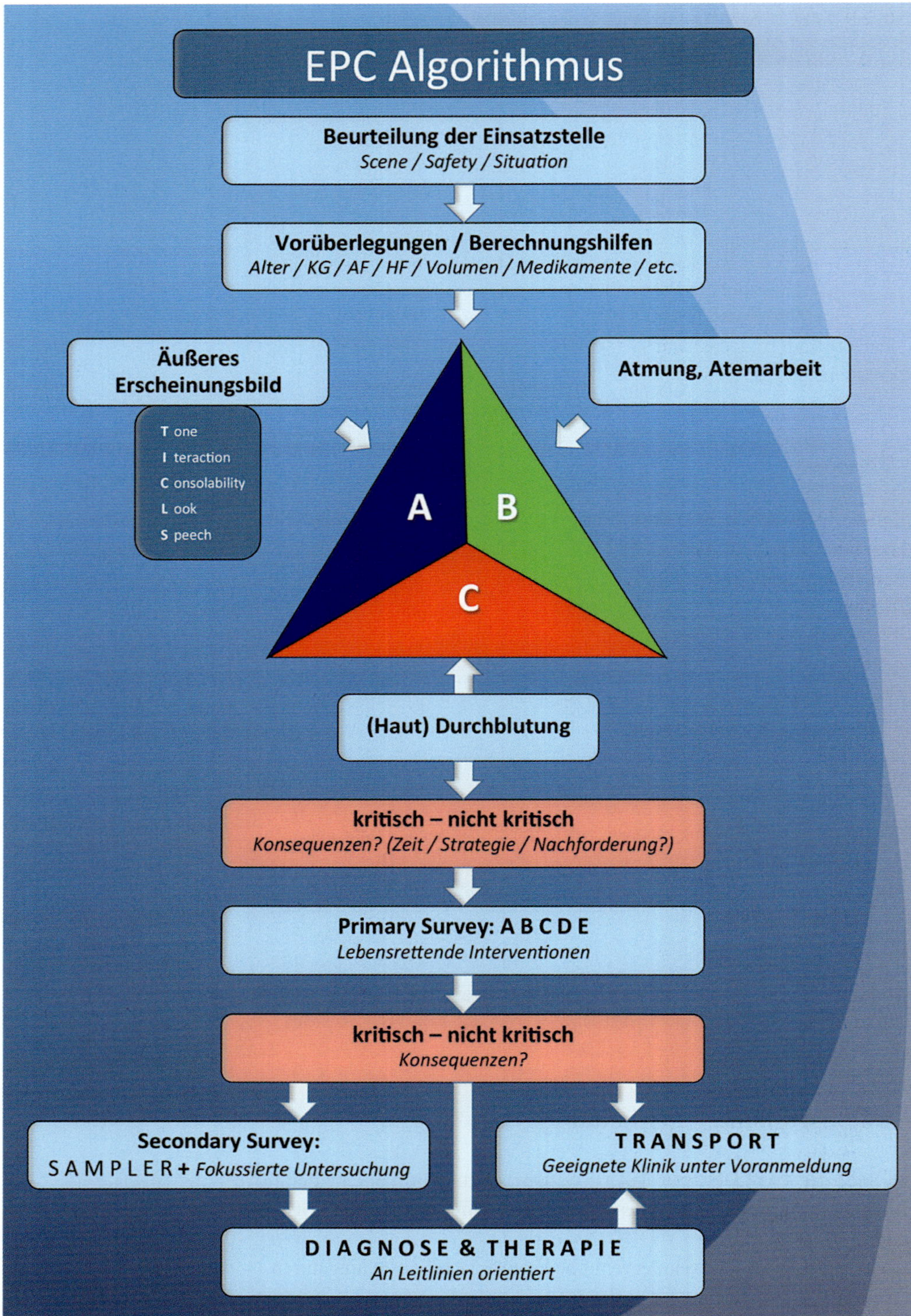

Abb. 2.4 EPC-Algorithmus mit pädiatrischem Beurteilungsdreieck [W924-001]. AF = Atemfrequenz, EPC = Emergency Pediatric Care, HF = Herzfrequenz, KG = Körpergewicht

2.3.4 Initialbeurteilung nach dem XABCDE-Schema bei geriatrischen Patienten

Die Initialbeurteilung erfolgt bei geriatrischen Patienten standardisiert nach dem XABCDE-Schema (➤ Tab. 2.10).

- Anatomisch-physiologische Besonderheiten und Veränderungen berücksichtigen.
- Strategie abklären: traumatologisches, internistisch-neurologisches oder interdisziplinäres Problem (z. B. Sturz aus innerer Ursache)?
- Bei Visusminderung des Patienten beachten, dass sich der Untersuchende im Blickfeld des Patienten befindet.
- Bei Hörminderung des Patienten mit tiefer Stimme langsam und deutlich sprechen.

Initialbeurteilung: Entscheidung

Am Ende des XABCDE-Schemas erfolgt unabhängig davon, ob es sich um ein primär internistisches, traumatologisches oder interdisziplinäres Problem handelt, eine definitive Entscheidung und Einteilung des geriatrischen Patienten: **kritischer oder nicht kritischer Patient.**

- Teamleiter teilt seine Einteilung den Teamhelfern mit, um die weitere Vorgehensweise zu optimieren.
- Bei kritisch geriatrischen Traumapatienten: regelmäßige Neubeurteilung alle 3–5 Minuten.
- Erweiterte Beurteilung (➤ Kap. 2.4.4) bei Traumapatienten erst, wenn der Patient nicht mehr kritisch ist bzw. nach dem ABCDE-Schema als nicht kritisch eingestuft wurde.
- Bei internistisch-neurologischen Patienten: erweiterte Beurteilung auch bei kritischem Patienten nach Festlegung des Leitsymptoms und dafür möglicher Differenzialdiagnosen.

Tab. 2.10 XABCDE-Schema bei geriatrischen Patienten

Kriterium		Beurteilung	Mögliche Interventionen
X	Exsanguination	Beurteilung der Blutung nach außen	• Manuelle Kompression
A	Atemwegs- und ggf. HWS-Protektion	Kontrolle Mund-Rachen-Raum: • Fremdkörper • Blut • Erbrochenes • Zahnextraktion • Zahnprothesen • Traumazeichen • Inspektion der Schleimhäute	• Druckverband/Notverband mit/ohne Hämostyptika • Tourniquet • Manuelle HWS-Immobilisation in Neutralposition (Trauma) • Ggf. Unterpolsterung des Kopfes (z. B. bei Kyphose) • Freimachen der Atemwege • Freihalten der Atemwege • Eskalierendes Atemwegsmanagement

Tab. 2.10 XABCDE-Schema bei geriatrischen Patienten *(Forts.)*

Kriterium		Beurteilung	Mögliche Interventionen
B	Belüftung der Lungen	• Kontrolle der Halsvenen: – Sichtbar – Einflussstauung • Abschätzen der Atemfrequenz: – Bradypnoe – Eupnoe – Tachypnoe • Atemexkursionen: – Ausreichend – Abgeschwächt – Seitengleich – Einseitig – Paradox – Interkostale/suprasternale Einziehungen • Thoraxinspektion: – Prellmarken – Hämatome – Blutungen – Penetration • Thoraxpalpation frontal/lateral (Trauma): – Stabil/instabil – Krepitation – Druckdolenz • Auskultation der Lungen: – Atemfrequenz – Atemtiefe – Atemrhythmik – Atemgeräusch, z. B.: – Stridor: inspiratorisch, exspiratorisch – Rasselgeräusche: feinblasig, grobblasig, lokal, global – Seitengleichheit • Ggf. Thoraxperkussion (Klopfschall): – Sonor – Hyposonor – Hypersonor • Sauerstoffsättigung	• Ggf. Halsvenen ausstreichen • Sauerstoffgabe – Ziel: $SpO_2 > 95\,\%$ bei Hypoxie • Assistierte/kontrollierte Beatmung • Nadeldekompression bei Spannungspneumothorax • Pulsoxymetrie

Tab. 2.10 XABCDE-Schema bei geriatrischen Patienten *(Forts.)*

Kriterium		Beurteilung	Mögliche Interventionen
C	Kreislauf (Circulation) und Blutungskontrolle	• Hautfarbe • Hautfeuchte • Hauttemperatur • Rekapillarisierungszeit • Pulse peripher/zentral: – Frequenz – Rhythmus – Qualität • Kontrolle der Blutungsräume (Trauma): – Abdomen: – Inspektion – Palpation – Becken: – S-KIPS Schema – Schock – Kinematik – Inspektion – Palpation (optional; vorsichtig lateral) – Schmerzen – Oberschenkel: – Inspektion – Palpation	• Blutstillung: – Druckverband – Tourniquet – Hämostyptika – Beckenschlinge – Tranexamsäure • i.v. bzw. i.o. Zugang • Volumentherapie mit balancierter VEL • Analgesie, z.B.: – Esketamin mit Midazolam – Fentanyl
D	Defizite der neurologischen Funktion	• Glasgow Coma Scale • Pupillenkontrolle • Einfacher Neurostatus: Kontrolle der Sensomotorik	• Pupillenlichtreaktion • BZ-Test
E	Entkleideten Patienten untersuchen/ Erhalt von Körperwärme	• Kraniokaudale Sichtkontrolle: – Erfassung relevanter Traumen – Erfassung relevanter Besonderheiten (z.B. Medikamentenpflaster) • Temperaturmanagement	• Angemessene Entkleidung • Wärmeerhalt • Physikalische Kühltherapie • Ggf. Anlage Zervikalstütze (falls anatomisch möglich)

BZ = Blutzucker, HWS = Halswirbelsäule, i.o. = intraossär, i.v. = intravenös, SpO_2 = pulsoxymetrisch gemessene Sauerstoffsättigung, VEL = Vollelektrolytlösung

2.4 Erweiterte Beurteilung

Die erweiterte Beurteilung (Secondary Survey) von Patienten dient der näheren Spezifizierung der Erkrankung oder Verletzung des Patienten.

- Liefert wertvolle Informationen aus den Bereichen der aktuellen Anamnese und der Patientenvorgeschichte und ist relevant für die weiterführende Patientenuntersuchung

- Durch Vitalzeichen und Messwerte Erhebung aller Parameter, die zur konkreten Beurteilung des Patientenzustands und zur Festlegung einer Verdachtsdiagnose notwendig sind
- Erweiterte Beurteilung bei Traumapatienten: dient zur Einschätzung des Therapieverlaufs und zur Berücksichtigung relevanter Besonderheiten vor Therapiebeginn (z. B. Allergien und/oder Medikamentenunverträglichkeiten)
- Erweiterte Beurteilung bei internistischen Patienten: Grundlage, die gesammelten Differenzialdiagnosen anhand plausibler Ausschlusskriterien aus dem Trichter zu leeren und die wahrscheinlichste Verdachtsdiagnose festzulegen

2.4.1 Traumatologischer Patient

Die erweiterte Beurteilung von Traumapatienten beinhaltet:
- Das **SAMPLE-Schema** zur Beurteilung der aktuellen Symptome und der Patientenvorgeschichte (➤ Tab. 2.11)
- Die detaillierte Untersuchung zur Lokalisation weiterer, nicht lebensbedrohlicher Verletzungen
- Die Vitalzeichen und Messwerte zur Komplettierung der Patientenbeurteilung
- Falls vorhanden: POCUS nach dem **eFAST-Protokoll** (Blutungsräume, Herz, Lunge) zur Bestätigung oder zum Ausschluss möglicher Traumen:

Tab. 2.11 SAMPLE-Schema bei traumatologischen Patienten

Kriterium	Beurteilung
Symptome	Welche Beschwerden hat der Patient? • Schmerzen • Schwellungen • Prellmarken • Fehlstellungen • Sichere Frakturzeichen • Abschürfungen, Blutungen • Atemnot • Vigilanzminderung • Sensomotorische Defizite/Ausfälle
Allergien	• Bekannte Allergien? • Bekannte Unverträglichkeiten auf Medikamente?
Medikamente	• Dauermedikation rezeptpflichtiger und rezeptfreier Medikamente • Medikamenteneinnahme nach dem Trauma
Patientenvorgeschichte	• Medizinische Vorerkrankungen • Frühere Operationen oder sonstige chirurgische Eingriffe
Letzte Nahrungs- und Flüssigkeitsaufnahme	Zeitpunkt der letzten Nahrungs- und/oder Flüssigkeitseinnahme
Ereignisse vor dem Trauma	Auslöser oder Ursache für das Trauma

- Perikarderguss bei Perikardtamponade
- Freie Flüssigkeit im Abdomen bei Abdominaltrauma
- Luftansammlung im Pleuraspalt bei Pneumothorax
- Flüssigkeitsansammlung bei Hämatothorax
- Zeichen der Rechtsherzbelastung bei Spannungspneumothorax

Detaillierte Untersuchung

Die detaillierte Untersuchung erfolgt von Kopf nach Fuß (kraniokaudal) zur Feststellung aller Verletzungen (➤ Tab. 2.12).

Zur detaillierten Untersuchung wird das **IPPAF-Schema** angewendet (➤ Tab. 2.13).

Tab. 2.12 Detaillierte Untersuchung bei traumatologischen Patienten

Region	Beurteilung
Kopf	• Stabilität/Instabilität • Deformationszeichen • Blutung aus Nase, Ohr, Mund • Pupillenstatus
Hals	• Kontusionen, Hämatome, Schürfungen • Riss-/Quetschwunden • Deformitäten • Emphysem • Muskelverhärtungen in der HWS • Schmerzen in der HWS • Mittelstellung der Trachea
Thorax	• Schmerzen • Abschürfungen, Blutungen • Hämatome, Wunden • Prellmarken • Penetration • Krepitation • Instabilitätszeichen • Hautemphysem • Pathologische Atemmuster, z. B.: – Paradoxe Atmung – Mediastinalflattern
Abdomen	• Prellmarken • Abschürfungen • Hämatome, Blutungen • Druckdolenz • Abwehrspannung
Becken	• Blutungen • Hämatome • Prellmarken • Asymmetrie der Beckenkämme • Schmerzen • Kinematik

Tab. 2.12 Detaillierte Untersuchung bei traumatologischen Patienten *(Forts.)*

Region	Beurteilung
Genitalien	• Blutungen: – Äußere Blutungen – Blutungen aus der Harnröhre • Hämatome: – Skrotum – Schamlippen • Abgang klarer Flüssigkeit bei Schwangeren (Ruptur der Fruchtblase) • Priapismus (Wirbelsäulentrauma)
Rücken	• Fremdkörper • Blutungen • Schürfungen • Deformationen der Wirbelkörper • Fehlstellung der Wirbelkörper • Schmerzen (z. B. bei Palpation) • Sensomotorische Defizite oder Ausfälle
Extremitäten	Klavikula, obere Extremitäten, untere Extremitäten: • Stabilität/Instabilität • Fehlstellungen (Dislokation) • Defizite/Ausfälle bei der DMS-Kontrolle • Blutungen, Schürfungen • Hämatome • Schwellungen • Bewegungseinschränkung • Parästhesien, Lähmungen • Krepitation • Schmerzen

HWS = Halswirbelsäule, DMS = Durchblutung/Motorik/Sensorik

Tab. 2.13 IPPAF-Schema zur detaillierten Untersuchung traumatologischer Patienten

Kriterium		Beurteilung
I	Inspektion	Komplette Betrachtung des Patienten von oben nach unten (kraniokaudal)
P	Palpation	• Druckdolenz • Krepitation • Instabilität • Dislokation • Abwehrspannung • Schwellung • Muskelhartspann
P	Perkussion	Beurteilung des Klopfschalls am Thorax: • Sonor • Hyposonor • Hypersonor

Tab. 2.13 IPPAF-Schema zur detaillierten Untersuchung traumatologischer Patienten *(Forts.)*

Kriterium		Beurteilung
A	Auskultation	Thoraxauskultation (ventral/lateral/dorsal): • Atemfrequenz • Atemtiefe (apikal/basal) • Atemrhythmik • Atemgeräusche • Seitengleiche Belüftung
F	Funktionskontrolle	• Kontrolle der Sensomotorik: – Beweglichkeit – Bewegungseinschränkungen – Parästhesien – Lähmungen • DMS-Kontrolle der Extremitäten: – D = Durchblutung – M = Motorik – S = Sensorik

Vitalzeichen und Messwerte

- Ermittlung der Vitalzeichen und Messwerte komplettiert die erweiterte Beurteilung des traumatologischen Patienten (➤ Tab. 2.14).
- Liefert wertvolle Informationen zum aktuellen Patientenzustand und für den Therapieverlauf

Tab. 2.14 Vitalzeichen und Messwerte bei traumatologischen Patienten

Kriterium	Beurteilung
Atmung	• Exaktes Auszählen der Atemfrequenz • SpO_2-Monitoring • $etCO_2$-Monitoring
Kreislauf	• Exaktes Auszählen der Pulsfrequenz • Manuelle auskultatorische Blutdruckmessung • Weiterhin: automatische oszillometrische nichtinvasive Blutdruckmessung nach Intervall • 6-Kanal-EKG
ZNS-Funktionen	• Temperaturmessung: – Ohr – Axillar • BZ-Test

BZ = Blutzucker, EKG = Elektrokardiografie, $etCO_2$ = endtidaler CO_2-Wert, SpO_2 = pulsoxymetrisch gemessene Sauerstoffsättigung, ZNS = zentrales Nervensystem

2.4.2 Internistisch-neurologischer Patient

Die erweiterte Beurteilung bei internistisch-neurologischen Patienten erfolgt, nachdem das oder die Leitsymptome definiert und mögliche Differenzialdiagnosen in Erwägung gezogen wurden.

- Erfolgt grundsätzlich bei kritischen und nicht kritischen Patienten.
- Lebensrettende Interventionen haben immer Vorrang.
- Die erweiterte Beurteilung beinhaltet:
  - Das **OPQRST-Schema** zur Beurteilung der aktuellen Anamnese anhand des führenden Leitsymptoms
  - Das **SAMPLER-Schema** zur Beurteilung der Patientenvorgeschichte (➤ Tab. 2.15)

Tab. 2.15 SAMPLER-OPQRST-Schema bei internistisch-neurologischen Patienten

Kriterium		Beurteilung
S	Befunde und Symptome Eigen- oder Fremdanamnese: OPQRST	Beurteilung der Leitsymptome: • Wann und wie haben die Beschwerden begonnen? • Besserung oder Verschlimmerung der Beschwerden möglich? • Schmerzen, z. B.: dumpf und diffus (viszeral) oder vernichtend und lokalisierbar (somatisch)? Schmerzcharakter: kolikartig, entzündlich, vernichtend? • Schmerzausstrahlung in andere Regionen (übertragener Schmerz)? • Numerische Rating-Skala (0–10); BESD bei Demenz ➤ Tab. 2.16 • Beginn der Beschwerden: Minuten, Stunden, Tage zuvor?
O	Onset (Beginn der Beschwerden und Ursprung)	
P	Palliation/Provokation	
Q	Qualität der Beschwerden	
R	Region/Radiation (Ausstrahlung)	
S	Stärke der Beschwerden	
T	Zeit (Dauer der Beschwerden)	
A	Allergien	• Bekannte Allergien? • Bekannte Unverträglichkeiten gegenüber Medikamenten?
M	Medikamente	• Dauermedikation? • Aktuelle Medikation?
P	Patientenvorgeschichte	• Medizinische Vorerkrankungen? • Operationen oder chirurgische Eingriffe in der Vergangenheit?
L	Letzte Nahrungs- und Flüssigkeitsaufnahme Stuhl- und Miktionsverhalten Sexualanamnese	• Wann fand die letzte Nahrungs- und Flüssigkeitsaufnahme statt? • Probleme oder Besonderheiten beim Wasserlassen? • Probleme oder Besonderheiten beim Stuhlgang? • Besteht die Möglichkeit einer Schwangerschaft?
E	Ereignisse direkt vor dem Notfall	• Was passierte direkt vor dem Notfall? • Kann sich der Patient daran erinnern? • Welche Aktivität ging dem Notfall unmittelbar voraus?
R	Risikofaktoren	• Nikotinabusus? • Alkoholabusus? • Adipositas? • Vorerkrankungen? • Familiäre Dispositionen?

Tab. 2.16 BESD – Beurteilung von Schmerzen bei Demenz

	0	1	2
Atmung	• Normal	• Gelegentlich angestrengend • Kurze Phasen von Hyperventilation	• Lautstark angestrengt atmen • Lange Phasen von Hyperventilation • Cheyne Stoke Atmung
Negative Lautäußerungen	• Keine	• Gelegentlich stöhnen, ächzen • Sich leise negativ oder missbilligend äußern	• Wiederholt beunruhigt rufen • Laut stöhnen oder ächzen • Weinen
Gesichtsausdruck	• Lächelnd • Nichts sagend	• Traurig • Ängstlich • Sorgenvoller Blick	• Grimassieren
Körpersprache	• Entspannt	• Angespannte Körperhaltung • Nervös hin und her gehend • Nesteln	• Starr • Geballte Fäuste • Angezogene Knie • Sich entziehen oder wegstoßen • Schlagen
Trost	• Trösten nicht notwendig	• Ablenken oder beruhigen durch Stimme möglich?	• Trösten, ablenken, beruhigen nicht möglich

  - Die fokussierte bzw. orientierende Patientenuntersuchung
  - Die Vitalzeichen und Messwerte zur präzisen Patientenbeurteilung
  - Falls vorhanden: POCUS nach dem **RUSH Protokoll** (Herz: „The pump"; Gefäße: „The pipes"; Brust- und Bauchhöhle: „The tank") bei unklarem Schock oder Hypotension zur Bewertung möglicher Differenzialdiagnosen:
    - Wandbewegungsstörungen des Ventrikels bei Myokardinfarkt
    - Akute Rechtsherzbelastungszeichen z. B. bei Lungenarterienembolie
    - Perikarderguss bei nicht traumatischer Perikardtamponade
    - reduzierte linksventrikuläre Kontraktilität bei Herzinsuffizienz
    - Zeichen der Hypovolämie am Herzen („kissing trabecular muscles")
    - Volumenbelastung der Vena cava inferior bei Herzinsuffizienz
    - Volumenmangel der Vena cava inferior bei Hypovolämie
    - Aortenaneurysma oder Aortenruptur bei akutem Aortensyndrom
    - freie intraabdominelle Flüssigkeit
    - Bar Code Sign, Lungenpunkt oder fehlendes Lungengleiten bei Pneumothorax
    - $\geq$ 3 B-Lines pro Zone bei kardialem Lungenödem
    - Fokale B-Lines und Fieber bei Pneumonie
- In jeder Kategorie können maximal 2 Punkte vergeben werden
- Die maximale Gesamtpunktzahl beträgt 10
- Ab einem Wert von 2 sind Schmerzen wahrscheinlich

Fokussierte Untersuchung bei auskunftsfähigen Patienten

Die fokussierte Untersuchung von auskunftsfähigen Patienten orientiert sich an den Differenzialdiagnosen und den für sie typischen Symptomen.

- Angaben des Patienten spielen eine wichtige Rolle.
- Gezielte Untersuchung im Hinblick auf die möglichen Differenzialdiagnosen (z. B. FAST-Test [Face-Arm-Speech-Time] bei Verdacht auf Schlaganfall).
- Elemente aus dem IPPAF-Schema sind die Grundlagen für die Diagnostik (➤ Tab. 2.13).

Orientierende Untersuchung bei nicht auskunftsfähigen Patienten

Die orientierende Untersuchung von nicht auskunftsfähigen Patienten erfolgt wie bei Traumapatienten von Kopf nach Fuß (kraniokaudal; ➤ Tab. 2.12).

- Ergänzung durch das SAMPLER-Schema, das über eine Fremdanamnese erhoben wird (➤ Tab. 2.15)
- Orientierende Untersuchung: Anwendung des IPPAF-Schemas (➤ Tab. 2.13)

Vitalzeichen und Messwerte

- Ermittlung der Vitalzeichen und Messwerte komplettiert die erweiterte Beurteilung von internistisch-neurologischen Patienten (➤ Tab. 2.17).
- Liefert wertvolle Informationen zum aktuellen Patientenzustand und für den Therapieverlauf.

Tab. 2.17 Vitalzeichen und Messwerte bei internistisch-neurologischen Patienten

Kriterium	Beurteilung
Atmung	• Exaktes Auszählen der Atemfrequenz • SpO_2-Monitoring • $etCO_2$-Monitoring
Kreislauf	• Exaktes Auszählen der Pulsfrequenz • Manuelle auskultatorische Blutdruckmessung • Weiterhin: automatische oszillometrische nichtinvasive Blutdruckmessung nach Intervall • 6-Kanal-EKG • 12-Kanal-EKG • Ggf. rechtsthorakale Ableitungen: $V3_R$–$V6_R$ • Ggf. dorsale Ableitungen: V7–V9
ZNS-Funktionen	• Temperaturmessung: – Ohr – Axillar • BZ-Test

BZ = Blutzucker, EKG = Elektrokardiografie, $etCO_2$ = endtidaler CO_2-Wert, SpO_2 = pulsoxymetrisch gemessene Sauerstoffsättigung, ZNS = zentrales Nervensystem

Bewertung der Differenzialdiagnosen und Festlegung der Verdachtsdiagnose

- Bewertung der zuvor vermuteten Differenzialdiagnosen: Trichter anhand plausibler Ausschlusskriterien leeren
- Festlegung der wahrscheinlichsten Verdachtsdiagnose
- Einleitung der kausalen Therapie

Definitive Einteilung des internistisch-neurologischen Patienten

Auf Grundlage der wahrscheinlichsten Verdachtsdiagnose erfolgt abschließend die Einschätzung der aktuellen Patientensituation:
- **Lebensbedroht**
- **Ernsthaft krank**
- **Unkritisch**

2.4.3 Pädiatrischer Patient

Die erweiterte Beurteilung von Kindern ist ebenso wie bei Erwachsenen integraler Bestandteil der gesamten Diagnostik.
- Ergänzt bei nicht kritischen Kindern mit Trauma den Untersuchungsvorgang.
- Vervollständigt die Diagnostik bei internistisch-neurologischen Kindernotfällen, um die spezifische Therapie festzulegen

SAMPLER

Das SAMPLER-Schema bei Kindern entspricht inhaltlich dem Schema für Erwachsene, weist jedoch an einigen Stellen Besonderheiten auf, die je nach Alter des Kindes von Bedeutung sind (➤ Tab. 2.18).

OPQRST-Beurteilung bei pädiatrischen Patienten

Das OPQRST-Schema ist bei Kindern nicht uneingeschränkt anwendbar und muss deshalb differenziert betrachtet werden.
- Ältere Schulkinder oder Adoleszente sind durchaus in der Lage, Fragen aus dem Schema direkt und annähernd präzise zu beantworten.
- Bei jüngeren Kindern hingegen erweist sich das Schema in der direkten Befragung als nur bedingt bis gar nicht praktikabel.
- Befragung der Eltern oder Betreuer zur Fremdanamnese ist von großer Bedeutung.
- Inhalte des OPQRST-Schemas sind inhaltlich mit denen des internistisch-neurologischen Patienten gleichgestellt (➤ Tab. 2.15).

Tab. 2.18 SAMPLER-OPQRST-Schema bei pädiatrischen Patienten

Kriterium		Beurteilung
S	Befunde und Symptome: Eigenanamnese bei älteren Kindern Fremdanamnese bei kleineren Kindern/Säuglingen: OPQRST	Beurteilung der Leitsymptome • Wann und wie haben die Beschwerden begonnen? • Besserung oder Verschlimmerung der Beschwerden möglich? • Schmerzen, z.B.: dumpf und diffus (viszeral) oder vernichtend und lokalisierbar (somatisch)? Schmerzcharakter: kolikartig, entzündlich, vernichtend? • Schmerzausstrahlung in andere Regionen (übertragener Schmerz)? • Numerische Rating-Skala (0–10) bei älteren Kindern bzw. Wong Baker Face Pain Rating Scale (Smileys) bei kleineren Kindern • Beginn der Beschwerden: Minuten, Stunden, Tage zuvor?
O	Onset (Beginn der Beschwerden und Ursprung)	
P	Palliation/Provokation	
Q	Qualität der Beschwerden	
R	Region/Radiation (Ausstrahlung)	
S	Stärke der Beschwerden	
T	Zeit (Dauer der Beschwerden)	
A	Allergien	• Bekannte Allergien? • Bekannte Unverträglichkeiten gegenüber Medikamenten?
M	Medikamente	• Dauermedikation? • Aktuelle Medikation: Medikamentengabe vor Eintreffen des Rettungsdienstes?
P	Patientenvorgeschichte Impfpass Vorsorgeuntersuchungsheft Ggf. Mutterpass	• Medizinische Vorerkrankungen? • Operationen oder chirurgische Eingriffe in der Vergangenheit? • Regelgerechter Geburtsverlauf? • Aktueller Impfstatus? • Ergebnisse der Vorsorgeuntersuchungen?
L	Letzte Nahrungs- und Flüssigkeitsaufnahme Stuhl- und Miktionsverhalten	• Wann fand die letzte Nahrungs- und Flüssigkeitsaufnahme statt? • Probleme oder Besonderheiten beim Wasserlassen? • Probleme oder Besonderheiten beim Stuhlgang?
E	Ereignisse direkt vor dem Notfall	• Was passierte direkt vor dem Notfall? • Kann sich der Patient daran erinnern? • Welche Aktivität ging dem Notfall unmittelbar voraus?
R	Risikofaktoren	• Adipositas? • Vorerkrankungen? – Angeboren? – Geburtsspezifisch? – Erworben? • Familiäre Dispositionen?

Fokussierte Untersuchung

- Orientiert sich bei Kindern mit internistischen Erkrankungen an den Leitsymptomen und den möglichen Differenzialdiagnosen.
- Bei traumatisierten Kindern: durchführen, wenn das Kind als nicht oder nicht mehr kritisch eingestuft wird.
- Schonende und behutsame Untersuchung.
- Besondere Situation des Kindes berücksichtigen.
- Keine Untersuchung gegen den Willen der Kinder oder der Eltern.
- Einzelne Schritte der Untersuchung den Kindern alters- und entwicklungsspezifisch erklären.
- Eltern in den Prozess der Untersuchung möglichst mit einbeziehen.

Orientierende Untersuchung

- Vigilanzgeminderte oder bewusstlose Kinder: von Kopf nach Fuß (kraniokaudal) (➢ Tab. 2.12)
- Kriterium zur orientierenden Untersuchung: IPPAF-Schema ➢ Tab. 2.13

Vitalzeichen und Messwerte

- Ermittlung der Vitalzeichen und Messwerte komplettiert die erweiterte Beurteilung von Kindern.
- Altersspezifische Normwerte bei der Interpretation berücksichtigen.
- Geeignete Untersuchungsgerätschaften wählen.
- Zu ermittelnde Parameter entsprechen denen bei Erwachsenen (➢ Tab. 2.12, ➢ Tab. 2.17).

2.4.4 Geriatrischer Patient

Die erweiterte Untersuchung von geriatrischen Patienten richtet sich nach der Art des Notfalls.

- Weiterführende Beurteilung erfolgt je nach Notfallsituation nach dem traumatologischen oder internistischen Schema (➢ Kap. 2.4.1, ➢ Kap. 2.4.2).
- Bei interdisziplinären Ereignissen (z. B. Sturz aus innerer Ursache): beide Schemata abfragen.

SAMPLER mit SPLATT bei geriatrisch-traumatologischen Patienten

- Stürze stellen bei geriatrischen Patienten die Hauptursache für Traumen dar.
- Ereignisbewertung und Prävention: erweiterte Beurteilung nach dem SAMPLER-SPLATT-Schema (➤ Tab. 2.19).
- Abhängig von der Patientenvigilanz und den kognitiven Fähigkeiten: Schema als Eigen- oder Fremdanamnese anwenden.

Tab. 2.19 SAMPLER-SPLATT-Schema bei geriatrischen Traumapatienten

Kriterium		Beurteilung
S	Befunde und Symptome Eigen- oder Fremdanamnese Symptome	Beurteilung der Symptome • Symptome durch das Trauma • Gab es bereits zuvor Stürze? • Hindernisse, die den Sturz ausgelöst haben (z. B. Teppiche)? • Was hat der Patient zum Zeitpunkt des Sturzes gemacht? • Wann genau fand der Sturz statt? • Welche physischen und psychischen Traumen sind durch den Sturz entstanden?
P	Previous Falls (vorangegangene Stürze)	
L	Lokalisation des Sturzes	
A	Aktivität zum Zeitpunkt des Sturzes	
T	Time of Fall (Zeitpunkt des Sturzes)	
T	Trauma (physisch und psychisch)	
A	Allergien	• Bekannte Allergien? • Bekannte Unverträglichkeiten gegenüber Medikamenten?
M	Medikamente	• Dauermedikation? • Aktuelle Medikation: Medikamentengabe vor Eintreffen des Rettungsdienstes?
P	Patientenvorgeschichte	• Medizinische Vorerkrankungen? • Operationen oder chirurgische Eingriffe in der Vergangenheit?
L	Letzte Nahrungs- und Flüssigkeitsaufnahme	• Wann fand die letzte Nahrungs- und Flüssigkeitsaufnahme statt?
E	Ereignisse vor dem Trauma	• Was passierte direkt vor dem Notfall? • Kann sich der Patient daran erinnern? • Welche Aktivität ging dem Notfall unmittelbar voraus?
R	Risikofaktoren	• Adipositas? • Vorerkrankungen? • Medikation (z. B. Gerinnungshemmer)? • Polypharmazie? • Neue Medikation (UAW: unerwünschte Arzneimittelwirkungen)?

SAMPLER mit OPQRST bei geriatrisch-internistischen Patienten

- SAMPLER-OPQRST-Schema ist bei geriatrisch-internistischen Patienten identisch mit dem Schema bei internistisch-neurologischen Patienten (➤ Tab. 2.15).
- Bei den Risikofaktoren haben die Polypharmazie ebenso wie eine neue Medikation besondere Bedeutung, da sie ein häufiger Alarmierungsgrund für den Rettungsdienst sind.

Fokussierte Untersuchung

- Fokussierte Untersuchung von geriatrischen Patienten folgt denselben Vorgaben wie bei der Beurteilung internistisch-neurologischer Patienten (➤ Kap. 2.4.2).
- Durchführung bei älteren Patienten mit führenden internistisch-neurologischen Störungen nach der Initialbeurteilung (➤ Kap. 2.3.4).
- Fokussierte Untersuchung bei älteren Patienten mit Trauma und Auskunftsfähigkeit, wenn sie als nicht oder nicht mehr als kritisch eingestuft werden.
- Neben der kommunikativen Interaktion stellen die Kriterien des IPPAF-Schemas eine wesentliche Grundlage für die Untersuchung dar (➤ Tab. 2.13).

Orientierende Untersuchung

- Durchführung bei:
  - Vigilanzgeminderten oder bewusstlosen Patienten
  - Kognitiv eingeschränkten geriatrischen Patienten
  - Eingeschränkter kommunikativer Interaktion mit dem Teamleiter
- Alle relevanten Aspekte der Patientensituation werden erfasst.
- Fremdanamnese und das IPPAF-Schema (➤ Tab. 2.13) sind die führenden Kriterien.

Vitalzeichen und Messwerte

- Ermittlung der Vitalzeichen und Messwerte komplettiert die erweiterte Beurteilung geriatrischer Patienten.
- Bei der Interpretation sind altersspezifische anatomisch-physiologische Veränderungen zu berücksichtigen.
- Parameter entsprechen denen bei traumatologischen und internistisch-neurologischen Patienten (➤ Tab. 2.14, ➤ Tab. 2.17).

2.5 Gerätediagnostik

- Spezifische Gerätediagnostik ist ein integraler Bestandteil in der Beurteilung von Patienten (➤ Tab. 2.20).
- Wird je nach Personalressource bereits simultan bei der Initialbeurteilung oder als Teil der Vitalzeichen und Messwerte durchgeführt.

Tab. 2.20 Gerätediagnostik

Kriterium		Geräte zur Diagnostik
Atemwege (➤ Kap. 11.4)	Kontrolle Mund-Rachen-Raum	Pupillenleuchte
Atmung (➤ Kap. 11.13)	Sauerstoffsättigung im Blut	Pulsoxymetrie (➤ Kap. 11.14)
	Kohlendioxid in der Ausatemluft	Kapnografie/Kapnometrie
	Auskultation der Lungen	Stethoskop
Herz-Kreislauf-Funktion	Elektrische Herztätigkeit	Elektrokardiogramm (EKG) • 6-Kanal-EKG (➤ Kap. 11.1.2): – Einthoven I, II und III – Goldberger: aVR, aVL, aVF • 12-Kanal-EKG (➤ Kap. 11.1.3): Wilson V1–V6 • Rechtsthorakale Brustwandableitungen (➤ Kap. 11.1.4): $V3_R$–$V6_R$ • Dorsale Brustwandableitungen (➤ Kap. 11.1.4): V7–V9
	Blutdruckmessung (➤ Kap. 11.11)	• Blutdruckmanschette zur manuellen Blutdruckmessung: auskultatorische Messung; grundsätzlich bei der 1. Messung • Blutdruckmanschette zur automatischen oszillometrischen nichtinvasiven Blutdruckmessung (NIBP): – Zur kontinuierlichen Messung – Messintervall einstellbar – Erfassung des mittleren arteriellen Drucks (MAD)
ZNS-Funktionen	Pupillenlichtreaktion	Pupillenleuchte
	Blutzuckerbestimmung	Blutzuckermessgerät
	Körpertemperaturmessung (➤ Kap. 11.12)	Thermometer: • Ohrthermometer • Digitales Fieberthermometer • Einmaltemperatursonde (z. B. Corpuls C3)

aVF = Goldberger-Ableitung: linkes Bein gegen rechten Arm und linken Arm (augmented voltage left foot), aVL = Goldberger-Ableitung: linker Arm gegen rechten Arm und linkes Bein (augmented voltage left arm), aVR = Goldberger-Ableitung: rechter Arm gegen linken Arm und linkes Bein (augmented voltage right arm), Einthoven I = zwischen rechtem und linkem Arm, Einthoven II = zwischen rechtem Arm und linkem Bein, Einthoven III = zwischen linkem Arm und linkem Bein

- Gerätediagnostik ersetzt niemals die qualifizierte Patientenuntersuchung.
- Sinnvolle und notwendige Ergänzung zur Gesamtbeurteilung der Patienten.

2.6 Neubeurteilung (Reassessment)

- Alle Patienten erhalten in regelmäßigen Abständen eine Neubeurteilung.
- Für den korrekten Zeitpunkt ist es von besonderer Bedeutung, ob es sich um einen kritischen oder einen nicht kritischen Patienten handelt.
- Exakte Zeitvorgaben für die Neubeurteilung auf der Grundlage einer Evidenz bestehen nicht.
- Die konsensuale Empfehlung von Experten sieht vor, kritische Patienten alle **3–5 Minuten** und nicht kritische Patienten alle **10–15 Minuten** neu zu beurteilen.
- Bei Änderung der Patientensituation erfolgt immer eine Neubeurteilung.
- Eine Neubeurteilung erfolgt immer im Anschluss an die Durchführung lebensrettender Interventionen (z. B. nach Nadeldekompression bei Spannungspneumothorax).

LITERATUR

Dönitz S, Flake F. Strukturierte Patientenuntersuchung im Rettungsdienst. In: Dönitz S, Flake F (Hrsg.). Mensch, Körper, Krankheit für den Rettungsdienst. 5. Aufl. München: Elsevier, 2025.

Flake F, Dönitz S, Hoffmann B. Diagnostik und Untersuchung. In: Luxem J et al. (Hrsg.) Notfallsanitäter heute. 7. Aufl. München: Elsevier, 2020.

Pain Assessment in Advanced Dementia (PAINAID) Scale. Warden, Hurley Volicer et al., 2003.

KAPITEL

3

Matthias Klausmeier

Notfallmedizin: Internistische Notfälle

3.1 Kardiozirkulatorische Notfälle

3.1.1 Akutes Koronarsyndrom

Das akute Koronarsyndrom **(ACS)** stellt eine kardiologische Arbeitsdiagnose dar, unter der drei Krankheitsbilder zusammengefasst werden:

- Akuter Myokardinfarkt **(AMI)** mit ST-Streckenhebung: ST-Elevating Myocardial Infarction **(STEMI)**
- Akuter Myokardinfarkt ohne ST-Streckenhebung: Non-ST-Elevating Myocardial Infarction **(NSTEMI)**
- Instabile Angina Pectoris **(IAP)**

NSTEMI und IAP werden auch unter der Begrifflichkeit **NSTE-ACS** zusammengefasst.

ACHTUNG

Die **STEMI** und **NSTEMI Kriterien** sind nicht mehr zeitgemäß und für einige Patienten mit Myokardinfarkt gefährlich. Dadurch wird ein signifikanter Anteil an Patienten mit Myokardinfarkt, die von einer akuten Reperfusionstherapie im Katheterlabor profitieren würden, übersehen. Patienten mit einem **Hochrisiko-EKG** zeigen keine ST-Streckenhebung, jedoch ein **Hochrisiko-EKG** mit dringendem Verdacht auf einen akuten Myokardinfarkt. Aus diesem Grund sind die Bezeichnungen **OMI** für okklusiver Myokardinfarkt und **NOMI** für nicht-okklusiver Myokardinfarkt präziser und treffender, auch wenn sie als solche in der aktuellen ESC-Leitlinie 2023 zum Akuten Koronarsyndrom (ACS) nicht genannt werden.

Ursachen und Risikofaktoren: Koronare Herzkrankheit (KHK)

Das ACS entsteht häufig als Folge einer KHK und ist die Manifestation einer Arteriosklerose in den Koronararterien.

- Rauchen
- Alkohol
- Hypertonie
- Fettstoffwechselstörungen (z. B. Hyperlipidämie, Hypercholesterinämie)
- Adipositas
- Stress
- Diabetes mellitus
- Familiäre Disposition (KHK/AMI bei erstgradigen Familienangehörigen)
- Fortgeschrittenes Lebensalter (Männer ≥ 45 Jahre, Frauen ≥ 55 Jahre)

- Chronische Herzinsuffizienz
- Thromboembolische Erkrankungen
- Arteriosklerose:
  - Ablagerungen von Fett, Thromben, Bindegewebe oder Kalk (Kalziumkarbonat) in arteriellen Blutgefäßen
  - In 95 % der Fälle Ursache für eine periphere arterielle Verschlusskrankheit (pAVK)
  - In 95 % der Fälle Ursache für eine KHK
  - In 70 % der Fälle Ursache für zerebrovaskuläre Insuffizienzen
- pAVK, KHK und zerebrovaskuläre Insuffizienz sind in 50–55 % aller Fälle häufigste Todesursache in westlichen Industriestaaten.
- KHK allein verursacht in Deutschland etwa 20 % der Todesfälle.

Pathogenese der Arteriosklerose

- Nicht abschließend geklärt; es existieren komplizierte Theorien.
- Wichtiger Faktor ist die Prävention von Entzündungen, um die Produktion von Entzündungsfaktoren zu reduzieren.
- Durch lokalen Sauerstoffmangel, Hypertonie und/oder Verwirbelungen des Blutstroms ausgelöster Endothelschaden der Arterie.
- Blutplättchen heften sich am Endothelschaden an und verklumpen: meist unvollständiger Verschluss der Läsion.
- Endothelpermeabilität führt zu Leckage und Intimaödem.
- Einlagerung von Blutfetten mit Entstehung der arteriosklerotischen Plaque.
- Verdickung der Intima durch weitere Bindegewebssubstanzen.
- Ggf. Entstehung von Nekrosen mit nachfolgender Kalkeinlagerung.
- Aufreißen der Plaque im fortgeschrittenen Stadium (Plaqueruptur).
- Entstehung kleiner Geschwüre, die von einem Thrombus abgedeckt werden.
- Möglicherweise vollständiger Verschluss (Obliteration) des Gefäßes durch die gebildeten Thromben.
- Arteriosklerose: generalisierte Erkrankung, die das Risiko gefäßbedingter Erkrankungen anderer Organe erhöht.

Zum besseren Verständnis werden die Krankheitsbilder Angina Pectoris (AP) und akuter Myokardinfarkt differenziert.

Angina pectoris (AP)

Unter Angina pectoris versteht man eine anfallsartig auftretende, schmerzhafte „Enge in der Brust“ als Folge einer Minderdurchblutung in den Koronargefäßen ohne Absterben von Herzmuskelzellen.

Klassifikation der Canadian Cardiovascular Society (CCS) der Angina pectoris (Campeau 1976):

Schweregrad	Klinik
CCS I	Keine AP bei normaler Belastung
CCS II	Geringe Beeinträchtigung der normalen körperlichen Aktivität durch AP
CCS III	Erhebliche Beeinträchtigung der normalen körperlichen Aktivität durch AP
CCS IV	AP bei geringster körperlicher Belastung oder Ruheschmerzen

Stabile und instabile AP

Die Unterscheidung in eine stabile oder instabile Angina pectoris ist für die Differenzialdiagnose ACS von großer Bedeutung.
Stabile Angina pectoris – alle Kriterien müssen erfüllt sein:
- AP ist dem Patienten bekannt und bereits zuvor aufgetreten.
- Auslöser der AP und die Belastungsstufe sind dem Patienten bekannt.
- Spontanes Beenden der AP durch Reduktion der Belastung.
- Abklingen der Symptome in Ruhe in ≤ 20 min.
- Gutes Ansprechen und Beenden der AP durch Einnahme von Nitraten.

Instabile Angina pectoris – mindestens ein Kriterium muss erfüllt sein:
- Erstmalig aufgetretene AP
- Zunahme von Schwere, Dauer und Häufigkeit der Anfälle im Vergleich zu bisherigen Anfällen
- AP, die aus dem Ruhezustand heraus aufgetreten ist
- AP, die bei deutlich geringerer Belastung als sonst üblich aufgetreten ist
- Schlechteres oder fehlendes Ansprechen auf Einnahme von Nitraten
- Höherer Bedarf an Nitraten als bisher zu Erreichung einer Besserung
- EKG: Wellens-Syndrom. Wellens-Zeichen Typ A (ca. 25 %) oder Wellens-Zeichen Typ B (ca. 75 %)

Sonderform: Prinzmetal-Angina (vasospastische AP)
- Anfallsartiger Spasmus eines Koronargefäßes mit oder ohne vorbestehende Koronarstenose
- Auftreten in Ruhe ohne äußere auslösende Faktoren
- Auftreten von ST-Streckenhebungen im EKG
- Häufig ausreichende kardiale Pumpleistung mit ausreichender Organperfusion
- Häufig schlagartige Beendigung der Symptomatik nach Einnahme von Nitraten unter Rückbildung der ST-Streckenhebungen

Pathophysiologie

- Sympathoadrenerge Reaktion durch physische oder psychische Belastung.
- Erhöhter myokardialer Sauerstoffverbrauch bei geringerem Angebot im Bereich der krankhaft verengten Koronararterien.
- Koronare Ischämie und Hypoxie der betroffenen Myokardareale.
- Ischämischer Brustschmerz ohne Untergang von Myokardgewebe.
- Instabile AP kann bei schwerer Koronarstenose oder spätem Behandlungsbeginn in einen Myokardinfarkt mit Untergang von Herzmuskelgewebe übergehen.

Symptomatik

- Unruhe, Angst
- Dyspnoe
- Tachykardie, Normotonie bzw. Hypertonie (häufig Vorerkrankung)
- Tachykardie und Hypotonie bei instabiler AP mit Herzinsuffizienz
- Rosige, trockene, warme Haut
- Kühle und blasse Haut bei Herzinsuffizienz
- Retrosternaler Schmerz, retrosternale Beklemmung
- Eventuell Schmerzausstrahlung: Hals, Unterkiefer, Zähne, Schulter und die Arme (häufiger linker als rechter Arm)
- Hinweise im EKG auf hochgradige RIVA-Stenose mit drohendem Verschluss:
  - Wellens-Zeichen Typ A: biphasische T-Welle (in ca. 25 % der Fälle ableitbar)
  - Wellens-Zeichen Ty B: tief invertierte (negative T-Welle (in ca. 75 % der Fälle ableitbar)

Akuter Myokardinfarkt (AMI)

Verschluss einer oder mehrerer Koronararterien, der durch Ischämie und Hypoxie einen irreversiblen Untergang von Myokardgewebe (Nekrose) mit anschließender Narbenbildung verursacht. Es werden zwei unterschiedliche Typen des Infarkts differenziert (Pocket-Leitlinie DGK NSTE-ACS [Deutsche Gesellschaft für Kardiologie 2020]):

- **Typ 1:** Ruptur, Ulzeration, Erosion oder Dissektion einer atherosklerotischen Plaque mit Ausbildung eines intraluminalen Thrombus
- **Typ 2:** Myokardnekrose infolge eines Missverhältnisses von myokardialem Sauerstoffangebot und -bedarf ohne das Merkmal einer akuten atherosklerotischen Plaqueinstabilität

Pathophysiologie

- Verschluss von einer oder mehreren Koronararterien durch Ruptur einer arteriosklerotischen Plaque mit Endothelschädigung und rasch folgender Thrombenbildung
- Myokardiale Ischämie und Hypoxie mit Untergang von Herzmuskelgewebe (Nekrosebildung)
- Verminderte Kontraktilität des Herzens bei größerer Nekrosebildung
- Entwicklung einer isolierten Rechts-, Links- oder Globalinsuffizienz abhängig von Größe und Lokalisation der Myokardnekrose
- Nekrosebedingte Thoraxschmerzen (keine Besserung durch Nitrate)
- Bei Beteiligung der inneren Herzmuskelschicht Fehlen von EKG-Veränderungen bzw. ST-Streckensenkungen oder T-Negativierungen (NSTEMI, NOMI)
- Bei Mitbeteiligung der äußeren Herzmuskelschicht Auftreten von ST-Streckenhebungen im EKG (STEMI, OMI)
- Beteiligung der inneren und äußeren Herzmuskelschichten: transmuraler Infarkt

ACHTUNG

Ersteinschätzung – ACS bedenken:
- Abnormales EKG?
- Klinischer Kontext?
- Stabiler Patient?

Symptomatik

- Unruhe, Angst, Todesangst
- Übelkeit, Erbrechen
- Retrosternales Druck- und/oder Engegefühl
- Retrosternale Schmerzen
- Ggf. Schmerzausstrahlung: Arme (häufig links), Kiefer, Rücken, Bauch (Epigastrium)
- Palpitationen (Herzklopfen)
- Eventuell vorangegangene Synkope
- Dyspnoe
- Tachypnoe (pulmonale Stauung, kardiogener Schock)
- Orthopnoe
- Eventuell feinblasige Rasselgeräusche (kardiales Lungenödem)
- Tachykardie (z. B. Ausgleichstachykardie)
- Bradykardie (z. B. bei atrioventrikulären [AV] Blockierungen)
- Arrhythmie (Herzrhythmusstörungen [HRST])
- Blutdruck normal bis erhöht (z. B. bei bekannter Hypertonie)
- Blutdruckabfall (Hypotonie)
- Zeichen des kardiogenen Schocks:
  - Blässe
  - Kaltschweißigkeit
  - Obere Einflussstauung (gestaute Jugularvenen)
  - Verzögerte Rekapillarisierungszeit (> 2 Sekunden)
  - Zentralisation
  - Vigilanzminderung bis zum Koma
- Frauen: evtl. **NAN-Syndrom:** unspezifische Beschwerden im Bereich der gedachten Raute von Nase-Arm-Nabel mit Fehlen der klassischen Symptome
- Diabetiker: reduzierte bis fehlende Schmerzsymptomatik als Folge einer diabetischen Neuropathie

EKG-Veränderungen bei AMI

Die Diagnose STEMI wird anhand spezifischer Erregungsrückbildungsstörungen im EKG gestellt.
- ST-Streckenhebungen in zwei benachbarten Ableitungen > 0,1 mV: Extremitäten- und Brustwandableitungen außer V2–V3
- ST-Streckenhebungen in V2–V3:
  - ≥ 0,25 mV bei Männern < 40 Jahren
  - ≥ 0,2 mV bei Männern > 40 Jahren
  - ≥ 0,15 mV bei Frauen

- Frisch aufgetretener Linksschenkelblock
- Frisch aufgetretener Rechtsschenkelblock mit anhaltenden Ischämiezeichen
- ST-Streckensenkungen in V1–V3: zusätzlich V7–V9 ableiten
- Verdacht auf STEMI bei ST-Streckenhebungen in V7–V9 ≥ 0,05 mV. Zur Auswertung dieser geringen EKG-Veränderungen Amplitudeneinstellung von 20 mm/mV wählen.
- Verdacht auf OMI (okklusiver Myokardinfarkt) bei Hochrisiko-EKG als STEMi-Äquivalent

Tab. 3.1 Hockrisiko EKG bei V. a. okklusiver Myokardinfarkt (OMI)

EKG-Veränderung	Merkmal	Bedeutung
Hyperakute T-Wellen	• Breite, hohe T-Wellen • T-Welle > R-Zacke	• Akute Ischämie noch vor ST-Hebung • DD: Hyperkaliämie
De-Winter-Zeichen	• Prominente T-Wellen • Aszendierende ST-Senkungen ≥ 1 mm bzw. 0,1 mV	• Hinweis auf relevante Stenose des RIVA
Hauptstamm-EKG	• Isolierte ST-Hebung in Abl. aVR ≥ 0,05 mV und ST-Senkungen in mind. 6 Ableitungen	• Hauptstammstenose proximale RIVA • Schwere 3-Gefäß-KHK • Typ II Myokardinfarkt z. B. bei Sepsis, Anämie
Posteriorer Hinterwand-infarkt	• ST-Streckenhebung V7 – V9 ≥ 0,05 mV	• Verschluss des RCX der linken Koronararterie • Verschluss der rechten Koronararterie
Shark-Fin	• QRS mit ST verschmelzend bei massiver ST-Hebung • Mehrere zusammenhängende Ableitungen	• Häufig nach ROSC • Häufig im Peri-Arrest
Wellens-Zeichen Typ A	• Biphasische T-Welle	• Hinweis auf relevante RIVA-Stenose • Oft intermittierend • Nach Angina Pectoris in ca. 25 % ableitbar
Wellens-Zeichen Typ B	• Tief invertierte (negativierte) T-Welle	• Hinweis auf relevante RIVA-Stenose • Oft intermittierend • Nach Angina Pectoris in ca. 75 % ableitbar
Modifizierte Sgarbossa Kriterien I	• Konkordante ST-Hebung ≥ 1 mm	• Linksschenkelblock mit ST-Hebung • ≥ 1 mod. Sgarbossa Kriterium erfüllt: V. a. OMI wahrscheinlich
Modifizierte Sgarbossa Kriterien II	• Konkordante ST-Senkung ≥ 1 mm in V1 – V3	• Linksschenkelblock mit ST-Hebung • ≥ 1 mod. Sgarbossa Kriterium erfüllt: V. a. OMI wahrscheinlich
Modifizierte Sgarbossa Kriterien III	• Diskordante ST-Hebung ≥ 1 mm (mind. 25 % der S-Zacke)	• Linksschenkelblock mit ST-Hebung • ≥ 1 mod. Sgarbossa Kriterium erfüllt: V. a. OMI wahrscheinlich

Tab. 3.1 Hockrisiko EKG bei V. a. okklusiver Myokardinfarkt (OMI) *(Forts.)*

EKG-Veränderung	Merkmal	Bedeutung
Barcelona Kriterien	• Erweiterung der Sgarbossa Kriterien • Diskordante ST-Veränderung ≥ 0,1 mV bei QRS ≤	• Linksschenkelblock mit ST-Veränderung • Unsicheres Zeichen
Rechtsventrikulärer Infarkt	• ST-Hebung in V3r und V4r • ST-Hebung ≥ 0,05 mV • Häufig ST-Hebungen in Abl. II, III und aVF	• Verschluss der RCA • Meist inferiorer Myokardinfarkt: RCA versorgt bei 90 % aller Menschen die inferiore Hinterwand

Gefahren in der Akutphase

In der Akutphase des AMI können verschiedene pathophysiologische Komplikationen auftreten:

- **Herzrhythmusstörungen** (HRST) – häufigste Komplikation:
  - 90 % der HRST treten in Akutphase auf
  - HRST stellen die häufigste Todesursache bei AMI dar, z. B.:
    - Monotope oder polytope ventrikuläre Extrasystolen (VES)
    - Ventrikuläre Tachykardie (VT)
    - Kammerflimmern (VF) – häufigste initiale HRST im Kreislaufstillstand bei AMI
    - AV-Blockierungen v. a. bei Verschluss der rechten Koronararterie (RCA)
    - Asystolie
    - Akut dekompensierte Linksherzinsuffizienz mit Rückwärtsversagen: kardiales Lungenödem bei etwa 30 % der Patienten mit AMI
    - Akut dekompensierte Globalinsuffizienz mit Vorwärts- und Rückwärtsversagen: kardiogener Schock bei etwa 7 % der Patienten mit AMI
- **Kreislaufstillstand:**
  - 50 % der Betroffenen innerhalb der ersten 15 min nach Symptombeginn
  - 30 % der Betroffenen innerhalb von 15–60 min nach Symptombeginn
  - 2023: 12,6 % der Sterbefälle durch Herz-Kreislauferkrankungen (Statistisches Bundesamt)

Diagnostik

ACHTUNG

Patienten mit Leitsymptom **Thoraxschmerz** werden bis zum Beweis des Gegenteils immer als **kritisch** eingestuft! Bei den Differenzialdiagnosen zum akuten Thoraxschmerz immer an die **„Big Five"** denken:

1. Myokardinfarkt
2. Lungenarterienembolie
3. Aortendissektion
4. Spannungspneumothorax
5. Boerhaave-Syndrom

3

- Beurteilung der Einsatzstelle (Szene – Sicherheit – Situation; ➤ Kap. 2.1)
- Ersteindruck (➤ Kap. 2.2.2): potenziell kritisch (Brustschmerz!)
- Initialbeurteilung nach dem ABCDE-Schema (➤ Kap. 2.3.2)
- Entscheidung: kritisch – nicht kritisch
- Leitsymptom(e) definieren
- Differenzialdiagnosen sammeln:
  - ACS (STEMI, NSTEMI, NSTE-ACS, OMI, NOMI)
  - Fulminante Lungenarterienembolie (LAE; ➤ Kap. 3.1.8)
  - Akutes Aortensyndrom; Aortendissektion (➤ Kap. 3.1.11)
  - Muskuloskelettaler Schmerz
  - Ösophagitis
  - Pleuritis
  - Spannungspneumothorax
  - Boerhaave-Syndrom
  - Ulkusleiden etc.
- Erweiterte Beurteilung (➤ Kap. 2.4.2):
  - SAMPLER-OPQRST-Anamnese
  - Fokussierte Untersuchung anhand der Differenzialdiagnosen
  - Vitalzeichen und Messwerte erheben:
    - AF/min auszählen
    - PF/min auszählen
    - RR auskultatorisch; weiterhin kontinuierliche Messung (NIBP)
    - 6-Kanal-EKG
    - 12-Kanal-EKG (bei Thoraxschmerz innerhalb der ersten 10 min nach Erstkontakt)
    - Ggf. erweiterte Brustwandableitungen:
$V3_R$–$V4_R$ bei ST-Streckenhebung in Abl. I, II, aVF, V1–V3
V7–V9 bei ST-Streckensenkung in Abl. V1–V3
    - SpO_2, ggf. $etCO_2$ (pulmonale Begleiterkrankung, z. B. COPD)
    - Blutzuckermessung (BZ-Test)
    - Messung der Körperkerntemperatur (KKT)

Therapie

- Notarztruf
- Beruhigung
- Lagerung:
  - Kreislaufstabil: Oberkörper 45–60° erhöht
  - Kardiogener Schock: Oberkörper 15–30° erhöht
  - Kardiales Lungenödem, kreislaufstabil: Herzbettlagerung (halbsitzende Position)
  - Bewusstlosigkeit: stabile Seitenlage
- Hochdosierte Sauerstoffgabe (10–15 l/min) bei Dyspnoe und Zeichen einer akuten respiratorischen Insuffizienz; ggf. adaptieren

ACHTUNG

Aufgrund aktueller Studien (DETO2X-AMI-Studie [Hofman R et al. 2017]; NZOTACS-Studie [Stewart RAH et al. 2021] ist die Gabe von Sauerstoff für Patienten mit ACS nicht schädlich! Für die präklinische Akuttherapie ist eine adäquate Sauerstoffgabe bedenkenlos und zielgerichtet durchführbar.

- Peripherer Venenzugang

ACHTUNG

Keine i. m. Injektionen wegen bevorstehender Lysetherapie!

- Balancierte Vollelektrolytlösung (VEL)
- Eventuell vorsichtiger Volumenbolus bei Rechtsherzbelastung (Notarzt): < 500 ml über 15–30 min

ACHTUNG

Eine Vorlastsenkung durch Nitrate wird bei ACS und möglicher Rechtsherzbeteiligung (dekompensierte Rechtsherzinsuffizienz, Rechtsherzinfarkt, ausgeprägter Bradykardie oder Tachykardie nach aktueller ESC Leitlinie ACS 2023 nicht empfohlen. Auch wenn dazu die eindeutige Evidenz fehlt, sollte wenn nur eine vorsichtige Nitrogabe in Abhängigkeit von Blutdruck und sonstigen Kontraindikationen, z. B. PDE-5-Hemmer, innerhalb der letzten 24–28 Stunden erfolgen.

- Medikamentöse Therapie (Kontraindikationen beachten):
  - Antiemetikum, z. B.:
    - Ondansetron: 4 mg i. v.
    - Granisetron: 1–3 mg i. v. (10–40 µg/kg KG)
    - Dimenhydrinat: 62 mg i. v.
  - **MONA**-Schema:
    - **M**orphin: 2 mg i. v. titriert bis max. 10 mg. Ziel: NRS ≤ 4
    - **O_2**-Gabe (s. o.)
    - **N**itrate: Glyceroltrinitrat 0,4–1,2 mg s. l. (1–3 Hübe) bei eindeutigen Zeichen einer pulmonalen Stauung bzw. einer Linksherzinsuffizienz mit Rückwärtsversagen: kardiales Lungenödem
    - **A**cetylsalicylsäure (ASS): bei STEMI, OMI und NSTE-ACS 75–250 mg i. v. (ESC/DGK-Leitlinie ACS 2023 [Deutsche Gesellschaft für Kardiologie 2024])
  - Analgetikum: z. B. Fentanyl 0,05 mg titriert bis max. 0,2 mg; Ziel: NRS ≤ 4
  - Analgetikum: z. B. Sufentanil 5 µg titriert bis max. 20 µg; Ziel: NRS ≤ 4
  - Heparin (ESC-Leitlinie 2023) routinemäßig bei Patienten mit primärer PCI:
    - STEMI/OMI: 70–100 IE/kg KG
    - Für die Heparingabe spricht:
      Hohes kardiales Ischämierisiko (TIMI-Score > 1) ➤ Tab. 3.2
      Niedriges Blutungsrisiko
      Letzte Einnahme direkter oraler Antikoagulanzien (DOAK) > 24 bzw. 12 Stunden (abhängig vom Wirkstoff und Einnahmeschema)
      Indikation zur perkutanen Koronarintervention (PCI)

3

Tab. 3.2 TIMI-Score – Thrombolysis in Myocardial Infarction [H225-004]

Kriterien des TIMI-Scores bei Verdacht auf ACS	
Alter < 65 Jahre?	1
Drei oder mehr Risikofaktoren für eine koronare Herzkrankheit? • arterielle Hypertension • Hypercholesterinämie • Diabetes mellitus • positive Familienanamnese • Koronare Herzkrankheit (KHK) in der Anamnese – aktives Rauchen	1
Positive Anamnese für Koronare Herzkrankheit mit Stenoisierung < 50 %?	1
Einnahme von Acetylsalicylsäure innerhalb der letzten 7 Tage?	1
Mehr als 2 Episoden von pektanginösen Symptomen mind. in den letzten 24 Stunden?	1
ST-Strecken-Senkungen ≥ 0,5 mm?	1
Positiver Nachweis von kardialen Biomarkern?	1

- Vorbereitung/Assistenz bei der Behandlung durch den Notarzt, z. B.:
  - Vorbereitung von Narkose, Intubation und Beatmung (kardiogener Schock)
  - Vorbereitung der Fibrinolyse, falls PCI nicht innerhalb von 120 min möglich ist
  - Vorbereitung der Katecholamintherapie:
    - Dobutamin 250 mg ≙ 50 ml in eine 50-ml-Perfusorspritze
    - Norepinephrin 5 mg ≙ 5 ml mit 45 ml NaCl 0,9 % in eine 50-ml-Perfusorspritze
- Zügiger Transport in eine Klinik mit Herzkatheterlabor

BESONDERHEITEN

- Bei STEMI/OMI: direkte Übergabe an das Herzkatheterlabor.
- Bei NSTEMI/NOMI: Übergabe des Patienten an die Chest Pain Unit (CPU).
- Frühzeitige und effektive Kommunikation mit der Zielklinik (z. B. Telemetrie) sichert eine optimale Versorgungskette.
- Zielsetzung: Patientenübergabe im Herzkatheterlabor nach Erstkontakt idealerweise < 90 min, jedoch spätestens nach 120 min.

3.1.2 Herzinsuffizienz

Unfähigkeit des Herzens, das vom Organismus benötigte Herzzeitvolumen (HZV) zu fördern. Dadurch kann der Organismus nicht mehr ausreichend mit Blut und Sauerstoff zur Aufrechterhaltung eines stabilen Stoffwechsels unter Ruhe- oder Belastungsbedingungen versorgt werden. Dazu liegen internationale und nationale Definitionen vor:

- Verminderte körperliche Belastbarkeit auf dem Boden einer ventrikulären Funktionsstörung (WHO).
- Syndrom, bei dem die Patienten typische Symptome und Zeichen wie Dyspnoe, Knöchelödeme, Müdigkeit, erhöhter Jugularvenenpuls, pulmo-

nale Rasselgeräusche und eine Verlagerung des Herzspitzenstoßes haben, die aus einer Störung der kardialen Struktur oder Funktion resultieren (Deutsche Gesellschaft für Kardiologie [DGK]).

- Ursache ist in den meisten Fällen eine myokardiale Dysfunktion, die pathogenetisch in 3 Formen unterschieden werden kann:
  - Systolische myokardiale Dysfunktion
  - Diastolische myokardiale Dysfunktion
  - Kombinierte systolische und diastolische myokardiale Dysfunktion

Einteilung

In ➤ Tab. 3.3 ist die Einteilung der Herzinsuffizienz nach Schweregraden gemäß der New York Heart Association (NYHA) aufgelistet.

Die akute Herzinsuffizienz lässt sich nach ESC-Leitlinie (2021) in 4 Erscheinungsformen unterteilen:

1. Akut dekompensierte Herzinsuffizienz (Linksherzinsuffizienz)
2. Akutes (kardiales) Lungenödem
3. Isolierte Rechtsherzinsuffizienz
4. Kardiogener Schock

Ursachen

- Akut dekompensierte Linksherzinsuffizienz:
  - Isolierter Linksherzinfarkt (ACS)
  - Hypertensiver Notfall
  - Akute Dekompensation einer chronischen Linksherzinsuffizienz
  - Aortenstenose, Aortensklerose
  - Herzklappenfehler (z. B. Mitralklappeninsuffizienz)
  - Myokarditis

Tab. 3.3 Schweregrade der Herzinsuffizienz nach New York Heart Association (NYHA) [W917]

Stadium	Klinik
NYHA I	Keine Einschränkung der körperlichen Aktivität Normale körperliche Aktivität führt nicht zu Dyspnoe, Müdigkeit und Palpitationen.
NYHA II	Leichte Einschränkung der körperlichen Aktivität Beschwerdefreiheit unter Ruhebedingungen. Bei normaler körperlicher Aktivität kommt es zu Dyspnoe, Müdigkeit und Palpitationen.
NYHA III	Deutliche Einschränkung der körperlichen Aktivität Beschwerdefreiheit unter Ruhebedingungen, aber bereits bei geringer physischer körperlicher Aktivität Auftreten von Dyspnoe, Müdigkeit und Palpitationen
NYHA IV	Unfähigkeit, körperliche Aktivitäten ohne Beschwerden auszuüben Symptome unter Ruhebedingungen können vorhanden sein. Jegliche körperliche Aktivität führt zur Zunahme der Beschwerden.

- HRST mit Instabilität
  - Hyperhydratation bei bestehender Herzinsuffizienz
- Akut dekompensierte Rechtsherzinsuffizienz:
  - Isolierter Rechtsherzinfarkt
  - Fulminante LAE (➤ Kap. 3.1.8)
  - Exazerbierte COPD (➤ Kap. 3.2.2)
  - Lebensbedrohlicher Asthmaanfall (Status asthmaticus; ➤ Kap. 3.2.1)
  - Cor pulmonale
- Akut dekompensierte Globalinsuffizienz und kardiogener Schock:
  - Ausgeprägter bilateraler Myokardinfarkt mit kardiogenem Schock (➤ Kap. 3.1.1)
  - Spannungspneumothorax mit obstruktivem Schock (➤ Kap. 4.4)
  - Perikardtamponade mit obstruktivem Schock
  - Fulminante LAE mit obstruktivem Schock (➤ Kap. 3.1.8)
  - Akute Dekompensation einer bilateralen chronischen Herzinsuffizienz mit kardiogenem Schock

Eine gute Zusammenfassung relevanter Ursachen bietet das Akronym **„CHAMPIT“:**

- **C**oronarsyndrom
- **H**ypertonus
- **A**rrhythmie
- **M**echanisches Problem (Myokardrupturen, Spannungspneumothorax, Aortendissektion, Herzklappenvitien)
- **P**ulmonalarterienembolie (LAE)
- **I**infektion
- **T**amponade (Perikardtamponade)

Pathophysiologie

Pathophysiologischer Ausgangspunkt: systolische, diastolische oder kombinierte myokardiale Dysfunktion

Abhängig davon, welche der Herzhälften primär und/oder sekundär von der Dekompensation betroffen sind, können verschiedene Formen der Herzinsuffizienz unterschieden werden (➤ Tab. 3.4):

Tab. 3.4 Formen der Herzinsuffizienz und ihre Auswirkungen

Form der Herzinsuffizienz	Auswirkung
Dekompensierte Linksherzinsuffizienz mit Rückwärtsversagen	Kardiales Lungenödem (➤ Kap. 3.1.3)
Dekompensierte Linksherzinsuffizienz mit Vorwärts- und Rückwärtsversagen	Kardiales Lungenödem Kardiogener Schock (➤ Kap. 3.1.13)
Dekompensierte Rechtsherzinsuffizienz mit Vorwärts- und Rückwärtsversagen	Globalinsuffizienz Pulmonale Hypoperfusion Kardiogener Schock
Dekompensierte Globalinsuffizienz	Pulmonale Hypoperfusion Kardiogener Schock

- Ausgangspunkt: systolische/diastolische/kombinierte myokardiale Dysfunktion
- Verminderung der myokardialen Kontraktilität
- Verminderung des Schlag- und Herzminutenvolumens (SV, HMV)
- Blutdruckabfall mit Hypoperfusion der betroffenen Organe und Gewebe
- Sympathoadrenerge Reaktion mit arterieller Vasokonstriktion (Erhöhung des Afterload)
- Abnahme des venösen Rückstroms zum Herzen (Preload)
- Weitere Abnahme der Herzauswurfleistung (Cardiac Output)

Symptomatik

- Akut dekompensierte Linksherzinsuffizienz (➤ Tab. 3.5):
  - Unruhe, Angst
  - Eventuell Vigilanzminderung
  - Dyspnoe, Tachypnoe, Orthopnoe
  - Husten
  - Brodeln, fein- und grobblasige Rasselgeräusche über der Lunge
  - Blässe
  - Kühle bzw. kalte Haut
  - Verzögerte Rekapillarisierungszeit bei Kreislaufinsuffizienz
  - Zyanose
  - Schwindel
  - Tachykardie
  - Arrhythmien
  - Hypertonie (auslösende Ursache)
  - Hypotonie bei Kreislaufinsuffizienz
- Akut dekompensierte Rechtsherzinsuffizienz (➤ Tab. 3.5):
  - Halsvenenstauung
  - Periphere Ödeme (chronische Herzinsuffizienz)
  - Tachykardie
  - Hypotonie
  - Verzögerte Rekapillarisierungszeit (> 2 Sekunden)
  - Dyspnoe, Tachypnoe
  - Zyanose
  - Gewichtszunahme (chronische Herzinsuffizienz)
  - Aszites (chronische Herzinsuffizienz)
- Akut dekompensierte Globalinsuffizienz – Zeichen des kardiogenen Schocks:

Tab. 3.5 Schnelle klinische Klassifizierung der akut dekompensierten Herzinsuffizienz

Kreislauf	Haut	Pulmonale Stauung
Normo- bzw. Hyperperfusion	Warm und trocken	Warm und feucht (akutes Lungenödem)
Hypoperfusion	Kalt und trocken	Kalt-feucht (Kardiogener Schock)

- Vigilanzminderung bis zum Koma
- Tachykardie
- Arrhythmien
- Bradykardie
- Hypotonie
- Verzögerte Rekapillarisierungszeit (> 2 Sekunden)
- Zentralisation
- Blässe
- Zyanose
- Kaltschweißigkeit
- Pulmonale Rasselgeräusche (primäre Linksherzdekompensation)

Diagnostik

- Beurteilung der Einsatzstelle (Szene – Sicherheit – Situation; ➤ Kap. 2.1)
- Ersteindruck (➤ Kap. 2.2.2): potenziell kritisch – potenziell nicht kritisch
- Initialbeurteilung nach dem ABCDE-Schema (➤ Kap. 2.3.2)
- Entscheidung: kritisch – nicht kritisch
- Leitsymptom(e) definieren
- Differenzialdiagnosen sammeln:
  - Herzinsuffizienz
  - Kardiales Lungenödem (➤ Kap. 3.1.3)
  - ACS (➤ Kap. 3.1.1)
  - Hypertensiver Notfall (➤ Kap. 3.1.4)
- Erweiterte Beurteilung (➤ Kap. 2.4.2):
  - SAMPLER-OPQRST-Anamnese
  - Fokussierte Untersuchung anhand der Differenzialdiagnosen:
    - Ganzkörperinspektion: periphere Ödeme, Asziteszeichen
    - Pulmonale Auskultation: ventral, lateral, dorsal
    - 6-Kanal-EKG
    - 12-Kanal-EKG (bei Thoraxschmerz innerhalb der ersten 10 min nach Erstkontakt)
  - Vitalzeichen und Messwerte erheben:
    - AF/min auszählen
    - PF/min auszählen
    - RR auskultatorisch; weiterhin kontinuierliche Messung (NIBP)
    - SpO_2
    - $etCO_2$
    - Blutzuckermessung (BZ-Test)
    - Messung der KKT

Therapie

- Notarztruf und Beruhigung
- Lagerung:
  - Kreislaufstabil: Oberkörper 45–60° erhöht
  - Hypertonie: Oberkörper 60–90° erhöht

- Kreislaufstabil mit pulmonaler Stauung: Herzbettlagerung (halbsitzende Position)
- Kardiogener Schock: Oberkörper 15–30° erhöht
- Bewusstlosigkeit: stabile Seitenlage
- Sauerstoffgabe: 12–15 l/min über O_2-Maske mit Reservoir
- Peripherer Venenzugang
- Balancierte VEL
- Akut dekompensierte Rechtsherzinsuffizienz:
  - Eventuell vorsichtiger Volumenbolus zur Vorlasterhöhung (Notarzt): < 500 ml über 15–30 min
  - Ggf. vorsichtige Vorlastsenkung durch Nitrate
- Akut dekompensierte Linksherzinsuffizienz: medikamentöse Therapie (Kontraindikationen beachten):
  - Vorlastsenkung: Nitrate: Glyceroltrinitrat 0,4–1,2 mg titriert nach Wirkung
  - Vorlastsenkung und Steigerung der Diurese: z. B. Furosemid: 20–40 mg i. v.
  - Blutdrucksenkung bei Hypertonie (RR systolisch > 180 mmHg): z. B. Urapidil 5–10 mg titriert – Zielblutdruck systolisch < 140 mmHg (DGK-Leitlinie Hypertonie)
- Globalinsuffizienz, kardiogener Schock: Vorbereitung der Katecholamintherapie:
  - Dobutamin 250 mg ≙ 50 ml in eine 50-ml-Perfusorspritze
  - Norepinephrin 5 mg ≙ 5 ml mit 45 ml NaCl 0,9 % in eine 50-ml-Perfusorspritze

BESONDERHEITEN

Die Herzinsuffizienz stellt im klassischen Sinn kein eigenständiges Krankheitsbild dar. Sie ist ein Syndrom und charakterisiert sich durch die Pathophysiologie, je nachdem, welche der Herzhälften betroffen ist.

3.1.3 Kardiales Lungenödem

Durch Stauung des Blutes im Lungenkreislauf entwickelt sich eine pulmonalvenöse und pulmonalkapillare Hypertonie, die einen Austritt von Flüssigkeit ins Interstitium (interstitielles Lungenödem) und anschließend in die Alveolen (alveoläres Lungenödem) zur Folge hat.

Ursachen

Akut dekompensierte Linksherzinsuffizienz mit Rückwärtsversagen:

- AMI
- Akute Dekompensation einer chronischen Linksherzinsuffizienz
- Hypertensiver Notfall mit Linksherzdekompensation

- Akute Herzrhythmusstörungen mit Linksherzdekompensation:
  - Tachyarrhythmia absoluta bei Linksherzinsuffizienz
  - VT mit Hypoperfusion
  - Supraventrikuläre Tachykardie (SVT) mit Hypoperfusion
  - Höhergradige Blockbilder (AV-Blockierungen) bzw. bradykarde Rhythmusstörungen (idioventrikulärer Rhythmus) bei Linksherzinsuffizienz
- Kardiogener Schock mit Vorwärts- und Rückwärtsversagen des linken Ventrikels
- Kardiomyopathie
- Myokarditis
- Mitralklappenstenose bzw. Mitralklappeninsuffizienz
- Hypervolämie bei Linksherzinsuffizienz

Pathophysiologie

- Akut dekompensierte Linksherzinsuffizienz mit Rückwärtsversagen und adäquater Funktion des rechten Ventrikels
- Rückstau des Blutes im Lungenkreislauf
- Pulmonalvenöse und pulmonalkapillare Hypertonie
- Intravasaler Druck im venösen Bereich des Kapillargebiets ist höher als der kolloidosmotische Druck (KOD) der Albumine
- Ausstrom von Flüssigkeit ins Interstitium und in die Alveolen
- Störung des pulmonalen Gasaustausches durch Verlängerung der Diffusionsstrecke für O_2 und CO_2
- Entwicklung einer Hypoxämie, Hypoxie und Hyperkapnie mit respiratorischer und später metabolischer Azidose
- Wasseransammlung primär in den basalen, im Akutstadium auch in den apikalen Lungenarealen

Symptomatik

- Unruhe, Angst
- Dyspnoe
- Tachypnoe
- Orthopnoe
- Zyanose
- Hypoxie mit verminderter SpO_2
- Giemendes, obstruktives Atemgeräusch bei interstitiellem Lungenödem
- Brodeln und fein- bis grobblasige Rasselgeräusche bei der In- und Exspiration bei intraalveolärem Lungenödem
- Distanzrasseln bei ausgeprägtem Lungenödem ohne Stethoskop hörbar
- Eventuell blutig-schaumiges Sputum
- Blässe
- Kaltschweißigkeit (kardiogener Schock)
- Halsvenenstauung (kardiogener Schock)

- Tachykardie
- Bradykardie bei AMI bzw. schwerer globaler Hypoxie
- Eventuell HRST
- Blutdruckveränderungen:
  - Hypotonie bei Linksherzinsuffizienz mit Vorwärts- und Rückwärtsversagen
  - Akute Hypotonie und Zentralisation bei kardiogenem Schock
  - Hypertonie
  - Akute Hypertonie (auslösende Ursache)

Diagnostik

- Beurteilung der Einsatzstelle (Szene – Sicherheit – Situation; ➤ Kap. 2.1)
- Ersteindruck (➤ Kap. 2.2.2): potenziell kritisch – potenziell nicht kritisch
- Initialbeurteilung nach dem ABCDE-Schema (➤ Kap. 2.3.2)
- Entscheidung: kritisch – nicht kritisch
- Leitsymptom(e) definieren
- Differenzialdiagnosen sammeln:
  - Kardiales Lungenödem
  - Akut dekompensierte Linksherzinsuffizienz (➤ Kap. 3.1.2)
  - ACS (➤ Kap. 3.1.1)
  - Hypertensiver Notfall (➤ Kap. 3.1.4)
  - Kardiogener Schock (➤ Kap. 3.1.13)
  - Akute HRST (➤ Kap. 3.1.6, ➤ Kap. 3.1.7)
  - Asthmaanfall (➤ Kap. 3.2.1)
  - Exazerbierte COPD (➤ Kap. 3.2.2)
  - Pneumonie usw.
- SAMPLER-OPQRST-Anamnese (➤ Kap. 2.4)
- Fokussierte Untersuchung:
  - Pulmonale Auskultation: dorsal, lateral, ventral im Seitenvergleich
  - Anhand der Differenzialdiagnosen
- Vitalzeichen und Messwerte erheben (➤ Kap. 2.4):
  - AF/min auszählen
  - PF/min auszählen
  - RR auskultatorisch; weiterhin kontinuierliche Messung (NIBP)
  - 6-Kanal-EKG
  - 12-Kanal-EKG (bei Thoraxschmerz innerhalb der ersten 10 min nach Erstkontakt)
  - SpO_2
  - $etCO_2$
  - Blutzuckermessung (BZ-Test)
  - Messung der KKT

Therapie

- Notarztruf
- Beruhigung
- Lagerung:
  - Kreislaufstabil: Herzbettlagerung (halbsitzende Position)
  - Kardiogener Schock: Oberkörper 15–30° erhöht
  - Bewusstlosigkeit: stabile Seitenlage
- O_2-Gabe 10–15 l/min über Sauerstoffmaske mit Reservoir
- Ggf. assistierte Beatmung bei respiratorischer Erschöpfung und Hypoventilation
- Peripherer Venenzugang
- Frühzeitige nichtinvasive Beatmung bei respiratorischer Erschöpfung/fehlendem Erfolg der Pharmakotherapie (lokales Protokoll/SOP beachten)
- Peripherer Venenzugang
- Balancierte VEL als Trägerlösung
- Medikamentöse Therapie (Kontraindikationen beachten):
  - Vorlastsenkung: Nitrate: Glyceroltrinitrat 0,4–1,2 mg titriert nach Wirkung
  - Vorlastsenkung und Steigerung der Diurese: z. B. Furosemid: 20–40 mg i. v.
  - Vorlastsenkung: Morphin 2 mg i. v. titriert; max. 5 mg (lokales Protokoll)
  - Blutdrucksenkung bei Hypertonie (RR systolisch > 180 mmHg): z. B. Urapidil 5–10 mg titriert – Zielblutdruck systolisch < 140 mmHg/DGK-Leitlinie Hypertonie)
- Vorbereitung von Narkose, Intubation und Beatmung, falls NIV-Therapie (nichtinvasive Beatmung) indiziert, aber nicht durchführbar ist

BESONDERHEITEN

Vor Durchführung einer NIV-Therapie müssen die Indikationen und Kontraindikationen und die Voreinstellungen unbedingt beachtet werden:

Indikationen:
- SpO_2 < 90 % trotz Sauerstoffgabe ≥ 6 l/min
- AF > 25/min (Tachypnoe)
- Einsatz der Atemhilfsmuskulatur (Orthopnoe)
- Interkostale und suprasternale Einziehungen

Kontraindikationen:
- Akute Vigilanzminderung bzw. Bewusstlosigkeit
- Unkontrollierte Agitiertheit
- Bedrohter Atemweg: Reduktion bzw. Ausfall der Schutzreflexe
- Massive Sekretmengen in den Atemwegen (z. B. blutig-schaumiges Sekret)

Mögliche Voreinstellungen für NIV bei Patienten mit Oxygenierungsproblem:
- PEEP 5 mbar
- PS (Pressure Support – Druckunterstützung) + 3 mbar
- FiO_2 100 %

Anpassung der Parameter nach Erfolg und Neubeurteilung des Patienten. Der Fokus liegt dabei auf dem PEEP.

3.1.4 Hypertensive Entgleisung – Hypertensiver Notfall

Gemäß WHO, European Society of Cardiology (ESC), Deutscher Hypertonie Liga (DHL) und Deutscher Gesellschaft für Kardiologie (DGK) ist die Hypertonie als Blutdruck > 140 mmHg systolisch bzw. > 90 mmHg diastolisch definiert.

- **Hypertensive Entgleisung:** plötzlicher Blutdruckanstieg auf Werte > 180 mmHg systolisch bzw. > 110 mmHg diastolisch, der zusätzlich zur Entstehung einer klinischen Symptomatik ohne Organdysfunktion führt
- **Hypertensiver Notfall:** plötzlicher Blutdruckanstieg auf Werte > 180 mmHg systolisch bzw. > 110 mmHg diastolisch, der zu einer Organmanifestation am Herzen und/oder Gehirn führt

Die Begriffe hypertensive Entgleisung und hypertensiver Notfall sind in der einschlägigen Literatur nicht einheitlich definiert und teilweise unscharf voneinander abgegrenzt.

Ursachen

- **Primäre Hypertonie:**
  - Auch als essenzielle Hypertonie bezeichnet
  - Etwa 90 % aller Hypertoniker
  - Ursache der Hypertonie unbekannt
- **Sekundäre Hypertonie:**
  - Renale Hypertonie
    - Chronische Pyelonephritis
    - Glomerulonephritis
    - Zystenniere
  - Endokrine Hypertonie
    - Phäochromozytom
    - Hyperthyreose
    - Hyperaldosteronismus (Conn-Syndrom)
  - Kardiovaskuläre Hypertonie
    - Nierenarterienstenose
    - Aortenisthmusstenose
    - Aortenklappeninsuffizienz
  - Medikamentöse Hypertonie
    - Kortikosteroide
    - Selektive Serotonin-Wiederaufnahmehemmer (SSRI)
  - Schwangerschaftsinduzierte Hypertonie (SIH)
    - Präeklampsie
    - Eklampsie

Pathophysiologie

Hypertensive Entgleisung

- Plötzlicher Blutdruckanstieg mit zerebraler Hyperperfusion
- Deutlich erhöhte Fließgeschwindigkeit des Blutes

- Dadurch verminderte Kontaktzeit von Gehirnzellen und Kapillargefäßen
- Zelluläre Hypoxie und Hyperkapnie
- Zunahme des Hirndrucks durch die Hyperperfusion
- Gefahr der Gefäßruptur mit Hirnblutung
- Druck- und Volumenbelastung des linken Ventrikels bei erhöhtem Widerstand im arteriellen Gefäßsystem (Nachlasterhöhung)
- Gefahr der kardialen Ischämie v. a. bei diastolischer Hypertonie durch die verringerte zelluläre Kontaktzeit
- Erhöhter myokardialer Sauerstoffverbrauch durch die Mehrbelastung
- Gefahr der kardialen Dekompensation durch Druck- und Volumenbelastung; der linke Ventrikel ist dabei häufiger betroffen als der rechte Ventrikel

Hypertensiver Notfall

- Hypertensive Entgleisung mit Organmanifestation am Herzen und/oder Gehirn
- Sekundäre Komplikationen möglich:
  - Nieren: Schädigung der Nephrone mit Niereninsuffizienz und Proteinurie
  - Augen: Netzhautblutungen oder Papillenödem mit drohender Erblindung
- Je nach betroffenem Organ unterschiedliche pathophysiologische Komplikationen (➤ Tab. 3.6)

Tab. 3.6 Pathophysiologische Komplikationen bei hypertensivem Notfall

Organ	Mögliche Komplikationen	Pathophysiologie
Herz	• ACS – Angina pectoris – Myokardinfarkt • Dekompensierte Linksherzinsuffizienz • Hypertensives Lungenödem • Aortendissektion • Kardiogener Schock	• Verringerte Kontaktzeit in den Koronarien: Hypoxie am Herzen • Erhöhter myokardialer Sauerstoffverbrauch • Dekompensation des linken Ventrikels durch Nachlasterhöhung • Rückwärtsversagen: kardiales Lungenödem • Vorwärtsversagen: kardiogener Schock • Mechanische Endothelschädigung mit Dissektion durch Blutverwirbelungen
Gehirn	• Hypertensive Enzephalopathie • Ischämischer Schlaganfall • Hirnblutung: intrazerebrale Blutung (ICB), Subarachnoidalblutung (SAB)	• Verminderte zerebrale Autoregulation: – Hirndrucksteigerung – Vigilanzminderung – Krampfanfall • Plaqueruptur oder Embolie • Gefäßruptur

Symptomatik

Hypertensive Entgleisung

- Hochroter Kopf
- Kopfschmerzen
- Schwindel
- Unruhe, Angst
- Ohrensausen, Meeresrauschen
- Schwitzen
- Sehstörungen: Augenflimmern, „Sternchen" vor den Augen
- Epistaxis (unstillbares Nasenbluten)

Hypertensiver Notfall

- ACS:
  - Retrosternale Beklemmung, Thoraxschmerz
  - Ggf. Schmerzausstrahlung
  - Dyspnoe, Blässe, Kaltschweißigkeit
  - EKG: ST-Streckenveränderungen
- Akut dekompensierte Linksherzinsuffizienz:
  - Dyspnoe, Orthopnoe, Tachypnoe
  - Blässe
  - Kühle Haut, Kaltschweißigkeit (kardiogener Schock)
  - Zyanose, SpO_2 erniedrigt
  - Tachykardie, Arrhythmie
  - Hypotonie
- Kardiales (hypertensives) Lungenödem:
  - Zusätzlich zu den Zeichen der dekompensierten Linksherzinsuffizienz:
    - Brodeln und Rasseln bei der In- und Exspiration
    - Basale bzw. basal-apikale Rasselgeräusche
    - Feinblasige Rasselgeräusche
    - Eventuell Distanzrasseln (ohne Stethoskop hörbar)
- Aortendissektion:
  - Plötzlicher retrosternaler Zerreißungsschmerz
  - Schmerzausstrahlung zwischen den Schulterblättern
  - RR-Differenz rechter und linker Arm > 20 mmHg (nur bei ca. 15 % der Patienten)
- Hypertensive Enzephalopathie:
  - Unruhe, Verwirrtheit
  - Bewusstseinsstörungen bis zum Koma
  - Meningismus
  - Krampfanfall
- Schlaganfall/Hirnblutung:
  - Positive Zeichen im (BE-)FAST-Test (Balance-Eyes-Face-Arm-Speech-Time)
  - Hemiparese/Hemiplegie
  - Sprechstörungen (Dysarthrie)

  - Schluckstörungen (Dysphagie)
  - Sprachlosigkeit (Aphasie)
  - Verminderung der Sprechfähigkeit (Dysphasie)
  - Cushing-Trias:
    - Bradykarder Druckpuls
    - Hypertonie
    - Cheyne-Stokes-Atmung
  - Pupillendifferenz (Anisokorie)
  - Übelkeit und Erbrechen
  - Unkontrollierter Stuhl- und/oder Harnabgang

Diagnostik

ACHTUNG

Rasche Abgrenzung der hypertensiven Entgleisung vom hypertensiven Notfall, um Ausmaß und Intensität der notwendigen Akuttherapie zu erfassen!

- Beurteilung der Einsatzstelle (Szene – Sicherheit – Situation; ➤ Kap. 2.1)
- Ersteindruck (➤ Kap. 2.2.2): potenziell kritisch – potenziell nicht kritisch
- Initialbeurteilung nach dem ABCDE-Schema (➤ Kap. 2.3.2)
- Entscheidung: kritisch – nicht kritisch
- Leitsymptom(e) definieren
- Differenzialdiagnosen sammeln:
  - Kardiales Lungenödem (➤ Kap. 3.1.3)
  - Akut dekompensierte Linksherzinsuffizienz (➤ Kap. 3.1.2)
  - ACS (➤ Kap. 3.1.1)
  - Hypertensive Entgleisung – hypertensiver Notfall
  - Aortendissektion (➤ Kap. 3.1.11)
  - Kardiogener Schock (➤ Kap. 3.1.13)
  - Hypertensive Enzephalopathie
  - Schlaganfall (➤ Kap. 7.1): Hirnblutung (ICB/SAB; ➤ Kap. 7.2)
- SAMPLER-OPQRST-Anamnese (➤ Kap. 2.4)
- Fokussierte Untersuchung:
  - Pulmonale Auskultation: dorsal, lateral, ventral
  - Anhand der Differenzialdiagnosen: z. B. (BE-)FAST-Test
- Vitalzeichen und Messwerte erheben:
  - AF/min auszählen
  - PF/min auszählen
  - RR auskultatorisch; weiterhin kontinuierliche Messung (NIBP)
  - 6-Kanal-EKG
  - 12-Kanal-EKG (innerhalb der ersten 10 min nach Erstkontakt bei Thoraxschmerz)
  - SpO_2
  - $etCO_2$
  - Blutzuckermessung (BZ-Test)
  - Messung der KKT

Therapie

- Notarztruf:
  - Hypertensive Entgleisung: lokales Protokoll beachten
  - Hypertensiver Notfall: Experten hinzuziehen
- Beruhigung, ggf. „Talk down“
- Lagerung:
  - Hypertensive Entgleisung: aufrecht sitzend
  - Kreislaufinsuffizienz: Oberkörper 45–60° erhöht
  - Kardiogener Schock: Oberkörper 15–30° erhöht
  - Bewusstlosigkeit, Schluckstörung: stabile Seitenlage
- Sauerstoffgabe: 10–15 l/min, ggf. im weiteren Verlauf adaptieren
- Peripherer Venenzugang
- Balancierte VEL als Trägerlösung
- Medikamentöse Therapie:
  - Antihypertonikum:
    - Urapidil 5–10 mg titriert bis zum Zielwert
  - Ggf. Sedativum:
    - Midazolam 0,025–0,05 mg/kg KG; Titrationsdosis: 1 mg (lokales Protokoll)
  - ACS: ➤ Kap. 3.1.1
  - Dekompensierte Herzinsuffizienz: ➤ Kap. 3.1.2
  - Hypertensives Lungenödem: ➤ Kap. 3.1.3
  - Aortendissektion: ➤ Kap. 3.1.11
  - Krampfanfall: ➤ Kap. 7.3
  - ICB/SAB: ➤ Kap. 7.2

BESONDERHEITEN

Vorsichtige und zielgerichtete Blutdrucksenkung (DGK-Leitlinie Hypertonie):
- Hypertensive Entgleisung: 20–25 % des systolischen Ausgangsblutdrucks, jedoch nicht < 180 mmHg
- Hypertensive Enzephalopathie – Verdacht auf ischämischen Schlaganfall
- Geplante Lyse/Thromboektomie: sofortige vorsichtige RR-Senkung systolisch < 180 mmHg/diastolisch < 105 mmHg
- Ohne geplante Reperfusionstherapie/Thrombektomie: RR-Senkung erst ab RR > 220/110 mmHg vorsichtig um ca. 15 % vom gemessenen Ausgangswert
- Hypertensive Encephalopathie – Verdacht auf intrazerebrale Blutung
- Blutdrucksenkung ab systolischer RR > 220 mmHg; eine Absenkung um mehr als 70 mmHg innerhalb einer Stunde wird nicht empfohlen
- Hypertensiver Notfall mit ACS: sofortige Senkung des systolischen RR < 140 mmHg
- Hypertensiver Notfall mit kardialem Lungenödem: sofortige Senkung des systolischen RR < 140 mmHg
- Hypertensiver Notfall mit Aortendissektion: sofortige Senkung des systolischen RR < 120 mmHg und der Herzfrequenz < 60/min
- Hypertensiver Notfall bei Präeklampsie bzw. Eklampsie: sofortige Senkung des systolischen RR < 160 mmHg und des diastolischen RR < 105 mmHg

3.1.5 Synkope

Kurzzeitiger Bewusstseinsverlust **(transient lost of consciousness [TLOC])** infolge einer Minderdurchblutung im Gehirn (zerebrale Hypoperfusion). Charakteristika:

- Rasches Einsetzen
- Kurze Dauer (max. wenige Minuten)
- Spontane, vollständige Erholung

Formen und Ursachen

Aufgrund unterschiedlicher Auslöser und Formen werden Synkopen in drei Gruppen klassifiziert (➤ Tab. 3.7).

Tab. 3.7 Klassifizierung, Formen und Ursachen von Synkopen

Klassifizierung	Formen und Ursachen
Vasovagale Synkope/Reflexsynkope	• Vasovagale Synkope: – Langes Stehen, Wärme, Kälte – Stress, übermäßige Freude, Angstzustände – Schreckhaftigkeit, heftige Schmerzzustände • Pressorische Synkope: Vagusaktivierung durch Pressen (z. B. Stuhlgang) • Karotissinussynkope: Reizung sensibler Pressorezeptoren im Karotissinus: z. B. beim Krawattenbinden
Orthostatische Hypotonie	Orthostatische Synkope: • Schneller Lagewechsel vom Liegen zum Stehen • Krankheitsbilder mit Schädigung des zentralen oder peripheren Nervensystems: Parkinson-Syndrom, Multisystematrophie, Diabetes mellitus • Unerwünschte Arzneimittelwirkungen (UAW): Trizyklika, Diuretika, Antihypertonika • Volumenmangel
Kardiale Synkope	Morgagni-Adams-Stokes-Anfall (MAS-Anfall): • Tachykarde Herzrhythmusstörungen: – Ventrikuläre Tachykardie mit Instabilität – Paroxysmale ventrikuläre Salven – Supraventrikuläre Tachykardie mit Instabilität • Bradykarde Herzrhythmusstörungen: – AV-Blockierungen mit Instabilität (AV-Block II. bis III. Grades – Idioventrikulärer Rhythmus – Sick-Sinus-Syndrom • Ionenkanalerkrankungen: – Brugada-Syndrom – Long-QT-Syndrom – QR-Zeit korrigiert (QTc): > 440 Millisekunden – Männer > 450 ms, Frauen > 470 ms

Pathophysiologie

Vasovagale Synkope/Reflexsynkope

- Übermäßige Vagusstimulation
- Vasodilatation: Arterien, Arteriolen und Venolen
- Verminderter Preload
- Abnahme der myokardialen Vordehnung (Frank-Starling-Mechanismus)
- Abnahme des Schlag- und Herzminutenvolumens am Herzen
- Blutdruckabfall
- Zerebrale Minderperfusion
- Zerebrale Ischämie und Hypoxie mit Drosselung der Großhirnrindenfunktion
- Kurzzeitiger Bewusstseinsverlust mit spontaner Reperfusion in Horizontallage

Orthostatische Synkope

- Schneller Lagewechsel vom Liegen in den Stand
- Entwicklung innerhalb von 3 Minuten als Folge definierter Auslöser:
  - Systolischer Blutdruckabfall ≥ 20 mmHg
  - Systolischer Blutdruckabfall ≥ 30 mmHg bei bekanntem Liegendhypertonus
  - Diastolischer Blutdruckabfall ≥ 10 mmHg
  - Absoluter systolischer Blutdruckfall unter 90 mmHg
- Unzureichende Gegenregulation mit unzureichender Vasokonstriktion
- Venöses Pooling mit Reduktion des Preload
- Abnahme von Schlag- und Herzminutenvolumen
- Blutdruckabfall
- Zerebrale Hypoperfusion mit kurzzeitigem Bewusstseinsverlust
- Rasche Besserung durch die Horizontallage
- Typischerweise Fehlen einer Bradykardie (keine Vagusstimulation)
- Auftreten einer Tachykardie erst nach Wiedererwachen der Patienten

Kardiale Synkope

- Anfallsartige Verminderung des Schlag- und Herzminutenvolumens durch extrem bradykarde (häufig) oder tachykarde Herzrhythmusstörungen
- Verminderung des Schlag- und Herzminutenvolumens
- Blutdruckabfall
- Zerebrale Hypoperfusion mit Verlust des Bewusstseins
- Eventuell Auftreten von Krampfanfällen als Folge der zerebralen Hypoxie (hypoxischer Krampfanfall) bei passagerem Herzstillstand > 30 Sekunden
- Fehlen der Postiktalphase
- Häufig Erwachen der Patienten nach Einspringen eines Ersatzschrittmacherzentrums

Symptomatik

- Schwindel
- Schwächegefühl
- Flaues Gefühl im Magen, Übelkeit, evtl. Erbrechen
- Schwarzwerden vor Augen
- Kurzzeitige Bewusstlosigkeit
- Blässe
- Kühle und trockene Haut (Reflexsynkope)
- Eventuell postsynkopaler Schweißausbruch
- Verzögerte Rekapillarisierungszeit (< 2 Sekunden)
- Bradykardie (Reflexsynkope)
- Arrhythmie (MAS-Anfall)
- Tachykardie (orthostatische Synkope, MAS-Anfall)
- Hypotonie
- Bradypnoe (Reflexsynkope)

Risikostratifizierung

- **High Risk Faktoren** für eine Synkope vorhanden – **„Red Flags“:**
  - Palpitationen (Herzrasen) unmittelbar vor der Synkope
  - Neu auftretende Thorax-, Abdominal- oder Kopfschmerzen oder Atemnot vor und nach der Synkope
  - Synkope, die sich im Liegen ereignete
  - Kardiale Vorerkrankungen (z. B. Herzinsuffizienz, Z. n. Myokardinfarkt)
  - Bekannte familiäre Herzrhythmusstörungen
  - Synkope während körperlicher Belastung oder im Liegen ohne erkennbare vasovagale Trigger
  - Unerklärlicher systolischer Blutdruck < 90 mmHg
  - Persistierende Bradykardie: HF < 40/min im Wachzustand bei Nichtsportlern
  - Plötzlicher Herztod in der Familie
  - EKG – Veränderungen: **WOBBLER** ➤ Tab. 3.8
  - **CHESS –** Kriterien nach San Francisco Synkope Rule (Sensitivität: 96–98 %):
    - **C:** Congestive heart failure history: angeborener Herzfehler
    - **H:** Hämoglobin < 10 g/dl; Hämatokrit < 30 %
    - **E:** EKG – Veränderungen: WOBBLER ➤ Tab. 3.8
    - **S:** systolischer Blutdruck < 90 mmHg
    - **S:** Shortness of Breath: Dyspnoe vor oder nach der Synkope

Diagnostik

- Hinweise auf relevante Kinematik beachten
- Hinweise und Zeichen auf sturzbedingte Traumen beachten
- Beurteilung der Einsatzstelle (Szene – Sicherheit – Situation; ➤ Kap. 2.1)

Tab. 3.8 Risiko EKG-Bilder bei Synkope: WOBBLER

Akronym	Beschreibung	Merkmale
W	WPW-Syndrom	• Delta-Welle vorhanden? • Kurzes PR-Intervall • (frühe Depolarisation)
O	Obstruierende AV-Überleitung	• AV – Block II. Grades? • AV – Block III. Grades?
B	Block	• Neuer Linksschenkelblock? • Neuer Rechtsschenkelblock? • Bifaszikulärer Block? • Trifaszikulärer Block?
B	Brugada-Syndrom	• Brugada Typ I (V1 und V2)? – ST-T-Konfiguration gewölbt (cuved) – Repolarisationsstörung • Brugada Typ II (V1 und V2)? • ST-T-Konfiguration: sattelförmig • Repolarisationsstörung
L	Linksherzhypertrophie	• V6: präterminal negative T-Welle
E	Epsilon-Welle	• V1: QRS-Komplex verbreitert, negative T-Welle • Verzögerte rechtsventrikuläre Depolarisation • Arrhythmogene rechtsventrikuläre Kardiomyopathie (ARVCM)
R	Repolarisation abnormal	• Repolarisationsstörung • QTc Verlängerung (frequenzkorrigiert): – Frauen max. 460 ms – Männer 450 ms
R	Rechtsherzbelastung	– z. B. Rechtsschenkelblock – z. B. SIQIII

- Ersteindruck (➤ Kap. 2.2.2): potenziell kritisch – potenziell nicht kritisch
- Initialbeurteilung nach dem ABCDE-Schema (➤ Kap. 2.3.2)
- Entscheidung: kritisch – nicht kritisch
- Leitsymptom(e) definieren
- Differenzialdiagnosen sammeln:
  - Vasovagale Synkope
  - Orthostatische Synkope
  - Pressorische Synkope
  - Karotissinussynkope
  - Kardiale Synkope: MAS-Anfall mit Herzrhythmusstörung
  - Hitzesynkope
  - Hypoglykämie (➤ Kap. 3.4.1)
  - Krampfanfall (➤ Kap. 7.3)
  - Intoxikation (➤ Kap. 8.1)
  - Schlaganfall (➤ Kap. 7.1)
  - Fulminante LAE (➤ Kap. 3.1.8)
- SAMPLER-OPQRST-Anamnese (➤ Kap. 2.4)
- Fokussierte Untersuchung:
  - Pulmonale Auskultation: dorsal, lateral, ventral

- Anhand der Differenzialdiagnosen: z. B. (BE-)FAST-Test
- Aktiver Stehtest: Puls- und Blutdruckmessung im Liegen und mindestens 3 Minuten im Stehen (verkürzter Schellong-Test)
- Kraniokaudale Untersuchung: relevantes Trauma?
- Vitalzeichen und Messwerte erheben (➤ Kap. 2.4):
  - AF/min auszählen
  - PF/min auszählen
  - RR auskultatorisch; weiterhin kontinuierliche Messung (NIBP)
  - 6-Kanal-EKG
  - 12-Kanal-EKG (bei Thoraxschmerz innerhalb der ersten 10 min bei Erstkontakt)
  - SpO_2
  - $etCO_2$
  - Blutzuckermessung (BZ-Test)
  - Messung der KKT

MERKE

Synkope: 4 Säulen der Basisdiagnostik

1. Initialbeurteilung: ABCDE-Schema
2. Erweiterte Beurteilung mit Eigen- und Fremdanamnese
3. 12-Kanal-EKG
4. Aktiver Stehtest: Puls- und Blutdruckmessung im Liegen und mind. 3 Minuten im Stehen (verkürzter Schellong-Test; der klassische Schellong-Test bei V. a. orthostatische Synkope i. d. R. nicht notwendig)

Klassischer Schellong-Test

Dieser Test wird zur Kreislaufkontrolle bei Patienten nach unklaren Stürzen, Synkopen oder Schwindelattacken über 10 Minuten am liegenden Patienten durchgeführt. Puls und Blutdruck regulieren sich normalerweise auf ein konstantes Niveau und werden gemessen. Danach steht der Patient rasch auf und bleibt 10 Minuten lang stehen. Puls und Blutdruck werden nun jede Minute gemessen. Fällt der systolische Blutdruck um mehr als 20 mmHg und der diastolische Blutdruck um mehr als 10–15 mmHg bei gleichzeitig deutlichem Anstieg der Pulsfrequenz ab, spricht man von einem positiven Schellong-Test. Dahinter verbirgt sich meist eine orthostatische Hypotonie.

Therapie

- Beruhigung
- Lagerung: Flachlagerung
- Bei Hinweisen auf ein relevantes Trauma bzw. NEXUS-Kriterien (➤ Kap. 11.7.3): manuelle HWS-Immobilisation in Neutralposition, ggf. mit anschließender Anlage einer HWS-Orthese und Ganzkörperimmobilisation
- Sauerstoffgabe 6–8 l/min bei entsprechender Symptomatik
- Wärmeerhalt
- Peripherer Venenzugang

- Balancierte Vollelektrolytinfusion (VEL)
- Eventuell Volumengabe zur Vorlasterhöhung: 250–500 ml
- Medikamentöse Therapie:
  - Antiemetikum, z. B.:
    - Ondansetron 4 mg i. v.
    - Granisetron 1–3 mg i. v. (10–40 µg/kg KG)
    - Dimenhydrinat 62 mg i. v.
  - Parasympathikolytikum bei Bradykardie: Atropin 0,5 mg alle 3–5 min bis max. 3 mg (Vagolyse)
  - Antihypotonikum bei persistierender Hypotonie: Theodrenalin/Cafedrin (Akrinor®)

BESONDERHEITEN

- Synkope ist ein Symptom, keine Diagnose – Differenzialdiagnosen bedenken!
- Eine Synkope, die sich im Liegen ereignet, beruht meist auf einer ernstzunehmenden kardialen Genese und muss zwingend klinisch abgeklärt werden.
- Kardiale Synkopen entwickeln sich im Gegensatz zu vasovagalen, pressorischen oder orthostatischen Synkopen lageunabhängig.
- Synkopen werden häufig von sturzbedingten Traumen begleitet – deshalb kraniokaudale Untersuchung und Beachtung der Kinematik.

3.1.6 Tachykarde Herzrhythmusstörungen

MERKE

Definition tachykarde Herzrhythmusstörung:
QRS-Frequenz > 100/min.

Tachykarde Herzrhythmusstörungen können supraventrikulär oder ventrikulär entstehen. Für die Akutbehandlung ist entscheidend, ob bei der Initialbeurteilung nach dem ABCDE-Schema Instabilitätszeichen festgestellt werden.

Abzugrenzen sind Tachykardien, die keine gezielte antiarrhythmische Therapie erfordern:

- Sinustachykardie
- Kompensatorische Tachykardie (Bedarfstachykardie)
- Reversible Ursache der Tachykardie?
  - Hypovolämie?
  - Kreislaufinsuffizienz?
  - Dyspnoe, respiratorische Insuffizienz?
  - Sympathoadrenerge Reaktion physiologischer Genese:
    - Freude
    - Angst
    - Stress
    - Schmerzen

MERKE

Ziel:
Ursache der Tachykardie suchen und möglichst kausale Therapie einleiten!

Tachykarde Herzrhythmusstörungen mit Anzeichen für Instabilität nach **AHA-Leitlinie 2020** (nach AHA/ERC Leitlinien 2025):
1. Schock
2. Synkope
3. Myokardischämie
4. Herzinsuffizienz

Ursachen

- Koronare Herzkrankheit (KHK)
- ACS
- Herzinsuffizienz
- Myokarditis, Kardiomyopathie
- Hyperthyreose
- Elektrolytverschiebungen
- Unerwünschte Arzneimittelwirkungen (UAW)
- Stromunfälle (v. a. Niederspannungsunfälle bis 1.000 Volt)
- Drogen, Intoxikationen

Formen

Tachykarde Herzrhythmusstörungen mit **Ursprung im Vorhof:**
- Vorhofflattern
- Vorhofflimmern
- Tachyarrhythmia absoluta
- Supraventrikuläre Tachykardie (SVT):
  - AV-Knoten-Reentry-Tachykardie (AVNRT – häufigster Typ einer paroxysmalen supraventrikulären Tachykardie - PSVT)
    - Vorliegen einer zusätzlichen Leitungsbahn im AV-Knoten
    - 2 AV-Leitungsbahnen: eine langsame Bahn, die **anterograd** erregt: **slow pathway;** eine schnelle Leitungsbahn, die **retrograd** erregt: **fast pathway**
    - Dadurch können kreisende Erregungen entstehen: **Reentry**
    - Schnelle und gleichzeitige Erregung der Kammern und der Vorhöfe
    - P-Wellen verschwinden im QRS-Komplex oder erscheinen kurz danach
    - Schmale QRS-Komplexe mit fehlenden oder verspäteten P-Wellen
    - Auslösung häufig durch eine supraventrikuläre Extrasystole (SVES)
    - 90 % der AVNRT sind Reentrytachykardien vom **slow-fast-Typ mit positiven und schmalen QRS-Komplexen**
  - AV-Reentry-Tachykardie (AVRT) bei Wolff-Parkinson-White-Syndrom (WPW-Syndrom) – Präexzitationssyndrome
    - Vorliegen einer zusätzlichen Leitungsbahn zwischen Vorhof und Kammer: akzessorische Leitungsbahn
    - Erregung der Kammern über die akzessorische Leitungsbahn

– P-Welle vorhanden, verkürzte PQ-Zeit, verbreiterter QRS-Komplex, **Delta-Welle;** vorzeitige Erregung der Kammern (Präexzitation) durch Ausfall der AV-Knotenüberleitung
– **Orthodrome Tachykardie:** Erregung vom AV-Knoten auf die Kammern; Rücklauf der Erregung: Kammer – akzessorische Leitungsbahn – Vorhöfe: kreisende Erregung, **QRS-Komplex schmal,** da die Erregung physiologisch über den AV-Knoten erfolgt; P-Welle hinter dem QRS-Komplex und meist negativ aufgrund retrograder Vorhoferregung; **keine Delta-Welle**
– **Antidrome Tachykardie:** Erregung der Kammern über die akzessorische Leitungsbahn; anschließend retrograde Erregung der Vorhöfe über den AV-Knoten; **QRS-Komplex > 0,12 s verbreitert;** P-Welle hinter dem QRS-Komplex
- Vorhofflattern mit regelmäßiger Überleitung (meist 2 : 1)
- Vorhofflimmern mit Schenkelblock (unregelmäßige Breitkomplextachykardie!)

Tachykarde Herzrhythmusstörungen mit **Ursprung im Ventrikel:**
- Ventrikuläre Tachykardie (VT)
- Torsade-de-Pointes-Tachykardie

Pathophysiologie

- Eventuell zusätzlich sympathoadrenerge Reaktion durch Angst und ggf. Thoraxschmerz
- Erhöhung des myokardialen Sauerstoffverbrauchs
- Verkürzung der diastolischen Füllungszeit des Herzens
- Verminderung von Schlag- und Herzminutenvolumen
- Koronarischämie mit kardialer Hypoxie
- Verminderung der zerebralen Perfusion mit Vigilanzminderung bis zum Koma
- MAS-Anfall bei ausgeprägter zerebraler Minderperfusion möglich
- Blutdruckabfall, akute Kreislaufinsuffizienz bis zum kardiogenen Schock
- Drohender Kreislaufstillstand bei Instabilität: Periarrest-Arrhythmie

Symptomatik

Tachykarde Herzrhythmusstörungen mit Anzeichen für Stabilität

- Unruhe, Angst
- Todesangst
- Palpitationen (bewusste Wahrnehmung des eigenen Herzschlags)
- Warme, meist rosige Haut
- Eventuell beschleunigte Atmung
- Normotonie
- Keine Hinweise auf akute B-, C- oder D-Problematik

Tachykarde Herzrhythmusstörungen mit Anzeichen für Instabilität

- Unruhe, Angst
- Vigilanzminderung bis zur Synkope
- Bewusstlosigkeit
- Dyspnoe, Tachypnoe
- Anzeichen für Myokardischämie:
  - Retrosternaler Schmerz, retrosternale Beklemmung
  - Eventuell Schmerzausstrahlung
  - Hinweise für STEMI/OMI im EKG
- Zeichen des kardiogenen Schocks:
  - Blässe, Kaltschweißigkeit
  - Kühle und kalte Extremitäten
  - Tachykarder, schlecht tastbarer Puls
  - Verzögerte Rekapillarisierungszeit (> 2 Sekunden)
  - Eventuell Zentralisation
  - Hypotonie (RR systolisch < 90 mmHg)
  - Gestaute Halsvenen (kardiogener Schock)
- Zeichen der Herzinsuffizienz:
  - Pulmonale Stauung
  - Kardiales Lungenödem

Diagnostik

MERKE

Im Vordergrund der Diagnostik steht das schnelle Erkennen von Instabilitätszeichen zur Festlegung der weiteren Behandlungsstrategie!

- Beurteilung der Einsatzstelle (Szene – Sicherheit – Situation; ➤ Kap. 2.1)
- Ersteindruck (➤ Kap. 2.2.2): potenziell kritisch – potenziell nicht kritisch
- Initialbeurteilung nach dem ABCDE-Schema (➤ Kap. 2.3.2)
- Entscheidung: kritisch – nicht kritisch
- Leitsymptom(e) definieren
- Differenzialdiagnosen sammeln:
  - Tachykarde Herzrhythmusstörung
  - Akut dekompensierte Herzinsuffizienz (➤ Kap. 3.1.2)
  - ACS (➤ Kap. 3.1.1)
  - Kardiales Lungenödem (➤ Kap. 3.1.3)
  - Kardiale Synkope (MAS-Anfall; ➤ Kap. 3.1.5)
  - Kardiogener Schock (➤ Kap. 3.1.13)
  - Fulminante LAE (➤ Kap. 3.1.8)
- SAMPLER-OPQRST-Anamnese (➤ Kap. 2.4)
- Fokussierte Untersuchung:
  - Pulmonale Auskultation: dorsal, lateral, ventral
  - Anhand der Differenzialdiagnosen

7-Schritt-Methode zur EKG-Schnellinterpretation nach ERC/GRC

- Elektrische Aktivität (QRS-Komplex) vorhanden?
- Schnell oder langsam?
- Schmale oder breite Kammerkomplexe?
- Rhythmisch oder arrhythmisch?
- Vorhofaktivität (P-Welle) vorhanden?
- Verhältnis von Vorhof zu Kammer (PQ-Strecke)?
- ST-Strecke isoelektrisch?

- Vitalzeichen und Messwerte erheben (➤ Kap. 2.4):
  - AF/min auszählen
  - PF/min auszählen
  - RR auskultatorisch; weiterhin kontinuierliche Messung (NIBP)
  - 6-Kanal-EKG
  - 12-Kanal-EKG (bei Thoraxschmerz innerhalb der ersten 10 min nach Erstkontakt)
  - SpO_2
  - $etCO_2$
  - Blutzuckermessung (BZ-Test)
  - Messung der KKT

Therapie

Tachykarde Herzrhythmusstörung mit Anzeichen für Stabilität

- Notarztruf
- Beruhigung
- Lagerung nach Wunsch, z. B. Oberkörper erhöht
- Platzieren der Fastpatch-Elektroden
- Sauerstoffgabe:
  - 4 l/min über Sauerstoffbrille
  - 6–8 l/min über Sauerstoffmaske
- Peripherer Venenzugang
- Balancierte VEL als Trägerlösung
- Modifiziertes Valsalva-Manöver: „lying down with leg lift"
  - Patient in Rückenlage mit erhöhtem Oberkörper lagern
  - Patienten 15 Sekunden in eine 20-ml-Spritze blasen lassen, um dadurch den Spritzenstempel nach außen zu bewegen
  - Nach 15 Sekunden blasen: sofortige Flachlagerung des Patienten
  - Anheben der Beine um 45°, um den venösen Rückstrom zu verbessern
- Bei längeren Transportzeiten, ausgeprägten Palpitationen, erfolglosem modifiziertem Valsalva-Manöver und möglicher Instabilität: Notarztruf
- Medikamentöse Therapie:
  - Sedierung: z. B. Midazolam 0,025–0,05 mg/kg KG; Titration in 1-mg-Dosen

- Antiarrhythmische Therapie (lokales Protokoll beachten):
  - Schmalkomplextachykardie, regelmäßig:
    Adenosin 6 mg als Bolusinjektion; ggf. Repetition mit 12 mg bei Erfolglosigkeit
  - Schmalkomplextachykardie, unregelmäßig – **Behandlung durch Experten:**
    z. B. Metroprolol 2,5–5 mg langsam i. v. (1–2 mg/min)
  - Breitkomplextachykardie, regelmäßig:
    Amiodaron 300 mg i. v. in G5 %-Infusion (100 ml) als Kurzinfusion über 20 min
- Transport in ein geeignetes Zentrum

Tachykarde Herzrhythmusstörungen mit Anzeichen für Instabilität

- Notarztruf
- Beruhigung
- Lagerung:
  - Rückenlage mit 45–60° erhöhtem Oberkörper
  - Kardiogener Schock: Oberkörper 15–30° erhöht
  - Bewusstlosigkeit: stabile Seitenlage
- Sauerstoffgabe 12–15 l/min über Maske
- Ateminsuffizienz, Hypoventilation: assistierte Beutel-Masken-Beatmung
- Platzieren der Fastpatch-Elektroden
- Ständige Bereitschaft zur kardiopulmonalen Reanimation sicherstellen
- Notfallkardioversion (akute Vigilanzminderung, kardiogener Schock):
  - Schmalkomplextachykardie, regelmäßig: synchronisierte Kardioversion
    - 1. Schock: 70–120 Joule (ERC-Leitlinie 2025)
    - 1. Schock: 200 Joule (AHA-Leitlinie 2025)
    - 2. bzw. 3. Schock: bedarfsgerechte Energiesteigerung
  - Schmalkomplextachykardie, unregelmäßig: synchronisierte Kardioversion
    - 1. Schock: 120–150 Joule (ERC-Leitlinie 2025)
    - 1. Schock: 200 Joule (AHA-Leitlinie 2025)
    - 2. bzw. 3. Schock: bedarfsgerechte Energiesteigerung
  - Breitkomplextachykardie, regelmäßig: synchronisierte Kardioversion
    - 1. Schock: 120–150 Joule (ERC-Leitlinie 2025)
    - 1. Schock: 100 Joule (AHA-Leitlinie 2025)
    - 2. bzw. 3. Schock: bedarfsgerechte Energiesteigerung
- Erfolglose Kardioversion nach drei Versuchen:
  - Amiodaron 150 mg i. v. in G5 %-Infusion (100 ml) als Kurzinfusion über 10 min (AHA-Leitlinie 2025)
  - Amiodaron 300 mg i. v. in G5 %-Infusion (100 ml) als Kurzinfusion über 10–60 min (ERC-Leitlinie 2025)
  - Analgesie: z. B. Fentanyl 0,05 mg i. v. titriert bis max. 0,2 mg; Ziel: NRS ≤ 4
  - Analgesie: z. B. Sufentanil: 5 µg titiriert bis max. 20 µg. Ziel: NRS ≤ 4

  - Vorbereitung einer Kurznarkose für den Notarzt
  - Durchführung weiterer Notfallkardioversionen mit dem Notarzt
- Transport in ein geeignetes Zentrum

BESONDERHEITEN

- Entscheidend für die präklinische Akuttherapie ist das Feststellen von Anzeichen für Instabilität eines schwerkranken Patienten. In diesen Fällen erfolgt eine unmittelbare elektrische und evtl. ergänzende antiarrhythmische Therapie.
- Eine Analgesie des Patienten darf die lebensrettende Kardioversion keinesfalls verzögern.
- Sinustachykardien und Bedarfstachykardien sind auf ihre Ursachen zu untersuchen und ggf. kausal zu behandeln. Keinesfalls erfolgt in diesen Fällen eine gezielte antiarrhythmische Therapie!

3.1.7 Bradykarde Herzrhythmusstörungen

MERKE

Definition bradykarde Herzrhythmusstörung: QRS-Frequenz < 60/min.

Bradykarde Herzrhythmusstörungen können supraventrikulär oder ventrikulär entstehen. Für die Akutbehandlung ist entscheidend, ob bei der Initialbeurteilung nach dem ABCDE-Schema Instabilitätszeichen festgestellt werden.

Abzugrenzen sind Bradykardien, die keine gezielte antiarrhythmische Therapie erfordern: Sinusbradykardie ohne hämodynamische Auswirkungen.

- Reversible Ursache der Bradykardie?
  - Hypoxie?
  - Intoxikation?
  - Hirndruck?
  - Hypothermie?
  - Leistungssportler?

MERKE

Ziel: Ursache der Bradykardie suchen und möglichst kausale Therapie einleiten!

Bradykarde Herzrhythmusstörungen mit Anzeichen für Instabilität nach **AHA/ERC-Leitlinie 2025**

1. Schock
2. Synkope
3. Myokardischämie, Thoraxschmerzen, ST-Streckenveränderungen
4. Herzinsuffizienz

Ursachen

- Koronare Herzkrankheit (KHK)
- ACS
- Herzinsuffizienz

- Erregungsleitungsstörungen (AV-Blockierungen)
- Hypoxie
- Hypothyreose
- Hypothermie
- Erhöhter intrakranieller Druck (Cushing-Trias)
- Elektrolytverschiebungen
- Reflexsynkope (vasovagale Synkope, Karotissinussynkope)
- Unerwünschte Arzneimittelwirkungen (UAW):
  - Betablocker, Kalziumantagonisten, Herzglykoside
- Intoxikationen (z. B. Alkylphosphate; ➤ Kap. 8.1.6)
- Drogen (z. B. Opiate/Opioide; ➤ Kap. 8.1.2)

Formen

- Bradykarde Herzrhythmusstörungen mit **Ursprung im Vorhof:**
  - Sinusbradykardie mit Anzeichen für Instabilität
  - AV-Blockierungen:
    - AV-Block I°
    - AV-Block II° Mobitz 1 (Wenckebach-Periodik)
    - AV-Block II° Mobitz 2
    - AV-Block III° (kompletter AV-Block)
  - SA-Block III°
  - Sinusarrest (Ausfall des Sinusknotens)
- Bradykarde Herzrhythmusstörungen mit **Ursprung in der Kammer:**
  - Idioventrikulärer Rhythmus (Kammerbradykardie)

Pathophysiologie

- Verminderung der Koronarperfusion
- Verminderung von Schlag- und Herzminutenvolumen
- Koronarischämie mit kardialer Hypoxie
- Blutdruckabfall, akute Kreislaufinsuffizienz bis zum kardiogenen Schock
- Verminderung der zerebralen Perfusion mit Vigilanzminderung bis zum Koma
- MAS-Anfall bei ausgeprägter zerebraler Minderperfusion möglich
- Drohender Kreislaufstillstand bei Instabilität: Periarrest-Arrhythmie

Symptomatik

Bradykarde Herzrhythmusstörungen mit Anzeichen für Stabilität

- Unruhe, Angst
- Eventuell Müdigkeit, Abgeschlagenheit
- Palpitationen (bewusste Wahrnehmung des eigenen Herzschlags)
- Warme, meist trockene Haut

- Normotonie
- Eventuell Hypotonie
- Keine Hinweise auf akute B-, C- oder D-Problematik

Bradykarde Herzrhythmusstörungen mit Anzeichen für Instabilität

- Unruhe, Angst
- Vigilanzminderung bis zur Synkope
- Bewusstlosigkeit
- Dyspnoe, Bradypnoe, Hypopnoe
- Anzeichen für Myokardischämie:
  - Retrosternaler Schmerz, retrosternale Beklemmung
  - Eventuell Schmerzausstrahlung
  - Hinweise für STEMI/OMI im EKG
- Zeichen des kardiogenen Schocks:
  - Blässe, Kaltschweißigkeit
  - Kühle und kalte Extremitäten
  - Bradykarder, schlecht tastbarer Puls
  - Verzögerte Rekapillarisierungszeit (> 2 Sekunden)
  - Eventuell Zentralisation
  - Hypotonie (RR systolisch < 90 mmHg)
  - Gestaute Halsvenen (kardiogener Schock)
- Zeichen der Herzinsuffizienz:
  - Pulmonale Stauung
  - Kardiales Lungenödem

3

Diagnostik

MERKE
Im Vordergrund der Diagnostik steht das schnelle Erkennen von Instabilitätszeichen zur Festlegung der weiteren Behandlungsstrategie!

- Beurteilung der Einsatzstelle (Szene – Sicherheit – Situation; ➤ Kap. 2.1)
- Ersteindruck (➤ Kap. 2.2.2): potenziell kritisch – potenziell nicht kritisch
- Initialbeurteilung nach dem ABCDE-Schema (➤ Kap. 2.3.2)
- Entscheidung: kritisch – nicht kritisch
- Leitsymptom(e) definieren
- Differenzialdiagnosen sammeln:
  - Bradykarde Herzrhythmusstörung
  - Akut dekompensierte Herzinsuffizienz
  - ACS (➤ Kap. 3.1.1)
  - Kardiale Synkope (MAS-Anfall; ➤ Kap. 3.1.5)
  - Kardiales Lungenödem (➤ Kap. 3.1.3)
  - Kardiogener Schock (➤ Kap. 3.1.13)
  - Fulminante LAE (➤ Kap. 3.1.8)
- SAMPLER-OPQRST-Anamnese (➤ Kap. 2.4)

- Fokussierte Untersuchung:
  - Pulmonale Auskultation: dorsal, lateral, ventral
  - Anhand der Differenzialdiagnosen
  - **7-Schritt-Methode zur EKG-Schnellinterpretation nach ERC/GRC:** s. o. „Tachykarde Herzrhythmusstörungen – Diagnostik"
- Vitalzeichen und Messwerte erheben (➤ Kap. 2.4):
  - AF/min auszählen
  - PF/min auszählen
  - RR auskultatorisch; weiterhin kontinuierliche Messung (NIBP)
  - 6-Kanal-EKG
  - 12-Kanal-EKG (bei Thoraxschmerz innerhalb der ersten 10 min nach Erstkontakt)
  - SpO_2
  - $etCO_2$
  - Blutzuckermessung (BZ-Test)
  - Messung der KKT

Therapie

Bradykarde Herzrhythmusstörung mit Anzeichen für Stabilität

- Notarztruf
- Beruhigung
- Lagerung nach Wunsch, z. B. Oberkörper erhöht
- Sauerstoffgabe:
  - 4 l/min über Sauerstoffbrille
  - 6–8 l/min über Sauerstoffmaske
- Peripherer Venenzugang
- Balancierte VEL als Trägerlösung
- Bei längeren Transportzeiten, ausgeprägten Palpitationen und möglicher Instabilität: Notarztruf
- Medikamentöse Therapie:
  - Sedierung: z. B.
    - Midazolam 0,025–0,05 mg/kg KG; Titrationsdosis 1 mg (lokales Protokoll)
  - Antiarrhythmische Therapie (lokales Protokoll beachten):
    - Schmalkomplexbradykardie, regelmäßig oder unregelmäßig:
      Atropin 0,5 mg alle 3–5 min bis max. 3 mg (Vagolyse) (ERC-Leitlinie 2025)
      Atropin 1 mg alle 3–5 min bis max. 3 mg (Vagolyse) (AHA-Leitlinie 2025)
    - Breitkomplexbradykardie, regelmäßig oder unregelmäßig – **Notarztruf (Experte)**
- Bei Verschlechterung: transthorakale Schrittmachertherapie in Absprache mit dem Notarzt
- Transport in ein geeignetes Zentrum

Bradykarde Herzrhythmusstörungen mit Anzeichen für Instabilität

- Notarztruf
- Beruhigung
- Lagerung:
  - Rückenlage mit 45–60° erhöhtem Oberkörper
  - Kardiogener Schock: Oberkörper 15–30° erhöht
  - Bewusstlosigkeit: stabile Seitenlage
- Sauerstoffgabe 12–15 l/min über Maske
- Ateminsuffizienz, Hypoventilation: assistierte Beutel-Masken-Beatmung
- Peripherer Venenzugang
- Balancierte VEL
- Vorbereitung transthorakales Pacing: Fastpatch-Elektroden platzieren
- Ständige Bereitschaft zur kardiopulmonalen Reanimation sicherstellen
- Atropin 0,5 mg i. v. (ERC-Leitlinie 2025) bzw. 1 mg i. v. (AHA-Leitlinie 2025)
- Falls nachweisbarer, aber nicht ausreichender Effekt auf initiale Atropingabe:
  - Repetition von Atropin 0,5 mg ggf. alle 3–5 min bis max. 3 mg (Vagolyse)
  - Repetition 1 mg alle 3–5 min (AHA-Leitlinie 2025)
- Falls keine ausreichende Wirkung auf Atropin nachweisbar:
  - Bei fehlendem Effekt auf Atropingabe:
    - Epinephrin über Perfusor: 1 mg ≙ 1 ml mit 49 ml NaCl 0,9 % in eine 50-ml-Perfusorspritze
    - Dosierung: 2–10 µg/min ≙ 6–30 ml/h über Perfusor
    - Epinephrin als Bolusinjektion: 2–10 µg; bei Erfolglosigkeit: 5 µg Repetition
  - Falls keine ausreichende Wirkung auf Epinephrin nachweisbar: medikamentöse Vorbereitung für transthorakales Pacing
- Antiemetikagabe und Analgosedierung:
  - Zum Beispiel Dimenhydrinat 62 mg langsam i. v.
  - Zum Beispiel Ondansetron 4 mg langsam i. v.
  - Zum Beispiel Granisetron 1–3 mg i. v. (10–40 µg/kg KG)
  - Midazolam 0,025–0,05 mg/kg KG; Titrationsdosis: 1 mg (lokales Protokoll)
  - Morphin 2 mg titriert bis max. 10 mg. Ziel: NRS ≤ 4
  - Fentanyl 0,05 mg i. v. titriert bis max. 0,2 mg. Ziel: NRS ≤ 4
  - Sufentanil: 5 µg titiriert bis max. 20 µg. Ziel: NRS ≤ 4
- Transthorakale Schrittmachertherapie
  - Modus: DEMAND
  - Stimulationsfrequenz wählen: i. d. R. 70–80/min
  - Stimulationsenergie (Intensität) wählen:
    - Steigerung in 5-mA-Schritten, bis eine Eins-zu-Eins-Kopplung erreicht ist: Jeder Schrittmacher-Spike löst einen QRS-Komplex bei tastbarem Radialispuls aus.

3

    - Steigern der aktuellen Stimulationsenergie um 10–15 mA als Sicherheitsdepot
    - Kontinuierliche Kontrolle der peripheren und zentralen Pulse unter Pacing
- Bei fehlendem Effekt auf Atropingabe bzw. nicht ausreichender Kreislaufstabilisierung unter Schrittmachertherapie:
  - Katecholamintherapie über Perfusor (Notarzt):
    - Dobutamin 250 mg ≙ 50 ml in eine 50-ml-Perfusorspritze
    - Norepinephrin 5 mg ≙ 5 ml mit 45 ml NaCl 0,9 % in eine 50-ml-Perfusorspritze
- Transport in ein geeignetes Zentrum (ggf. Schrittmacherimplantation)

BESONDERHEITEN

- Entscheidend für die präklinische Akuttherapie ist das Feststellen von Anzeichen für Instabilität eines schwerkranken Patienten. In diesen Fällen erfolgt eine unmittelbare antiarrhythmische bzw. elektrische Therapie.
- Sinusbradykardien sind auf ihre Ursachen zu untersuchen und ggf. kausal zu behandeln. Nur bei symptomatischen Sinusbradykardien erfolgt eine gezielte frequenzsteigernde Therapie!

3.1.8 Lungenarterienembolie (LAE)

Die akute Lungenembolie (LE), die auch als **fulminante Lungenarterienembolie (LAE)** bezeichnet wird, ist eine Verlegung der Lungenstrombahn (A. pulmonalis dextra oder sinistra und ihrer Äste) durch embolisches Material.

Ursachen

- Die Risikoeinschätzung erfolgt nach starken, moderaten und schwachen Faktoren (ESC Pocket Guidelines DGK2019: Management der akuten Lungenembolie).
- Starke Risikofaktoren:
  - Fraktur der unteren Extremitäten
  - Hospitalisierung wegen Herzinsuffizienz/Vorhofflimmern (letzte 3 Monate)
  - Hüft- oder Kniegelenkersatz
  - Schweres Trauma
  - Myokardinfarkt in den letzten 3 Monaten
  - Vorausgegangene venöse Thromboembolie
  - Rückenmarksverletzung
- Moderate Risikofaktoren:
  - Arthroskopische Knieoperation
  - Autoimmunerkrankungen
  - Bluttransfusion
  - Zentraler Venenkatheter
  - Intravenöse Katheter und Zugänge

- Chemotherapie
- Herzinsuffizienz oder respiratorische Insuffizienz
- Erythropoese-stimulierende Substanzen
- Hormonersatztherapie
- In-vitro-Fertilisation
- Einnahme oraler Antikontrazeptiva
- Wochenbett
- Infektion (v. a. Pneumonie, Harnwegsinfektion, HIV)
- Chronisch entzündliche Darmerkrankungen
- Krebs (größtes Risiko bei Metastasierung)
- Schlaganfall mit Lähmung
- Oberflächliche Venenthrombose
- Thrombophilie (erhöhte Neigung zur Thrombose)

- Schwache Risikofaktoren:
  - Bettruhe > 3 Tage
  - Diabetes mellitus
  - Arterielle Hypertonie
  - Immobilität bedingt durch Sitzen (z. B. lange Auto- oder Flugreisen)
  - Höheres Alter
  - Laproskopische Operation (z. B. Cholezystektomie)
  - Adipositas
  - Schwangerschaft
  - Varikosis (Krampfadern)

Schweregradeinteilung

Je nach Größe der verschlossenen Pulmonalarterie entwickelt sich die LAE mit unterschiedlich schwerer Pathophysiologie und klinischer Symptomatik (➤ Tab. 3.9).

Tab. 3.9 Schweregradeinteilung der akuten Lungenembolie (LE)[a]

	Grad I	Grad II Submassive LE	Grad III Massive LE	Grad IV Fulminate LE
Okklusion	25 %	25–50 %	50–70 %	70 %
Lokalisation	Disseminiert	Intermediär	Zentral	Zentral
Klinik	• Passagere, oft unbemerkte Symptomatik • Leichte Dyspnoe • Hyperventilation • Husten • Pleuritischer Schmerz	• Persistierende, leichte Symptomatik • Wie Grad I plus: – Dyspnoe – Zyanose	• Persistierende Symptomatik • Ausgeprägtere Tachypnoe • Dyspnoe • Zyanose	• Ausgeprägter Schockzustand • Wie Grad III plus: – Schwerste Hypoxämie – Zentralisation – Oligurie, Anurie

[a] modifiziert nach Oldenburg S et al. Lungenembolie. Intensivmedizin up2date. 2005; 1 (3): 189–203.

3

Pathophysiologie

- Erhöhung der rechtsventrikulären Nachlast mit Anstieg des Afterload
- Trikuspidalklappeninsuffizienz
- Erhöhung der rechtsventrikulären Wandspannung
- Pulmonale Hypertonie vor dem Verschluss mit Rückstau in den rechten Ventrikel
- Erhöhte myokardiale Vordehnung und Überdehnung des rechten Ventrikels
- Zentralvenöse Hypertonie: gestaute Jugularvenen
- Erhöhung des myokardialen Sauerstoffverbrauchs am rechten Herzen
- Akute Rechtsherzinsuffizienz mit Rechtsherzversagen
- Dekompensation des linken Ventrikels aufgrund des Volumendefizits
- Akute Kreislaufinsuffizienz mit global dekompensierter Herzinsuffizienz
- Ausbildung eines obstruktiven Schocks:
  - Mikrozirkulationsstörungen
  - Metabolische Azidose
  - Disseminierte intravasale Koagulopathie (DIC)
- Drohender Kreislaufstillstand im weiteren Verlauf
- Initialer Kreislaufstillstand bei Makroembolie durch Verschluss des Truncus pulmonalis
- Verschiebung des Ventilations-Perfusions-Verhältnisses zugunsten der Ventilation
- Schwere pulmonale Gasaustauschstörung durch Erhöhung des funktionellen Totraums und Auswaschung der funktionellen Residualkapazität
- Pulmonale Hypokapnie mit erniedrigtem $etCO_2$ durch Abatmung der CO_2-Reserve aus der funktionellen Residualkapazität
- Arterielle Hypoxämie, Hypoxie, Hyperkapnie und metabolische Azidose

Mögliche EKG-Veränderungen bei LAE mit akuter Rechtsherzbelastung

McGinn-White-Syndrom: $S_IQ_{III}T_{III}$-Typ mit invertiertem (negativem) T in Ableitung Einthoven III (15–20 %)

- S_IQ_{III}-Typ
- $S_IS_{II}S_{III}$-Typ: S-Zacken in Ableitung Einthoven I–III
- Vorhofflimmern (z. B. Tachyarrhythmia absoluta)
- Rechtsschenkelblock (M-förmige Aufsplitterung des QRS-Komplexes in den Ableitungen V1 und V2) komplett oder inkomplett
- Teilweise auch ST-Hebungen und T-Negativierungen in V1-V4

MERKE
Etwa 10–25 % der Patienten mit klinisch bedeutsamer LAE haben ein normales EKG.

Symptomatik

- Unruhe, Angst, Todesangst
- Plötzlich einsetzende Dyspnoe (80 %)
- Tachypnoe bzw. Hyperventilation (50–80 %)
- Unproduktiver Reizhusten (selten)
- Hämoptoe (selten)
- Dekolletézyanose (Kragenzyanose) bzw. Zyanose (20–25 %)
- SpO_2 erniedrigt (< 50 %)
- Blässe
- Kühle und kalte Extremitäten
- Kaltschweißigkeit
- Tachykardie (50 %)
- Hypotonie
- Akute Kreislaufinsuffizienz mit obstruktivem Schock
- Zeichen der akuten Rechtsherzbelastung mit gestauten Halsvenen (80 %)
- Verzögerte Rekapillarisierungszeit (> 2 Sekunden)
- Zentralisation
- Atemabhängiger Thoraxschmerz bei Pleuraschmerz
- Ggf. atemunabhängiger Thoraxschmerz
- Ggf. somatischer Thoraxschmerz: messerscharf, lokal abgrenzbar
- Initiale Synkope (bis zu 15 % der Patienten)
- Bekannte thromboembolische Vorerkrankung

Risikostratifizierung

- Die Risikostratifizierung ist zur Festlegung der Behandlungsstrategie bei V. a. akute fulminante Lungenarterienembolie obligater Standard. Zur Beurteilung der klinischen Wahrscheinlichkeit für eine LAE kann der **WELLS-Score** ➤ Tab. 3.10 eingesetzt werden. Der **sPESi-Score** (simplified Pulmonary Embolism Severity Index) ➤ Tab. 3.11 wird zur Einschätzung des Schweregrades und der 30-Tage-Mortalität bei Patienten mit akuter Lungenembolie angewendet. Er ist der Score, der am besten validiert ist (Pocket Leitlinie DGK, Management der akuten Lungenembolie, 2019). Der sPESI zeigt mit 90 % eine hohe Sensitivität.

Tab. 3.10 WELLS-Score [F993-001]

Kriterien	Score
Tumorerkrankung	1
Hämoptyse (Bluthusten)	1
TVT (tiefe Beinvenenthrombose) oder LAE in der Anamnese	1,5
Frische Operation oder Immobilisation	1,5
Herzfrequenz < 100/min	1,5
Klinische Zeichen einer TVT (tiefe Beinvenenthrombose)	3
Alternative Diagnose unwahrscheinlicher als LAE	3

3

Tab. 3.11 sPESI-Score

Kriterium	Score
Alter > 80 Jahre	1
Krebserkrankung in der Vergangenheit	1
Chronische kardiopulmonale Erkrankung/z. B. Herzinsuffizienz, COPD)	1
Herzfrequenz > 110/min	1
Systolischer Blutdruck < 100 mmHg	1
Arterielle Sauerstoffsättigung (SpO_2) < 90 %	1

Klinische Wahrscheinlichkeit Wells-Score
- Score ≥ 7: hohe Wahrscheinlichkeit
- Score 2–6: mittlere Wahrscheinlichkeit
- Score < 2: geringe Wahrscheinlichkeit

Schweregradeinschätzung sPESI-Score
- 0 Punkte: 30-Tage-Mortalitätsrisiko ca. 1 %
- 1–6 Punkte: 30-Tage-Mortalitätsrisiko ca. 10,5 %

Diagnostik

- Beurteilung der Einsatzstelle (Szene – Sicherheit – Situation; ➤ Kap. 2.1)
- Ersteindruck (➤ Kap. 2.2.2): potenziell kritisch – potenziell nicht kritisch
- Initialbeurteilung nach dem ABCDE-Schema (➤ Kap. 2.3.2)
- Entscheidung: kritisch – nicht kritisch
- Leitsymptom(e) definieren
- Differenzialdiagnosen sammeln:
  - ACS (➤ Kap. 3.1.1)
  - Fulminante LAE
  - Aortendissektion (➤ Kap. 3.1.11)
  - Dekompensierte Herzinsuffizienz (➤ Kap. 3.1.2)
  - Obstruktiver Schock (➤ Kap. 3.1.13)
  - Kardiogener Schock (➤ Kap. 3.1.13)
  - Ösophagitis
  - Pleuritis
  - Pneumonie
- Erweiterte Beurteilung (➤ Kap. 2.4.2):
  - SAMPLER-OPQRST-Anamnese
  - Fokussierte Untersuchung anhand der Differenzialdiagnosen
  - Vitalzeichen und Messwerte erheben:
    - AF/min auszählen
    - PF/min auszählen
    - RR auskultatorisch; weiterhin kontinuierliche Messung (NIBP)
    - 6-Kanal-EKG
    - 12-Kanal-EKG (bei Thoraxschmerz innerhalb der ersten 10 min bei nach Erstkontakt)
    - Ggf. erweiterte Brustwandableitungen:

$V3_R$–$V4_R$ bei ST-Streckenhebung in Abl. I, II, aVF, V1–V3
V7–V9 bei ST-Streckensenkung in Abl. V1–V3
- SpO_2
- $etCO_2$ (Hinweis für endtidale Hypokapnie)
- Blutzuckermessung (BZ-Test)
- Messung der KKT

Therapie

- Notarztruf
- Beruhigung
- Lagerung:
  - Kreislaufstabil: Oberkörper 45–60°erhöht
  - Obstruktiver Schock: Oberkörper 15–30° erhöht
  - Bewusstlosigkeit: stabile Seitenlage
- Hochdosierte Sauerstoffgabe (12–15 l/min)
- Peripherer Venenzugang
- Keine i. m. Injektionen wegen bevorstehender Lysetherapie
- Balancierte VEL
- Eventuell vorsichtiger Volumenbolus bei Rechtsherzbelastung: < 500 ml über 15–30 min
- Keine Vorlastsenkung durch Nitrate bei Rechtsherzbeteiligung!
- Medikamentöse Therapie (Kontraindikationen beachten):
  - Antiemetikum, z. B.
    - Ondansetron 4 mg i. v.
    - Granisetron 1–3 mg i. v. (10–40 µg/kg KG)
    - Dimenhydrinat 62 mg i. v.
  - Analgetikum: Morphin 2 mg i. v. titriert bis max. 10 mg. Ziel: NRS ≤ 4 (**cave:** Blutdruckabfall)
  - Analgetikum: Fentanyl 0,05 mg titriert bis max. 0,2 mg i. v. Ziel: NRS ≤ 4
  - Analgetikum: Sufentanil 5 µg titriert bis max. 20 µg; Ziel: NRS ≤ 4
  - Antikoagulans: Heparin: 5.000 IE i. v.
- Vorbereitung/Assistenz bei der Behandlung durch den Notarzt, z. B.:
  - Vorbereitung von Narkose, Intubation und Beatmung (obstruktiver Schock)
  - Vorbereitung der Katecholamintherapie über Perfusor:
    - Dobutamin 250 mg ≙ 50 ml in eine 50-ml-Perfusorspritze
    - Norepinephrin 5 mg ≙ 5 ml mit 45 ml NaCl 0,9 % in eine 50-ml-Perfusorspritze
- Zügiger Transport in ein geeignetes Zentrum (Möglichkeit der Mehrschicht-CT-Pulmonalisangiografie [CTPA], Thrombolyse, ECMO [extrakorporale Membranoxygenierung] und chirurgischen Embolektomie)

BESONDERHEITEN

- Differenzialdiagnose ACS und LAE sind präklinisch häufig schwer bis gar nicht voneinander unterscheidbar.
- Deshalb: Alle möglichen Aspekte der Beurteilung und Diagnostik nutzen: EKG, Patientenanamnese, symptomatischer Verlauf, pulmonale Auskultation.
- Bei plötzlicher, massiver Dyspnoe ohne Prodromi: LAE bedenken!
- Bei persistierender Zyanose trotz hochdosierter Sauerstoffgabe und deutlich erniedrigtem $etCO_2$: Immer eine LAE als Differenzialdiagnose in den Trichter nehmen!
- Bei eingetretenem Kreislaufstillstand durch LAE: frühestmögliche Lyse unter prolongierter Reanimation: 60–90 min (AHA-Leitlinie 2025; ERC-Leitlinie 2025).

3.1.9 Akuter arterieller Gefäßverschluss

Der akute arterielle Gefäßverschluss ist definiert als plötzliche Unterbrechung des Blutflusses durch eine mechanische Behinderung in einer peripheren Arterie. Prädisposition besteht, wenn die betroffene Arterie bereits zuvor verengt war.

Ursachen und Auslöser

- Periphere arterielle Verschlusskrankheit (pAVK): Arteriosklerose (häufigste Ursache der pAVK)
- Embolien arterieller Gefäße
- Embolien kardialer Genese:
  - Vorhofflimmern
  - Endokarditis
  - Myokardinfarkt
  - Paradoxe Embolie bei persistierendem Foramen ovale (PFO) (selten)
  - Arterielle Thrombose (selten)

Stadieneinteilung der pAVK

Stadieneinteilung der pAVK nach Fontaine anhand der Symptomatik:

Stadium	Klinische Beschwerden
I	Beschwerdefrei
II	Claudicatio intermittens („Schaufensterkrankheit“) Schmerz unter Belastung – IIa: schmerzfreie Gehstrecke > 200 m – IIb: schmerzfreie Gehstrecke < 200 m
III	Ischämischer Ruheschmerz
IV	Ulkus/Gangrän

Pathophysiologie

- Periphere Ischämie
- Periphere Hypoxämie, Hypoxie und Hyperkapnie
- Schmerzen durch Ischämie und Hypoxie
- Lokale anaerobe Glykolyse und Azidose
- Gefahr der Zell- und Gewebsnekrose
- Postischämie-Syndrom nach längerer Ischämiezeit (5–6 h) und Reperfusion. Freisetzung von Toxinen aus dem nekrotisierenden Gewebe führt zu:
  - Schock
  - Hyperkaliämie
  - Nierenversagen
  - Metabolische Azidose

Symptomatik

Die Symptomatik der 6P-Regel (➤ Tab. 3.12) des akuten peripheren Arterienverschlusses ergibt sich aus der fehlenden Durchblutung, die auch die Versorgung von Muskeln und Nerven betrifft.

Diagnostik

- Beurteilung der Einsatzstelle (Szene – Sicherheit – Situation; ➤ Kap. 2.1)
- Ersteindruck (➤ Kap. 2.2.2): potenziell kritisch – potenziell nicht kritisch
- Initialbeurteilung nach dem ABCDE-Schema (➤ Kap. 2.3.2)
- Entscheidung: kritisch – nicht kritisch
- Leitsymptom(e) definieren
- Differenzialdiagnosen sammeln:
  - Akuter peripherer Arterienverschluss
  - Akuter peripherer Venenverschluss (➤ Kap. 3.1.10)
  - pAVK
  - Arteriosklerose
  - Paradoxe Embolie

Tab. 3.12 6P-Regel beim akuten arteriellen Verschluss

Symptom	Übersetzung
Pain	Schmerzen
Pallor	Blasse Haut (häufig eher bläulich-livide verfärbt, aber grundsätzlich kalt)
Paralysis	Lähmung
Pulselessness	Pulslosigkeit der Extremität distal des Verschlusses
Paresthesia	Empfindungsstörungen (Kribbeln, Taubheit)
Prostration	Schock

- Erweiterte Beurteilung (➤ Kap. 2.4.2):
  - SAMPLER-OPQRST-Anamnese
  - Fokussierte Untersuchung anhand der Differenzialdiagnosen: DMS-Kontrolle (Durchblutung/Motorik/Sensorik) im Seitenvergleich zur nicht betroffenen Seite
  - Vitalzeichen und Messwerte erheben:
    - AF/min auszählen
    - PF/min auszählen
    - RR auskultatorisch; weiterhin kontinuierliche Messung (NIBP)
    - 6-Kanal-EKG
    - 12-Kanal-EKG (bei Thoraxschmerz innerhalb der ersten 10 min nach Erstkontakt)
    - SpO_2
    - Blutzuckermessung (BZ-Test)
    - Messung der KKT

Therapie

- Notarztruf
- Beruhigung
- Lagerung:
  - Kreislaufstabil: Oberkörper 45–60° erhöht – betroffene Extremität **tief** lagern
  - Kardiogener Schock: Oberkörper 15–30° erhöht – betroffene Extremität **tief** lagern
- Sauerstoffgabe 4-6-8 l/min je nach SpO_2 und B-Symptomatik
- Peripherer Venenzugang
- Kein Venenzugang in die betroffene Extremität
- Balancierte VEL
- Medikamentöse Therapie (Kontraindikationen beachten):
  - Antiemetikum, z. B.:
    - Ondansetron 4 mg i. v.
    - Granisetron 1–3 mg i. v. (10–40 µg/kg KG)
    - Dimenhydrinat 62 mg i. v.
  - Analgetikum: Morphin 2 mg i. v. titriert bis max. 10 mg. Ziel: NRS ≤ 4 (**cave:** Blutdruckabfall)
  - Analgetikum: z. B. Fentanyl 0,05 mg titriert bis max. 0,2 mg; Ziel: NRS ≤ 4
  - Analgetikum: z. B. Sufentanil 5 µg titriert bis max. 20 µg; Ziel: NRS ≤ 4
  - Antikoagulans: Heparin 5.000 IE i. v.
- Zügiger Transport in ein geeignetes Zentrum mit Gefäßchirurgie

BESONDERHEITEN

Patienten nicht laufen lassen bei:
- Zunahme der Schmerzen
- Zunahme des Sauerstoffverbrauchs in der betroffenen Extremität
- Zunahme von Hypoxämie, Hypoxie und Hyperkapnie
- Zunahme der anaeroben Glykolyse und lokalen Azidose
- Schnellere Gefahr einer irreversiblen Nekrosebildung

3.1.10 Akuter venöser Gefäßverschluss

Der akute venöse Gefäßverschluss ist definiert als plötzlicher thrombotischer Verschluss einer Vene.

Ursachen und Pathogenese

Generell können Venen der oberen und unteren Extremitäten betroffen sein. Prädisposition v. a. im Bereich der tiefen Becken- und Beinvenen.

Die Pathogenese der Thrombenbildung wird durch die **Virchow-Trias** beschrieben:

- **Veränderung der Blutströmung,** v. a. durch Verlangsamung der Blutströmung
  - Bettlägerigkeit
  - Langes Sitzen, z. B. bei Flugreisen
  - Langandauernde Operation
- **Veränderung der Gefäßwand**
  - Posttraumatisch
  - Postoperativ
  - Lokale Infektionen
  - Ablagerungen in die Gefäßwand
  - Chronische Veneninsuffizienz
- **Veränderungen der Bluteigenschaften**
  - Veränderte Blutgerinnung oder Blutviskosität, z. B. bei AT-III-Mangel
  - Einnahme der „Pille"

Pathophysiologie

Bei Verschluss einer oberflächlich liegenden Vene spricht man von einer **Venenthrombose** (Phlebothrombose). Bei Verschluss tiefer liegender Venen verwendet man die Bezeichnung der **tiefen Venenthrombose** (TVT).

- Verminderter bis fehlender venöser Rückstrom
- Arterieller Einstrom in das betroffene Gebiet bleibt erhalten
- Entstehung eines Ödems durch den erhöhten intravasalen Druck
- Volumenzunahme der betroffenen Extremität
- Arterielle Pulse an der betroffenen Extremität vorhanden
- Ausbildung einer Ausschöpfungszyanose durch die lokale Ischämie und Hypoxie
- Besserung der Schmerzsymptomatik häufig durch Hochlagerung der Extremität

ACHTUNG

Gefahr der Entstehung einer Lungenembolie durch Lösung des Thrombus bei Mobilisierung der betroffenen Extremität.

Symptomatik

- Plötzliche Schmerzen in der betroffenen Extremität durch den Verschluss
- Druckgefühl
- Druckschmerz
- Untere Extremität: Fußsohlendruckschmerz
- Betroffene Extremität ist:
  - Rötlich-livide verfärbt
  - Geschwollen
  - Prall gefüllte Venen
  - Schmerzlinderung bei Hochlagerung
  - Arterielle Pulse an der betroffenen Extremität tastbar
  - Warme Haut
  - Tachykardie
  - Blutruckanstieg (schmerzinduziert)

Diagnostik

- Beurteilung der Einsatzstelle (Szene – Sicherheit – Situation; ➤ Kap. 2.1)
- Ersteindruck (➤ Kap. 2.2.2): potenziell kritisch – potenziell nicht kritisch
- Initialbeurteilung nach dem ABCDE-Schema (➤ Kap. 2.3.2)
- Entscheidung: kritisch – nicht kritisch
- Leitsymptom(e) definieren
- Differenzialdiagnosen sammeln:
  - Akuter peripherer Arterienverschluss (➤ Kap. 3.1.9)
  - Akuter peripherer Venenverschluss
  - pAVK (➤ Kap. 3.1.9)
  - Arteriosklerose
  - Paradoxe Embolie
- Erweiterte Beurteilung (➤ Kap. 2.4.2):
  - SAMPLER-OPQRST-Anamnese
  - Fokussierte Untersuchung anhand der Differenzialdiagnosen: DMS-Kontrolle im Seitenvergleich zur nicht betroffenen Seite
  - Vitalzeichen und Messwerte erheben:
    - AF/min auszählen
    - PF/min auszählen
    - RR auskultatorisch; weiterhin kontinuierliche Messung (NIBP)
    - 6-Kanal-EKG
    - 12-Kanal-EKG (bei Thoraxschmerz innerhalb der ersten 10 min nach Erstkontakt)
    - SpO_2
    - Blutzuckermessung (BZ-Test)
    - Messung der KKT

Therapie

- Notarztruf
- Beruhigung
- Lagerung:
  - Kreislaufstabil: Oberkörper 45–60°erhöht – betroffene Extremität **hoch** lagern
  - Kreislaufinsuffizienz: Flachlagerung, betroffene Extremität **hoch** lagern
- Sauerstoffgabe 4-6-8 l/min je nach SpO_2 und B-Symptomatik
- Peripherer Venenzugang
- Kein Venenzugang in die betroffene Extremität
- Balancierte VEL
- Medikamentöse Therapie (Kontraindikationen beachten):
  - Antiemetikum, z. B.:
    - Ondansetron 4 mg i. v.
    - Granisetron 1–3 mg i. v. (10–40 µg/kg KG)
    - Dimenhydrinat 62 mg i. v.
  - Analgetikum: Morphin 2 mg i. v. titriert bis max. 10 mg. Ziel: NRS ≤ 4 (**cave:** Blutdruckabfall)
  - Analgetikum: z. B. Fentanyl 0,05 mg titriert bis max. 0,2 mg; Ziel: NRS ≤ 4
  - Analgetikum: z. B. Sufentanil 5 µg titriert bis max. 20 µg; Ziel: NRS ≤ 4
  - Antikoagulans: Heparin 5.000 IE i. v.
- Zügiger Transport in ein geeignetes Zentrum mit Gefäßchirurgie

BESONDERHEITEN

Patienten nicht mobilisieren bzw. laufen lassen: Gefahr der Thrombuslösung mit Entstehung einer Lungenarterienembolie.

3.1.11 Akutes Aortensyndrom (AAS), Aortenaneurysma und Aortendissektion

Akutes Aortensyndrom (AAS)

Das akute Aortensyndrom ist ein Oberbegriff für akute Erkrankungen der Aortenwand. Im Fokus steht die Aufspaltung von Intima und Media. Es umfasst die **Aortendissektion,** das **intramurale Hämatom (IMH)** und das **penetrierende Aortenulkus (PAU).** Je nach Kausalität werden pathophysiologisch fünf Klassen unterschieden (> Tab. 3.13). Die akute Gefährdung besteht neben der Aortendissektion in einer möglichen gedeckten oder freien Aortenruptur.

MERKE

Vaso vasorum:
- Kleinste Arterien und Venen in der Wand größerer Blutgefäße
- Versorgen die äußeren Schichten des Gefäßes: Adventitia, angrenzende Media

Tab. 3.13 Klassifizierung der akuten Aortensyndrome (AAS) [F783-010]

Klasse	Form der akuten Aortendissektion
1	**Klassische Aortendissektion** • Häufigste und prognostisch ungünstigste Form • Entstehung eines wahren (Aneurysma verum) und falschen (Aneurysma spurium) Lumens • Mit oder ohne Kommunikation zwischen den Lumen
2	**Intramurales Hämatom (IMH)** • Vorstufe der klassischen Aortendissektion • Blutansammlung im Bereich der Media (Vaso vasorum: kleinste Gefäße, die man in der Wand von Arterien und Venen findet; versorgen die äußeren Schichten des Gefäßes: Adventitia und angrenzende Media) • Keine Verletzung der Media • Bis zu 25 % aller akuten Aortensyndrome • 30–40 % der IMH nach Stanford A entwickeln sekundär eine Dissektion
3	**Intimaverletzung ohne Hämatom** Vorwölbung der Aortenwand
4	**Penetrierendes Aortenulkus (PAU)** Geschwürbildung (Ulzeration) durch eine Plaque mit anschließender Ruptur
5	**Iatrogene Aortendissektion** Verletzung durch Drähte oder Katheter im Rahmen invasiver Eingriffe **Traumatische Aortenverletzung** • Entstehung durch starke Scherkräfte • Ein- oder Abriss der Aorta • Häufig in Verbindung mit einem Polytrauma

Aneurysmaformen

Ein **Aneurysma** ist als umschriebene Ausweitung eines arteriellen Gefäßes definiert. Die Ausweitung kann angeboren oder im Laufe des Lebens entstanden sein.

Grundsätzlich werden drei Formen von Aneurysmen unterschieden:

- **Aneurysma verum:** echtes Aneurysma mit Aussackung aller Gefäßschichten
- **Aneurysma spurium:** falsches Aneurysma (z. B. nach Gefäßverletzung)
  - Durch Aufspaltung **(Dissektion)** der Wandschichten und intramuraler Einblutung in die Media (Reentry).
- **Aneurysma dissecans:** Intimaeinriss mit Entstehung eines falschen Lumens (Dissektion)

MERKE

Aneurysma dissecans:
- Stellt das eigentliche Aneurysma dar
- Entstehung durch Aufspaltung (Dissektion) der Wandschichten und intramuraler Einblutung in die Media **(Entry)**
- Bildung eines falschen Lumens (nicht zu verwechseln mit Aneurysma spurium)

- Nach zweitem Einriss:
  - Blutung nach innen in das Gefäß **(Reentry)**
  - Nach außen durch Ruptur der Tunica externa mit lebensbedrohlicher innerer Blutung
- Bei **akuter Dissektion:** Mortalität ab dem Zeitpunkt der akuten Dissektion 1–2 % pro Stunde

Aortenaneurysma

- Häufigste Form der krankhaften Arterienerweiterung
- Bei Dissektion oder Ruptur: lebensbedrohliches Ereignis

Vorkommen

Aortenaneurysmen können in allen Abschnitten der Aorta auftreten. Anhand ihrer Lokalisation werden sie in zwei Abschnitte unterteilt:

- **Thorakales Aortenaneurysma (TAA):** etwa 15 % aller Aortenaneurysmen
  - Aufsteigender Ast der Aorta (Aorta ascendens)
  - Aortenbogen (Arcus aortae)
  - Absteigender Ast der Aorta (Aorta descendens)
- **Bauchaortenaneurysma (BAA):** etwa 85 % aller Aortenaneurysmen

Thorakales Aortenaneurysma (TAA)

- Seltene, aber lebensbedrohliche Form einer krankhaften Veränderung der Aorta
- Durchmesser der thorakalen Aorta: > 3,5 cm
  - Aortenwurzel bei Männern: ≤ 40 mm
  - Aortenwurzel bei Frauen: ≤ 34 mm
- Entstehung häufig auf der Grundlage von Einrissen (Dissektionen) in der Intima und Teilen der Media mit Ausbildung einer Wühlblutung (**Aorta dissecans** bzw. **Aortendissektion**):
  - 70 % der Fälle betreffen die Aorta ascendens.
  - 30 % der Fälle betreffen die Aorta descendens.
  - Davon 5–10 % der Fälle mit Beteiligung des Aortenbogens (Arcus aortae).
  - Risiko für Dissektionen und Ruptur steigt an bei:
    - Aorta ascendens Durchmesser > 60 mm
    - Aorta descendens Durchmesser > 70 mm

Einteilung

Je nach Lokalisation und Schweregrad erfolgt eine Einteilung der Dissektion nach Stanford und DeBakey (➤ Tab. 3.14).

Tab. 3.14 Einteilung der akuten Aortendissektion nach Standford und DeBakey

Stanford	Abschnitt	DeBakey	Abschnitt
Typ A	Aorta ascendens betroffen: etwa 70 %	**I**	Aorta ascendens und descendens betroffen
		II	Nur Aorta ascendens betroffen
Typ B	Aorta ascendens nicht betroffen: etwa 30 %	**IIIa**	Nur Aorta descendens betroffen, oberhalb des Zwerchfells
		IIIb	Nur Aorta descendens betroffen, bis unterhalb des Zwerchfells

Ursachen

Häufigste Ursachen für ein TAA sind:
- Wühlblutung (Aortendissektion, Aorta dissecans in Aneurysma dissecans)
- Hypertonie (sehr häufige Ursache)
- Arteriosklerose (Aorta descendens)
- Angeborene Bindegewebsschwäche (Marfan-Syndrom; selten)
- Zystische Medianekrose (Aorta ascendens)

Pathogenese

- Dissektion der Aorta aufgrund von Einrissen in der Intima und Teilen der Media
- Bildung eines falschen Lumens: zweiter Blutraum parallel zum Intravasalraum
- **Aneurysma spurium** stellt das eigentliche Aneurysma dar
- Häufigste Form beim TAA
- In der Folge häufig zweiter Einriss:
  - Nach innen: Rückfluss des Blutes in das eigentliche Gefäßlumen **(Reentry)**
  - Nach außen durch Einriss der Tunica externa: Aortenruptur mit Entstehung einer **lebensbedrohlichen Blutung**
- **Typ-A-Dissektionen:** am häufigsten zwischen 50.–60. Lebensjahr; etwa 60 % der Betroffenen sind Hypertoniker
- **Typ-B-Dissektionen:** am häufigsten zwischen 60.–70. Lebensjahr; etwa 70–80 % der Betroffenen sind Hypertoniker
- Mortalität ab dem Zeitpunkt der Dissektion: 1-2 %/Stunde

Symptomatik

In ➤ Tab. 3.15 sind die Symptome und Folgekomplikationen von Typ-A- und Typ-B-Dissektionen der Aorta aufgelistet.
- Schmerzausstrahlung zwischen die Schultern (interskapulär) und in den Nacken (Typ B)
- Hypertonie (häufiger bei Typ B)
- Hypotonie und hämorrhagischer Schock bei offener Ruptur der Tunica externa
- Schwindel

Tab. 3.15 Symptome und Folgekomplikationen von Typ-A- und Typ-B-Dissektionen der Aorta [Luxem 2024]

Symptomatik/Folgen	Typ A	Typ B
Thoraxschmerzen	80 %	70 %
Rückenschmerzen	40 %	70 %
Abruptes Einsetzen des Schmerzes	85 %	85 %
Wandern des Schmerzes	< 15 %	20 %
Aorteninsuffizienz	40–75 %	–
Pulsdefizit	30 %	15 %
Herzbeuteltamponade	< 20 %	–
Akutes Koronarsyndrom	10–15 %	10 %
Herzinsuffizienz	< 10 %	< 5 %
Pleuraerguss	15 %	20 %
Synkope	15 %	< 5 %
Schweres neurologisches Defizit (Schlaganfall/Koma)	< 10 %	< 5 %
Rückenmarkschädigung	< 1 %	Nicht berichtet
Mesenterialischämie	< 5 %	Nicht berichtet
Akutes Nierenversagen	< 20 %	10 %
Ischämie der unteren Extremitäten	< 10 %	< 10 %

- Bewusstseinsstörungen; Koma (zerebrale Hypoxämie)
- Blässe und kalte obere Extremitäten
- Eventuell sensomotorische Defizite
- Allgemeine neurologische Defizite: Kribbeln, Taubheitsgefühl
- Pulsdefizite in den oberen Extremitäten
- Blutdruckschwankungen an den oberen Extremitäten: **RR-Differenz > 20 mmHg** zwischen beiden Armen bei Verlegung des Abgangs einer Armarterie (Typ A) – nur bei ca. 15 % der Patienten. Eine Differenz von 10–15 mmHg gilt als nicht pathologisch.
- Radialis- und/oder Carotispuls einseitig schwächer oder nicht tastbar (Typ A)
- Eventuell ACS oder STEMI bei Verlegung eines Koronararterienabgangs (Typ A)
- Hämatothorax, Blutung ins Mediastinum oder Abdomen (Typ B bei Ruptur)
- Verlegung der Nieren- und/oder Mesenterialarterien mit Gefahr des Organinfarkts (Typ B)

BESONDERHEITEN

Prognose
- Nicht operierte Typ-A-Dissektionen:
  - Letalität 50 % innerhalb von 48 Stunden
- OP senkt 1-Monats-Letalität von 90 % auf 30 %

- Operative Risiken:
  - Tod 25 %
  - Neurologische Schäden 18 %
- Typ-B-Dissektionen:
  - Häufig unkompliziert, wenn keine Ischämie von Organen vorliegt

Diagnostik

ACHTUNG

Patienten mit Leitsymptom „Thoraxschmerz" werden bis zum Beweis des Gegenteils immer als „kritisch" eingestuft!

3

- Beurteilung der Einsatzstelle (Szene – Sicherheit – Situation; ➤ Kap. 2.1)
- Ersteindruck (➤ Kap. 2.2.2): potenziell kritisch (Brustschmerz)
- Initialbeurteilung nach dem ABCDE-Schema (➤ Kap. 2.3.2)
- Entscheidung: kritisch – nicht kritisch
- Leitsymptom(e) definieren
- Differenzialdiagnosen sammeln:
  - ACS (STEMI/OMI, NOMI, NSTEMI-ACS; ➤ Kap. 3.1.1)
  - Fulminante LAE (➤ Kap. 3.1.8)
  - Aortendissektion
  - Aortenklappeninsuffizienz
  - Hämoperikard
  - Aortenruptur
  - Muskuloskelettaler Schmerz
  - Schlaganfall (neurologische Symptomatik; ➤ Kap. 7.1)
- Erweiterte Beurteilung (➤ Kap. 2.4.2):
  - SAMPLER-OPQRST-Anamnese
  - Fokussierte Untersuchung anhand der Differenzialdiagnosen
  - Vitalzeichen und Messwerte erheben:
    - AF/min auszählen
    - PF/min auszählen
    - RR auskultatorisch; weiterhin kontinuierliche Messung (NIBP)
    - Bei Verdacht auf akute Dissektion:
    Blutdruck initial an **beiden** Armen messen
    Bei RR-Differenz > 20 mmHg: alle Folgemessungen am Arm mit höherem Blutdruck!
    - Blutdruckdifferenzen: häufiger am rechten Arm geringerer Druck durch funktionelle Obstruktion einer oberen Extremitätenarterie; bei Typ-A-Dissektion meist durch Beteiligung des Truncus brachiocephalicus
    - 6-Kanal-EKG
    - 12-Kanal-EKG (bei Thoraxschmerz innerhalb der ersten 10 min nach Erstkontakt)
    - SpO_2
    - Blutzuckermessung (BZ-Test)
    - Messung der KKT

Therapie

- Notarztruf
- Beruhigung
- Anstrengung vermeiden
- Patienten nicht mobilisieren
- Lagerung:
  - Kreislaufstabil bzw. Hypertonie: Oberkörper 45–60°erhöht
  - Hämorrhagischer Schock: Flachlagerung
  - Bewusstlosigkeit: stabile Seitenlage
- Hochdosierte Sauerstoffgabe (10–15 l/min), ggf. adaptieren
- Peripherer Venenzugang
- Bei Ruptur: zwei großlumige Venenzugänge zur Volumentherapie
- Balancierte VEL
- Bei Ruptur: permissive Hypotonie (RR systolisch 80–90 mmHg)
- Medikamentöse Therapie (Kontraindikationen beachten):
  - Antiemetikum, z. B.:
    - Ondansetron 4 mg i. v.
    - Granisetron 1–3 mg i. v. (10–40 µg/kg KG)
    - Dimenhydrinat 62 mg i. v.
  - Analgetikum:
    - Morphin 2 mg i. v. titriert bis max. 10 mg unter engmaschiger Blutdruckkontrolle. Ziel: NRS ≤ 4
    - Fentanyl 0,05 mg i. v. titriert bis max. 0,2 mg. Ziel: NRS ≤ 4
    - Sufentanil: 5 µg titiriert bis max 20 µg. Ziel: NRS ≤ 4
  - Antihypertonikum: Urapidil 5–10 mg titriert (kurze Wirkdauer, falls Ruptur eintritt). Zielblutdruck: systolisch < 120 mmHg;
  - Antiarrhythmikum: Metoprolol 2,5–5 mg i. v.; Ziel: HF < 60/min (DGK Pocketleitlinie 2024 Erhöhter Blutdruck und Hypertonie 2024)
- Vorbereitung/Assistenz bei der Behandlung durch den Notarzt (strenge Indikationsstellung aufgrund der Kreislaufinstabilität), z. B.:
  - Vorbereitung von Narkose, Intubation und Beatmung:
    - Hämorrhagischer Schock mit systolischer RR < 90 mmHg trotz Volumentherapie
    - Glasgow Coma Scale (GCS) ≤ 8
    - Hypoxie (SpO2 ≤ 90 %) trotz suffizienter Sauerstoffgabe
- Bei Ruptur: rascher Transport nach Voranmeldung in eine geeignete Klinik mit Gefäßchirurgie bzw. Herz-Thorax-Chirurgie
- Bei Dissektion: schonender Transport nach Stabilisierung vor Ort
  - Vermeidung von ruckartigen Bewegungen
  - Patient möglichst nicht mehr mobilisieren
  - Vermeidung von Blutdruckschwankungen

Bauchaortenaneurysma (BAA)

- Tritt deutlich häufiger als das TAA auf
- Erweiterung der Bauchaorta > 3 cm Durchmesser

- Lokalisation in 95 % der Fälle unterhalb des Nierenarterienabgangs (infrarenal)
- Arteriosklerotisches Aneurysma (Aneurysma verum) steht als Ursache im Vordergrund

Ursachen

- Männer im Verhältnis 6 : 1 deutlich häufiger betroffen als Frauen
- Rauchen
- Arteriosklerose (häufigste Ursache)
- Alter > 65 Jahre
- Familiäre Anamnese
- KHK
- pAVK
- Hypercholesterinämie
- Hypertonie
- Zerebrovaskuläre Insuffizienz

Pathogenese

- Bauchaortenaneurysma bleibt über lange Zeit asymptomatisch
- Exponenzieller Anstieg der Rupturgefahr mit zunehmendem Umfang der Bauchaorta: 6 cm Durchmesser entspricht 7 % Zunahme der Rupturgefahr pro Jahr
- Entwicklung typischerweise als **Aneurysma verum:**
  - Sack- oder spindelförmige Wandschwäche der Aorta
  - Betrifft alle drei Gefäßschichten
- Unterteilung des Bauchaortenaneurysmas in drei Formen (➤ Tab. 3.16)

Symptomatik

Gedeckt rupturiertes Bauchaortenaneurysma:
- Diffuse unspezifische abdominale Beschwerden
- Bauchschmerzen
- Rückenschmerzen (Lendenwirbelsäule [LWS]) oder Flankenschmerzen
- Schmerzen im Gesäß und den unteren Extremitäten
- Abgeschwächte Femoralispulse
- Kribbeln, Missempfinden, Taubheitsgefühl in den unteren Extremitäten (Parästhesien)
- Kühle bis kalte untere Extremitäten
- Eventuell pulsierender Tumor im Mittelbauch
- Tachykardie
- Je nach Vorerkrankungen und Schweregrad des Aneurysmas: Normotonie, Hypotonie oder Hypertonie

Frei rupturiertes Bauchaortenaneurysma:
- Plötzlicher, massiver Perforationsschmerz (Zerreißungsschmerz)
- Häufig gezielte Schmerzlokalisation (somatischer Schmerz)
- Beidseits abgeschwächte oder fehlende Femoralispulse

Tab. 3.16 Unterteilung des Bauchaortenaneurysmas

Asymptomatisches	• Durchmesser der Bauchaorta etwa 3–4 cm • Patienten häufig beschwerdefrei • Oftmals Zufallsbefund durch Ultraschall • Eventuell pulsierender Widerstand im Mittelbauch • Aufgrund der geringen Symptomatik im Rettungsdienst untergeordnete Rolle
Symptomatisches	• Durchmesser der Bauchaorta etwa 4–6 cm • Entwicklung präklinisch relevanter Symptome • Patienten zeigen das Bild eines unklaren Abdomens • Stabile Kreislaufverhältnisse • Durchblutung der nachgeschalteten Areale in aller Regel adäquat
Rupturiertes	
Gedeckt rupturiertes	• Deutliche Symptomatik (unklares bzw. akutes Abdomen) • Eher seltener akute Kreislaufinsuffizienz mit hämorrhagischem Schock • Verminderte Perfusion und sensomotorische Defizite der unteren Extremitäten stehen im Vordergrund • Gefahr der Ruptur durch Mobilisation oder ruckartige Bewegungen
Frei rupturiertes	• Akut lebensbedrohliche Notfallsituation (kritischer Patient) • Hohe Mortalitätsrate (85 %) • Deutliche Symptomatik des akuten Abdomens • Plötzliche Ruptur mit Einblutung in die freie Bauchhöhle • Entwicklung einer akuten Kreislaufinsuffizienz mit Hypoperfusion • Massiver hämorrhagischer Schock

- Blässe
- Kalte Haut, Kaltschweißigkeit
- Tachypnoe
- Tachykardie
- Verzögerte Rekapillarisierungszeit (> 2 Sekunden)
- Zentralisation
- Hypotonie
- Bewusstseinsstörungen bis zur Bewusstlosigkeit

Diagnostik

- Beurteilung der Einsatzstelle (Szene – Sicherheit – Situation; ➤ Kap. 2.1)
- Ersteindruck (➤ Kap. 2.2.2): potenziell kritisch (Brustschmerz)
- Initialbeurteilung nach dem ABCDE-Schema (➤ Kap. 2.3.2)
- Entscheidung: kritisch – nicht kritisch
- Leitsymptom(e) definieren
- Differenzialdiagnosen sammeln:
  - ACS (STEMI/OMI, NOMI, NSTEMI-ACS; ➤ Kap. 3.1.1)
  - Bauchaortenaneurysma
  - Mesenterialinfarkt
  - Ileus
  - Gastrointestinale Blutung (➤ Kap. 3.3)
  - Akute Pankreatitis (➤ Kap. 3.3)
  - Akute Appendizitis (➤ Kap. 3.3)

  - Lumboischialgie („Hexenschuss“, Kombination aus Lumbago und Ischialgie)
  - LWS-Syndrom (➤ Kap. 7.4)
- Erweiterte Beurteilung (➤ Kap. 2.4.2):
  - SAMPLER-OPQRST-Anamnese
  - Fokussierte Untersuchung anhand der Differenzialdiagnosen
    - Untersuchung des Abdomens: Auskultation vor Palpation

ACHTUNG

Palpation: behutsam und mit äußerster Vorsicht – Gefahr der freien Ruptur!

  - Vitalzeichen und Messwerte erheben:
    - AF/min auszählen
    - PF/min auszählen
    - RR auskultatorisch; weiterhin kontinuierliche Messung (NIBP)
    - 6-Kanal-EKG
    - 12-Kanal-EKG (innerhalb der ersten 10 min nach Patientenkontakt)
    - SpO_2
    - Blutzuckermessung (BZ-Test)
    - Messung der KKT

Therapie

- Notarztruf
- Beruhigung
- Anstrengung vermeiden
- Patienten nicht mobilisieren
- Lagerung:
  - Kreislaufstabil bzw. Hypertonie: Oberkörper 45–60°erhöht
  - Hämorrhagischer Schock: Flachlagerung
  - Bewusstlosigkeit: stabile Seitenlage
- Hochdosierte Sauerstoffgabe (10–15 l/min), ggf. adaptieren
- Peripherer Venenzugang
- Bei Ruptur: zwei großlumige Venenzugänge zur Volumentherapie
- Balancierte VEL
- Bei Ruptur: permissive Hypotonie (RR systolisch 80–90 mmHg)
- Medikamentöse Therapie (Kontraindikationen beachten):
  - Antiemetikum, z. B.:
    - Ondansetron 4 mg i. v.
    - Granisetron 1–3 mg i. v. (10–40 µg/kg KG)
    - Dimenhydrinat 62 mg i. v.
  - Analgetikum:
    - Morphin 2 mg i. v. titriert bis max. 10 mg unter engmaschiger Blutdruckkontrolle. Ziel: NRS ≤ 4
    - Fentanyl 0,05 mg i. v. titriert bis max. 0,2 mg. Ziel: NRS ≤ 4
    - Sufentanil 5 µg titiriert bis max 20 µg; Ziel: NRS ≤ 4
  - Antihypertonikum: Urapidil 5–10 mg titriert (kurze Wirkdauer, falls Ruptur eintritt). Zielblutdruck: systolisch < 120 mmHg (DGK Pocketleitlinie 2024, Erhöhter Blutdruck und Hypertonie 2024)

   - Frequenzsenkung: Metoprolol 2,5–5 mg titriert i. v.; Zielherzfrequenz: < 60/min. (DGK Pocketleitlinie 2024, Erhöhter Blutdruck und Hypertonie 2024)
- Vorbereitung/Assistenz bei der Behandlung durch den Notarzt (strenge Indikationsstellung aufgrund der Kreislaufinstabilität), z. B.:
   - Vorbereitung von Narkose, Intubation und Beatmung:
      - hämorrhagischer Schock mit systolischer RR < 90 mmHg trotz Volumentherapie
      - GCS ≤ 8
      - Hypoxie ($SpO_2 \leq 90\,\%$) trotz suffizienter Sauerstoffgabe
- Bei frei rupturiertem Bauchaortenaneurysma: rascher Transport nach Voranmeldung in eine geeignete Klinik mit Gefäßchirurgie bzw. Herz-Thorax-Chirurgie
- Bei symptomatischem und gedeckt rupturiertem Bauchaortenaneurysma:
   - Schonender Transport nach Stabilisierung vor Ort
   - Vermeidung von ruckartigen Bewegungen
   - Patient möglichst nicht mehr mobilisieren
   - Vermeidung von Blutdruckschwankungen

BESONDERHEITEN

- Die freie Ruptur mit nichttraumatischer unkontrollierter Hämorrhagie stellt eine absolute Behandlungs- und Transportpriorität dar.
- Das TAA mit Leitsymptom „Thoraxschmerz" ist präklinisch schwierig vom ACS abgrenzbar – unbedingt 12-Kanal-EKG zur Differenzialdiagnostik anwenden!

3.1.12 Anaphylaxie/anaphylaktischer Schock

Anaphylaxie ist eine schwere, lebensbedrohliche, generalisierte oder systemische Hypersensitivitätsreaktion (ERC-Leitlinie 2025).

Anaphylaxie ist die Maximalvariante einer akuten allergischen Sofortreaktion, die potenziell lebensbedrohlich ist und alle Organsysteme betreffen kann.

Der **anaphylaktische Schock** verursacht im zirkulatorischen System eine akute Kreislaufinsuffizienz mit distributivem Schock aufgrund der Verteilungsstörung des Volumens im zirkulatorischen System.

Auslöser:

- IgE-abhängige Überempfindlichkeitsreaktion
- IgE-unabhängige Überempfindlichkeitsreaktion

Beide Formen lassen sich präklinisch nicht unterscheiden und münden im anaphylaktischen Schock in eine gemeinsame pathophysiologische Endstrecke.

Formen der Anaphylaxie

IgE-vermittelte Anaphylaxie

- Immunologische Sofortreaktion vom Typ I
- Erstkontakt mit dem Antigen einige Wochen zuvor
- Bildung spezieller Immunglobuline (IgE) als Antikörper durch B-Lymphozyten

- Sensibilisierung des betroffenen Organismus
- Erneuter Kontakt mit dem Antigen verursacht erst nach Bildung der Antikörper eine Reaktion
- Bindung der Antikörper an speziellen Rezeptoren der basophilen Granulozyten im Intravasalraum und an den Mastzellen
- Bei erneutem Kontakt mit dem Antigen: Antigen-Antikörper-Reaktion mit Ausschüttung spezieller Mediatorsubstanzen:
  - Histamin, Bradykinin, Prostaglandine, Serotonin, Leukotriene
    - Locken andere Hormone des Immunsystems an
    - Sind für die Symptome der allergischen Reaktion verantwortlich
- Substanzfreisetzung durch eosinophile Granulozyten zur Inaktivierung von Histamin und Leukotriene und Beendigung der allergischen Reaktion
- Spätreaktionen vermutlich durch neutrophile Granulozyten und Thrombozyten
- Spätreaktionen können erst 6–12 Stunden nach dem eigentlichen Kontakt auftreten

Komplementvermittelte Reaktion

- Auslösung durch menschliche Proteine aus Blutkomponenten möglich
- Komplementsystem als Teil der angeborenen Immunabwehr steht im Vordergrund
- Vermutlich Vernetzung der Antigene durch IgG-Antikörper
- Bildung von Antigen-Antikörper-Komplexen mit Aktivierung der Komplementkaskade
- Freisetzung von Mediatoren über Komplementfaktoren C3a und C5a

Nichtimmunologische Reaktion

- Sogenannte **anaphylaktoide** Reaktion
- Ausschüttung der Mediatorsubstanzen aus Basophilen und Mastzellen sofort bei Erstkontakt mit dem Antigen ohne vorherige Antikörperbildung
- Typische Auslöser für diese IgE-unabhängige Reaktion sind:
  - Physikalische Stimuli, z. B. Hitze- oder Kältereiz
  - Osmotische Stimuli: hypertone Infusionslösungen, z. B. Kontrastmittel, Mannitol, Dextran
  - Chemische Stimuli, z. B. Medikamente: Opiate, Opioide, Antibiotika, Lokalanästhestika

Mediatorsubstanzen und ihre Wirkung

Die Mediatorsubstanzen und ihre Wirkungen sind in ➤ Tab. 3.17 aufgelistet.

Tab. 3.17 Mediatorsubstanzen und ihre Wirkung

Mediatorsubstanz	Wirkung
Histamin	Durch Besetzung von H_1-Rezeptoren: • Vasodilatation von Arterien, Arteriolen und Venen • Erhöhte Gefäß- und Zellmembranpermeabilität • Bronchiolenspasmus
Serotonin	• Arteriolenkonstriktion (Lunge, Niere) • Arteriolendilatation (Skelettmuskulatur)
Bradykinin	Vasodilatation der peripheren Arterien und Arteriolen
SRS-A (slow reacting substances of anaphylaxis, Leukotriene)	• Erhöhung der Gefäßpermeabilität • Bronchiolenspasmus • Schleimhautödem
Prostaglandine	• Vermehrte Schleimproduktion • Hautreaktionen: Jucken, Quaddeln, Rötung

3

Schweregradskala

Die Klassifizierung anaphylaktischer Reaktionen erfolgt durch die von der Deutschen Gesellschaft für Allergologie und klinische Immunologie (DGAKI) modifizierten Schweregradskala (➤ Tab. 3.18).

Tab. 3.18 Schweregradskala zur Klassifizierung anaphylaktischer Reaktionen[a,b]

Grad	Haut und subjektive Allgemeinsymptome	Abdomen	Respirationstrakt	Herz-Kreislauf
I	Juckreiz Flush Urtikaria Angioödem	–	–	–
II	Juckreiz Flush Urtikaria Angioödem	Nausea Krämpfe Erbrechen	Rhinorrhö Heiserkeit Dyspnoe	Tachykardie (Anstieg > 20/min) Hypotonie (Abfall > 20 mmHg systolisch) Arrhythmie
III	Juckreiz Flush Urtikaria Angioödem	Erbrechen Defäkation	Larynxödem Bronchospasmus Zyanose	Schock
IV	Juckreiz Flush Urtikaria Angioödem	Erbrechen Defäkation	Atemstillstand	Kreislaufstillstand

[a] Die Klassifizierung erfolgt nach den schwersten aufgetretenen Symptomen (kein Symptom ist obligatorisch).
[b] Aus Ring et al. Leitlinie zu Akuttherapie und Management der Anaphylaxie. Allergo J Int 2014; 23: 96.

Pathophysiologie

Je nach Schweregrad der anaphylaktischen Reaktion lassen sich Veränderungen an folgenden Organsystemen feststellen:
- Haut
- Gastrointestinaltrakt
- Respiratorisches System
- Kardiozirkulatorisches System

Für die Pathophysiologie des anaphylaktischen Schocks sind das respiratorische und das kardiozirkulatorische System von besonderer Bedeutung.

Respiratorisches System:
- Akute Dyspnoe bis zur respiratorischen Insuffizienz:
  - Durch Histaminausschüttung erhöhte Kapillar- und Zellmembranpermeabilität: Larynx, Pharynx, Epiglottis
  - Bedrohliches Anschwellen der Schleimhäute mit inspiratorischem Stridor möglich
  - Drohende Asphyxie durch Atemwegsverlegung bei kompletter Anschwellung
- Pathophysiologische Trias des Asthmaanfalls bei Beteiligung der unteren Atemwege durch Histaminausschüttung:
  - Bronchiolenspasmus
  - Schleimhautödem
  - Hypersekretion mit Dyskrinie
    - Exspiratorisches Giemen oder Brummen (exspiratorischer Stridor)
    - Verlängerte Ausatmung (Exspirium)
    - Hypoxie, Hyperkapnie, respiratorische Azidose
    - Airtrapping mit Überblähung der Alveolen
    - Respiratorische Erschöpfung (silent lung)

Kardiozirkulatorisches System:
Relative Hypovolämie durch distributiven Schock – durch Ausschüttung von Histamin und anderer Mediatorsubstanzen:
- Erhöhte Kapillar- und Zellmembranpermeabilität
- Flüssigkeitsaustritt aus dem Intravasalraum in das Interstitium und den Intrazellularraum
- Relative Hypovolämie durch die Verteilungsstörung des Volumens
- Globale Ödembildung in den Organen und Geweben
- Generelle Vasodilatation von Arterien, Arteriolen und Venen
- Akute Verminderung des venösen Rückstroms
- Minderung des Schlag- und Herzminutenvolumens durch reduzierten Preload
- Verminderung der Kontraktilität
- Massiver Blutdruckabfall
- Eventuell Kreislaufstillstand (schwerste Verlaufsform)

Symptomatik

- Unruhe, Angst
- Dyspnoe, Tachypnoe, Orthopnoe
- Inspiratorischer Stridor
- Exspiratorisches Giemen und/oder Brummen (exspiratorischer Stridor)
- Verlängertes Exspirium
- Angioödeme: Larynx, Pharynx und/oder Schleimhäute im Mund/Rachenraum
- Bradypnoe und Hypoventilation bei respiratorischer Erschöpfung
- Inverse Atmung bei totaler Atemwegsverlegung durch Schleimhautschwellung
- Atemstillstand
- Juckreiz (Pruritus)
- Hautrötungen (Erythem)
- Hautausschläge (Exanthem)
- Juckende Quaddelbildung (Urtikaria)
- Anfallsartige Hautrötung mit Hitzegefühl (Flush)
- Stuhl- und/oder Harnabgang
- Bewusstseinsstörungen bis Bewusstlosigkeit
- Blässe
- Kühle, kalte, feuchte Haut
- Kaltschweißigkeit
- Tachykardie
- Verzögerte Rekapillarisierungszeit (> 2 Sekunden)
- Fehlende Radialispulse (Grad III)
- Hypotonie (Grad II und III)
- Blutdruck nicht mehr messbar (Grad III)
- Kreislaufstillstand (Grad IV)

Diagnostik

- Beurteilung der Einsatzstelle (Szene – Sicherheit – Situation; ➤ Kap. 2.1)
- Ersteindruck (➤ Kap. 2.2.2): potenziell kritisch oder potenziell nicht kritisch
- Initialbeurteilung nach dem ABCDE-Schema (➤ Kap. 2.3.2)
- Entscheidung: kritisch – nicht kritisch
- Leitsymptom(e) definieren
- Differenzialdiagnosen sammeln:
  - Anaphylaxie
  - Anaphylaktischer Schock
  - Hypovolämischer Schock (➤ Kap. 3.1.13)
  - Hämorrhagischer Schock (➤ Kap. 3.1.13)
  - Asthmaanfall (➤ Kap. 3.2.1)
  - Exazerbierte COPD (➤ Kap. 3.2.2)
  - Bronchitis, Bronchopneumonie

  - Aspiration
  - Subglottische Laryngotracheobronchitis (LTB) bei Kindern (➤ Kap. 5.4.1)
- Erweiterte Beurteilung (➤ Kap. 2.4.2):
  - SAMPLER-OPQRST-Anamnese
  - Fokussierte Untersuchung anhand der Differenzialdiagnosen

ACHTUNG

Keine Verzögerung der lebensrettenden Epinephringabe bei gesichertem Verdacht durch die Diagnostik! Ab Stadium II soll die intramuskuläre Gabe bereits im ABCDE-Schema erfolgen!

  - Vitalzeichen und Messwerte erheben:
    - AF/min auszählen
    - PF/min auszählen
    - RR auskultatorisch; weiterhin kontinuierliche Messung (NIBP)
    - 6-Kanal-EKG
    - SpO_2
    - $etCO_2$
    - Blutzuckermessung (BZ-Test)
    - Messung der KKT

Therapie

- Notarztruf
- Beruhigung
- Lagerung:
  - Kreislaufstabil: Oberkörper 45–60°erhöht
  - Anaphylaktischer Schock mit A+B-Problem: Oberkörper 15–30° erhöht
  - Anaphylaktischer Schock mit C-Problem: Schocklage
  - Bewusstlosigkeit: stabile Seitenlage
- Hochdosierte Sauerstoffgabe (10–15 l/min), ggf. adaptieren
- Ab Schweregrad II: Epinephrin i. m.
  - Kinder < 6 Jahre: 0,15 mg unverdünnt
  - Kinder 6–12 Jahre: 0,3 mg unverdünnt
  - Kinder > 12 Jahre: 0,5 mg unverdünnt
  - Erwachsene: 0,5 mg unverdünnt

  0,05–0,6 mg bzw. 10 μg/kg KG unverdünnt (S2k-Leitlinie Akuttherapie und Management der Anaphylaxie; Ring et al. 2021)
- Dyspnoe mit exspiratorischem Stridor: Verneblertherapie einleiten
  - Salbutamol Kinder: 1,25–2,5 mg unverdünnt
  - Salbutamol Erwachsene: 2,5–5 mg unverdünnt
  - Ipratropiumbromid Kinder: 250 μg unverdünnt
  - Ipratropiumbromid Erwachsene: 500 μg unverdünnt

- Dyspnoe mit inspiratorischem bzw. in- und exspiratorischem Stridor: Verneblertherapie einleiten
  - Epinephrin: 2–5 mg unverdünnt in allen Altersgruppen (S2k-Leitlinie Akuttherapie und Management der Anaphylaxie; Ring et al. 2021)
  - Epinephrin: 4 mg unverdünnt in allen Altersgruppen (Deutscher Berufsverband Rettungsdienst [DBRD] 2025)
- Peripherer Venenzugang
- Balancierte VEL:
  - Erwachsene: 500–1.000 ml (ERC-Leitlinie 2025)
  - Ziel: systolischer RR > 90 mmHg (AHA-Leitlinie 2025)
  - Erwachsene: 10–20 ml/kg KG (S2k-Leitlinie Akuttherapie und Management der Anaphylaxie; Ring et al. 2021)
  - Kinder: 20 ml/kg KG (AHA-/ERC-Leitlinie 2025 S2k-Leitlinie Akuttherapie und Management der Anaphylaxie; Ring et al. 2021)
- Medikamentöse Therapie (Kontraindikationen beachten):
  - Katecholamine: Epinephrin (lokales Protokoll)
    - Erwachsene: 1 µg/kg KG titriert alle 5 min bis systolischer RR > 90 mmHg
    - Kinder: 1 µg/kg KG titriert alle 5 min bis zur Stabilisierung
  - Antihistaminika:
    - H_1-Rezeptorenblocker:
      Dimetinden 0,1 mg/kg KG i. v.
      Clemastin 0,05 mg/kg KG i. v.
    - H_2-Rezeptorenblocker: 1 mg/kg KG über 2 min i. v. (max. 50 mg)
  - Kortikosteroide: Prednisolon/Methylprednisolon
    - Erwachsene: 250–500 mg i. v.
    - Kinder: 2 mg/kg KG; max. 60 mg i. v.
- Vorbereitung/Assistenz bei der Behandlung durch den Notarzt, z. B.:
  - Vorbereitung von Narkose, Intubation und Beatmung
  - Vorbereitung/Assistenz bei der Koniotomie (Cricothyreotomie)

BESONDERHEITEN

- Keine Epinephringabe bei Schweregrad I
- Frühestmögliche Gabe von Epinephrin bei Anaphylaxie ab Schweregrad II
- Keine Verzögerung der Epinephringabe bei gesichertem Verdacht durch anderweitige diagnostisch-therapeutische Maßnahmen
- Intravenöse Epinephringabe: lokales Protokoll beachten!

3.1.13 Schock

Schock ist definiert als **akute Kreislaufinsuffizienz** mit relativem oder absolutem Missverhältnis zwischen dem zirkulierenden Volumen und der Gefäßkapazität. Die daraus resultierende Hypoperfusion führt zu einem Missverhältnis zwischen Sauerstoffbedarf und Sauerstoffangebot der Organe und Gewebe.

Schock ist kein eigenständiges Krankheitsbild, sondern ein Syndrom: die Summe multipler pathophysiologischer Abläufe und Mechanismen.

Unterscheidung **relative und absolute Hypovolämie:**
- Absoluter Volumenmangel: absoluter Verlust des zirkulierenden Volumens aus dem zirkulierenden Gefäßsystems nach innen oder außen
- Relativer Volumenmangel: Fehlverteilung des zirkulierenden Volumens innerhalb der drei Flüssigkeitsräume

Auslöser und Unterteilung der Schockformen

Abhängig von den auslösenden Ursachen werden **vier Schockformen** unterschieden (➤ Tab. 3.19):
- Hypovolämischer Schock
- Kardiogener Schock
- Obstruktiver Schock

Tab. 3.19 Auslöser und Unterteilung der Schockformen

Auslöser	Ursache	Schockform
Hypovolämie: Verlust von Wasser, Elektrolyten, Plasma oder Blut nach innen oder außen	Hypovolämie	Hypovolämischer Schock
Myokardiales Pumpversagen durch **kardiale** Auslöser: • Akuter Myokardinfarkt (➤ Kap. 3.1.1) • Herzrhythmusstörungen (➤ Kap. 3.1.6, ➤ Kap. 3.1.7) • Dekompensierte Herzinsuffizienz (➤ Kap. 3.1.2) • Herzklappenfehler • Myokarditis (➤ Kap. 3.1.1) • Kardiomyopathie	Herzinsuffizienz	Kardiogener Schock
Myokardiales Pumpversagen durch **extrakardiale** Auslöser: • Lungenarterienembolie LAE (➤ Kap. 3.1.8) • Spannungspneumothorax ➤ (Kap. 4.4) • Herzbeuteltamponade (Perikardtamponade) • Lebensbedrohlicher Asthmaanfall (Status asthmaticus; ➤ Kap. 3.2.1)	Herzinsuffizienz	Obstruktiver Schock
Allergische Reaktion mit Freisetzung von Mediatorsubstanzen (z. B. Histamin)	Gefäßinsuffizienz	Anaphylaktischer Schock (distributiver Schock)
Perfusionsstörung durch systemisch generalisierte Entzündungsreaktion nach Infektion durch Bakterien, Viren oder Pilze	Gefäßinsuffizienz	Septischer Schock (distributiver Schock)
Traumatische, intrazerebrale oder pharmakologische Blockade des sympathischen Nervensystems	Gefäßinsuffizienz	Neurogener Schock (distributiver Schock)

- Distributiver Schock:
  - Anaphylaktischer Schock
  - Septischer Schock
  - Neurogener Schock

Hypovolämischer Schock

„Der hypovolämische Schock ist definiert als Zustand unzureichender Durchblutung vitaler Organe mit konsekutivem Missverhältnis von Sauerstoffangebot und -verbrauch infolge intravasalen Volumenmangels mit kritisch verminderter kardialer Vorlast.“ (Adams et al. 2005)

Spezielle Formen des hypovolämischen Schocks

Einen Überblick über die speziellen Formen des hypovolämischen Schocks gibt ➤ Tab. 3.20.

Pathophysiologie

Stadium I: kompensierter Schock

- Auslösung der initialen Schockreaktionen ab einem Blutverlust von 500 ml und weniger als 750 ml oder einer Fehlverteilung in derselben Größenordnung
- Verminderung des venösen Rückstroms zum Herzen (Preload)
- Absinken des enddiastolischen Füllungsvolumens und des enddiastolischen Füllungsdrucks am Herzen
- Absinken des Schlagvolumens (SV) und Herzminutenvolumens (HMV) am Herzen

Tab. 3.20 Spezielle Formen des hypovolämischen Schocks

Spezielle Form	Charakteristik	Ursachen
Hämorrhagischer Schock	Blutverlust nach innen oder außen ohne traumatische Gewebeschädigung	• Aneurysmaruptur • Tubarruptur • Gastrointestinale Blutung • Ösophagusvarizenblutung • Boerhaave-Syndrom
Hypovolämischer Schock	Flüssigkeitsverlust nach innen oder außen ohne traumatische Gewebeschädigung	• Hitzeerschöpfung • Koma diabetikum • Paralytischer Ileus • Diarrhö • Diabetes insipidus
Traumatisch-hämorrhagischer Schock	Blutverlust nach innen oder außen durch ein Trauma	• Polytrauma • Thoraxtrauma • Abdominaltrauma • Beckentrauma
Traumatisch-hypovolämischer Schock	Flüssigkeitsverlust nach innen oder außen durch ein Trauma	Verbrennungstrauma

- Barorezeptoren im Karotissinus und Aortenbogen registrieren den RR-Abfall
- Enthemmung des Kreislauf- und Vasomotorenzentrums in der Medulla oblongata durch afferente Bahnen des peripheren Nervensystems
- **Sympathoadrenerge Reaktion** mit Ausschüttung der Katecholamine Adrenalin, Noradrenalin und Dopamin aus dem Nebennierenmark
- Vasokonstriktion der Arterien und Arteriolen durch Stimulation der α-Rezeptoren an Haut, Skelettmuskulatur, Nieren, Leber und Gastrointestinaltrakt
- Stimulation der β_1-Rezeptoren am Herzen:
  - Positive Inotropie (Herzkraftsteigerung)
  - Positive Chronotropie (Steigerung der Herzfrequenz)
  - Zunahme der Reizbildung (Bathmodropie)
  - Zunahme der Erregungsleitung (Dromotropie)
- Stimulation der β_2-Rezeptoren an der Leber mit Blutzuckeranstieg durch:
  - Steigerung der Glukoneogenese
  - Steigerung der Glykogenolyse
- Tachykardie ist ein frühes Zeichen des kompensierten Schocks
- Normotoner Blutdruck durch die Kompensationsmechanismen
- Veränderung des Kapillardruckgradienten zwischen arteriellem und venösem Gefäßschenkel in der Mikrozirkulation
- Einstrom von proteinarmer Flüssigkeit aus dem Interstitium in den Intravasalraum: Verminderung der Blutdruckdifferenz zwischen Arteriolen und Venolen im Kapillargebiet
- Dadurch primäre Kompensation der relativen oder absoluten Hypovolämie

Stadium II: dekompensierter Schock
- Fortschreiten der sympathoadrenergen Reaktion
- Physiologische Katecholaminspiegel um die 30- bis 50-fache Konzentration erhöht
- Zentralisation: Umverteilung des Volumens bei absoluter oder relativer Hypovolämie:
  - > 1.000 ml
  - > 20 % des zirkulierenden Volumens
- Hypoperfusion an Nieren und Leber reicht nur für den Strukturstoffwechsel
- Unterschreitung des kritischen Verschlussdrucks < 20 mmHg an terminalen Arteriolen:
  - Kollabieren der präkapillaren Sphinkter vorwiegend im Gastrointestinaltrakt
  - Ausschüttung von Endothelin aus dem Endothel der Arteriolen
  - Massive Vasokonstriktion und Zentralisation
- Mikrozirkulationsstörungen:
  - Hypoperfusion der Organe
  - Ischämie (Blut- und Sauerstoffmangel) in der Mikrozirkulation der Organe
  - Kapillärer Blutstillstand (Stase)

- Sauerstoffmangel in Zellen und Geweben (Hypoxie)
- Sauerstoffmangel in den Mitochondrien der Zellen (Hypoxydose)
- Umstellung von aerober zu anaerober Glykolyse
- Erhöhter Kohlendioxidgehalt im Blut (Hyperkapnie)
- Metabolische Azidose durch vermehrte Bildung von Pyruvat und Laktat
- Erhöhte Kapillar- und Zellmembranpermeabilität durch:
  - ATP-Mangel (Adenosintriphosphat)
  - Metabolische Azidose
  - Zerstörung der endothelialen Glykokalix
  - Systemische inflammatorische Entzündungsreaktion als Folge traumatischer Gewebsschädigung
- Erhöhter Natriumeinstrom in den Extravasalraum
- Erhöhung des osmotischen Drucks im Extravasalraum
- Weiterer Flüssigkeitsabstrom aus dem Intravasalraum
- Zunahme der intravasalen Hypovolämie
- Intravasale Hyperkaliämie durch verstärkten zellulären Kaliumausstrom
- Stase in der kapillären Mikrozirkulation mit weiteren Komplikationen:
  - Verklumpung der intravasalen Erythrozyten (Sludge-Phänomen)
  - Verklumpung der intravasalen Thrombozyten (Thrombozytenaggregation)
  - Verbrauch der Thrombozyten mit Thrombozytensturz (Thrombozytopenie)
  - Verbrauch einzelner Gerinnungsfaktoren (I, II, V, VII, VIII) ohne tatsächliche Blutgerinnung (Verbrauchskoagulopathie, DIC)
  - Bei Hämorrhagie: Verstärkung der Blutung durch sekundäre Hyperfibrinolyse

Stadium III: irreversibler Schock

- Schwerste metabolische Entgleisungen durch Hypoperfusion und Hypoxie
- Letaler Verlauf ist durch drei pathophysiologische Kriterien gekennzeichnet:
  - Metabolische Azidose
  - Ausfall des Zitratzyklus in den Zellen
  - Extrazellulärer Natriummangel
- Erhöhte Kapillar- und Zellmembranpermeabilität am Herzen durch:
  - Anaerobe Glykolyse
  - Metabolische Azidose
  - ATP-Mangel
- Verstärkter Natriumeinstrom in die Zellen
- Reduzierte Bildung kardialer Aktionspotenziale:
  - Abnahme der Herzfrequenz
  - Bradykarde Herzrhythmusstörungen
- Verminderung der kardialen Kontraktilität
- Myokardiales Pumpversagen
- Kreislaufstillstand mit pulsloser elektrischer Aktivität (PEA)
- Ausfall der Vasomotorik mit Vasodilatation durch:
  - Metabolische Azidose
  - Schädigung der α- und β-Rezeptoren

- Fehlende Reaktion auf körpereigene oder injizierte Katecholamine
- Vasodilatation der peripheren Arterien, Arteriolen und Venen
- Zelltod durch Ausfall der Energiegewinnung im Zitratzyklus

ACHTUNG

Tödlicher Diamant bei Trauma und Schock

Die bisherige Darstellung der tödlichen Trias, deren Punkte als Grund für die irreversiblen Verläufe im Schock dargestellt werden, ist um einen weiteren Punkt erweitert. Aus diesem Grund sprechen wir heute vom tödlichen Diamanten, der sich durch 4 Punkte charakterisiert:

1. Traumainduzierte Koagulopathie
2. Azidose
3. Hypothermie: pro Grad Celsius Abfall der Körperkerntemperatur sinkt die Aktivität der Gerinnungsproteasen um 10 %
4. Hypocalciämie (ionisiertes Calcium < 1 mmol/l; Normwert: 1,15–1,35 mmol/l)

Symptomatik

Stadium I:

- Unruhe, Angst
- Schläfrige Teilnahmslosigkeit
- Eventuell sensomotorische Verlangsamung
- Herabgesetzte Konzentrationsfähigkeit
- Patient wach, evtl. Bewusstseinsstörung
- Blässe
- Kühle bis kaltschweißige Haut
- Zyanose der Akren (nicht im hämorrhagischen Schock)
- Dyspnoe
- Tachypnoe
- Verzögerte Rekapillarisierungszeit (> 2 Sekunden)
- Blutdruck normal
- Durst
- Passagerer Anstieg des Blutzuckerspiegels (bis > 220 mg/dl)

Stadium II:

- Unruhe, Angst
- Verwirrtheit, Desorientiertheit
- Bewusstseinsstörung bis zur Bewusstlosigkeit
- Dyspnoe
- Tachypnoe
- Hypopnoe
- Blässe
- Kühle bis kalte Extremitäten
- Kaltschweißigkeit
- Zyanose der Akren (nicht im hämorrhagischen Schock)
- Blutdruck normal bis zur Hypotonie
- Erniedrigter Pulsdruck (Blutdruckamplitude)
- Verzögerte Rekapillarisierungszeit (> 2 Sekunden)
- Tachykardie
- Fadenförmiger, leicht unterdrückbarer Puls

- Fehlender peripherer Puls (Zentralisation)
- Oligurie (verminderte Urinausscheidung < 500 ml/d)

Stadium III:

- Bewusstlosigkeit
- Bradypnoe
- Hypopnoe
- Hypoventilation bis zum Atemstillstand
- Bradykardie
- Bradyarrhythmie
- Kreislaufstillstand (PEA)
- Hypotonie
- Erniedrigter Pulsdruck
- Blutdruck evtl. nicht mehr messbar
- Zentralisation
- Kühle bis eiskalte Haut
- Kaltschweißigkeit
- Vollständiger Kreislaufzusammenbruch
- Vollständiger Zusammenbruch des Stoffwechsels (Hypoglykämie)
- Anurie (verminderte Urinausscheidung < 100 ml/d)

Klassifizierung des hämorrhagischen Schocks ➤ Tab. 3.21.

Diagnostik

- Beurteilung der Einsatzstelle (Szene – Sicherheit – Situation; ➤ Kap. 2.1)
- Ersteindruck (➤ Kap. 2.2.2): potenziell kritisch oder potenziell nicht kritisch
- Bei äußeren Blutungen: C-ABCDE-Schema

Tab. 3.21 Klassifizierung des hämorrhagischen Schocks[a]

	Klasse I	Klasse II	Klasse III	Klasse IV
Menge des Blutverlusts (% des totalen Blutvolumens)	< 750 ml (< 15 %)	750–1.500 ml (15–30 %)	1.500–2.000 ml (bis 40 %)	2.000 ml (> 40 %)
Herzfrequenz (Schläge/min)	< 100	100–120	120–140	140
Blutdruck	Normal	Normal	Erniedrigt	Erniedrigt
Pulsdruck	Normal oder erhöht	Erniedrigt	Erniedrigt	Erniedrigt
Atemfrequenz	14–20	20–30	30–40	35
Urinausscheidung (ml/h)	30	20–30	5–15	Minimal
Mentaler Status	Etwas ängstlich	Ängstlich	Ängstlich, verwirrt	Verwirrt, teilnahmslos
Flüssigkeitsersatz	Kristalloid	Kristalloid	Kristalloid und Blutkomponenten	Kristalloid und Blutkomponenten

[a] modifiziert nach: American College of Surgeons (ACS) 2008.

ACHTUNG
Lebensrettende Schlüsselinterventionen haben Vorrang: „Stop the bleeding!"

- Initialbeurteilung nach dem XABCDE-Schema (➤ Kap. 2.3.2)
- Entscheidung: kritisch – nicht kritisch
- Leitsymptom(e) definieren
- Differenzialdiagnosen sammeln:
  - Hypovolämischer Schock
  - Traumatisch-hypovolämischer Schock
  - Hämorrhagischer Schock
  - Traumatisch-hämorrhagischer Schock

3

ACHTUNG
Bei traumatisch-hypovolämischem oder traumatisch-hämorrhagischem Schock: erweiterte Beurteilung erst, wenn der Patient nicht mehr kritisch ist!

- Erweiterte Beurteilung (➤ Kap. 2.4.2):
  - SAMPLER-OPQRST-Anamnese
  - Fokussierte Untersuchung anhand der Differenzialdiagnosen
  - Vitalzeichen und Messwerte erheben:
    - AF/min auszählen
    - PF/min auszählen
    - RR auskultatorisch; weiterhin kontinuierliche Messung (NIBP)
    - 6-Kanal-EKG
    - SpO_2
    - Blutzuckermessung (BZ-Test)
    - Messung der KKT

Therapie

- Lebensbedrohliche Blutung: Blutstillung (X-ABCDE/C-ABCDE; ➤ Kap. 2.3.1):
  - Kompressionsverband
  - Tourniquet
  - Hämostyptika
- Notarztruf
- Beruhigung
- Lagerung:
  - Bewusstsein erhalten: flache Rückenlage
  - Bewusstlosigkeit: stabile Seitenlage
- Hochdosierte Sauerstoffgabe 10–15 l/min
- Wärmeerhalt
- 1–2 großlumige periphere Venenzugänge
- Balancierte VEL
- Ggf. Druckinfusionstherapie
- Erwachsene mit kontrollierter Hämorrhagie: systolischer Blutdruck ≥ 100 mmHg (Normotonie)

- Erwachsene mit unkontrollierter Hämorrhagie:
  - Ohne Schädel-Hirn-Trauma (SHT)/spinales Trauma: permissive Hypotonie: systolischer RR 80–90 mmHg
  - Mit SHT/spinalem Trauma: systolischer RR mindestens 90 mmHg; idealerweise Normotonie
- Volumengabe bei Kindern: 20 ml/kg KG; evtl. bis zu zwei Repetitionen
- Medikamentöse Therapie (Kontraindikationen beachten):
  - Analgosedierung bei NRS ≥ 4 (lokales Protokoll):
    - Midazolam 0,025–0,05 mg/kg KG; Titrationsdosis: 1 mg (lokales Protokoll)
    - Midazolam 2,5 mg i. n., falls i. v./i. o. nicht möglich
    - Esketamin 0,125–0,25 mg/kg KG i. v./i. o.
    - Esketamin 0,5 mg/kg KG i. n., falls i. v./i. o. nicht möglich
    - Fentanyl: 0,05 mg i. v. titriert bis max. 0,2 mg; Ziel NRS ≤ 4
    - Sufentanil: 5 µg titriert bis max. 20 µg; Ziel: NRS ≤ 4
  - Antifibrinolyse: Tranexamsäure (TAX) 1 g als Kurzinfusion (100 ml NaCl 0,9 %) über 10 min
  - Calciumglukonat: 3 Ampullen, wenn ionisiertes Calcium: < 1 mmol/l)
- Vorbereitung/Assistenz bei der Behandlung durch den Notarzt, z. B.:
  - Vorbereitung von Narkose, Intubation und Beatmung
  - Vorbereitung einer Thoraxdrainage
  - Vorbereitung/Assistenz bei der Koniotomie (Cricothyreotomie)

BESONDERHEITEN

- Frühzeitige präklinische Gabe von TXA:
  - Rasche Abnahme der therapeutischen Effektivität.
  - 3 Stunden nach Blutungsbeginn ist kein antifibrinolytischer Effekt mehr zu erwarten.
- Keine Schocklage bei Traumapatienten:
  - Geringer bis fehlender Effekt der Preload-Erhöhung durch Autotransfusion
  - Verstärkung bestehender innerer Blutungen
  - Unnötige Mobilisation der Patienten
  - Mechanische Zwerchfellkompression mit potenzieller Verstärkung einer respiratorischen Insuffizienz

Kardiogener Schock

„*Der kardiogene Schock ist primär durch eine kritische Verminderung der (links-) kardialen Pumpleistung mit nachfolgend insuffizienter Sauerstoffversorgung der Organe gekennzeichnet. Die Diagnose wird anhand klinischer und hämodynamischer Kriterien gestellt und erfordert den Ausschluss anderer korrigierbarer Faktoren sowie den Nachweis einer kardialen Dysfunktion.*“ (Adams et al. 2005; Topalian et al. 2008)

Ursachen

Die Auslöser, die dem kardiogenen Schock zugrunde liegen, sind in (➤ Tab. 3.22) aufgelistet.

Tab. 3.22 Ursachen des kardiogenen Schocks

Ursache	Auslöser	Folge
Myogene	• Myokardinfarkt • Kardiomyopathie • Myokarditis • Ventrikuläre Hypertrophie • Medikamentenintoxikation	Kardiogener Schock
Rhythmogene	• Tachykarde Herzrhythmusstörungen: ventrikuläre bzw. supraventrikuläre Tachykardie • Bradykarde Herzrhythmusstörungen: – AV-Block III° – Idioventrikulärer Rhythmus	Kardiogener Schock

Pathophysiologie

- Ausgangspunkt:
  - Systolische Funktionsstörung mit reduziertem Schlagvolumen
- Folge:
  - Sympathoadrenerge Reaktion (SAR):
    - Anstieg der Herzfrequenz
    - Vasokonstriktion von Arterien, Arteriolen und Venen
    - Vasodilatation der Koronararterien
    - Ziel: Aufrechterhaltung eines adäquaten HMV und einer suffizienten Organdurchblutung
  - Erhöhung des Preload durch Zunahme des venösen Rückstroms
  - Erhöhung der myokardialen Vordehnung
  - Zunahme der myokardialen Kontraktilität durch Steigerung der Kontraktionsreserven
  - Veränderung des Kapillardruckgradienten mit Einstrom proteinarmer Flüssigkeit in den Intravasalraum
  - Aktivierung des Renin-Angiotensin-Aldosteron-Systems (RAAS) aufgrund einer Hypoperfusion der Nieren
  - Anstieg von Angiotensin II mit Verstärkung der Vasokonstriktion und der Ischämie an Organen und Geweben
  - Volumenzunahme im Intravasalraum durch Anstieg von Aldosteron
  - Freisetzung des antidiuretischen Hormons (ADH) durch Hypotonie und hohe Katecholaminspiegel
  - Steigerung der Nachlast durch massive Vasokonstriktion
  - Zunahme des peripheren Gefäßwiderstands
  - Hypoperfusion der Organe und Gewebe
  - Zentralisation: Haut, Skelettmuskulatur, Gastrointestinaltrakt, Leber, Nieren
  - Abnahme der Kontraktilität durch Erhöhung der Nachlast am Herzen
  - Verminderung der Koronarperfusion
  - Entstehung eines Teufelskreises (Circulus vitiosus):
    - Verminderung der Koronarperfusion
    - Myokardiale Ischämie
    - Abnahme der myokardialen Kontraktilität

- Zunehmender ATP-Mangel am Herzen
- Versagen der ATP-abhängigen Ionenpumpen der Zellmembranen:
  - Abnahme der Herzfrequenz (Bradykardie)
  - Herzrhythmusstörungen (Bradyarrhythmie)
- Irreversible Ischämie der Myokardzellen
- Myokardnekrosen
- Myokardiales Pumpversagen bis zum Kreislaufstillstand

Symptomatik

- Agitiertheit
- Angst, Todesangst
- Vernichtungsschmerz
- Retrosternale Schmerzen
- Schmerzausstrahlung je nach auslösender Ursache
- Vigilanzminderung bis zum Koma (zerebrale Ischämie und Hypoxie)
- Gestaute Halsvenen (obere Einflussstauung)
- Dyspnoe, Orthopnoe, Tachypnoe
- Brodelnde und rasselnde Atemgeräusche (kardiales Lungenödem)
- Erschwerte Ausatmung mit verlängertem Exspirium (Asthmaanfall)
- Zyanose (persistierend bei fulminanter LAE)
- Blässe
- Kühle, kalte und feuchte Haut
- Kaltschweißigkeit
- Verzögerte Rekapillarisierungszeit (> 2 Sekunden)
- Verminderte Venenfüllung bis zum Venenkollaps
- Zentralisation
- Fehlende Radialispulse Zentralisation
- Kompensatorische Sinustachykardie
- Bradykarde Herzrhythmusstörungen
- Tachykarde Herzrhythmusstörungen
- Anzeichen für STEMI (Myokardinfarkt)
- Hypotonie (RR systolisch < 100 mmHg)

Diagnostik

- Beurteilung der Einsatzstelle (Szene – Sicherheit – Situation; ➤ Kap. 2.1)
- Ersteindruck (➤ Kap. 2.2.2): potenziell kritisch oder potenziell nicht kritisch
- Initialbeurteilung nach dem ABCDE-Schema (➤ Kap. 2.3.2)
- Entscheidung: kritisch – nicht kritisch
- Leitsymptom(e) definieren
- Differenzialdiagnosen sammeln:
  - Akuter Myokardinfarkt (AMI; ➤ Kap. 3.1.1)
  - Akute Herzrhythmusstörungen (➤ Kap. 3.1.6, ➤ Kap. 3.1.7)
  - Akut dekompensierte Herzinsuffizienz (➤ Kap. 3.1.2)
  - Herzklappenfehler

- Myokarditis
- Kardiomyopathie
- Fulminante LAE (➤ Kap. 3.1.8)
- Spannungspneumothorax (➤ Kap. 4.4)
- Perikardtamponade
- Lebensbedrohlicher Asthmaanfall (Status asthmaticus; ➤ Kap. 3.2.1)

- Erweiterte Beurteilung (➤ Kap. 2.4.2):
  - SAMPLER-OPQRST-Anamnese
  - Fokussierte Untersuchung anhand der Differenzialdiagnosen
  - Vitalzeichen und Messwerte erheben:
    - AF/min auszählen
    - PF/min auszählen
    - RR auskultatorisch; weiterhin kontinuierliche Messung (NIBP)
    - 6-Kanal-EKG
    - 12-Kanal-EKG (bei Thoraxschmerz innerhalb von 10 min nach Erstkontakt)
    - SpO_2
    - $etCO_2$
    - Blutzuckermessung (BZ-Test)
    - Messung der KKT

Therapie

- Notarztruf
- Beruhigung
- Lagerung:
  - Bewusstsein erhalten: Oberkörper 15–30° erhöht
  - Bewusstlosigkeit: stabile Seitenlage
- Hochdosierte Sauerstoffgabe (10–15 l/min)
- Peripherer Venenzugang

ACHTUNG

Keine i. m. Injektionen wegen bevorstehender Lysetherapie!

- Balancierte VEL
- Langsamer Tropf zum Offenhalten der Vene (KVOR: keep vene open rate)
- Eventuell vorsichtiger Volumenbolus bei Rechtsherzbelastung (Notarzt): < 500 ml über 15–30 min
- Keine Vorlastsenkung durch Nitrate (Hypotonie)
- Medikamentöse Therapie (Kontraindikationen beachten):
  - Antiemetikum, z. B.:
    - Ondansetron 4 mg i. v.
    - Granisetron 1–3 mg i. v. (10–40 µg/kg KG)
    - Dimenhydrinat 62 mg i. v.
  - Analgesie: Morphin 2 mg i. v. titriert bis max. 10 mg. Ziel: NRS ≤ 4
  - Analgesie: Fentanyl: 0,05 mg i. v. titriert bis max. 0,2 mg; Ziel NRS ≤ 4
  - Sufentanil: 5 µg titriert bis max. 20 µg; Ziel: NRS ≤ 4
  - Thrombozytenaggregationshemmung bei ACS:

Acetylsalicylsäure (ASS) 75–250 mg i. v. (ESC-Leitlinie ACS [Deutsche Gesellschaft für Kardiologie 2023]
- Antikoagulation bei ACS: Heparin 70–100 IE/kg KG (ESC-Leitlinie ACS [Deutsche Gesellschaft für Kardiologie 2023]
- Bronchodilatation bei lebensbedrohlichem Asthmaanfall:
  - Salbutamol 2,5–5 mg unverdünnt inhalativ (lokales Protokoll)
  - Ipratropiumbromid 500 µg unverdünnt inhalativ (lokales Protokoll)
  - Methylprednisolon 50–100 mg bzw. 1 mg/kg KG i. v. (lokales Protokoll)
  - NIV
- Bradykarde Herzrhythmusstörungen:
  - Atropinsulfat 0,5 mg alle 3–5 min bis max. 3 mg i. v. (ERC 2025)
  - Atropinsulfat 1 mg alle 3–5 min bis max. 3 mg (AHA 2025)
  - Epinephrinperfusor 2–10 µg/min
  - Transthorakale Schrittmachertherapie
- Tachykarde Herzrhythmusstörungen:
  - Kardioversion
  - Bei drei erfolglosen Kardioversionen: Amiodaron 150 mg i. v. in G5 %-Infusion (100 ml) als Kurzinfusion über 10 min (AHA 2025) bzw. 300 mg als Kurzinfusion über 10–60 min (ERC 2025)

• Vorbereitung/Assistenz bei der Behandlung durch den Notarzt, z. B.:
  - Vorbereitung von Narkose, Intubation und Beatmung
  - Vorbereitung der Katecholamintherapie:
    - Dobutamin 250 mg ≙ 50 ml in eine 50-ml-Perfusorspritze
    - Norepinephrin 5 mg ≙ 5 ml mit 45 ml NaCl 0,9 % in eine 50-ml-Perfusorspritze
• Zügiger Transport in eine Klinik mit Herzkatheterlabor bei ACS

BESONDERHEITEN

• Die Prognose der Patienten ist abhängig vom Auslöser des kardiogenen Schocks.
• 5–10 % aller Patienten mit ACS erleiden einen kardiogenen Schock.
• Die Letalität des kardiogenen Schocks bei akutem Myokardinfarkt liegt bei 50–80 % der Betroffenen.
• Der kardiogene Schock ist bei Patienten mit AMI die häufigste Todesursache.

Obstruktiver Schock

Der **obstruktive Schock** führt durch eine kardiale Leistungsbehinderung zu einer akuten Kreislaufinsuffizienz. Dem obstruktiven Schock liegt entweder eine **extrakardiale Flussbehinderung** oder eine **intra- bzw. extrakardiale Füllungsbehinderung** zugrunde, die durch unterschiedliche Auslöser entstehen (➤ Tab. 3.23). Beide ziehen aufgrund einer Leistungsbehinderung am Herzen eine schwere akute Herzinsuffizienz nach sich.

Tab. 3.23 Auslöser und Folgen des obstruktiven Schocks

Auslöser	Folge
Lungenarterienembolie	Extrakardiale Flussbehinderung
Spannungspneumothorax Perikardtamponade Lebensbedrohlicher Asthmaanfall (Status asthmaticus)	Intra- bzw. extrakardiale Füllungsbehinderung

Pathophysiologie

- Ausgangspunkt:
  - Diastolische Störung mit Beeinträchtigung der ventrikulären Füllung
- **Lungenarterienembolie (LAE):**
  - Embolus in den Pulmonalarterien oder ihren Verästelungen
  - Erhöhung der rechtsventrikulären Nachlast mit Anstieg des Afterload
  - Trikuspidalklappeninsuffizienz
  - Erhöhung der rechtsventrikulären Wandspannung
  - Pulmonale Hypertonie vor dem Verschluss mit Rückstau in den rechten Ventrikel
  - Erhöhte myokardiale Vordehnung und Überdehnung des rechten Ventrikels
  - Zentralvenöse Hypertonie: gestaute Jugularvenen
  - Erhöhung des myokardialen Sauerstoffverbrauchs am rechten Herzen
  - Akute Rechtsherzinsuffizienz mit Rechtsherzversagen
  - Dekompensation des linken Ventrikels aufgrund der extrakardialen Füllungsbehinderung
  - Akute Kreislaufinsuffizienz mit global dekompensierter Herzinsuffizienz
  - Ausbildung eines obstruktiven Schocks:
    - Mikrozirkulationsstörungen
    - Metabolische Azidose
    - Disseminierte intravasale Koagulopathie (DIC)
  - Drohender Kreislaufstillstand im weiteren Verlauf
  - Initialer Kreislaufstillstand bei Makroembolie durch Verschluss des Truncus pulmonalis
- **Spannungspneumothorax:**
  - Extrakardiale Füllungsbehinderung
  - Erhöhung des intrathorakalen Drucks
  - Verminderung des venösen Rückstroms (Preload)
  - Verminderung des enddiastolischen Füllungsdrucks und des enddiastolischen Füllungsvolumens
  - Verminderung des Schlag- und Herzminutenvolumens durch:
    - Leistungsbehinderung des rechten Ventrikels
    - Minderleistung des linken Ventrikels
  - Akute Kreislaufinsuffizienz mit Hypoperfusion der Organe und Gewebe
- **Perikardtamponade:**
  - Intrakardiale Füllungsbehinderung durch Blutansammlung im Perikard
  - Verminderung des enddiastolischen Füllungsvolumens und des Füllungsdrucks

  - Verminderung des Schlag- und Herzminutenvolumens
  - Akute Kreislaufinsuffizienz mit Hypotonie und Organminderperfusion
- **Lebensbedrohlicher Asthmaanfall (Status asthmaticus):**
  - Erhöhung des intrathorakalen und intrapulmonalen Drucks
  - Verminderung des venösen Rückstroms (Preload)
  - Verminderung des enddiastolischen Füllungsdrucks und des enddiastolischen Füllungsvolumens
  - Verminderung des Schlag- und Herzminutenvolumens durch extrakardiale Füllungsbehinderung
  - Akute Kreislaufinsuffizienz mit Hypoperfusion der Organe und Gewebe

Symptomatik

- Agitiertheit
- Angst, Todesangst
- Vernichtungsschmerz
- Retrosternale Schmerzen
- Schmerzausstrahlung je nach auslösender Ursache
- Vigilanzminderung bis zum Koma (zerebrale Ischämie und Hypoxie)
- Gestaute Halsvenen (obere Einflussstauung)
- Dyspnoe, Orthopnoe, Tachypnoe
- Blässe
- Kühle, kalte und feuchte Haut
- Kaltschweißigkeit
- Verzögerte Rekapillarisierungszeit (> 2 Sekunden)
- Verminderte Venenfüllung bis zum Venenkollaps
- Fehlende Radialispulse (Zentralisation)
- Kompensatorische Sinustachykardie
- Hypotonie (RR systolisch < 100 mmHg)
- **Lungenarterienembolie (LAE):**
  - Persistierende Zyanose trotz Sauerstoffgabe
  - Retrosternale Vernichtungsschmerzen (meist abgrenzbar)
  - Plötzlich einsetzende, massive Dyspnoe
  - Tachypnoe
  - Veränderungen im EKG (z. B. SIQIIITIII-Typ, invertierte T-Welle, RSB)
- **Lebensbedrohlicher Asthmaanfall (Status asthmaticus):**
  - Exspiratorischer Stridor
  - Verlängertes Exspirium
  - Giemen und Brummen
  - Hypopnoe, Hypoventilation (silent lung)
  - Drohende Erschöpfung bei akuter respiratorischer Insuffizienz
- **Spannungspneumothorax:**
  - Fehlendes Atemgeräusch auf der betroffenen Seite
  - Thorakale Prellmarken
  - Instabiler Thorax; paradoxe Atmung
  - Gestaute Halsvenen
  - Fehlende Radialispulse
  - Akute plötzliche Vigilanzminderung

- **Perikardtamponade: Beck-Trias**
  - Zentralvenöse Hypertonie: gestaute Halsvenen
  - Arterielle Hypotonie
  - Abgeschwächte (gedämpfte) Herztöne

Diagnostik

- Beurteilung der Einsatzstelle (Szene – Sicherheit – Situation; ➤ Kap. 2.1)
- Ersteindruck (➤ Kap. 2.2.2): potenziell kritisch oder potenziell nicht kritisch
- Initialbeurteilung nach dem ABCDE-Schema (➤ Kap. 2.3.2)
- Entscheidung: kritisch – nicht kritisch
- Leitsymptom(e) definieren
- Differenzialdiagnosen sammeln:
  - Akuter Myokardinfarkt (AMI; ➤ Kap. 3.1.1)
  - Akute Herzrhythmusstörungen (➤ Kap. 3.1.6, ➤ Kap. 3.1.7)
  - Akut dekompensierte Herzinsuffizienz (➤ Kap. 3.1.2)
  - Herzklappenfehler
  - Myokarditis
  - Kardiomyopathie
  - Fulminante LAE (➤ Kap. 3.1.8)
  - Spannungspneumothorax (➤ Kap. 4.4)
  - Perikardtamponade
  - Lebensbedrohlicher Asthmaanfall (Status asthmaticus; ➤ Kap. 3.2.1)
- Erweiterte Beurteilung (➤ Kap. 2.4.2):
  - SAMPLER-OPQRST-Anamnese (internistische Ursache)
  - Fokussierte Untersuchung anhand der Differenzialdiagnosen
  - Vitalzeichen und Messwerte erheben:
    - AF/min auszählen
    - PF/min auszählen
    - RR auskultatorisch; weiterhin kontinuierliche Messung (NIBP)
    - 6-Kanal-EKG
    - 12-Kanal-EKG (bei Thoraxschmerz: innerhalb von 10 min nach Erstkontakt)
    - SpO_2
    - $etCO_2$
    - Blutzuckermessung (BZ-Test)
    - Messung der KKT

Therapie

ACHTUNG

Spannungspneumothorax: Nadeldekompression als lebensrettende Schlüsselintervention bei der Initialbeurteilung.

- Notarztruf
- Beruhigung

- Lagerung:
  - Bewusstsein erhalten: Oberkörper 15–30° erhöht
  - Bewusstlosigkeit: stabile Seitenlage
  - Spannungspneumothorax: Rückenlage zur Entlastungspunktion
- Hochdosierte Sauerstoffgabe (10–15 l/min)
- Peripherer Venenzugang
- Balancierte VEL
- Langsamer Tropf zum Offenhalten der Vene (KVOR: keep vene open rate)
- Eventuell vorsichtiger Volumenbolus bei Rechtsherzbelastung (Notarzt): < 500 ml über 10–30 min bei akuter LAE
- Keine Vorlastsenkung durch Nitrate (Hypotonie)
- Medikamentöse Therapie (Kontraindikationen beachten):
  - Antiemetikum, z. B.:
    - Ondansetron 4 mg i. v.
    - Granisetron 1–3 mg i. v. (10–40 µg/kg KG)
    - Dimenhydrinat 62 mg i. v.
  - Analgesie: z. B.
    - Morphin 2 mg i. v. titriert bis max. 10 mg. Ziel: NRS ≤ 4
    - Fentanyl 0,05 mg i. v. titriert bis max. 0,2 mg. Ziel: NRS ≤ 4
    - Sufentanil 5 µg i. v. titriert bis max. 20 µg; Ziel: NRS ≤ 4
  - Bronchodilatation bei lebensbedrohlichem Asthmaanfall:
    - Salbutamol 2,5–5 mg unverdünnt inhalativ (lokales Protokoll)
    - Ipratropiumbromid 500 µg unverdünnt inhalativ (lokales Protokoll)
    - Methylprednisolon 50–100 mg bzw. 1 mg/kg KG i. v. (lokales Protokoll)
    - NIV
- Vorbereitung/Assistenz bei der Behandlung durch den Notarzt, z. B.:
  - Vorbereitung von Narkose, Intubation und Beatmung
  - Vorbereitung der Katecholamintherapie (LAE, Status asthmaticus):
    - Dobutamin 250 mg ≙ 50 ml in eine 50-ml-Perfusorspritze
    - Norepinephrin 5 mg ≙ 5 ml mit 45 ml NaCl 0,9 % in eine 50-ml-Perfusorspritze
- Zügiger Transport in eine Klinik mit entsprechender Eignung (Innere, Traumatologie)

Anaphylaktischer Schock

➢ Kap. 3.1.12

Septischer Schock

➢ Kap. 8.2

Neurogener Schock

Der neurogene Schock ist eine Verteilungsstörung des zirkulierenden Blutvolumens **(distributiver Schock),** die durch ein Ungleichgewicht zwischen der sympathischen und der parasympathischen Regulation der glatten Gefäßmuskulatur ausgelöst wird und eine generalisierte Vasodilatation und relative Hypovolämie zur Folge hat.

Ursachen

- Halswirbelsäulentrauma
- Wirbelsäulentrauma (obere BWS bis Th6, seltener LWS)
- Subarachnoidalblutung mit Hirnstammischämie
- Epilepsie/Status epilepticus
- Entzündliche Hirnstammprozesse (Guillan-Barré-Syndrom [GBS])
- Dekompensierter Hirntumor mit Hirnödem und Hirndruck
- Schädel-Hirn-Trauma mit Hirnödem und Hirndruck
- Intoxikation mit Sympathikolytika (z. B. β-Rezeptorenblocker)
- Starke Schmerzsituationen

Pathophysiologie

- Blockade oder Ausfall des Sympathikotonus
- Fehlende Katecholaminausschüttung aus dem Nebennierenmark
- Vasodilatation der Arterien, Arteriolen und Venen
- Verminderter venöser Rückstrom (Preload)
- Verminderung des enddiastolischen Füllungsvolumens
- Verminderung des enddiastolischen Füllungsdrucks
- Verminderung der myokardialen Vordehnung
- Abnahme des Schlag- und Herzminutenvolumens
- Blutdruckabfall
- Venöses Pooling durch Versacken des Blutes in der Peripherie
- Akute Kreislaufinsuffizienz durch relative Hypovolämie
- Mikrozirkulationsstörungen durch Hypoperfusion der Organe:
  - Ischämie der Organe und Gewebe
  - Hypoxämie, Hypoxie und Hypoxydose in den Zellen
  - Anaerobe Glykolyse und metabolische Azidose
- Fehlen der kompensatorischen Gegenregulation:
  - Puls- und Herzfrequenz normofrequent bis zur Bradykardie
  - Fehlen einer Zentralisation (Katecholaminmangel)
  - Fehlen einer kompensatorischen Tachypnoe
  - Keine sympathoadrenerge Kaltschweißigkeit
  - Fehlen einer adrenergen Mydriasis

Symptomatik

- Traumakinematik:
  - Sturz aus großer Höhe
  - Hochrasanztrauma
- Vigilanzminderung bis zur Bewusstlosigkeit (zerebrale Ischämie und Hypoxie)
- Normofrequente Puls- und Herzfrequenz
- Bradykardie
- EKG: Sinusrhythmus, Sinusbradykardie
- Eupnoe
- Bradypnoe
- Kühle, blasse, trockene Haut
- Fehlende Schweißbildung
- Eventuell Pupillenverengung (Miosis)
- Hypotonie
- Periphere Pulse vorhanden (keine Zentralisation)
- Sensomotorische Defizite
- Missempfinden, Kribbeln und/oder Taubheitsgefühl in den Extremitäten (Parästhesien)
- Lähmungserscheinungen der unteren Extremitäten (Paraplegie) bei tiefem Querschnitt
- Lähmungen aller Extremitäten (Tetraplegie) bei hohem Querschnitt
- Verminderte Schmerzwahrnehmung (Hypästhesien)
- Hinweis auf Intoxikationen (leere Tablettenschachteln)
- Hypoglykämie (Intoxikation mit β-Rezeptorenblockern)
- Bradykarde Herzrhythmusstörungen (Intoxikation mit β-Rezeptoren-blockern)
- Unkontrollierter Stuhl- und/oder Harnabgang
- Spontanerektion
- Begleitsymptomatik weiterer Traumata

Diagnostik

- Beurteilung der Einsatzstelle (Szene – Sicherheit – Situation; ➤ Kap. 2.1)
- Ersteindruck (➤ Kap. 2.2.2): potenziell kritisch oder potenziell nicht kritisch
- Initialbeurteilung nach dem ABCDE-Schema (➤ Kap. 2.3.2)
- Entscheidung: kritisch – nicht kritisch
- Leitsymptom(e) definieren
- Bei internistischer Ursache Differenzialdiagnosen sammeln:
  - Medikamentenintoxikation (➤ Kap. 8.1.3)
  - Epilepsie/Status epilepticus (➤ Kap. 7.3)
  - Hirntumor
  - Entzündliche Hirnstammprozesse (z. B. multiple Sklerose, Meningitis)
  - Subarachnoidalblutung (SAB; ➤ Kap. 7.2.1)

- Erweiterte Beurteilung (➤ Kap. 2.4.2):
  - SAMPLER-OPQRST-Anamnese
  - Fokussierte Untersuchung anhand der Differenzialdiagnosen
  - Vitalzeichen und Messwerte erheben:
    - AF/min auszählen
    - PF/min auszählen
    - RR auskultatorisch; weiterhin kontinuierliche Messung (NIBP)
    - 6-Kanal-EKG
    - SpO_2
    - Blutzuckermessung (BZ-Test)
    - Messung der KKT

Therapie

- Bei Rettung aus dem Fahrzeug:

Grundsatz: life before limb:
  - Sofortige Rettung:
    - Rautek-Rettungsgriff
  - Schnelle (zeitkontrollierte) Rettung:
    - mit dem Spineboard (rapid extrication)
    - mit KED (Kendrick Extrication Device) nach Stabilisierung und technischer Rettung
- Notarztruf
- Beruhigung
- Lagerung:
  - Bewusstsein erhalten: Flachlagerung unter Immobilisation
  - Bewusstlosigkeit: Flachlagerung in Inline-Position und Immobilisation
- Absaugbereitschaft sicherstellen
- Hochdosierte Sauerstoffgabe (10–15 l/min)
- 1–2 großlumige periphere Venenzugänge
- Balancierte VEL
- Zügige Volumentherapie: 500–1.000–2.000 ml VEL
- Wärmeerhalt
- Medikamentöse Therapie (Kontraindikationen beachten):
  - Antiemetikum, z. B.:
    - Ondansetron 4 mg i. v.
    - Granisetron 1–3 mg i. v. (10–40 µg/kg KG)
    - Dimenhydrinat 62 mg i. v.
  - Analgesie:
    - Esketamin 0,125–0,25 mg/kg KG i. v.
    - Esketamin 0,5 mg/kg KG i. n. (lokales Protokoll)
    - Fentanyl 0,05 mg i. v. titriert bis max. 0,2 mg. Ziel: NRS ≤ 4
    - Sufentanil 5 µg i. v. titriert bis max. 20 µg; Ziel: NRS ≤ 4
  - Bradykarde Herzrhythmusstörungen:
    - Atropinsulfat 0,5 mg alle 3–5 min bis max. 3 mg i. v. (ERC 2025)
    - Atropinsulfat 1 mg alle 3–5 min bis max. 3 mg i. v. (AHA 2025)

- Vorbereitung/Assistenz bei der Behandlung durch den Notarzt, z. B.:
  - Vorbereitung von Narkose, Intubation und Beatmung
  - Vorbereitung der Katecholamintherapie:
    - Dobutamin 250 mg ≙ 50 ml in eine 50-ml-Perfusorspritze
    - Norepinephrin 5 mg ≙ 5 ml mit 45 ml NaCl 0,9 % in eine 50-ml-Perfusorspritze
- Zügiger Transport in eine geeignete Klinik mit Voranmeldung

BESONDERHEITEN

- Keine Verwendung des Begriffs „spinaler Schock" im Zusammenhang mit dem neurogenen Schock
- Spinaler Schock: beschreibt den posttraumatischen Funktionszustand des Rückenmarks nach Wirbelsäulentrauma mit folgenden Symptomen:
  - Areflexie
  - Schlaffe Paresen
  - Sensibilitätsverlust

3.2 Respiratorische Notfälle

3.2.1 Asthma bronchiale

Definition: akuter Anfall von hochgradiger Dyspnoe mit deutlich erschwertem und verlängertem Exspirium aufgrund einer akuten bronchialen Obstruktion. Zwei Formen werden unterschieden:
- Allergisches (extrinsisches) Asthma
- Nichtallergisches (intrinsisches) Asthma

Ursachen

Extrinsisches Asthma: exogene Faktoren

- Allergenkontakte:
  - Inhalativ
  - Per os
  - Perkutan
  - Parenteral
- Medikamente: Acetylsalicylsäure oder NSAR (z. B. Diclofenac, Ibuprofen)
- Infektionen der Atemwege (respiratorische Virusinfektionen < 3 Jahre v. a. durch Rhinoviren)
- Nahrungsmittel, z. B.:
  - Eiweiße (häufig)
  - Konservierungsmittel
- Insektengifte, z. B.:
  - Bienen
  - Wespen

Intrinsisches Asthma: endogene Faktoren

- Genetische Prädisposition
- Körpergewicht
- Körperliche Belastung
- Kälteexposition
- Rauch, Nebel
- Angst
- Stress (psychogenes Asthma)

Pathogenese

Für die akute Obstruktion der unteren Atemwege sind drei Faktoren (Asthma-Trias) verantwortlich:
1. Spasmus der Bronchialmuskulatur: Bronchiolenspasmus
2. Ödem der Bronchialschleimhaut
3. Hyper- und Dyskrinie: vermehrte Produktion und Absonderung eines zähen, kaum abhustbaren Schleims aus den Drüsen der Bronchialschleimhaut

In der Notfallmedizin erfolgt eine Unterteilung in einen leichten, schweren und lebensbedrohlichen Anfall (Status asthmaticus; ➤ Tab. 3.24).

Pathophysiologie

- IgE-vermittelte allergische Reaktion (extrinsisches Asthma)
- Entzündliche Reaktion der Bronchien (intrinsisches Asthma)
- Ausschüttung von Histamin aus den Mastzellen als Folge einer Antigen-Antikörper-Reaktion
- Durch Histamin bedingte Auslösung der **Trias des Asthmaanfalls:**
  - Spasmus der Bronchialmuskulatur
  - Ödem der Bronchialschleimhaut
  - Hyper- und Dyskrinie

Tab. 3.24 Klassifizierung des Schweregrads im Asthmaanfall

Leichter Anfall	Schwerer Anfall	Lebensbedrohlicher Anfall (Status asthmaticus)
• Normales Sprechen • AF < 25/min • HF < 110/min	• Sprechdyspnoe • AF > 25/min • HF > 110/min	• Fehlendes Atemgeräusch (silent lung) • Frustrane Atemarbeit • Flache Atmung • Zyanose • Bradykardie oder arterielle Hypotonie • Erschöpfung, Konfusion oder Koma • $SpO_2 < 92\,\%$

AF = Atemfrequenz, HF = Herzfrequenz, SpO2 = pulsoxymetrisch gemessene Sauerstoffsättigung

- Erschwerte und verlängerte Exspiration durch die Kaliberschwankungen der Bronchiolen bei In- und Exspiration
- Hyperkapnie
- Gefahr der CO_2-Narkose
- Hypoxie
- Respiratorische Azidose
- Erhöhung des Atemwegswiderstands (Resistance)
- Gefahr: Airtrapping mit alveolärer Überblähung
- Sympathoadrenerge Reaktion mit erhöhter Katecholaminausschüttung:
  - Tachypnoe
  - Tachykardie
  - Blutdruck normal oder erhöht bis zur Hypertonie

Zusätzlich bei lebensbedrohlichem Asthmaanfall (Status asthmaticus):

- Obstruktiver Schock bei akuter Rechtsherzdekompensation
- Silent Lung im Vollbild des Airtrapping mit akuter Hypoventilation
- Koma bei CO_2-Narkose und respiratorischer Erschöpfung

Symptomatik

- Unruhe, Angst
- Verwirrtheit, Konfusion (zerebrale Hypoxie und Hyperkapnie)
- Dyspnoe
- Orthopnoe
- Tachypnoe
- Sprechdyspnoe
- Deutlich erschwerte Exspiration
- Giemen und Brummen bei der Exspiration (exspiratorischer Stridor)
- Unproduktiver Reizhusten
- Zyanose
- Warme Haut
- Warmschweißigkeit
- Tachykardie
- Blutdruck normal bis erhöht
- Eventuell Hypertonie (sympathoadrenerge Reaktion)
- Bei lebensbedrohlichem Anfall mit obstruktivem Schock:
  - Bradykardie
  - Bradyarrhythmie
  - Herzrhythmusstörungen
  - Hypotonie
  - Gestaute Halsvenen (obere Einflussstauung)
  - Vigilanzminderung bis zum Koma
  - Kaum auskultatorisch hörbare Atemgeräusche (silent lung)
  - Bradypnoe
  - Hypoventilation
  - Drohender Kreislaufstillstand

Diagnostik

- Beurteilung der Einsatzstelle (Szene – Sicherheit – Situation; ➤ Kap. 2.1)
- Ersteindruck (➤ Kap. 2.2.2): potenziell kritisch oder potenziell nicht kritisch
- Initialbeurteilung nach dem ABCDE-Schema (➤ Kap. 2.3.2)
- Entscheidung: kritisch – nicht kritisch
- Leitsymptom(e) definieren
- Differenzialdiagnosen sammeln:
  - Asthma bronchiale/Status asthmaticus
  - Pneumonie
  - Bronchitis
  - Exazerbierte COPD (➤ Kap. 3.2.2)
  - Kardiales Lungenödem (➤ Kap. 3.1.3)
  - Vocal Cord Dysfunction (plötzliche Verengung der Stimmbänder)
  - Aspirationssyndrom
- Erweiterte Beurteilung (➤ Kap. 2.4.2):
  - SAMPLER-OPQRST-Anamnese
  - Fokussierte Untersuchung anhand der Differenzialdiagnosen
  - Vitalzeichen und Messwerte erheben:
    - AF/min auszählen
    - PF/min auszählen
    - RR auskultatorisch; weiterhin kontinuierliche Messung (NIBP)
    - 6-Kanal-EKG
    - 12-Kanal-EKG (bei Thoraxschmerz innerhalb der ersten 10 min nach Erstkontakt)
    - SpO_2
    - $etCO_2$ (möglichst frühzeitig unter Spontanatmung!)
    - Blutzuckermessung (BZ-Test)
    - Messung der KKT

Therapie

- Notarztruf
- Beruhigung
- Lagerung:
  - Kreislaufstabil: Oberkörper 60–90° erhöht; evtl. sitzende Lagerung
  - Obstruktiver Schock: Oberkörper 15–30° erhöht
  - Bewusstlosigkeit: stabile Seitenlage
- O_2-Gabe 10–15 l/min über Sauerstoffmaske mit Reservoir bei akuter Hypoxie
- O_2-Gabe 6–8 l/min über Sauerstoff-Verneblermaske. Ziel: SpO_2 92–95 % (S2k-Leitlinie zur fachärztlichen Diagnostik und Therapie von Asthma; 2023) bzw. 93–95 % Erwachsene und 94–98 % Kinder (Global Initiative for Asthma 2024)
- Erläuterung und Anleitung zur Lippenbremse
- NIV bei:
  - Zunehmender Agitiertheit

  - Drohender respiratorischer Erschöpfung
  - Resistenz gegenüber der medikamentösen Therapie
- Ggf. assistierte Beatmung bei mangelnder Kooperation und Hypoventilation
- Peripherer Venenzugang
- Balancierte VEL:
  - Trägerlösung für Medikamente
  - Flüssigkeitszufuhr zur Sekretverflüssigung: 250–500 ml
- Medikamentöse Therapie (Kontraindikationen beachten):
  - Beta-Sympathomimetikum:
    - Salbutamol 2,5–5 mg unverdünnt inhalativ (lokales Protokoll)
    - Salbutamol 5 mg inhalativ (Global Initiative for Asthma 2021)
  - Parasympathikolytikum: Ipratropiumbromid 500 µg unverdünnt inhalativ
  - Kortikosteroid:
    - Methylprednisolon/Prednisolon 50–100 mg bzw. 1 mg/kg KG i. v. (lokales Protokoll)
    - Prednisolon 40–50 mg i. v. (Global Initiative for Asthma 2021)
  - Systemische Bronchodilatation:
    - Magnesiumsulfat 2 g i. v. in 100 ml NaCl 0,9 % als Kurzinfusion über 20 min
    - Reproterol 0,09 mg langsam i. v.; evtl. Wiederholung nach 10 min
- Vorbereitung von Narkose, Intubation und Beatmung, falls NIV-Therapie indiziert, aber nicht durchführbar

BESONDERHEITEN

- Patienten mit Zeichen der Hypoxie erhalten hochdosiert Sauerstoff.
- Zielsättigung: Erwachsene SpO_2 92–95 %; Kinder 94–98 %
- Nach Besserung bzw. Beseitigung der Hypoxie: Sauerstoffgabe adaptieren.

3.2.2 Chronisch-obstruktive Lungenerkrankung (COPD)

Definition COPD gemäß GOLD-Leitlinie 2011/Update 2015: Die COPD ist charakterisiert durch eine persistierende Limitierung des Atemflusses, die normalerweise im Verlauf fortschreitet und assoziiert ist mit einer erhöhten chronischen Entzündungsreaktion in den Atemwegen bzw. der Lunge durch schädliche Partikel oder Gase (Globale Initiative für Chronisch-obstruktive Lungenkrankheiten 2017).

- COPD steht für Chronic Obstructive Pulmonary Disease und beschreibt eine chronisch-obstruktive Lungenerkrankung, bei der die Obstruktion nicht vollständig reversibel ist. Sie geht einher mit einer chronischen Bronchitis und/oder einem Lungenemphysem.
- Das stellt auch einen großen **Unterschied zum Asthma** dar, bei der sich die Obstruktion im Rahmen eines Anfalls entwickelt und vollständig reversibel ist. Sie geht einher mit einer chronisch obstruktiven Bronchitis und/oder einem Lungenemphysem.

Exazerbation der COPD: Akutereignis mit Verschlechterung der respiratorischen Symptome des Patienten, die über die normalen Tagesschwankungen hinausgeht und zu einer Veränderung der Medikamenteneinnahme führt.

Ursachen

- Rauchen (Hauptursache)
- Luftverschmutzung
- Langjähriges Einatmen von toxischen Substanzen (Chemikalien, Staub o. Ä. am Arbeitsplatz)
- Genetische Disposition
  - Alpha-1-Antitrypsin-Mangel: 2% der Erkrankten
- Ursachen für eine Exazerbation bei bestehender COPD:
  - Atemwegsinfekt
  - Konditionelle Erschöpfung

Pathogenese der Exazerbation bei bestehender COPD

- Atemwegsinfekt
- Konditionelle Erschöpfung

Pathophysiologie

- Chronische Entzündung der Bronchiolen (obstruktive Bronchitis)
- Parenchymverlust mit Zerstörung des Flimmerepithels
  - **Metaplasie** (Umwandlung einer Zellart in eine andere) der Bronchialschleimhaut: respiratorisch spezialisiertes Flimmerepithel wird im Bereich der Schädigung in funktional minderwertiges Plattenepithel umgewandelt
  - **Hyperplasie** (Vergrößerung) der Becherzellen der Bronchialdrüsen verursacht eine Hypersekretion mit erhöhter Sekretviskosität (Dyskrinie)
- Vermehrte Schleimproduktion (Hypersekretion) mit produktivem Husten: Raucherhusten – Beginn der COPD
- Massive Einschränkung der mukozilliären Clearance mit Entstehung eines Bronchialwandödems aufgrund von Hypersekretion, Dyskrinie und Verlust des Flimmerepithels
- Bei längerem Verlauf bronchiale Hyperreagibilität: reizbedingte Obstruktion der Bronchien –mit chronisch-obstruktiver Bronchitis
- Destruktion von Lungengewebe durch Entzündungszellen mit Entwicklung eines Lungenemphysems (häufige Folge der COPD) aufgrund eines Mangels an Alpha-1-Proteinase-Inhibitor (Alpha-1-Antitrypsin)
- Proteinasen bauen Proteine des Lungengewebes ab
- Alpha-1-Antitrypsin: hemmt Proteinasen und damit den Abbau von Lungengewebe

- Mangel an Alpha-1-Antitrypsin: vermehrter Abbau von Lungengewebe
- Gesteigerte Produktion von Elastasen: verursachen bei chronischen Entzündungen den Abbau von elastischen Muskelfasern
- Folge: Elastizitätsverlust des Lungengewebes, Abbau von pulmonalem Bindegewebe: Entwicklung eines Lungenemphysems
- 2 Formen des Lungenemphysems:
  - Zentrilobuläres Emphysem
    - Überblähung der Ductus alveolares und der Bronchioli respiratorii
  - Panlobuläres Emphysem
    - Erweiterung der endständigen Alveolen
    - Verlust von Alveolarscheidewänden und Verschmelzung von Alveolen zu einer großen Emphysemblase
    - Verlust von Alveolarwänden verursacht eine Verminderung der Diffusionsfläche
- Lungenemphysem: häufige Folge der COPD; häufigste Todesursache
- Rauchen: Oxidation von Alpha-1-Antitrypsin – gesteigerter Proteinabbau
- Folge der Emphysembildung:
  - Verlust an Lungenkapillaren (Kapillardestruktion)
  - Dadurch Zunahme des funktionellen Totraums
  - Kompensation: vertiefte Atmung („pink puffer“)
  - Erhöhter Widerstand und Druck im Pulmonalkreislauf:
    - Pulmonale Hypertonie
    - Cor pulmonale (Rechtsherzinsuffizienz)
  - Verlust an Retraktionskraft der Lunge mit alveolärer Überblähung: **Air trapping**
  - Folgen des Air trappings:
    - Erhöhtes Residualvolumen (RV)
    - Erhöhte funktionelle Residualkapazität (FRK)
    - Erhöhte Resistance
    - Erhöhte Compliance durch Abnahme der Retraktionskraft der Lunge
    - Verminderung der Vitalkapazität (VK) aufgrund eingeschränkter Ventilation
- Im weiteren Verlauf Entwicklung einer Belastungsdyspnoe
- Fortschreiten über Jahre zur Ruhedyspnoe
- Manifestation einer obstruktiven Ventilationsstörung
- Entwicklung einer respiratorischen Globalinsuffizienz:
  - Obstruktive Ventilationsstörung
  - Hyperkapnie (pCO_2 ↑)
  - Adaption des Atemzentrums an erhöhten pCO_2
  - Weiterhin Regulation des Atemantriebs über pO_2
  - Metabolische Kompensation der chronischen Hyperkapnie
  - pCO_2-Grenzwert zur Entwicklung einer respiratorischen Azidose deutlich höher als bei Gesunden
- Erhöhung des pulmonalen Gefäßwiderstands mit pulmonaler Hypertonie durch die COPD und das Lungenemphysem
- Zerstörung pulmonaler Kapillaren durch das Lungenemphysem mit Verstärkung der pulmonalen Hypertonie

- Entwicklung einer Rechtsherzinsuffizienz (Cor pulmonale) bei dauerhafter Rechtsherzbelastung
- Akute Exazerbation der chronischen COPD im Notfall:
  - Obstruktion der Bronchien und Bronchiolen
  - Hypoxie
  - Hyperkapnie
  - Respiratorische Azidose
  - Gestaute Halsvenen bei akuter Rechtsherzinsuffizienz und Dekompensation
  - Entwicklung eines obstruktiven Schocks

Symptomatik

- Produktiver Husten (überwiegend morgens, „Raucherhusten“)
- Belastungsdyspnoe
- Später: Ruhedyspnoe
- Verlängertes Exspirium
- Giemen und Brummen bei der Exspiration
- Zyanose (in späteren Stadien)

Akute Exazerbation

- Dyspnoe
- Orthopnoe
- Tachypnoe
- Zyanose (SpO_2 ↓)
- Hyperkapnie ($etCO_2$ ↑)
- Deutlich verlängertes Exspirium
- Exspiratorisches Giemen, meist als Distanzgiemen ohne Stethoskop hörbar
- Ggf. Silent Lung/Silent Chest
- Blässe
- Kaltschweißigkeit (obstruktiver Schock)
- Tachykardie
- Herzrhythmusstörungen:
  - Tachyarrhythmia absoluta
  - Extrasystolen
- Bradykardie (drohende Dekompensation)
- Hypotonie
- Akute Kreislaufinsuffizienz bei obstruktivem Schock
- Ggf. Bewusstseinseintrübung (Hypoxie, Hyperkapnie, drohende CO_2-Narkose)
- Ggf. Zeichen eines Spannungspneumothorax:
  - Fehlende Atemgeräusche auf der betroffenen Seite
  - Gestaute Halsvenen (obere Einflussstauung)
  - Akute Vigilanzminderung
  - Fehlender Radialispuls (obstruktiver Schock)

Diagnostik

- Beurteilung der Einsatzstelle (Szene – Sicherheit – Situation; ➤ Kap. 2.1)
- Ersteindruck (➤ Kap. 2.2.2): potenziell kritisch oder potenziell nicht kritisch
- Initialbeurteilung nach dem ABCDE-Schema (➤ Kap. 2.3.2)
- Entscheidung: kritisch – nicht kritisch
- Leitsymptom(e) definieren
- Differenzialdiagnosen sammeln:
  - Asthma bronchiale/lebensbedrohlicher Asthmaanfall (➤ Kap. 3.2.1)
  - Pneumonie
  - Bronchitis/chronische Bronchitis/chronisch-obstruktive Bronchitis (COB)
  - Lungenemphysem
  - Exazerbierte COPD
  - Kardiales Lungenödem (➤ Kap. 3.1.3)
  - Aspirationssyndrom
- Erweiterte Beurteilung (➤ Kap. 2.4.2):
  - SAMPLER-OPQRST-Anamnese
  - Fokussierte Untersuchung anhand der Differenzialdiagnosen
  - Vitalzeichen und Messwerte erheben:
    - AF/min auszählen
    - PF/min auszählen
    - RR auskultatorisch; weiterhin kontinuierliche Messung (NIBP)
    - 6-Kanal-EKG
    - 12-Kanal-EKG (bei Thoraxschmerz: innerhalb der ersten 10 min)
    - SpO_2
    - $etCO_2$ (möglichst frühzeitig unter Spontanatmung!)
    - Blutzuckermessung (BZ-Test)
    - Messung der KKT

Therapie

- Notarztruf
- Beruhigung
- Lagerung:
  - Kreislaufstabil: Oberkörper 60–90° erhöht; evtl. sitzende Lagerung
  - Obstruktiver Schock: Oberkörper 15–30° erhöht
  - Bewusstlosigkeit: stabile Seitenlage
- O_2-Gabe 10–15 l/min über Sauerstoffmaske mit Reservoir bei akuter Hypoxie
- O_2-Gabe 6–8 l/min über Sauerstoff-Verneblermaske
  - Kontrollierte Sauerstofftherapie: Ziel: SpO_2 91–92 % (S2k-Leitlinie COPD [Deutsche Gesellschaft für Pneumologie und Beatmungsmedizin 2018]
- Erläuterung und Anleitung zur Lippenbremse

3

- NIV bei:
  - Zunehmender Agitiertheit
  - Drohender respiratorischer Erschöpfung
  - Resistenz gegenüber der medikamentösen Therapie
- Ggf. assistierte Beatmung bei mangelnder Kooperation und Hypoventilation
- Peripherer Venenzugang
- Balancierte VEL:
  - Trägerlösung für Medikamente
  - Flüssigkeitszufuhr zur Sekretverflüssigung: 250–500 ml
    - Bei Rechtsherzinsuffizienz bzw. obstruktivem Schock: keine Volumengabe!
- Medikamentöse Therapie (Kontraindikationen beachten):
  - Beta-Sympathomimetikum: Salbutamol 2,5–5 mg unverdünnt inhalativ (lokales Protokoll)
  - Parasympathikolytikum: Ipratropiumbromid 500 µg unverdünnt inhalativ
  - Kortikosteroid: Methylprednisolon/Prednisolon 50–100 mg bzw. 1 mg/kg KG i. v.
  - Systemische Bronchodilatation bei erfolgloser Inhalationstherapie: Reproterol 0,09 mg langsam i. v.; evtl. Wiederholung nach 10 min
- Vorbereitung von Narkose, Intubation und Beatmung, falls NIV-Therapie indiziert, aber nicht durchführbar

BESONDERHEITEN

- COPD und Kreislaufstillstand: Durch den geblähten Thorax ist evtl. ein hoher Kraftaufwand zur Durchführung der Thoraxkompression notwendig.
- Für das Verständnis der COPD ist es von Vorteil, mit zwei Krankheitsbildern vertraut zu sein:
  - Chronische Bronchitis
  - Lungenemphysem

3.2.3 Hyperventilationssyndrom

Das Hyperventilationssyndrom charakterisiert sich durch eine psychisch bedingte, anfallsartig auftretende **Tachypnoe und Hyperpnoe** mit typischen tetanischen Symptomen. Nur selten verursacht das Hyperventilationssyndrom ein hypokapnisch-tetanisches Koma mit nachfolgendem Atemstillstand und Wiederanstieg des pCO_2.

Ursachen

- Schmerzen
- Angst
- Wut
- Ekstase
- Hysterie

Pathophysiologie

- Manifestation v. a. im zweiten und dritten Lebensjahrzehnt
- Selten bei über 60-Jährigen
- Wut, Angst, Ekel, Hysterie oder Ekstase-Folge: sympathoadrenerge Reaktion
- Tachypnoe, Hyperpnoe (Hyperventilation)
- Mehr Thorax-, weniger Zwerchfellatmung
- Verschiebung der Atemruhepause
- CO_2-Abatmung > CO_2-Produktion
- Hypokapnie: $pCO_2 < 35$ mmHg
- Respiratorische Alkalose
- Vermehrte Bindung von ionisiertem Kalzium an Albumin
- Abgabe von H^+-Ionen zur Kompensation an das Serum
- Relative Hypokalzämie
- Erniedrigung des Serumphosphats durch insulinbedingte intrazelluläre Verschiebung
- Neuromuskuläre Übererregbarkeit:
  - Parästhesien
  - Krämpfe
  - Tetanie
- Vasokonstriktion mit Blutdruckanstieg durch SAR und Alkalose: passagere kardiale und zerebrale Ischämie
- Zunahme der Angst
- Unmöglichkeit, den Anfall aus eigener Kraft zu beenden

Drei Gründe werden für die neuronale Übererregbarkeit mit der daraus resultierenden Tetanie diskutiert:

- Vermehrte Bindung von ionisiertem Kalzium an Albumin – **wahrscheinlich**
- Zerebrale Alkalose – **wahrscheinlicher**
- Erniedrigtes Serumphosphat aufgrund insulinbedingter intrazellulärer Verschiebung – **sehr wahrscheinlich**

Symptomatik

Respiratorische Symptome

- Tachypnoe
- Hyperpnoe
- Subjektive Dyspnoe
- Engegefühl im Thorax (retrosternale Beklemmung)
- Zwang zur Hyperventilation

Neuromuskuläre Symptome

- Parästhesien
- Taubheitsgefühl
- Zittern der Extremitäten

- Periorales Kribbeln
- Karpopedalspasmen (Pfötchenstellung)
- Karpfenmund
- Muskelschmerzen und Muskelkrämpfe

Kardiozirkulatorische Symptome

- Dumpfes retrosternales Druckgefühl
- Eventuell retrosternaler Schmerz
- Pektanginöse Beschwerden
- Palpitationen
- Tachykardie
- Blutdruckanstieg bis zur Hypertonie
- Rosige, meist warme Haut
- Schwitzen

Psychogene Symptome

- Agitiertheit
- Panik
- Angst zu Ersticken
- Panikzustände

Diagnostik

- Beurteilung der Einsatzstelle (Szene – Sicherheit – Situation; ➤ Kap. 2.1)
- Ersteindruck (➤ Kap. 2.2.2): potenziell kritisch oder potenziell nicht kritisch
- Initialbeurteilung nach dem ABCDE-Schema (➤ Kap. 2.3.2)
- Entscheidung: kritisch – nicht kritisch
- Leitsymptom(e) definieren
- Differenzialdiagnosen sammeln:
  - Hyperventilationssyndrom
  - ACS (➤ Kap. 3.1.1)
  - Fulminante LAE (➤ Kap. 3.1.8)
  - Pneumonie
  - Exazerbierte COPD (➤ Kap. 3.2.2)
  - Kardiales Lungenödem (➤ Kap. 3.1.3)
  - Aspirationssyndrom
- Erweiterte Beurteilung (➤ Kap. 2.4.2):
  - SAMPLER-OPQRST-Anamnese
  - Fokussierte Untersuchung anhand der Differenzialdiagnosen
  - Vitalzeichen und Messwerte erheben:
    - AF/min auszählen
    - PF/min auszählen
    - RR auskultatorisch; weiterhin kontinuierliche Messung (NIBP)
    - 6-Kanal-EKG
    - 12-Kanal-EKG (bei Thoraxschmerz: innerhalb der ersten 10 min)

- SpO_2
- Blutzuckermessung (BZ-Test)
- Messung der KKT

Therapie

- Beruhigung:
  - Optimales Behandlungsumfeld schaffen
  - Patienten oder Angehörige ggf. an einen anderen Ort bringen
  - Ruhe ausstrahlen
  - Zuwendung geben
  - Fokussierung durch den Teamleiter auf den Patienten
  - Talk down
  - Zu ruhigem Atmen anleiten
- Lagerung:
  - Kreislaufstabil: Oberkörper 60–90° erhöht oder sitzende Lagerung
  - Bewusstlosigkeit: stabile Seitenlage
- CO_2-Rückatmung:
  - Hyperventilationsmaske
  - Sauerstoffmaske mit Reservoirbeutel – Rückschlagventil der Maske entfernen!
- Nur in Fällen einer erfolglosen CO_2-Rückatmung oder Rezidiven:
  - Peripherer Venenzugang
  - Balancierte VEL: Trägerlösung für Medikamente
- Medikamentöse Therapie (Kontraindikationen beachten):
  - Sedierung:
    - Midazolam 0,025–0,05 mg/kg KG; Titrationsdosis: 1 mg (lokales Protokoll)
    - 0,025–0,05 mg/kg KG langsam i. v. (lokales Protokoll)
    Falls i. v. nicht möglich: 2,5 mg i. n. (lokales Protokoll)
    - Lorazepam 1 mg bukkal/oral (lokales Protokoll)

BESONDERHEITEN

- Initiale Sauerstoffgabe bisher zur Arbeitsdiagnose ist nicht schädlich – im Zweifel in der Initialphase Sauerstoffgabe!
- Kalziumgabe ist obsolet (relative Hypokalzämie).
- Erfolgreiche Therapie der Wahl ist die Rückatmung von CO_2.
- Abschließend soziales Umfeld des Patienten abklären – Konfliktmanagement.

3.3 Akutes Abdomen

Das unklare Abdomen und das akute Abdomen sind keine eigenständigen Krankheitsbilder, sondern ein Sammelbegriff für einen Symptomkomplex erkrankter Organe im Abdomen. Das unklare Abdomen und das akute Abdomen werden per definitionem klar voneinander abgegrenzt (➤ Tab. 3.25).

3

Tab. 3.25 Differenzialdiagnose: unklares Abdomen vs. akutes Abdomen

Form	Definition
Unklares Abdomen	Akuter Bauchschmerz unklarer Genese ohne akute vitale Funktionsstörung bzw. lebensbedrohliches Zustandsbild
Akutes Abdomen	Lebensbedrohlicher Zustand, der sich durch drei Leitsymptome charakterisiert: • Abdominale Schmerzen (Vernichtungsschmerz) • Abwehrspannung (Peritonismus) • Kreislaufinsuffizienz (Schock)

MERKE

Patienten mit der Arbeitsdiagnose „akutes Abdomen" sind kritisch. Sie bedürfen einer raschen und sorgfältigen Beurteilung und Behandlung unter Berücksichtigung eines zeitnahen Transports.

Ursachen

- Akute Cholezystitis (Gallenblasenentzündung)
- Akute Gallenkolik
- Appendizitis (Wurmfortsatzentzündung, „Blinddarm")
- Magenulkus mit/ohne Perforation
- Pankreatitis (Bauchspeicheldrüsenentzündung)
- Ileus (mechanischer oder paralytischer Darmverschluss)
- Mesenterialinfarkt
- Aortenruptur
- (Sigma-)Divertikulitis
- Gastrointestinale Blutung (GI-Blutung):
  - Obere GI-Blutung: Blutungsquelle im
    - Ösophagus (Ösophagusvarizenblutung, Boerhaave-Syndrom),
    - Magen,
    - oberen Duodenum.
  - Untere GI-Blutung: Blutungsquelle im
    - unteren Duodenum,
    - Kolon,
    - Rektum.
- Gynäkologische Ursachen:
  - Extrauterine Gravidität (meist als Tubarruptur)
  - Rupturierte Ovarialzysten

Einteilung der Schmerztypen und -formen

Schmerztypen

- **Kolikschmerz:** wellenförmiger Schmerz (wehenartig; kommend und gehend).
- **Entzündungsschmerz:** stetig ansteigender Schmerz.

- **Perforationsschmerz:** plötzlich ansteigender Schmerz, der nach der Perforation des Organs schlagartig abnimmt (Schmerzreduktion, Schmerzfreiheit), um dann erneut wieder anzusteigen, ohne die Intensität vor der Perforation wieder zu erreichen.

Schmerzformen

- **Viszeraler Schmerz:** geht von Organen aus. Projektion des Viszeralschmerzes häufig in die Mittellinie des Abdomens. Die Lokalisation des Schmerzes ist meist ungenau (diffus). Drei Bezugspunkte lassen sich grob abgrenzen und mit typischen Krankheitsbildern assoziieren:
  - Epigastrium:
    - Cholezystitis
    - Pankreatitis
    - Perforiertes Ulkus (gastral, duodenal)
  - Region des Bauchnabels (umbilikal):
    - Appendizitis
    - Mechanischer Ileus
    - Mesenterialinfarkt (paralytischer Ileus)
  - Hypogastrium:
    - Harnleiterkolik
    - Divertikulitis
    - Ektopische Schwangerschaft
    - Adnexitis
- **Parietaler (somatischer) Schmerz:** Sehr ausgeprägter Schmerz, der ziemlich genau am auslösenden Ort lokalisierbar ist. Die betroffenen Patienten befinden sich typischerweise in einer Schonhaltung.
- **Übertragener Schmerz** (➤ Tab. 3.26): Wird in Körperregionen empfunden, die vom erkrankten Organ entfernt sind, aber über die gleichen Neurone innerviert werden. Tritt häufig bei sehr ausgeprägten viszeralen Schmerzen auf.

Tab. 3.26 Übertragener Schmerz[a]

Lokalisation	Organ
Schmerzen in linker Schulter	Reizung des Zwerchfells (Blut oder Luft aus einer Ruptur anderer abdominaler Organe wie Ovarien, Milzruptur, Myokardinfarkt)
Schmerzen in rechter Schulter	Leberreizung, Gallenblasenschmerzen, Reizung des Zwerchfells
Schmerzen im rechten Schulterblatt	Leber und Gallenblase
Oberbauch, epigastrisch	Magen, Lunge, Herz
Umbilikal – um den Nabel	Dünndarm, Blinddarm (Appendix)
Rücken	Aorta, Magen und Pankreas
Flanken und Leistengegend	Niere, Ureter
Perineum	Harnblase
Suprapubisch	Harnblase, Kolon

[a] Aus: Luxem J et al. (Hrsg.) Notfallsanitäter heute. 7. Aufl. München: Elsevier, 2020; 334.

3

3

Abdominale Schmerzen und Differenzialdiagnosen

➢ Tab. 3.27

Tab. 3.27 Unklares/akutes Abdomen: Ursachen, Schmerztypen, Schmerzlokalisation und charakteristische Kennzeichen

Ursachen	Schmerztyp	Schmerzlokalisation	Charakteristisches Kennzeichen	Sonstiges
Gallenkolik	Kolik	Rechter Oberbauch, ausstrahlend in die rechte Schulter. Murphy-Zeichen: Druckschmerz im rechten Oberbauch bei Inspiration mit Inspirationsstopp	Tritt meist nach Einnahme fettiger Speisen auf	Manchmal sind Gallensteine bekannt, es sollte an die typischen Risikofaktoren gedacht werden (6 F): • Fat (adipös) • Female (weiblich) • Fair (heller Hauttyp) • Fourty (vierzig) • Fertile (fruchtbar) • Family (familiäre Disposition)
Appendizitis	Entzündung	Häufig beginnend um den Bauchnabel, dann im rechten Unterbauch	Appendizitiszeichen (Aaron-Zeichen): • Mc-Burney-Punkt: Druckschmerz • Lanz-Punkt: Druckschmerz • Blumberg-Zeichen: kontralateraler Loslassschmerz • Psoas-Schmerz: Schmerzen im rechten Unterbauch bei Beugung des Oberschenkels gegen einen Widerstand	Temperaturunterschied axillar-rektal > 1 °C
Magenulkus-Perforation	Perforation	Oberbauch	Blut- (Kaffeesatz-)Erbrechen	
Pankreatitis	Entzündung	Gürtelförmig im Oberbauch. Häufig gürtelförmige Ausstrahlung in den Rücken	Elastische Abwehrspannung (Gummibauch). Cullen-Zeichen (livide Hautverfärbungen im Bauchnabelbereich)	
Ileus (mechanisch)	Kolik oder Entzündung	Gesamter Bauchraum	Wind- und Stuhlverhalt (Obstipation) Koterbrechen (Miserere) Hyperperistaltik oder „Totenstille"	Der mechanische Ileus (metallische Darmgeräusche) kann in einen paralytischen Ileus (Totenstille bei der Auskultation) übergehen. Gefahr der Durchwanderungsperitonitis
Mesenterialinfarkt (paralytischer Ileus)	Kolik (Frühphase) Entzündung (Spätphase) Perforation (Darmnekrose)	Diffuse Schmerzen im gesamten Bauchraum	Freies Intervall (7–12 h) mit dumpfen Bauchschmerzen, Darmparalyse und zunehmender Verschlechterung. Gefahr des hypovolämischen und septischen Schocks in der Spätphase	Meist ältere, kardiovaskulär vorerkrankte Patienten (Vorhofflimmern)
Aortenruptur	Perforation	Schmerzen strahlen oft in den Rücken aus	RR-Differenzen > 20 mmHg zwischen den oberen Extremitäten	Massive Volumenverluste möglich

Tab. 3.27 Unklares/akutes Abdomen: Ursachen, Schmerztypen, Schmerzlokalisation und charakteristische Kennzeichen *(Forts.)*

Ursachen	Schmerztyp	Schmerzlokalisation	Charakteristisches Kennzeichen	Sonstiges
Sigmadivertikulitis	Entzündung	Linker Unterbauch	Wie Appendizitis, nur auf der linken Seite	
Extrauterine Schwangerschaft (EUG; ➤ Kap. 6.2.5)	Perforation	Unterbauch. Unterhalb der Interspinallinie	Plötzlicher abdominaler Perforationsschmerz ohne Prodromi. Gefahr des hämorrhagischen Schocks bei unkontrollierter Hämorrhagie in die freie Bauchhöhle	Bei jungen Frauen mit akutem Abdomen immer an eine EUG denken!

Diagnostik

- Beurteilung der Einsatzstelle (Szene – Sicherheit – Situation; ➤ Kap. 2.1)
- Ersteindruck (➤ Kap. 2.2.2): potenziell kritisch oder potenziell nicht kritisch
- Initialbeurteilung nach dem ABCDE-Schema (➤ Kap. 2.3.2)
- Entscheidung: kritisch – nicht kritisch
- Leitsymptom(e) definieren
- Differenzialdiagnosen sammeln:
  - **Kolikartiger Schmerz:**
    - Gallenkolik
    - Cholelithiasis
    - Harnleiterkolik
    - Nierenkolik
    - Mechanischer Ileus
    - Mesenterialinfarkt (Frühphase)
  - **Entzündungsschmerz:**
    - Cholezystitis (Gallenblasenentzündung)
    - Sigma-/Meckel-Divertikulitis (Divertikelentzündung im Leerdarm bzw. S-Darm)
    - Peritonitis (Bauchfellentzündung)
    - Pankreatitis (Bauchspeicheldrüsenentzündung)
    - Gastritis/Gastroenteritis (Magen- bzw. Magen-Darm-Entzündung)
    - Ileitis (Dünndarmentzündung)
    - Appendizitis (Wurmfortsatzentzündung)
    - Cholitis ulcerosa (Entzündung der Dickdarmschleimhaut)
    - Adnexitis (Entzündung der Eileiter und Eierstöcke)
    - Salpingitis (Entzündung der Eileiter)
    - Mesenterialinfarkt (Spätphase)
  - **Perforationsschmerz:**
    - Gedeckt oder offen rupturiertes Bauchaortenaneurysma (➤ Kap. 3.1.11)
    - Tubarruptur (➤ Kap. 6.2.5)
    - Mesenterialinfarkt (Darmnekrose mit Perforation)
    - Perforierter Ulkus ventriculi oder Ulkus duodeni

- **Extraabdominale Ursachen:**
  - ACS (➤ Kap. 3.1.1)
  - LAE (➤ Kap. 3.1.8)
  - Mallory-Weiss-Syndrom (tiefer Längsriss in der Ösophagusschleimhaut)
  - Boerhaave-Syndrom (spontane Ösophagusruptur durch heftiges Erbrechen)
  - Pseudoperitonitis diabetica (Hyperglykämie; ➤ Kap. 3.4.2)
- Erweiterte Beurteilung (➤ Kap. 2.4.2):
  - SAMPLER-OPQRST-Anamnese
  - Fokussierte Untersuchung anhand der Differenzialdiagnosen
- Untersuchung des Abdomens in Rückenlage
- Palpation der Nierenlager vor Umlagerung auf den Rücken
- Die Untersuchung des Bauches beinhaltet folgende Aspekte:
  - Inspektion
  - Auskultation
  - Palpation
  - Perkussion (fakultativ)
- Auskultation vor der Palpation durchführen, da durch die Palpation Darmgeräusche ausgelöst werden können
  - Vitalzeichen und Messwerte erheben:
    - AF/min auszählen
    - PF/min auszählen
    - RR auskultatorisch; weiterhin kontinuierliche Messung (NIBP)
    - 6-Kanal-EKG
    - 12-Kanal-EKG (bei Thoraxschmerz: innerhalb der ersten 10 min nach Erstkontakt)
    - SpO_2
    - Blutzuckermessung (BZ-Test)
    - Messung der KKT

Therapie

- Notarztruf
- Beruhigung
- Lagerung:
  - Kreislaufstabil: Oberkörper 60–90° erhöht; evtl. angezogene Beine zur Entlastung der Bauchdecke
  - Hypovolämischer Schock: Flachlagerung mit angezogenen Beinen
  - Hämorrhagischer Schock: Flachlagerung; evtl. mit angezogenen Beinen
  - Bewusstlosigkeit: stabile Seitenlage
- O_2-Gabe 10–15 l/min über Sauerstoffmaske mit Reservoir bei Hypoxie und Schock
- O_2-Gabe 6–8 l/min bei akuter Schmerzsymptomatik bzw. vor Analgesie
- O_2-Gabe 4 l/min über Sauerstoffbrille bei geringer Symptomatik
- Peripherer Venenzugang

- 1–2 großlumige periphere Venenzugänge im
  - hypovolämischen Schock,
  - hämorrhagischen Schock,
  - septischen Schock.
- Balancierte VEL:
  - Trägerlösung für Medikamente
  - Volumentherapie:
    - Hypovolämischer bzw. hämorrhagischer Schock: 1.000–2.000 ml
      Ziel: permissive Hypotonie mit RR systolisch 80–90 mmHg
    - Septischer Schock: 30 ml/kg KG
      Ziel: RR systolisch > 90 mmHg (häufig nur in Kombination mit Katecholaminen möglich – Notarzt!)
- Medikamentöse Therapie (Kontraindikationen beachten):
  - Antiemetikum:
    - Ondansetron 4 mg langsam i. v.
    - Granisetron 1–3 mg i. v. (10–40 µg/kg KG)
    - Dimenhydrinat 62 mg langsam i. v.
  - Analgosedierung:
    - Kolikartige abdominale Schmerzen:
      Butylscopolamin 20 mg langsam i. v.
      Metamizol 1 g in 100 ml NaCl 0,9 % als Kurzinfusion über 15 min
    - Entzündliche abdominale Schmerzen:
      Morphin 2 mg i. v. titriert bis max. 10 mg
    - Perforationsschmerz mit Hypotonie und Schock:
      Midazolam 0,025–0,05 mg/kg KG; Titrationsdosis: 1 mg (lokales Protokoll)
      Esketamin 0,125–0,25 mg/kg KG i. v.; ggf. wiederholen
    - Antihyperfibrinolyse:
      TXA 1 g in 100 ml NaCl 0,9 % als Kurzinfusion über 10 min
- Eventuell Vorbereitung von Narkose, Intubation und Beatmung: Zeitaufwand im Verhältnis zur Transportpriorität im Einzelfall abwägen

ACHTUNG

Tranexamsäure bei gastrointestinaler Blutung

Tranexamsäure sollte bei der akuten gastrointestinalen Blutung nicht eingesetzt werden. In einer 2020 publizierten randomisierten, Placebo-kontrollierten multizentrischen Studie mit 12.009 Patienten konnte kein signifikanter Unterschied von 1 g TXA über 10 min. und danach 3 g TXA über 24 Stunden vs. Placebo auf die Mortalität nachgewiesen werden. Venöse Thromboembolien wie tiefe Beinvenenthrombosen (TVT) oder Lungenarterienembolien (LAE) waren allerdings signifikant häufiger (Addendum zur S2k-Leitlinie „Gastrointestinale Blutungen" der Deutschen Gesellschaft für Gastroenterologie, Verdauungs- und Stoffwechselkrankheiten (DGVS), 2021).

BESONDERHEITEN

- An extraabdominale Ursachen des akuten oder unklaren Abdomens denken!
- Akutes Abdomen mit Verdacht auf innere Blutung: Behandlungs- und Transportpriorität in ein allgemeinchirurgisches Zentrum mit der Möglichkeit einer unverzüglichen operativen Intervention

- Auswahl der korrekten Zielklinik anhand der gründlichen erweiterten Beurteilung vor Ort bei unklarem Abdomen
- Bei gynäkologischen Ursachen: möglichst gynäkologische Klinik anfahren
- Bei Nephro- oder Urolithiasis wird N-Butylscopolamin zur Spasmolyse nicht empfohlen, da es keinen Einfluss auf den Nierenstau hat und der spasmolytische Effekt erst bei sehr hohen Dosen eintritt (S2k-Leitlinie DGU, Deutsche Gesellschaft für Urologie, 2019)

3.4 Endokrinologische Notfälle

Diabetologische Notfälle treten mit etwa 90 % aller Fälle als Teil der endokrinologischen Notfälle im Rettungsdienst am häufigsten auf. Der Begriff **Diabetes mellitus** steht für eine umfassende Störung des Kohlehydrat-, Fett- und Eiweißstoffwechsels unterschiedlicher Ursache. Umgangssprachlich wird der Diabetes mellitus auch als Zuckerkrankheit bezeichnet.

Einteilung: Diabetes mellitus

Typ 1

- Früherer Begriff: juveniler Diabetes
- Altersgipfel: < 20. Lebensjahr
- Autoimmunreaktion mit Bildung von Antikörpern und irreversibler Zerstörung der β-Zellen im Pankreas (Langerhans-Inselzellgruppe):
  - Auslöser: Viruserkrankungen
    - Röteln
    - Mumps
- Auftreten der Krankheit, wenn 80 % der β-Zellen zerstört sind
- Absoluter Insulinmangel, daher besteht eine sofortige Insulinabhängigkeit
- Ursache: genetische Disposition oder Reaktion auf Virusinfektion
- Etwa 10 % der Diabetiker

Typ 2

- Frühere Bezeichnung: Altersdiabetes
- Begriff des „ernährungsbedingten Diabetes“ ist heute eher zutreffender
- In der Regel ab dem 40. Lebensjahr
- Zunehmend auch bei jüngeren Patienten und Kindern
- Insulinresistenz mit nachfolgender Insulinsekretionsstörung
- Relativer Insulinmangel, daher zunächst nicht insulinabhängig
- Spätere Notwendigkeit der Insulintherapie bei nicht ausreichender Therapie
- Ursache: genetische Disposition, Adipositas
- Sekundärer Diabetes
- Diabetes als Folge einer anderen Grunderkrankung

- Pankreatitis
- Medikamentös induziert (z. B. nach Kortisonbehandlung)
- Schwangerschaft (Gestationsdiabetes)
- Etwa 90 % der Diabetiker

3.4.1 Hypoglykämie

Das **hypoglykämische Koma** ist definiert als Abfall der Blutglukosekonzentration mit rasch einsetzender Bewusstlosigkeit aufgrund intrazerebralen Glukosemangels.

Die Hypoglykämie tritt meist bei bekannten und medikamentös behandelten Diabetikern auf. Die Blutzuckerwerte liegen unter 60 mg/dl bzw. unter 3,3 mmol/l.

MERKE

Das hypoglykämische Koma ist der häufigste endokrinologische Notfall im Rettungsdienst.

Ursachen

- Überdosierung von Insulin (auch als Suizid möglich)
- Überdosierung oraler Antidiabetika
- Falscher Spritz-Ess-Abstand, d. h. es wurde bereits Insulin gespritzt und danach nichts oder zu spät gegessen
- Hohe körperliche Belastung
- Zu geringe Zufuhr von Kohlehydraten
- Chronischer Alkoholabusus
- Niereninsuffizienz
- Lebererkrankungen (z. B. Leberzirrhose)
- Insuffizienz des Hypophysenvorderlappens
- Nebenniereninsuffizienz

Pathophysiologie

- Zerebrale Energiegewinnung erfolgt ausschließlich über Glukose
- Zerebraler Glukoseumsatz pro Stunde: 4–5 g
- Zerebraler Glykogenvorrat: 400–500 mg
- Bei Hypoglykämie rasche Leerung der Energiespeicher
- Ungleiche Verteilung der Glykogenvorräte im ZNS
- Unterschiedlich hoher Glukoseverbrauch im ZNS
- Beginn der Symptomatik in der Großhirnrinde absteigend zur Medulla oblongata
- Ausfall der Schutzreflexe durch das Koma
- Absterben von Hirnzellen durch den intrazerebralen Glukosemangel

- Für die Ausprägung der Hypoglykämie sind zwei Aspekte von Bedeutung:
  - Geschwindigkeit und Dauer des Blutzuckerabfalls
  - Realer Blutzuckerwert des Patienten
- Auftreten von Symptomen abhängig von sonst üblichen BZ-Werten des Patienten und der Geschwindigkeit des Blutzuckerabfalls

Symptome

Vegetative Symptomatik – ab BZ < 60 mg/dl

- Schwitzen
- Kaltschweißigkeit (Akutstadium)
- Tachypnoe
- Tachykardie
- Blutdruckanstieg
- Palpitationen
- Mydriasis
- Unruhe, Angst
- Hungergefühl
- Übelkeit
- Kopfschmerzen

Neurologische Symptomatik – ab BZ < 50–55 mg/dl

- Verwirrung
- Vigilanzminderung
- Gedankenflucht
- Wortfindungsstörungen
- Logorrhoe
- Doppelbilder und andere Sehstörungen
- Sprachstörungen
- Sehstörungen
- Koordinationsstörungen
- Ängstlichkeit
- Psychotische oder delirante Zustände
- Aggressivität
- Lethargie
- Koma: **ab BZ < 30 mg/dl**
- Krampfanfälle: **ab BZ < 20 mg/dl**

Diagnostik

- Beurteilung der Einsatzstelle (Szene – Sicherheit – Situation; ➤ Kap. 2.1)
- Ersteindruck (➤ Kap. 2.2.2): potenziell kritisch oder potenziell nicht kritisch
- Initialbeurteilung nach dem ABCDE-Schema (➤ Kap. 2.3.2)

- Entscheidung: kritisch – nicht kritisch
- Leitsymptom(e) definieren
- Differenzialdiagnosen sammeln:
  - Hypoglykämisches Koma
  - Hyperglykämisches Koma (diabetische Ketoazidose, hyperosmolares hyperglykämisches Syndrom) (➤ Kap. 3.4.2)
  - Krampfanfall (➤ Kap. 7.3)
  - Intoxikation (➤ Kap. 8.1)
  - Hypovolämischer Schock (➤ Kap. 3.1.13)
  - Hämorrhagischer Schock (➤ Kap. 3.1.13)
  - Hirnblutung (ICB, SAB; ➤ Kap. 7.2)
  - Schlaganfall (➤ Kap. 7.1)
- Erweiterte Beurteilung (➤ Kap. 2.4.2):
  - SAMPLER-OPQRST-Anamnese
  - Fokussierte Untersuchung anhand der Differenzialdiagnosen
  - Vitalzeichen und Messwerte erheben:
    - AF/min auszählen
    - PF/min auszählen
    - RR auskultatorisch; weiterhin kontinuierliche Messung (NIBP)
    - 6-Kanal-EKG
    - SpO_2
    - Blutzuckermessung (BZ-Test)
    - Messung der KKT

Therapie

- Notarztruf (lokales Protokoll)
- Beruhigung
- Lagerung:
  - Kreislaufstabil: Oberkörper 60–90° erhöht
  - Bewusstlosigkeit: stabile Seitenlage
- O_2-Gabe 6–8 l/min über Sauerstoffmaske
- O_2-Gabe 4 l/min über Sauerstoffbrille bei geringer Symptomatik
- Peripherer Venenzugang
- Sichere Lagekontrolle vor Glukoseapplikation
- Balancierte Vollelektrolytlösung (VEL) als Trägerlösung für die Medikation
- Medikamentöse Therapie: Glukosesubstitution:
  - Bei erhaltenen Schutzreflexen: 5–10 g Glukose oral (Fertigpackung)
  - Ohne i. v.-Zugang durch Angehörige: 3 mg Glukagon i. n. (Baqsimi® Nasenspray) bzw. 1 mg Glukagon (z. B. GlucaGen®) i. m. oder s. c.
  - Reduzierte/erloschene Schutzreflexe: 8–10 g Glukose i. v./i. o. als 20%-ige Lösung (lokales Protokoll)
  - 50 ml 40%-ige Glukose i. v. im Bolus; bei fehlendem Ansprechen nach spätestens 5 Minuten Therapie wiederholen (S3 LL Therapie des Typ-1-Diabetes; DDG, 2023)
  - Ggf. Wiederholen der Glukosegabe: 8–10 g Glukose i. v./i. o. als 20%-ige Lösung

- Kontrollmessung des Blutzuckers (kapillares Mischblut) alle 2–3 min
- Stabilisierung des Patienten nicht möglich: Notarztruf
- Dokumentation und Transport des Patienten in die Klinik

BESONDERHEITEN

- Die Hypoglykämie gilt als das „Chamäleon" der Notfallmedizin – Verwechslung mit anderen Notfällen aufgrund gleicher Symptomatik möglich.
- Andere Differenzialdiagnosen bedenken und durch die erweiterte Beurteilung ausschließen!
- Glukose immer auf 20-prozentige Lösung verdünnen: Gefahr der Gewebeschädigung und Nekrotisierung durch hochprozentige Glukose bei Paravasat!

3.4.2 Hyperglykämie: Coma diabeticum

Das Coma diabeticum (hyperglykämisches Koma) ist ein durch relativen (Typ-2-Diabetes) oder absoluten (Typ-1-Diabetes) Insulinmangel ausgelöster Anstieg des Blutzuckerspiegels, der über eine Bewusstseinsstörung bis zum Koma eine lebensbedrohliche Situation verursacht.

Es werden zwei Formen des hyperglykämischen Komas unterschieden (➤ Tab. 3.28):

- Ketoazidotisches Coma diabeticum: diabetische Ketoazidose (DKA)
- Hyperosmolares Coma diabeticum: hyperosmolares hyperglykämisches Syndrom (HHS)

Tab. 3.28 Vergleich zwischen diabetischer Ketoazidose (DKA) und hyperosmolarem hyperglykämischem Syndrom (HHS)

	DKA	HHS
Typisch für	Typ-1-Diabetes (absoluter Insulinmangel)	Typ-2-Diabetes (relativer Insulinmangel)
Blutzucker	250–500 mg/dl	> 600 mg/dl teils > 1.000 mg/dl
Entwicklung	Stunden bis Tage	Tage bis Wochen
Klinik	• Polyurie, Polydipsie • Gewichtsverlust • Abdominale Symptomatik > 50 % (Pseudoperitonitis)	• Gestörtes Durstempfinden • Evtl. Fieber, Infektzeichen • Nierenversagen
Letalität	< 5 %	Etwa 15 %
Atmung	• Kussmaul-Atmung • Azetonfötor	• Tachypnoe • Kein Azetonfötor
Gemeinsame Symptome	Bewusstseinstrübung, Stupor, Koma, Schwäche, Tachykardie, Hypotonie, Zeichen der Exsikkose (trockene Haut und Schleimhäute, stehende Hautfalten), erloschene Eigenreflexe	

Ursachen

- Nachlassen der Insulinproduktion (Erstdiagnose)
- Diätfehler (zu viele Broteinheiten)
- Spritzfehler (zu geringe oder fehlende Insulindosis)
- Insulinpumpendefekt
- Bildung von Insulinantikörpern
- Erhöhter Insulinbedarf (Resistenz)
- Infektionen (Atemwege, Harnwege, diabetisches Gangrän)
- Langzeitmedikation mit Kortikosteroiden

Pathophysiologie

Diabetische Ketoazidose (DKA)

- Absoluter Insulinmangel verursacht
  - Störungen des Kohlehydratstoffwechsels: Hyperglykämie,
  - Störungen des Wasser-Elektrolythaushalts: Intra- und extrazelluläre Dehydration mit Hypovolämie,
  - Störungen des Säuren-Basen-Haushalts mit Ketoazidose.
- Insulinmangel verursacht eine intrazelluläre Hypoglykämie
- Kompensationsmechanismen setzen ein:
  - Steigerung der Lipolyse mit Zunahme von Glyzerin und freien Fettsäuren
  - Steigerung der Glukoneogenese in der Leber mit weiterem Anstieg des BZ
  - Steigerung der Glykogenolyse in der Leber durch Katecholamine mit BZ-Anstieg
  - Hyperosmolarität durch intravasale Hyperglykämie
  - Zelluläre Dehydratation durch die intravasale Hypovolämie
  - Vigilanzminderung und Koma durch die intrazerebrale Dehydratation (wahrscheinliche Hauptursache)
  - Glukosurie bei BZ > 180 mg/dl durch die Hyperglykämie
  - Polyurie mit Dehydratation bis zum hypovolämischen Schock durch die Glukosurie: Glukosurie von 300 mg in 24 h verursachen eine Polyurie von 6.000 ml in 24 h
- Wasserausscheidung höher als Elektrolytverlust: hypertone Dehydratation
- Überangebot an freien Fettsäuren in der Leber durch gesteigerte Lipolyse
- Überangebot wird über Acetyl-Coenzym-A zu Ketosäuren (Ketone) umgebaut:
  - Ketoazidose (Acetessigsäure, Beta-Hydroxybuttersäure, Azeton):
    - Kussmaul-Atmung (respiratorische Kompensation der metabolischen Azidose)
    - Azetongeruch in der Ausatemluft
  - Teilweise Ausscheidung der Ketone über die Nieren zusammen mit Elektrolyten: Hypokaliämie

Hyperosmolares hyperglykämisches Syndrom (HHS)

- Hyperglykämie durch relativen Insulinmangel
- Langsamerer Anstieg des Blutzuckers im Vergleich zur DKA über Tage bis Wochen
- Hyperglykämie verursacht zelluläre Dehydratation
- Intravasale Hyperosmolarität
- Glukosurie und Polyurie
- Hypertone Dehydratation bis zum hypovolämischen Schock
- Hypovolämie deutlich ausgeprägter als bei DKA
- Lipolyse nicht so ausgeprägt wie bei DKA, da das restliche vorhandene Insulin einen Lipolyse hemmenden Effekt ausübt
- Ketokörperbildung wegen des relativen Insulinmangels deutlich geringer als bei DKA:
  - Keine Ketoazidose (deutlich geringere Lipolyse: weniger Ketone)
  - Keine Kussmaul-Atmung
  - Tachypnoe durch sympathoadrenerge Reaktion im hypovolämischen Schock

Symptome

- Hohe BZ-Werte (Hyperglykämie):
  - Typ-1-Diabetes: 250–500 mg/dl
  - Typ-2-Diabetes: 600 bis > 1.000 mg/dl
- Starker Durst (Polydipsie)
- Vermehrtes Wasserlassen (Polyurie)
- Appetitlosigkeit
- Gewichtsverlust (Typ-1-Diabetes)
- Abdominale Beschwerden (Pseudoperitonitis diabetica)
- Herabgesetzter Hautturgor (Exsikkose)
- Stehende Hautfalten (Exsikkose, Hypovolämie)
- Trockene Schleimhäute
- Blasse, trockene Haut
- Kurze Entwicklung bei DKA: Stunden bis Tage
- Lange Entwicklung bei HHS: Tage bis Wochen
- Tachypnoe
- Tachykardie
- Hypotonie
- Hypovolämischer Schock (ausgeprägt bei HHS)
- Azetongeruch in der Ausatmung (DKA)
- Bewusstseinsstörungen bis hin zur Bewusstlosigkeit
- Ggf. Kussmaul-Atmung (überwiegend bei DKA)
- Eventuell Fieber
- Zeichen einer Infektion (häufig Typ 2 – Auslöser für das hyperosmolare Koma)

Diagnostik

- Beurteilung der Einsatzstelle (Szene – Sicherheit – Situation; ➤ Kap. 2.1)
- Ersteindruck (➤ Kap. 2.2.2): potenziell kritisch oder potenziell nicht kritisch
- Initialbeurteilung nach dem ABCDE-Schema (➤ Kap. 2.3.2)
- Entscheidung: kritisch – nicht kritisch
- Leitsymptom(e) definieren
- Differenzialdiagnosen sammeln:
  - Hypoglykämisches Koma (➤ Kap. 3.4.1)
  - Hyperglykämisches Koma:
    - Diabetische Ketoazidose (DKA)
    - Hyperosmolares hyperglykämisches Syndrom (HHS)
  - Exsikkose (➤ Kap. 5.3)
  - Intoxikation (➤ Kap. 8.1)
  - Coma uraemicum (Nierenversagen)
  - Coma hepaticum
  - Hypovolämischer Schock (➤ Kap. 3.1.13)
  - Herzrhythmusstörungen (Hypokaliämie!) (➤ Kap. 3.1.6, ➤ Kap. 3.1.7)
- Erweiterte Beurteilung (➤ Kap. 2.4.2):
  - SAMPLER-OPQRST-Anamnese
  - Fokussierte Untersuchung anhand der Differenzialdiagnosen
  - Vitalzeichen und Messwerte erheben:
    - AF/min auszählen
    - PF/min auszählen
    - RR auskultatorisch; weiterhin kontinuierliche Messung (NIBP)
    - 6-Kanal-EKG
    - 12-Kanal-EKG
    - SpO_2
    - $etCO_2$ (frühzeitig unter Spontanatmung)
    - Blutzuckermessung (BZ-Test)
    - Messung der KKT

Therapie

- Notarztruf
- Beruhigung
- Lagerung:
  - Vigilanzminderung: Rückenlage, leicht erhöhter Oberkörper
  - Hypovolämischer Schock: Flachlagerung
  - Bewusstlosigkeit: stabile Seitenlage
- O_2-Gabe 10–15 l/min über Sauerstoffmaske mit Reservoirbeutel
- 1–2 großlumige periphere Venenzugänge
- Balancierte VEL 1.000–2.000 ml

ACHTUNG

Medikamentöse Therapie:
- Keine präklinische Insulingabe!
- Keine präklinische Puffertherapie mit Natriumhydrogencarbonat!

- Kontrollmessung des Blutzuckers (kapillares Mischblut)
- Dokumentation und Transport des Patienten in eine geeignete Klinik mit internistischer Intensivstation
- Vorbereitung von Intubation und Beatmung (Notarzt)

BESONDERHEITEN

- Die DKA tritt etwa 9-mal häufiger auf als das HHS.
- Der hypovolämische Schock ist bei HHS deutlich schwerer und ausgeprägter als bei der DKA.
- Keine präklinische Insulingabe: unkontrollierte Verstärkung der Hypokaliämie.
- Präklinisch keine Pufferung durch Natriumhydrogencarbonat: unkontrollierte Verstärkung der Hypokaliämie.
- Klinische Akuttherapie: Absenken des Blutzuckers pro Stunde um 50–100 mg/dl (2,8–5,6 mmol/l). Nicht tiefer als 250 mg/dl in den ersten 24 Stunden, um die Entstehung eines Hirnödems zu vermeiden.

3.4.3 Addison-Krise

Die Addison-Krise ist definiert als bedrohlichste Form einer akuten Nebenniereninsuffizienz.

Unterteilung in zwei Formen:
- Primäre Nebennierenrindeninsuffizienz: Addison-Krankheit (Morbus Addison)
- Sekundäre Nebennierenrindeninsuffizienz

Ursachen

Primäre Nebennierenrindeninsuffizienz (NNRI)

- Autoimmunadrenalitis (80–90 %: autoimmunologische Nebennierenentzündung)
- Zytomegalievirusinfektion (insbesondere bei AIDS-Patienten)
- Tuberkulose
- Pilzerkrankungen
- Metastasen
- Bei Kindern: angeborene Fehlfunktion
- Hämorrhagische Nekrose bei Sepsis
- Meningokokkensepis (Waterhouse-Friederichsen-Syndrom)
- Medikamentöse Hemmung der Cortisolsynthese: z. B. Etomidat

Sekundäre Nebennierenrindeninsuffizienz (NNRI)

- Ausfall des ACTH (adrenocorticotropes Hormon) in der Hypophyse durch:
  - Erkrankungen/Tumor der Hypophyse
  - Chronische, hochdosierte Kortisontherapie

Pathophysiologie

Allgemein: Funktionsausfall der Nebennierenrinde
- Primäre NNRI: Mangel an Mineralokortikoiden und Glukokortikoiden im Blut
- Sekundäre NNRI: Mangel an Glukokortikoiden im Blut aufgrund des Ausfalls des ACTH in der Hypophyse
- Mangel an Mineralokortikoiden: z. B. Aldosteron
  - Hypotone Dehydratation durch verstärkte Ausscheidung
  - Hypovolämie mit Hypotonie
  - Nierenversagen
  - Metabolische Azidose
- Mangel an Glukokortikoiden: z. B. Cortisol
  - Psychosyndrom: manisch-depressiv
  - Hypoglykämie
  - Mobilisation von Eiweißen und Fetten: Gewichtsverlust
  - Verminderung der Magensaftsekretion: Erbrechen, Diarrhö
  - Hyperpigmentierung der Haut durch MSH-Stimulation (Melanozyten stimulierendes Hormon):
    - Cortisolmangel führt zu gesteigerter ACTH-Ausschüttung
    - ACTH und MSH entstammen einem einzigen Vorläufermolekül: Proopiomelanocortin (POMC)
    - Bei erhöhter ACTH-Ausschüttung ist deshalb auch die MSH-Ausschüttung erhöht: Hyperpigmentierung
    - Freisetzung von Alpha-MSH durch Spaltung von ACTH aus der Vorstufe POMC: Braunfärbung der Haut (Hyperpigmentierung)
- Mangel an Androgenen:
  - Genitalien: Amenorrhö, Impotenz
  - Muskulatur: Muskelschwäche (Asthenie), Muskelschwund (Muskelatrophie)

Symptomatik

Addison-Krankheit

- Allgemeines Schwächegefühl
- Rasche Ermüdbarkeit
- Bräunliche Verfärbung der Haut

Addison-Krise

Überwiegen des Aldosteronmangels:
- Entgleisungen des Wasser-Elektrolyt-Haushalts:
  - Hyponatriämie
  - Hyperkaliämie (spitze T-Welle, Extrasystolen)
  - Exsikkose
  - Hypovolämie
  - Tachykardie
  - Hypotonie
  - Bewusstseinsstörungen bis zum Koma

Überwiegen des Cortisolmangels:
- Entgleisungen des Kohlehydratstoffwechsels:
  - Hypoglykämie
  - Verwirrtheit
  - Desorientiertheit
  - Vigilanzminderung
  - Koma
  - Krampfanfälle

Vollbild der Addison-Krise:
- Brechattacken
- Diarrhö
- Oligurie
- Pseudoperitonitis:
  - Abdominale Druckschmerzen
  - Abwehrspannung
- Tachykardie
- Hypotonie
- Hypovolämischer Schock
- Koma
- Krampfanfälle

Diagnostik

- Beurteilung der Einsatzstelle (Szene – Sicherheit – Situation; ➤ Kap. 2.1)
- Ersteindruck (➤ Kap. 2.2.2): potenziell kritisch oder potenziell nicht kritisch
- Initialbeurteilung nach dem ABCDE-Schema (➤ Kap. 2.3.2)
- Entscheidung: kritisch – nicht kritisch
- Leitsymptom(e) definieren
- Differenzialdiagnosen sammeln:
  - Addison-Krankheit
  - Addison-Krise
  - Hypoglykämisches Koma (➤ Kap. 3.4.1)
  - Hyperglykämisches Koma (DKA, HHS; ➤ Kap. 3.4.2)
  - Krampfanfall (➤ Kap. 7.3)

  - Intoxikation (> Kap. 8.1)
  - Exsikkose (> Kap. 5.3)
  - Hypovolämischer Schock (> Kap. 3.1.13)
  - Herzrhythmusstörungen (> Kap. 3.1.6, > Kap. 3.1.7)
- Erweiterte Beurteilung (> Kap. 2.4.2):
  - SAMPLER-OPQRST-Anamnese
  - Fokussierte Untersuchung anhand der Differenzialdiagnosen
  - Vitalzeichen und Messwerte erheben:
    - AF/min auszählen
    - PF/min auszählen
    - RR auskultatorisch; weiterhin kontinuierliche Messung (NIBP)
    - 6-Kanal-EKG
    - 12-Kanal-EKG
    - SpO_2
    - Blutzuckermessung (BZ-Test)
    - Messung der KKT

Therapie

- Notarztruf
- Beruhigung
- Lagerung:
  - Kreislaufstabil: Oberkörper 45–60° erhöht
  - Bewusstlosigkeit: stabile Seitenlage
- O_2-Gabe 6-8-15 l/min über Sauerstoffmaske
- O_2-Gabe 4 l/min über Sauerstoffbrille bei geringer Symptomatik
- Peripherer Venenzugang
- Laborblutentnahme:
  - Klinische Bestimmung des Cortisolspiegels
  - Bei Unmöglichkeit der Blutentnahme: keine Verzögerung der Kortisongabe
- Sichere Lagekontrolle vor Glukoseapplikation
- Balancierte VEL als Trägerlösung für die Medikation
- Medikamentöse Therapie:
  - Glukosesubstitution:
    - Bei erhaltenen Schutzreflexen: 5–10 g Glukose oral (Fertigpackung)
    - Reduzierte/erloschene Schutzreflexe:
    50 ml 40%-ige Glukose im Bolus i. v. (S3 LL Therapie des Typ-1-Diabetes; DDG 2023); 1:1 verdünnen
    8–10 g Glukose i. v./i. o. (lokales Protokoll)
    - Ggf. Wiederholen der Glukosegabe: 8–10 g Glukose i. v./i. o.
  - Kortikosteroide: z. B. Prednisolon/Methylprednisolon 25 mg i. v.
- Kontrollmessung des Blutzuckers (kapillares Mischblut) alle 2–3 min
- Transport in eine geeignete Klinik mit internistischer Intensivstation

BESONDERHEITEN

Die Kortisongabe ist bei Patienten mit einer Addison-Krise der einzige kausale Therapieansatz im Rettungsdienst.

3.4.4 Thyreotoxische Krise

Die thyreotoxische Krise ist definiert als akut einsetzende, lebensbedrohliche Exazerbation (Verschlimmerung) einer bestehenden Hyperthyreose (Schilddrüsenüberfunktion).

Die Letalität der thyreotoxischen Krise liegt bei 5–50 %.

Ursachen

- Exzessiv hohe Schilddrüsenhormonwerte (T_3, T_4)
- Auslösung der thyreotoxischen Krise bei vorbestehender Hyperthyreose durch:
  - Jodzufuhr (häufig)
  - Jodhaltige Medikamente (z. B. Kontrastmittel, Amiodaron)
  - Häufigster iatrogener Grund: Amiodaron-Therapie
- Infektionen
- Starke psychische Belastung
- Autoimmunerkrankung – Morbus Basedow: Autoantikörper verursachen an der Schilddrüse eine Dauerstimulation mit Erhöhung der Schilddrüsenhormonbildung und -ausschüttung

Pathophysiologie

- Genauer Pathomechanismus ist bis heute unbekannt
- Angenommen wird:
  - Erhöhte Schilddrüsenhormonkonzentration führt zu vermehrter Expression von Beta-Rezeptoren
  - Triggernde Faktoren: kardiovaskuläre Erkrankungen, metabolische Entgleisungen, Stress, massive Katecholaminausschüttung
  - Thyreotoxische Krise: meist TSH erniedrigt und fT3 und fT4 erhöht
  - Massive Freisetzung von Jodthyronin aus der Glandula Thyreoidea und plötzliche Freisetzung von Schilddrüsenhormonen durch verminderte Bindung an Thyroxin bindendes Globilin (TBG)
  - Reduktion der sympathischen Aktivität durch exzessive Erhöhung der Schilddrüsenhormone
  - Massive Zunahme der Beta-adrenergen-Rezeptoren durch Umwandlung von Alpha- zu Betarezeptoren
  - Die thyreotoxische Krise gleicht einer gesteigerten Sympathikusaktivität
  - Verstärkte Wirkung der Katecholamine durch die Vermehrung der Betarezeptoren

- Gefahr: Hypermetabolisches Organversagen
- Massive Kreislaufüberlastung durch Katecholamin-Boost
- Unphysiologische Aktivierung des Glukose-, Fett- und Eiweißstoffwechsels:
  - Verstärkte Wärmebildung
  - Wärmeintoleranz
  - Schwitzen
  - Hyperthermie
  - Fieber bis zur Hyperpyrexie
  - Ödeme
  - Abmagerung trotz gesteigerten Appetits
  - Asthenie (Muskelschwäche)
  - Menorrhagie (verlängerte Dauer der Regelblutung)
  - Potenzverlust
- Kardiozirkulatorische Dysregulation:
  - Tachykardie
  - Arrhythmie
  - Herzrhythmusstörungen
  - Hypertonie; hypertensive Krise
  - Schwitzen

Symptomatik

Allgemeine Symptomatik bei Hyperthyreose

- Brüchige Nägel
- Haarausfall
- Exophthalmus (Morbus Basedow): Entzündungen im orbitalen Fettgewebe mit Anschwellung des retrobulbären Gewebes und Proliferation („Glotz-Augen")
- Reizbarkeit
- Schlaflosigkeit
- Wärmeintoleranz

Symptomatik bei thyreotoxischer Krise

Stadium 1: Letalität unter 10 %
- Tachykardie > 150/min
- Tachyarrhythmia absoluta bei Vorhofflimmern
- Ventrikuläre Tachykardien
- Herzinsuffizienz
- Hypertonie
- Hyperthermie (38–41 °C)
- Schwitzen
- Flush - Symptomatik
- Exsikkose
- Psychomotorische Unruhe (Agitiertheit)
- Angst
- Tremor

- Erbrechen
- Durchfall
- Dehydratation
- Muskelschwäche (Asthenie): v. a. proximale Muskulatur des Schultergürtels und/oder Bulbärparalyse
- Adynamie

Stadium 2:
- Zusätzliche Bewusstseinsstörungen:
  - Somnolenz, Desorientiertheit
  - Psychotische Zustände (z. B. Halluzinationen)
  - Zeitliche und örtliche Desorientiertheit

Stadium 3: Letalität über 30 %
- Koma
- Kreislaufversagen
- Stadium 3a: < 50. Lebensjahr
- Stadium 3b: > 50. Lebensjahr

Diagnostik

- Beurteilung der Einsatzstelle (Szene – Sicherheit – Situation; ➤ Kap. 2.1)
- Ersteindruck (➤ Kap. 2.2.2): potenziell kritisch oder potenziell nicht kritisch
- Initialbeurteilung nach dem ABCDE-Schema (➤ Kap. 2.3.2)
- Entscheidung: kritisch – nicht kritisch
- Leitsymptom(e) definieren
- Differenzialdiagnosen sammeln:
  - Hyperthyreose
  - Thyreotoxische Krise
  - Herzrhythmusstörungen (➤ Kap. 3.1.6, ➤ Kap. 3.1.7)
  - Hyperthermie
  - Intoxikation (➤ Kap. 8.1)
  - Hirnblutung (ICB/SAB; ➤ Kap. 7.2)
  - Akuter Erregungszustand
  - Akute Psychose
  - Gastroenteritis
  - Gastrointestinaler Infekt
- Erweiterte Beurteilung (➤ Kap. 2.4.2):
  - SAMPLER-OPQRST-Anamnese
  - Fokussierte Untersuchung anhand der Differenzialdiagnosen
  - Vitalzeichen und Messwerte erheben:
    - AF/min auszählen
    - PF/min auszählen
    - RR auskultatorisch; weiterhin kontinuierliche Messung (NIBP)
    - 6-Kanal-EKG, 12-Kanal-EKG
    - SpO_2
    - Blutzuckermessung (BZ-Test)
    - Messung der KKT

Tab. 3.29 Burch-Wartofsky-Score [H158-001]

Parameter	Symptomatik und Punkte
Körpertemperatur	• < 37,7 °C 5 Punkte • 37,8–38,3 °C 10 Punkte • 38,4–38,8 °C 15 Punkte • 38,9–39,4 °C 20 Punkte • 39,5–39,9 °C 25 Punkte • = 40 °C 30 Punkte
Zentralnervöse Symptomatik	• Agitiert 10 Punkte • Delir/Psychose/20 Punkte • extreme Lethargie • Krampfanfall, Koma 30 Punkte
Hepatogastrointestinale Symptomatik	• Übelkeit/Erbrechen/ • Durchfall/abdominelle 10 Punkte Schmerzen • Ikterus 20 Punkte
Herzfrequenz	• 90–109/min 5 Punkte • 110–119/min 10 Punkte • 120–129/min 15 Punkte • 130–139/min 20 Punkte • = 140/min 25 Punkte
Anzeichen einer Herzinsuffizienz	• Beinödeme 5 Punkte • Rasselgeräusche bds. 10 Punkte • Lungenödem 15 Punkte
Vorhofflimmern	• Vorhanden 10 Punkte
Verdächtige Anamnese	• Vorhanden 10 Punkte
≥ 45 Punkte: Thyreotoxosche Krise wahrscheinlich	

Zur Wahrscheinlichkeitsbeurteilung einer thyreotoxischen Krise im Rettungsdienst ausschließlich anhand der Symptomatik empfiehlt sich der **Burch-Wartofsky Score** (➤ Tab. 3.29).

Therapie

- Notarztruf
- Beruhigung
- Lagerung:
  - Kreislaufstabil: Oberkörper 45-60-90° erhöht
  - Bewusstlosigkeit: stabile Seitenlage
- O_2-Gabe 6-8-15 l/min über Sauerstoffmaske
- Peripherer Venenzugang, Laborblutentnahme (lokales Protokoll)
- Balancierte VEL: als Trägerlösung für die Medikation
- Medikamentöse Therapie
  - Antiemetikum, z. B.:
    - Ondansetron 4 mg langsam i. v.
    - Granisetron 1–3 mg i. v. (10–40 µg/kg KG)
    - Dimenhydrinat 62 mg langsam i. v.

- Antihypertonikum: Urapidil 10 mg langsam i. v.; bei Bedarf Repetition
- Antipyretikum, z. B.:
  - Metamizol 1 g i. v. in 100 ml NaCl 0,9 % als Kurzinfusion über 15 min
  - Paracetamol 1 g i. v. als Kurzinfusion; zusätzlich Senkung von freiem t3 (fT3) und freiem T4 (fT4) durch Proteinbindungs-Interaktion: Bindung an Thyroxin bindendes Globulin (TBG) (T3 und T4 sind zu 99 % an Plasmaproteine gebunden: v. a. TBG)
- Antiarrhythmikum, z. B.:
  - Metoprolol 2,5–5 mg i. v.: Frequenzsenkung, Blockade der peripheren Konversion von T_4 zu T_3 (T3 wird in der Leber und Niere zu 75 % aus T4 gebildet)
- Eventuell Kortikosteroide, z. B.:
  - Prednisolon/Methylprednisolon 50 mg i. v.: Hemmung der Umwandlung von T_4 zu T_3

• Transport in eine geeignete Klinik mit internistischer Intensivstation

BESONDERHEITEN

- Amiodarongabe kann bei bestehender Hyperthyreose eine thyreotoxische Krise auslösen (enthält ungefähr 37 % Jod)
- Gründliche Anamnese durchführen (SAMPLER): Der auslösende Grund (z. B. Gabe jodhaltiger Kontrastmittel im Rahmen einer MRT) kann einige Zeit zurückliegen: Zeitpunkt der thyreotischen Krise nach Exposition 1–6 Wochen, im Mittel 4 Wochen
- TAA mit Vorhofflimmern: vor Gabe von Beta-Rezeptorenblockern sollte aufgrund des Risikos von tiefen Beinvenenthrombosen (TVT), Lungenarterienembolie (LAE) und Schlaganfall bei nicht antikoagulierten Patienten die Gabe von 5000 IE Heparin durchgeführt werden. Die medikamentöse Konversion eines Vorhofflimmerns in einen Sinusrhythmus kommt einer Kardioversion gleich.
- Absolute Kontraindikation für Acetylsalicylsäure (ASS) zur antipyretischen Therapie: Erhöhung der Serumkomzentration von fT3 und fT4 durch Verdrängung aus deren Proteinbindung an TBG

LITERATUR

Adams HA et al. und IAG Schock. Die Definitionen der Schockformen. Die Intensivmedizin 2001; 38: 541–553.

Adams HA et al. Empfehlungen zur Diagnostik und Therapie der Schockformen der IAG Schock der DIVI. Die Intensivmedizin 2005; 42: 96–105.

Addendum zur S2k-Leitlinie „Gastrointestinale Blutungen" der Deutschen Gesellschaft für Gastroenterologie, Verdauungs- und Stoffwechselkrankheiten (DGVS), 2021.

American College of Surgeons (ACS). Advanced trauma life support for doctors. Student course manual. 8th ed. Chicago: ACS, 2008.

American Heart Association Guidelines for Cardiopulmonary Resuscitation and Emergency Cardiovascular Care. Circulation 2020; 142 (16, suppl. 2): S336.

Campeau L. Letter: Grading of angina pectoris. Circulation 1976; 54 (3): 522–523.

Deutsche Gesellschaft für Angiologie. S3-Leitlinie zur Diagnostik, Therapie und Nachsorge der peripheren arteriellen Verschlusskrankheit. https://register.awmf.org/assets/guidelines/065-003l_S3_Diagnostik-Therapie-Nachsorge-periphere-arterielle-Verschlusskrankheit_2024-11_2.pdf.

Deutsche Diabetes Gesellschaft (DDG). S3-Leitlinie Therapie des Typ-1-Diabetes. Version 2023.

Deutsche Gesellschaft für Gefäßchirurgie und Gefäßmedizin (DGG). S3-Leitlinie: Abdominelles Aortenaneurysma. Version 2023.

3

Deutsche Gesellschaft für Gefäßchirurgie und Gefäßmedizin (DGG). S2k-Leitlinie: Aortendissektion Typ B. Version 2021.
Deutsche Gesellschaft für Kardiologie – Herz- und Kreislaufforschung e.V. (DGK). ESC Pocket Guidelines. Akutes Koronarsyndrom. Leitlinien für das Management des akuten Koronarsyndroms. Version 2023.
Deutsche Gesellschaft für Kardiologie (DGK). Pocket Leitlinie Management der akuten Lungenembolie. Version 2019.
Deutsche Gesellschaft für Kardiologie (DGK). Pocket Leitlinie Akute und chronische Herzinsuffizienz. Version 2021.
Deutsche Gesellschaft für Kardiologie (DGK). Pocket Leitlinie Management der arteriellen Hypertonie. Version 2018. https://leitlinien.dgk.org/2019/pocket-leitlinie-management-der-arteriellen-hypertonie-2/.
Deutsche Gesellschaft für Neurologie (DGN). S2e-Leitlinie Akuttherapie des ischämischen Schlaganfalls. AWMF-Registernummer: 030-046. Version 2021.
Deutsche Gesellschaft für Pneumologie und Beatmungsmedizin (DGP). S2k-Leitlinie zur fachärztlichen Diagnostik und Therapie von Asthma. Version 2023.
Deutsche Gesellschaft für Pneumologie und Beatmungsmedizin (DGP). S2k-Leitlinie: Diagnostik, Prävention und Therapie der chronisch obstruktiven Lungenerkrankung (COPD). Version. 2018. www.awmf.org/leitlinien/detail/ll/020-006.html (letzter Zugriff: 28.8.2021).
Deutsche Gesellschaft für Thorax, Herz- und Gefäßchirurgie (DGTHG). S2k-Leitlinie: Behandlung der thorakalen Aortendissektion Typ A. Version 2021.
Deutsche Gesellschaft für Urologie (DGU). S2k-Leitlinie: Diagnostik, Therapie und Metaphylaxe der Urolithiasis. 2019. www.awmf.org/leitlinien/detail/ll/043-025.html (letzter Zugriff: 30.8.2021).
Deutscher Berufsverband Rettungsdienst e.V. (DBRD). Muster-Algorithmen 2025 zur Umsetzung des Pyramidenprozesses im Rahmen des NotSanG. 2025. www.dbrd.de/index.php/aktuell/aktuelles/557-muster-algorithmen-2021-online (letzter Zugriff: 10.03.2025).
European Resuscitation Council. ERC Guidelines. 2025. www.cprguidelines.eu (letzter Zugriff: 15.12.2025).
European Society of cardiology. ESC 2024 Guidelines fort he management of elevated blood pressure and hypertension. https://doi.org/10.1093/eurheartj/ehae178.
Global Initiative for Asthma (GINA). Global Strategy for Asthma Management and Prevention. Update 2024. https://ginasthma.org/gina-reports/ (letzter Zugriff: 24.01.2025).
Globale Initiative für Chronisch-obstruktive Lungenkrankheiten. Diagnose, Management und Prävention von COPD. Pocket-Leitfaden 2017. https://goldcopd.org/wp-content/uploads/2016/04/wms-GOLD-2017-German-Pocket-Guide.pdf (letzter Zugriff: 28.8.2021).
Hamm CW et al. Empfehlungen zur prähospitalen Behandlung des akuten Koronarsyndroms bei Patienten unter Dauertherapie mit neuen oralen Antikoagulanzien (NOAKs). Kardiologe 2021; 15: 32–37.
Hofman R et al. Oxygen Therapy in Suspected Acute Myocardial Infarction. N Engl J Med 2017; 377: 1240–1249.
Ibanez B et al. 2017 ESC Guidelines for the management of acute myocardial infarction in patients presenting with ST-segment elevation: The Task Force for the management of acute myocardial infarction in patients presenting with ST-segment elevation of the European Society of Cardiology (ESC). Eur Heart J 2018; 39 (2): 119–177. https://academic.oup.com/eurheartj/article/39/2/119/4095042 (letzter Zugriff: 24.8.2021).
Luxem J et al. (Hrsg.) Notfallsanitäter heute. 8. Aufl. München: Elsevier, 2024; 714.
Ring J et al. Leitlinie zu Akuttherapie und Management der Anaphylaxie – Update 2021. Allergo J Int 2021; 30: 1–25. www.slaek.de/media/dokumente/02medien/Patienten/gesundheitsinformationen/impfen/Leitlinie_Anaphylaxie_2021.pdf (letzter Zugriff: 8.10.2021).
S3-Leitlinie Schlaganfall. Deutsche Gesellschaft für Allgemeinmedizin und Familienmedizin e.V. (DEGAM). 2020. www.awmf.org/leitlinien/detail/ll/053-011.html (letzter Zugriff: 25.8.2021).

Stewart RAH et al. High flow oxygen and risk of mortality in patients with a suspected acute coronary syndrome: pragmatic, cluster randomised, crossover trial. BMJ 2021; 372: n355.

The HALT-IT Trial Collaborators: Effects of a high-dose 24-h infusion of tranexamic acid on death and thromboembolic events in patients with acute gastrointestinal bleeding (HALT-IT): an international randomised, double-blind, placebo-controlled trial. Lancet 2020; 395:1927–36, DOI: 10.1016/S0140–6736(20)30848-5.

Topalian S, Ginsberg F, Parrillo JE. Cardiogenic shock. Crit Care Med 2008; 36: 66–74.

WEITERFÜHRENDE LITERATUR

Collet JP et al. 2020 ESC Guidelines for the management of the acute coronary syndromes in patients presenting without ST-segment elevation: The Task Force for the management of acute coronary syndromes in patients presenting without ST-segment elevation of the European Society of Cardiology (ESC). Eur Heart J 2021; 42 (14): 1289–1367.

Deutsche Gesellschaft für Kardiologie (DGK). Deutsch-österreichische S3-Leitlinie. Infarktbedingter kardiogener Schock – Diagnose, Monitoring und Therapie. 2019. www.awmf.org/leitlinien/detail/ll/019-013.html (letzter Zugriff: 30.8.2021).

https://leitlinien.dgk.org/files/06_2019_pocket_leitlinien_lungenembolie.pdf (letzter Zugriff: 30.8.2021).

Deutsche Gesellschaft für Neurologie (DGN) S1-Leitlinie: Synkopen. 2020. www.awmf.org/leitlinien/detail/ll/030-072.html (letzter Zugriff: 30.8.2021).

Deutsche Sepsis Gesellschaft (DSG) S3-Leitlinie: Sepsis – Prävention, Diagnose, Therapie und Nachsorge. 2018. www.awmf.org/leitlinien/detail/ll/079-001.html (letzter Zugriff: 30.8.2021).

Klausmeier M, Luxem J. Schock und Störungen des Flüssigkeitshaushalts. In: Luxem J et al. (Hrsg.) Notfallsanitäter heute. 8. Aufl. München: Elsevier, 2024.

Klausmeier M. Kreislauf und Gefäßsystem. In: Flake F, Dönitz S (Hrsg.). Mensch, Körper, Krankheit für den Rettungsdienst. München: Elsevier, 2022.

Nationale Versorgungsleitlinie (NVL) der Bundesärztekammer (BÄK). S3-Leitlinie: Chronische KHK. 2019. www.awmf.org/leitlinien/detail/ll/nvl-004.html (letzter Zugriff: 30.8.2021).

Nationale Versorgungs-Hypertonie, 2023. AWMF-Register-Nr.: nvl-009.

3

KAPITEL

4 Notfallmedizin: Traumatologische Notfälle

Matthias Klausmeier

4.1 Lebensbedrohliche Blutung

- Lebensbedrohliche Blutungen nach außen sind sofort behandlungswürdig.
- Bei sichtbaren starken Blutungen ändert sich daher die ABCDE-Herangehensweise in X-ABCDE bzw. C-ABCDE.
- Das X bei X-ABCDE steht für:
  - Exsanguination (Ausblutung)
- Das C bei C-ABCDE steht für:
  - Critical Bleeding
  - Catastrophic Haemorrhage Control

Ursachen

- Amputationen
- Frakturen großer Knochen
- Schnittverletzungen
- Weichteilverletzungen
- Hochrasanztraumen
- Stumpfe Traumen auf Körperhöhlen mit äußeren Blutungen

Symptomatik

- Sichtbare, ggf. pulsierende Blutungen
- Große Blutlachen
- Weichteilschwellungen mit Hämatomen
- Deutliches C-Problem (Schockzeichen)

Diagnostik

- Vorgehen nach X-ABCDE bzw. C-ABCDE Schema: „Stop the bleeding!“
- Sorgfältige körperliche Untersuchung der vier großen Blutungsräume im ABCDE-Schema: Thorax (B), Abdomen, Becken, Oberschenkel (C)
- Beurteilung der Einsatzstelle (Szene – Sicherheit – Situation; ➤ Kap. 2.1)
- Ersteindruck (➤ Kap. 2.2.1): potenziell kritisch – potenziell nicht kritisch
- Vorgehen nach X-ABCDE bzw. C-ABCDE Schema: „Stop the bleeding!“ – sofortige Blutstillung (➤ Kap. 11.6.2)

  - Manuelle Kompression
  - Kompressionsverband (Druck- bzw. Notverband, wenn möglich mit einem Hämostyptikum)
  - Tourniquet
- Initialbeurteilung nach dem ABCDE-Schema (➤ Kap. 2.3.1)
- Entscheidung: kritisch – nicht kritisch

ACHTUNG
Erweiterte Beurteilung erst, wenn der Patient nicht oder nicht mehr kritisch ist!

- Erweiterte Beurteilung (➤ Kap. 2.4.1):
  - SAMPLE-Anamnese
  - Detaillierte Untersuchung bei auskunftsfähigen Patienten
  - Kraniokaudale Untersuchung bei nicht auskunftsfähigen Patienten
  - Vitalzeichen und Messwerte erheben:
    - AF/min auszählen
    - PF/min auszählen
    - RR auskultatorisch; weiterhin kontinuierliche Messung (NIBP)
    - 6-Kanal-EKG
    - SpO_2
    - $etCO_2$
    - Blutzuckermessung (BZ-Test)
    - Messung der Körperkerntemperatur (KKT)

Therapie

Bei allen starken Blutungen gilt (➤ Kap. 11.6):
- Lebensrettende Schlüsselintervention: „Stop the bleeding!"
- Je nach Ausgangssituation:
  - Direkte Wundkompression mit steriler Wundauflage
  - Druckverband (Kompressionsverband), wenn möglich mit Hämostyptikum
- Tourniquet
- Abbinden mit Blutdruckmanschette
- Hämostyptika: z. B. Celox Gauze™, Celox Rapid™, QuickClot™ Combat Gauze
- Nach Woundpacking:
  - Manueller Druck für ca. 5 Minuten
  - Fixierung durch einen Druckverband

Chitosan

Hämostyptika mit dem Wirkstoff Chitosan (z. B. Celox™, Celox Gauze™, Celox Rapid™) lagern Erythrozyten und Thrombozyten an und verursachen über eine Auswaschung von Stickstoff eine Vasokonstriktion. Dadurch ist der Effekt von Chitosan unabhängig von einer bereits bestehenden traumainduzierten Koagulopathie (TIC), einer Hypothermie oder einer vorbestehenden Antikoagulation des Patienten. Deshalb sind diese Hämostyptika für den Rettungsdienst sehr geeignet.

Unkontrollierte Hämorrhagie bei inneren Blutungen

(z. B. eine intraabdominale Blutung)
- Load, go and treat: Behandlungs- und Transportpriorität des Patienten
- Weitere Therapie:
  - Hochdosierte O_2-Gabe: 10–15 l/min über Sauerstoffmaske mit Reservoir
  - Flachlagerung
  - 1–2 großlumige periphere Venenzugänge bzw. intraossärer Zugangsweg
  - Volumentherapie: balancierte Vollelektrolytlösung (VEL)
- Bei nicht stillbaren Blutungen: permissive Hypotonie:
  - Ohne Schädel-Hirn-Trauma bzw. spinales Trauma: RR systolisch 80–90 mmHg
  - Mit Schädel-Hirn-Trauma (SHT) bzw. spinalem Trauma: systolisch ≥ 90 mmHg bzw. Normotonie anstreben
- Analgosedierung:
  - Sedativum:
    - Midazolam 0,025–0,05 mg/kg KG; Titrationsdosis: 1 mg (lokales Protokoll)
    - Midazolam 2,5 mg i. n. (lokales Protokoll)
  - Analgetikum:
    - Esketamin 0,125–0,25 mg/kg KG, ggf. wiederholen (lokales Protokoll)
    - Esketamin 0,5 mg/kg KG i. n. (lokales Protokoll)
    - Fentanyl 50 µg titriert bis max. 0,2 mg
    - Sufentanil 5 µg titiriert bis max. 20 µg
- Wärmeerhalt
- Transport in ein Traumazentrum hoher Versorgungsstufe:
  - Überregionales Traumazentrum
  - Level-1-Traumazentrum

4.1.1 Amputationsverletzung

Differenzierung von Amputationsverletzungen:
- Das Grundprinzip bei der Versorgung von Amputationen lautet: „Life before limb = Leben vor Gliedmaßen".
- Eine Amputationsverletzung wird zunächst wie eine starke Blutung behandelt:
  - X-ABCDE bzw. C-ABCDE
  - „Stop the bleeding": Tourniquet
- Analgosedierung:
  - Sedativum:
    - Midazolam 0,025–0,05 mg/kg KG; Titrationsdosis: 1 mg (lokales Protokoll)
    - Midazolam 2,5 mg i. n. (lokales Protokoll)

- Analgetikum:
  - Esketamin 0,125–0,25 mg/kg KG, ggf. wiederholen (lokales Protokoll)
  - Esketamin 0,25–0,5 mg/kg KG i. m., ggf. wiederholen (lokales Protokoll)
  - Esketamin 0,5 mg/kg KG i. n. (lokales Protokoll)
  - Fentanyl 50 µg titriert bis max. 0,2 mg
  - Sufentanil 5 µg titiriert bis max. 20 µg
- Antiemetikum bei Übelkeit:
  - Ondansetron 4 mg langsam i. v./i. o.
  - Granisetron 1–3 mg i. v. (10–40 µg/kg KG)
  - Dimenhydrinat 62 mg langsam i. v./i. o.

- Erst wenn die vital bedrohliche Blutung gestoppt und die Vitalfunktionen stabilisiert sind, erfolgt die Versorgung des Amputats und des Stumpfes:
  - Steriles Abdecken des Stumpfes
  - Steriles Verpacken des Amputats in einen Replantatbeutel
  - Transport in regionales/überregionales Traumazentrum
- **Totale Amputation:** komplett abgetrenntes Körperteil
- **Subtotale Amputation:** inkomplette Amputation, Gewebebrücke vorhanden – diese Verbindungen müssen auf jeden Fall erhalten bleiben!

Differenzierung von Amputationsverletzungen:

4.2 Schädel-Hirn-Trauma

Das Schädel-Hirn-Trauma (SHT) beschreibt die Verletzung von Hirnhäuten, Hirngefäßen oder der Hirnsubstanz sowie des knöchernen Schädels.

Anatomische Unterteilung

- Offenes SHT: Eröffnung der Dura mater
- Geschlossenes SHT: Dura mater intakt

Pathophysiologische Unterteilung

Primäre (direkte) Hirnschädigung

- Entstehung durch die direkte Gewalteinwirkung
- Irreversibel
- Präklinisch nicht beeinflussbar

Sekundäre (indirekte) Hirnschädigung

Entstehen als Folgen der direkten Gewalteinwirkung:

- Hirnblutung
- Hypoxie
- Hirnödem:
  - Hämorrhagisch: durch die Hirnblutung
  - Zytotoxisch: durch Hypoxie und zerebrale Hypoperfusion
- Hirndruck (ICP)
- Cushing-Zeichen (Cushing Trias):
  - Bradykarder Druckpuls
  - Hypertonie
  - Cheyne-Stokes-Atmung
  - Biot-Atmung (ataktische Atmung)
  - Zerebrale Ischämie: zerebraler Perfusionsdruck = mittlerer arterieller Druck minus intrakranieller Druck (CPP = MAD – ICP)
- Apoptose (programmierter Zelltod)

Klinische Unterteilung nach Schweregrad

- Leichtes SHT: Glasgow Coma Scale (GCS) 15–13 (Grad I)
- Mittelschweres SHT: GCS 12–9 (Grad II)
- Schweres SHT: GCS 8–3 (Grad III)

MERKE

Die Klassifizierung des SHT in Commotio cerebri (Gehirnerschütterung, Grad I), Contusio cerebri (Gehirnprellung, Grad II) und Compressio cerebri (Gehirnquetschung, Grad III) wird aufgrund der begrifflichen Unschärfe nicht mehr verwendet.

Ursache und Symptomatik

- Gewalteinwirkung auf den Kopf mit nachfolgender intrazerebraler Blutung
- Sichtbare Verletzungszeichen am Schädel
- Vigilanzminderung (GCS-Abfall)
- Kopfschmerzen
- Übelkeit, Erbrechen
- Schwindel
- Bewusstseinsstörung bis Bewusstlosigkeit
- Amnesie (retrograde oder anterograde)
- Neurologische Ausfälle (z. B. Hemiparesen, Sensibilitätsstörungen)
- Pupillendifferenz (Anisokorie)
- Herdblick (eher seltener, häufiger beim Schlaganfall)
- Ggf. Krampfanfälle (Hirndruck)
- Freies Intervall in der Vigilanz bei epiduralem Hämatom
- Sichtbare Verletzungen des Schädels

- Blutungen aus Nase, Ohr und/oder Mund (Verletzung der Schädelbasis)
- Eventuell Monokel- oder Brillenhämatom
- Cushing-Reflex bei plötzlichem massivem Hirndruckanstieg: bradykarder Druckpuls, Hypertonie; evtl. zusätzlich Cheyne-Stokes-Atmung (Cushing Triade)

Diagnostik

- Beurteilung der Einsatzstelle (Szene – Sicherheit – Situation; ➤ Kap. 2.1)
- Ersteindruck (➤ Kap. 2.2.1): potenziell kritisch – potenziell nicht kritisch
- Bei äußeren Blutungen: X-ABCDE- bzw. C-ABCDE-Schema

ACHTUNG

Lebensrettende Schlüsselinterventionen haben Vorrang: „Stop the bleeding!"

- Initialbeurteilung nach dem ABCDE-Schema (➤ Kap. 2.3.1)
- Entscheidung: kritisch – nicht kritisch
- Beurteilung einer notwendigen Immobilisation: z. B. Immo-Ampe (➤ Abb. 4.1), NEXUS-Kriterien (➤ Kap. 11.7.3)

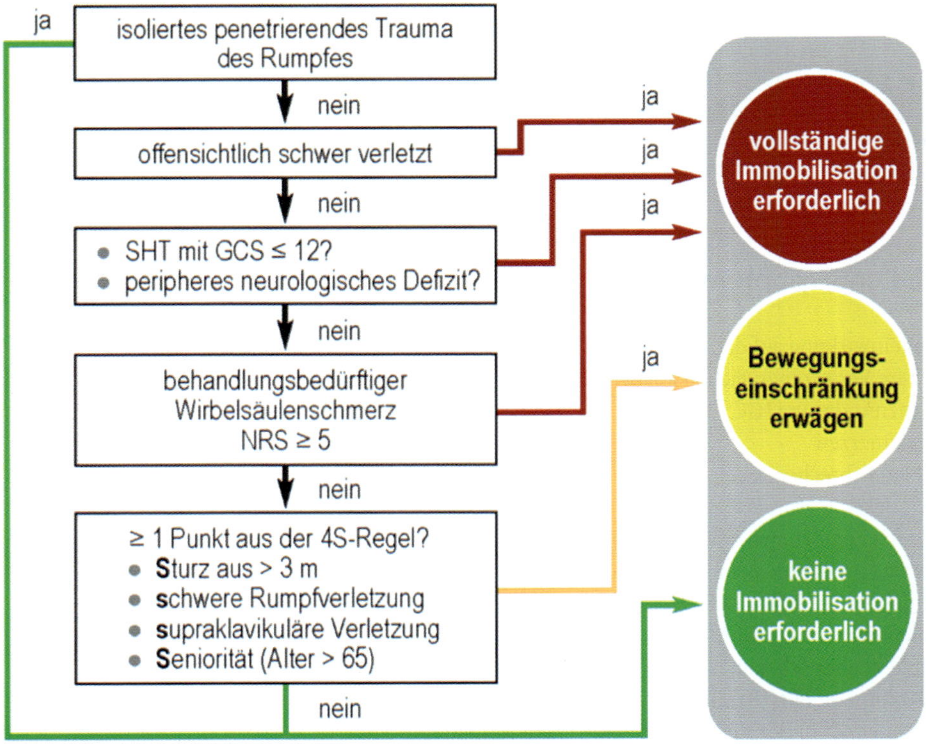

Abb. 4.1 Immo-Ampel [F201-069]

- Inspektion und Palpation der Wirbelsäule: „Check the back!" (S3-Leitlinie: Polytrauma/Schwerverletzten-Behandlung; DGU 2022)

ACHTUNG
Erweiterte Beurteilung erst, wenn der Patient nicht oder nicht mehr kritisch ist!

- Erweiterte Beurteilung (➤ Kap. 2.4.1):
  - SAMPLE-Anamnese
  - Fokussierte Untersuchung bei auskunftsfähigen Patienten
  - Detaillierte Untersuchung bei vigilanzgeminderten oder bewusstlosen Patienten: kraniokaudale Untersuchung
  - Vitalzeichen und Messwerte erheben:
    - AF/min auszählen
    - PF/min auszählen
    - RR auskultatorisch; weiterhin kontinuierliche Messung (NIBP)
    - 6-Kanal-EKG
    - SpO_2
    - $etCO_2$
    - Blutzuckermessung (BZ-Test)
    - Messung der KKT

Therapie

- Lebensbedrohliche Blutung (z. B. Kopfschwartenblutung): Blutstillung (X-ABCDE bzw. C-ABCDE), z. B. IT-Clamp® (➤ Kap. 11.6.2)
- Notarztruf
- Beruhigung
- Lagerung:
  - Bewusstsein erhalten: Flachlagerung in Rückenlage
  - Bewusstlosigkeit: Flachlagerung unter kontinuierlichem Atemwegsmanagement
  - Ganzkörperimmobilisation ohne Anlage einer HWS-Orthese (lokales Protokoll) (➤ Kap. 11.7)
  - Lagerung in der Vakuummatratze mit 30° erhöhtem Oberkörper (S3-Leitlinie: Polytrauma/Schwerverletzten-Behandlung; DGU 2022)
- Hochdosierte Sauerstoffgabe 10–15 l/min über Sauerstoffmaske mit Reservoir
- Wärmeerhalt
- 1–2 großlumige periphere Venenzugänge
- Balancierte VEL:
  - Ziel: Normotonie
  - Erwachsene mit unkontrollierter Hämorrhagie:
    - Systolischer RR ≥ 90 mmHg; idealerweise Normotonie
- Volumengabe bei Kindern: 20 ml/kg KG; evtl. Repetition
- Medikamentöse Therapie (Kontraindikationen beachten). Analgosedierung bei NRS ≥ 4 (lokales Protokoll):

  - Midazolam 0,025–0,05 mg/kg KG; Titrationsdosis: 1 mg (lokales Protokoll)
  - Midazolam 2,5 mg i. n., falls i. v./i. o. nicht möglich
  - Esketamin 0,125–0,25 mg/kg KG i. v./i. o.
  - Esketamin 0,25–0,5 mg/kg KG i. m., ggf. wiederholen (lokales Protokoll)
  - Esketamin 0,5 mg/kg KG i. n., falls i. v./i. o. nicht möglich
  - Fentanyl 50 µg titriert bis max. 0,2 mg
    - Sufentanil 5 µg titiriert bis max. 20 µg
  - Bei Übelkeit:
    - Ondansetron 4 mg langsam i. v./i. o.
    - Granisetron 1–3 mg i. v. (10–40 µg/kg KG)
    - Dimenhydrinat 62 mg langsam i. v./i. o.
- GCS ≤ 8:
  - Vorbereitung von Narkose, Intubation und Beatmung
  - Beatmung mit dem Ziel der Normokapnie: $etCO_2$ 35–40 mmHg
- Ggf. bei Einklemmungszeichen (massive Pupillendifferenz, lichtstarre Pupillen, Strecksynergismen) milde Hyperventilation mit einer Beatmungsfrequenz von 20/min und einem endexspiratorischen CO_2 von etwa 25–30 mmHg
- Transport in ein regionales/überregionales Traumazentrum mit Neurochirurgie

BESONDERHEITEN

- Bei Immobilisation der HWS erfolgt immer eine Ganzkörperimmobilisation (➤ Kap. 11.7).
- Immobilisation der Wahl: Vakuummatratze (S3-Leitlinie: Polytrauma/Schwerverletzten-Behandlung; DGU 2022).
- Entscheidungskriterien für die Immobilisation, z. B.:
  - Immo-Ampel (➤ Abb. 4.1)
  - NEXUS-Kriterien (➤ Kap. 11.7.3)
  - Canadian-C-Spine-Rule
- Bei SHT mit Verdacht auf HWS-Trauma: Anlage einer HWS-Orthese wegen möglichem Anstieg des intrakraniellen Drucks abwägen (S3-Leitlinie: Polytrauma/Schwerverletzten-Behandlung; DGU 2022).
- Bei HWS-Trauma und endotrachealer Intubation:
  - Manuelle In-Line-Stabilisation (MILS) der HWS
  - Ggf. Anwendung der Videolaryngoskopie
- Bei schneller Rettung aus einem Fahrzeug (rapid extrication) erfolgt immer eine Immobilisation der Halswirbelsäule mit einer HWS-Orthese.

4.3 Wirbelsäulentrauma

Direkte und indirekte Gewalteinwirkungen können Frakturen oder Luxationen der Wirbelsäule verursachen. Neben der knöchernen Verletzung ist insbesondere die Mitverletzung des Rückenmarks gefürchtet, da hier lebenslange Behinderungen drohen. Das Wirbelsäulentrauma tritt häufig in Kombination mit einem SHT und/oder Polytrauma auf.

Ursachen

- Hochrasanztraumen
- Stürze
- Badeunfall (Sprung in Flachwasser)

Symptomatik

- Schmerzen im Wirbelsäulenbereich
- Normofrequenter Puls oder Bradykardie
- Hypotonie (neurogener Schock)
- Eventuell Ateminsuffizienz mit Hypoventilation (Beteiligung des N. phrenicus)
- Sensibilitätsstörungen
- Para- bzw. Tetraplegie
- Unkontrollierter Stuhl- und Harnabgang
- Eventuell Priapismus
- Motorische Schwächen und neurologische Ausfälle
- Je höher die Läsion, desto dramatischer sind die kardiorespiratorischen Begleitsymptome

Diagnostik

- Beurteilung der Einsatzstelle (Szene – Sicherheit – Situation; ➤ Kap. 2.1)
- Ersteindruck (➤ Kap. 2.2.1): potenziell kritisch – potenziell nicht kritisch
- Bei äußeren Blutungen: X-ABCDE- bzw. C-ABCDE-Schema

ACHTUNG

Lebensrettende Schlüsselinterventionen haben Vorrang: „Stop the bleeding!"

- Initialbeurteilung nach dem ABCDE-Schema (➤ Kap. 2.3.1)
- Entscheidung: kritisch – nicht kritisch
- Beurteilung einer notwendigen Immobilisation: z. B. Immo-Ampel (➤ Abb. 4.1), NEXUS-Kriterien (➤ Kap. 11.7.3)
- Inspektion und Palpation der Wirbelsäule: „Check the back!" (S3-Leitlinie: Polytrauma/Schwerverletzten-Behandlung; DGU 2022)

ACHTUNG

Erweiterte Beurteilung erst, wenn der Patient nicht oder nicht mehr kritisch ist!

- Erweiterte Beurteilung (➤ Kap. 2.4.1):
  - SAMPLE-Anamnese
  - Fokussierte Untersuchung bei auskunftsfähigen Patienten (➤ Tab. 4.1):
    - Neurologische Defizite/Ausfälle am Körper lokalisieren und mit einem Stift markieren

Tab. 4.1 Lokalisation der Wirbelsäulenverletzung

Mobilität des Patienten	Betroffenes Segment
Der Patient kann nicht atmen.	C2–C4 (Zwerchfell)
Der Patient kann die Schulter nicht heben.	C3–C6 (Schultergürtel)
Der Patient kann die Arme nicht heben.	C4–C7 (Armmuskulatur)
Der Patient kann die Unterarme nicht heben.	C5–C7 (die Hände bewegen)
Der Patient kann die Hände nicht bewegen.	C6–C7 (Handmuskulatur)
Der Patient kann die Beine nicht bewegen.	Unterhalb Th1

    - Regelmäßige Kontrolle des Neurostatus auf sensomotorische Defizite/Ausfälle
  - Detaillierte Untersuchung bei vigilanzgeminderten oder bewusstlosen Patienten: kraniokaudale Untersuchung
  - Vitalzeichen und Messwerte erheben:
    - AF/min auszählen
    - PF/min auszählen
    - RR auskultatorisch; weiterhin kontinuierliche Messung (NIBP)
    - 6-Kanal-EKG
    - SpO_2
    - $etCO_2$
    - Blutzuckermessung (BZ-Test)
    - Messung der KKT

Therapie

- Notarztruf
- Beruhigung
- Lagerung:
  - Bewusstsein erhalten: flache Rückenlage, Kopf und HWS in Inline-Position
  - Bewusstlosigkeit: Flachlagerung unter kontinuierlichem Atemwegsmanagement
  - Ganzkörperimmobilisation (➤ Kap. 11.7):
    - HWS-Orthese
    - Schaufeltrage
    - Vakuummatratze
- Hochdosierte Sauerstoffgabe 10–15 l/min über Sauerstoffmaske mit Reservoir
- Wärmeerhalt
- 1–2 großlumige periphere Venenzugänge
- Balancierte VEL. Ziel: systolischer RR ≥ 90 mmHg bzw. Normotonie
- Volumengabe bei Kindern: 20 ml/kg KG; evtl. Repetition
- Medikamentöse Therapie (Kontraindikationen beachten). Analgosedierung bei NRS ≥ 4 (lokales Protokoll):
  - Midazolam 0,025–0,05 mg/kg KG; Titrationsdosis: 1 mg (lokales Protokoll)

- Midazolam 2,5 mg i. n., falls i. v./i. o. nicht möglich
- Esketamin 0,125–0,25 mg/kg KG i. v./i. o.
- Esketamin 0,25–0,5 mg/kg KG i. m., ggf. wiederholen (lokales Protokoll)
- Esketamin 0,5 mg/kg KG i. n., falls i. v./i. o. nicht möglich
- Fentanyl 50 µg titriert bis max. 0,2 mg i. v./i. o.
- Sufentanil 5 µg titriert bis max. 20 µg i. v.(i. o.

- Transport in ein regionales/überregionales Traumazentrum mit Wirbelsäulenchirurgie
- Schonender Transport mit dem Rettungshubschrauber (RTH) erwägen

BESONDERHEITEN

Die Immobilisation des Wirbelsäulenverletzten wird aktuell kontrovers diskutiert. Auch wissenschaftliche Daten zeichnen ein heterogenes Bild. Der Nutzen einer präklinischen Immobilisation kann durch randomisierte kontrollierte Studien nicht belegt werden. Einige Entscheidungshilfen (➤ Abb. 4.1) können zusammengefasst werden:

- Für folgende Patienten ist eine vollständige Immobilisation erforderlich, da sie am wahrscheinlichsten von einer Immobilisation profitieren:
  - Offensichtlich schwer verletzt
  - SHT mit GCS ≤ 12
  - Peripheres neurologisches Defizit
  - Behandlungsbedürftiger Wirbelsäulenschmerz bei NRS ≥ 5
- Für Patienten, deren Untersuchung der Wirbelsäule unauffällig ist, jedoch Risikofaktoren für eine Wirbelsäulenverletzung gegeben sind, wird eine Bewegungseinschränkung empfohlen. Ziel ist die Stabilisierung vor unkontrollierten Bewegungen bei erhaltener Rumpfkontrolle. Die relevanten Risikofaktoren sind als 4S Teil der Immo-Ampel:
  - Seniorität > 65 Jahre
  - Sturz aus > 3 Meter Höhe
  - Supraklavikuläre Verletzungen
  - Schwere thorakoabdominelle Begleitverletzung
- Alle bewusstlosen Traumapatienten sollten immobilisiert werden. Dabei dürfen aber dringende Maßnahmen zur Vitalsicherung nicht vernachlässigt werden. Schlüsselinterventionen im ABCDE-Schema haben Vorrang!
- Das alleinige Anwenden einer HWS-Orthese führt zu keiner ausreichenden HWS-Immobilisierung – immer Ganzkörperimmobilisation (S3-Leitlinie: Polytrauma/Schwerverletzten-Behandlung; DGU 2022).
- Die HWS-Orthese kann zu erhöhtem ICP durch Jugularvenenkompression und zu schwierigerem Atemwegsmanagement führen – bei SHT mit Hirndruck und anatomischen Besonderheiten des Patienten (z. B. Morbus Bechterew) Ganzkörperimmobilisation ohne HWS-Orthese erwägen.
- Die Entscheidung zur HWS-Immobilisierung sollte gezielt erfolgen. Hierzu können z. B. die Immo-Ampel (➤ Abb. 4.1) oder die NEXUS-Kriterien (➤ Kap. 11.7.3) herangezogen werden.
- Das Spineboard wird zur schnellen Rettung favorisiert (S3 Leitlinie: Polytrauma/Schwerverletzten-Behandlung; DGU 2022).
- Im Zweifelsfall immobilisieren.
- Zur Ganzkörperimmobilisation stellt die Vakuummatratze das bevorzugte Tool dar (S3 Leitlinie: Polytrauma/Schwerverletzten-Behandlung; DGU 2022).

4.4 Thoraxtrauma

Das Thoraxtrauma ist definiert als eine Verletzung des knöchernen Thorax mit evtl. Verletzung der von ihm umgebenen Organe durch eine Gewalteinwirkung von außen.

Unterteilung

- Stumpfes Thoraxtrauma: geschlossen
- Penetrierendes Thoraxtrauma: offen

Einteilung der Thoraxtraumen mit Verletzung der Pleura ➤ Tab. 4.2.

Tab. 4.2 Thoraxtraumen mit Verletzung der Pleura

Form	Definition
Pneumothorax	Luftansammlung im Pleuraspalt
Hämatothorax	Blutansammlung im Pleuraspalt
Hämatopneumothorax	Blut- und Luftansammlung im Pleuraspalt
Spannungspneumothorax	Luftansammlung im Pleuraspalt, die aufgrund eines Ventilmechanismus bei der Exspiration nicht mehr entweichen kann.

Ursachen

- Stumpfe (geschlossene) Gewalteinwirkungen
- Penetrierende (offene) Gewalteinwirkungen
- Hochrasanztraumen

Symptomatik

- (Atemabhängige) Schmerzen
- Dyspnoe
- Tachypnoe (Schonatmung)
- Orthopnoe
- Hypopnoe
- Tachykardie
- Zentralisation bei obstruktivem Schock (Spannungspneumothorax)
- Hypotonie
- Obere Einflussstauung (Spannungspneumothorax)
- Eventuell einseitig abgeschwächtes oder fehlendes Atemgeräusch
- Vigilanzminderung bis zum Koma (Spannungspneumothorax)
- Eventuell Bildung eines Hautemphysems
- Eventuell Mediastinalflattern (penetrierendes Thoraxtrauma)
- Eventuell Trachealverschiebung (Mediastinalverschiebung, Trachealshift bei Spannungspneumothorax)

Kinematik des Traumas

- **Hinweise für Rippenfrakturen und knöcherne Verletzung:**
  - Tastbare Instabilität (bei Palpation)
  - Paradoxe Atmung
  - Krepitation
- **Hinweise für den Pneumothorax** – zusätzlich zu den Zeichen eines Thoraxtraumas:
  - Ausgeprägte Dyspnoe und Tachypnoe
  - Einseitig abgeschwächtes bis fehlendes Atemgeräusch
  - Hypersonorer Klopfschall
- **Hinweise für den Spannungspneumothorax** – zusätzlich zu den Zeichen des Pneumothorax:
  - Halsvenenstauung
  - Massive und schnelle Zustandsverschlechterung
  - Fehlender Radialispuls (obstruktiver Schock)
  - Plötzliche Vigilanzminderung
  - Hautemphysem
  - Eventuell Trachealverschiebung: nach Halsvenenstauung

Diagnostik

- Beurteilung der Einsatzstelle (Szene – Sicherheit – Situation; ➤ Kap. 2.1)
- Ersteindruck (➤ Kap. 2.2.1): potenziell kritisch – potenziell nicht kritisch
- Initialbeurteilung nach dem ABCDE-Schema (➤ Kap. 2.3.1)
- Entscheidung: kritisch – nicht kritisch

ACHTUNG

Erweiterte Beurteilung erst, wenn der Patient nicht kritisch ist!

- Erweiterte Beurteilung (➤ Kap. 2.4.1):
  - SAMPLE-Anamnese
  - Fokussierte Untersuchung bei auskunftsfähigen Patienten: Untersuchung des Thorax nach IPAP-Schema ➤ Tab. 4.3
  - Detaillierte Untersuchung bei vigilanzgeminderten oder bewusstlosen Patienten: kraniokaudale Untersuchung
  - Vitalzeichen und Messwerte erheben:
    - AF/min auszählen
    - PF/min auszählen
    - RR auskultatorisch; weiterhin kontinuierliche Messung (NIBP)
    - 6-Kanal-EKG
    - SpO_2
    - $etCO_2$
    - Blutzuckermessung (BZ-Test)
    - Messung der KKT

Tab. 4.3 Untersuchung nach IPAP-Schema

Kriterium	Symptomatik
Inspektion	• Prellmarken • Hämatome • Pathologische Thoraxexkursionen: paradoxe Atmung bei instabilen Wandfragmenten • Offenes Thoraxtrauma: sichtbare Wunde
Palpation	• Knöcherne Instabilität • Krepitation • Schmerzen bei der Palpation • Hautemphysem
Auskultation	• Seitengleiche Belüftung • Abgeschwächtes Atemgeräusch auf der betroffenen Seite • Fehlendes Atemgeräusch auf der betroffenen Seite • Abgeschwächte Herztöne (im Verlauf leiser werdend)
Perkussion	• Klopfschall: – Sonor – Hypersonor (Luftansammlung) – Hyposonor (Blutansammlung)

Therapie

- Notarztruf
- Beruhigung
- Lagerung:
  - Bewusstsein erhalten: Oberkörper 45–60° erhöht
  - Hämorrhagischer Schock: Rückenlage mit 15–30° erhöhtem Oberkörper zur Atemerleichterung
  - Bewusstlosigkeit: stabile Seitenlage (**Cave:** Wirbelsäulentrauma!)
- Ggf. Entlastungspunktion (Nadeldekompression) eines Spannungspneumothorax nach Bülau im 4.–5. Interkostalraum (ICR) anteriore Axillarlinie (AAL) als bevorzugt empfohlene Entlastungsstelle oder Monaldi im 2. ICR medioklavikular. Voraussetzung:
  - Plötzliche rapide Vigilanzminderung
  - Obere Einflussstauung (gestaute Halsvenen – können bei Hypovolämie fehlen!)
  - Fehlendes Atemgeräusch auf der betroffenen Thoraxseite
  - Fehlender Radialispuls (obstruktiver Schock)
- Hochdosierte Sauerstoffgabe 10–15 l/min über Sauerstoffmaske mit Reservoir
- Wärmeerhalt
- 1–2 großlumige periphere Venenzugänge
- Balancierte VEL – Volumentherapie bei Hämatothorax:
  - Zielblutdruck ohne SHT: 80–90 mmHg (permissive Hypotonie)
  - Zielblutdruck mit SHT: ≥ 90 mmHg bzw. Normotonie
- Volumengabe bei Kindern: 20 ml/kg KG; evtl. Repetition

- Medikamentöse Therapie (Kontraindikationen beachten). Analgosedierung bei NRS ≥ 4 (lokales Protokoll):
  - Midazolam 1 mg i. v./i. o. titriert bzw. 0,02 mg/kg KG (lokales Protokoll)
  - Midazolam 2,5 mg i. n., falls i. v./i. o. nicht möglich
  - Esketamin 0,125–0,25 mg/kg KG i. v./i. o.
  - Esketamin 0,25–0,5 mg/kg KG i. m., ggf. wiederholen (lokales Protokoll)
  - Esketamin 0,5 mg/kg KG i. n., falls i. v./i. o. nicht möglich
  - Fentanyl 50 µg titriert bis max. 0,2 mg i. v./i. o.
  - Sufentanil 5 µg titriert bis max. 20 µg i. v./i. o.
- Offenes Thoraxtrauma: sterile Wundabdeckung (z. B. mit Chest Seal®)
- Vorbereitung von und Assistenz bei:
  - Narkose
  - endotrachealer Intubation
  - Thoraxdrainage
- Transport in ein regionales/überregionales Traumazentrum mit Unfallchirurgie/Thoraxchirurgie

BESONDERHEITEN

- Die Nadeldekompression ist eine lebensrettende, aber nur überbrückende Maßnahme.
- Bevorzugt empfohlene Entlastungsstelle: 4.–5. ICR AAL.
- Länge der Punktionskanüle: mindestens 8 cm.
- Einsatz von atraumatischen Entlastungskanülen (Rückschlagventil).
- Anschließende chirurgische Eröffnung des Pleuraspalts (Minithorakotomie) mit Einlage einer Thoraxdrainage durch den Notarzt (S3-Leitlinie: Polytrauma/Schwerverletzten-Behandlung; DGU 2022).

4.5 Abdominaltrauma

Der Begriff Abdominaltrauma ist ein Sammelbegriff für Verletzungen intraabdominaler Organe.

Das Abdominaltrauma **mit unkontrollierter Hämorrhagie** stellt eine absolut zeitkritische Verletzung dar. Im Rahmen eines Polytraumas ist das Abdominaltrauma für eine hohe Letalität verantwortlich.

Ursachen

Hohe Gewalteinwirkung auf die Bauchwand mit Verletzung der in der Bauchhöhle liegenden Organe. Häufige Verletzungen:

- Milzruptur (einzeitig, zweizeitig)
- Leberruptur
- Verletzung Magen und Darm
- Pankreaseinrisse
- Zwerchfellruptur

Symptomatik

- Entsprechender Unfallmechanismus (Kinematik)
- Schmerzen im Bauchraum
- Prellmarken
- Hämatome
- Abwehrspannung
- Druckdolenz
- Schonhaltung
- Dyspnoe, Tachypnoe (Schonatmung)
- Hypopnoe
- Atemabhängiger Bauchschmerz
- Zunahme des Bauchumfangs (selten und eher unspezifisch; kein sicheres Zeichen)
- Schockzeichen:
  - Tachykardie
  - Eventuell Zentralisation
  - Hypotonie
  - Verzögerte Rekapillarisierungszeit (> 2 Sekunden)
  - Blässe
  - Kaltschweißigkeit
  - Vigilanzminderung bis zum Koma
- Kehr-Zeichen (Schulterschmerz auf der linken Seite bei Milzruptur)

Diagnostik

- Beurteilung der Einsatzstelle (Szene – Sicherheit – Situation; ➤ Kap. 2.1)
- Ersteindruck (➤ Kap. 2.2.1): potenziell kritisch – potenziell nicht kritisch
- Initialbeurteilung nach dem ABCDE-Schema (➤ Kap. 2.3.1)
- Entscheidung: kritisch – nicht kritisch

ACHTUNG

Erweiterte Beurteilung erst, wenn der Patient nicht oder nicht mehr kritisch ist!

- Erweiterte Beurteilung (➤ Kap. 2.4.1):
  - SAMPLE-Anamnese
  - Fokussierte Untersuchung bei auskunftsfähigen Patienten:
    - Palpation des Abdomens in allen vier Quadranten (erfolgt bereits im C des ABCDE-Schemas)
    - Inspektion nach Prellmarken oder Hämatomen
  - Detaillierte Untersuchung bei vigilanzgeminderten oder bewusstlosen Patienten: kraniokaudale Untersuchung
  - Vitalzeichen und Messwerte erheben:
    - AF/min auszählen
    - PF/min auszählen
    - RR auskultatorisch; weiterhin kontinuierliche Messung (NIBP)
    - 6-Kanal-EKG

- SpO_2
- $etCO_2$
- Blutzuckermessung (BZ-Test)
- Messung der KKT

Therapie

- Notarztruf
- Beruhigung
- Lagerung:
  - Bewusstsein erhalten: flache Rückenlage
  - Bewusstlosigkeit: stabile Seitenlage (**Cave:** Wirbelsäulentrauma)
- Hochdosierte Sauerstoffgabe 10–15 l/min über Sauerstoffmaske mit Reservoir
- Wärmeerhalt
- 1–2 großlumige periphere Venenzugänge
- Laborblutentnahme (lokales Protokoll)
- Balancierte VEL
- Ggf. Druckinfusionstherapie
- Erwachsene mit kontrollierter Hämorrhagie: systolischer Blutdruck ≥ 100 mmHg (Normotonie)
- Erwachsene mit unkontrollierter Hämorrhagie:
  - Ohne SHT/spinales Trauma: permissive Hypotonie: systolischer RR 80–90 mmHg
  - Mit SHT/spinalem Trauma: systolischer RR mindestens 90 mmHg; idealerweise Normotonie
  - Schwangere: Normotonie
- Volumengabe bei Kindern: 20 ml/kg KG; evtl. Repetition. Zielblutdruck: Normotonie (aktuell keine Evidenz für permissive Hypotonie)
- Medikamentöse Therapie (Kontraindikationen beachten):
  - Analgosedierung bei NRS ≥ 4 (lokales Protokoll):
    - Midazolam 1 mg i. v./i. o.
    - Midazolam 2,5 mg i. n., falls i. v./i. o. nicht möglich
    - Esketamin 0,125–0,25 mg/kg KG i. v./i. o.
    - Esketamin 0,25–0,5 mg/kg KG i. m., ggf. wiederholen (lokales Protokoll)
    - Esketamin 0,5 mg/kg KG i. n., falls i. v./i. o. nicht möglich
    - Fentanyl 50 µg titriert bis max. 0,2 mg i. v./i. o.
    - Sufentanil 5 µg titriert bis max. 20 µg i. v.(i. o.
  - Antifibrinolyse:
    - Tranexamsäure (TXA) 1 g als Kurzinfusion (100 ml NaCl 0,9 %) über 10 min
    - TXA bei Kindern: 15–20 mg/kg KG als Kurzinfusion (lokales Protokoll)
  - Gerinnungstherapie:
    - Calciumglukonat 10 % - 3 Ampullen i. v./i. o.; max. 2 ml/min; Kurzinfusion bei ionisiertem Calcium < 1,0 mmol/l; Ziel: ≥ 1,0 mmol/l (Normwert für ionisiertes Calcium im Serum: 1,15–1,35 mmol/l) - BGA!

- Vorbereitung/Assistenz bei der Behandlung durch den Notarzt: z. B. Vorbereitung von Narkose, Intubation und Beatmung
- Offene Bauchverletzungen nur locker und steril abdecken
- Anfeuchten der Verbände zur Verhinderung einer Darmnekrose
- Rascher Transport in den Schockraum eines regionalen/überregionalen Traumazentrums unter Voranmeldung

MERKE

Warum Calcium bei schwerer unkontrollierbarer Hämorrhagie?
- Hypocalciämie häufig Folge schwerer Hämorrhagien
- Aufgaben von Calcium als Gerinnungsfaktor IV:
  - Umwandlung von Fibrinogen zu Fibrin
  - Thrombozytenaktivierung
  - Aktivierung der Faktoren II, VII, IX, X und XIII
- Notwendig zur Vasokonstriktion glatter Muskulatur von Arterien und Arteriolen
- Normwert für ionisiertes Calcium im Serum: 1,15–1,35 mmol/l
- Indikation bei schwerer Hämorrhagie: < 1,0 mmol/l
- Zielwert: ≥ 1,0 mmol/l

Warum bevorzugt Calciumglukonat?
- Peripher-venöse Gabe über Kurzinfusion (max. 2 ml/min.) möglich
- 10 ml Calciumglukonat enthalten 0,23 mmol/l Calcium; 10 ml Calciumchlorid 5,5 % enthalten 0,5 mmol/l Calcium – dadurch geringeres Nekroserisiko bei Paravasat
- Glukonatanteil von Calciumglukonat muss primär hepatisch metabolisiert werden, evtl. bei traumainduzierte Hypothermie und Hypoperfusion vermindert

4.6 Beckentrauma

- Das Beckentrauma kann mit lebensbedrohlichen Blutungen einhergehen.
- Bei instabilen Beckenfrakturen mit Beteiligung des Beckenrings können hohe Blutverluste entstehen.
- 50 % Mortalität bei komplexen und/oder offenen Beckentraumen.
- 15 % aller Traumapatienten (DGU Traumaregister 2019-2021)

Formen des Beckentraumas

- Frakturen der Sitzbeinäste
- Azetabulumfrakturen
- Beckenringfrakturen: Typen
  - Typ-A-Frakturen – stabil:
    - Laterale Kompressionsfrakturen: Häufigkeit 60–70 %
    - Belastung des Beckens von der Seite
    - Das vom Becken umschlossene Volumen wird verringert
    - Z. B. vom Fahrzeug angefahrener Fußgänger
  - Typ-B-Frakturen – rotationsinstabil:

  - Anteroposteriore Kompressionsfraktur des Beckens: **open book fracture**
  - Häufigkeit 15–20 %
  - Belastung des Beckens von vorne nach hinten
  - Z. B. Einklemmung einer Person zwischen einem Fahrzeug und einer Wand
- Typ-C-Frakturen – translations- und rotationsinstabil:
  - Vertikale Scherfrakturen: Häufigkeit 5–15 %
  - Z. B. Sturz aus größer Höhe; ein Bein kommt zuerst auf
  - 85–90% präsakrale und paravesikaler Venenplexus betroffen
  - 10–15% arterielle Blutungen

Ursachen

- Häufig in Kombination mit einem Polytrauma
- Abdominaltrauma (Überrolltrauma)
- Hochrasanztrauma (mit entsprechender Kinematik)

Symptomatik

- **S-KIPS-Schema:**
  - **Schock (bei C im ABCDE Schema festgestellt)**
  - **K**inematik
  - **I**nspektion
  - **P**alpation (optional; Expertise; nur vorsichtige laterale Kompression)
  - **S**chmerzen
- Inspektion des Beckens:
  - Prellmarken
  - Abdrücke (z. B. von Reifen)
- Schmerzen des Patienten - abfragen
- Asymmetrie der Beckenschaufeln
- Skrotale bzw. die Schamlippen betreffende Hämatombildung

Diagnostik

- Beurteilung der Einsatzstelle (Szene – Sicherheit – Situation; ➤ Kap. 2.1)
- Ersteindruck (➤ Kap. 2.2.1): potenziell kritisch – potenziell nicht kritisch
- Initialbeurteilung nach dem ABCDE-Schema (➤ Kap. 2.3.1)
- Entscheidung: kritisch – nicht kritisch

ACHTUNG

Erweiterte Beurteilung erst, wenn der Patient nicht oder nicht mehr kritisch ist!

- Erweiterte Beurteilung (➤ Kap. 2.4.1):
  - SAMPLE-Anamnese
  - Fokussierte Untersuchung bei auskunftsfähigen Patienten:
    - Palpation des Abdomens in allen vier Quadranten (erfolgt bereits im C des ABCDE-Schemas)
    - Inspektion nach Prellmarken oder Hämatomen
  - Detaillierte Untersuchung bei vigilanzgeminderten oder bewusstlosen Patienten. **S-KIPS-Schema:** **S**chock, **K**inematik **I**nspektion, **P**alpation (Expertise; optional; vorsichtig; nur lateral), **S**chmerzen des Patienten
  - Vitalzeichen und Messwerte erheben:
    - AF/min auszählen
    - PF/min auszählen
    - RR auskultatorisch; weiterhin kontinuierliche Messung (NIBP)
    - 6-Kanal-EKG
    - SpO_2
    - $etCO_2$
    - Blutzuckermessung (BZ-Test)
    - Messung der KKT

Therapie

- Notarztruf
- Beruhigung
- Lagerung:
  - Bewusstsein erhalten: flache Rückenlage
  - Bewusstlosigkeit: Flachlagerung bei kontinuierlichem Atemwegsmanagement
- Vermeidung einer Außenrotation der Beine und Optimierung des Beckenschlusses durch Innenrotation vor Anlage des Stabilisators (z. B. Tourniquet um die Beine unterhalb der Patella)
- Anlage eines mechanischen Beckenstabilisators (Beckengurt)
- Hochdosierte Sauerstoffgabe 10–15 l/min über Sauerstoffmaske mit Reservoir
- Wärmeerhalt
- 1–2 großlumige periphere Venenzugänge
- Laborblutentnahme (lokales Protokoll)
- Balancierte VEL
- Ggf. Druckinfusionstherapie
- Erwachsene mit kontrollierter Hämorrhagie: systolischer Blutdruck ≥ 100 mmHg (Normotonie)
- Erwachsene mit unkontrollierter Hämorrhagie:
  - Ohne SHT/spinales Trauma: permissive Hypotonie: systolischer RR 80–90 mmHg
  - Mit SHT/spinalem Trauma: systolischer RR mindestens 90 mmHg; idealerweise Normotonie
  - Schwangere: Normotonie

- Volumengabe bei Kindern: 20 ml/kg KG; evtl. Repetition. Zielblutdruck: Normotonie (aktuell keine Evidenz für permissive Hypotonie)
- Medikamentöse Therapie (Kontraindikationen beachten):
  - Analgosedierung bei NRS ≥ 4 (lokales Protokoll):
    - Midazolam 1 mg i. v./i. o.
    - Midazolam 2,5 mg i. n., falls i. v./i. o. nicht möglich
    - Esketamin 0,125–0,25 mg/kg KG i. v./i. o.
    - Esketamin 0,25–0,5 mg/kg KG i. m., ggf. wiederholen (lokales Protokoll)
    - Esketamin 0,5 mg/kg KG i. n., falls i. v./i. o. nicht möglich
    - Fentanyl 50 µg titriert bis max. 0,2 mg i. v./i. o.
    - Sufentanil 5 µg titriert bis max. 20 µg i. v./i. o.
  - Antifibrinolyse:
    - TXA 1 g als Kurzinfusion (100 ml NaCl 0,9 %) über 10 min
    - TXA bei Kindern: 15–20 mg/kg KG als Kurzinfusion (lokales Protokoll)
  - Gerinnungstherapie:
    - Calciumglukonat 10 % - 3 Ampullen i. v./i. o.; max. 2 ml/min; Kurzinfusion bei ionisiertem Calcium < 1,0 mmol/l; Ziel: ≥ 1,0 mmol/l (Normwert für ionisiertes Calcium im Serum: 1,15–1,35 mmol/l) - BGA!
- Vorbereitung/Assistenz bei der Behandlung durch den Notarzt: z. B. Vorbereitung von Narkose, Intubation und Beatmung

ACHTUNG

Keine weitere Untersuchung/Manipulation bis zur bildgebenden Diagnostik (Röntgen oder CT).

BESONDERHEITEN

- Beckenfrakturen können massive Blutungen verursachen.
- Lebensbedrohliche Blutungen entstammen meist dem präsakralen und paravesikalen Venenplexus.
- Grundlage für die Anlage einer Beckenschlinge sind:
  - Schocksymptomatik
  - Kinematik
  - Hinweise bei der Inspektion
  - Schmerzangaben des Patienten
  - Eine korrekt angelegte Beckenschlinge über den Trochanteren schadet nicht!
  - Eine korrekt angelegte Beckenschlinge kann die Blutung minimieren!

4.7 Extremitätentrauma

- Die Verletzung der Extremität ist eine häufige rettungsdienstliche Einsatzsituation.
- Blutungen und Frakturen stehen bei Extremitätentraumen im Vordergrund.
- Lebensbedrohliche Einzelverletzungen sind selten.
- Multiple Frakturen der großen Röhrenknochen können dramatische Blutverluste hervorrufen.

Ursachen

- Geschlossene Frakturen (➤ Tab. 4.4)
- Offene Frakturen 1.–4. Grades (➤ Tab. 4.5)
- Luxationsfrakturen

Tab. 4.4 Möglicher Blutverlust bei geschlossenen Frakturen

Lokalisation	Möglicher Blutverlust
Oberarm (Humerus)	Bis 800 ml
Unterarm (Radius, Ulnaris)	Bis 400 ml
Becken (Pelvis)	1.000 ml bis massiv
Oberschenkel (Femur)	Bis 2.000 ml
Unterschenkel (Tibia, Fibula)	Bis 1.000 ml

Tab. 4.5 Gradeinteilung von offenen Frakturen

Grad	Symptomatik
1	Kleine Weichteilverletzung Durchspießung der Haut von innen nach außen
2	Kleine Weichteilverletzung Durchspießung der Haut von außen nach innen
3	Ausgedehnter Weichteildefekt Schwerer Schaden von Muskeln, Sehnen, Gefäßen und Nerven
4	Subtotale Amputation

Symptomatik

- **Sichere Frakturzeichen:**
  - Fehlstellungen
  - Abnorme Beweglichkeit
  - Krepitationen
  - Stufenbildung
  - Sichtbare Knochenfragmente (offene Fraktur)
- **Unsichere Frakturzeichen:**
  - Schmerzen
  - Schwellungen
  - Funktionsverluste
  - Sensibilitätsverluste

Diagnostik

- Beurteilung der Einsatzstelle (Szene – Sicherheit – Situation; ➤ Kap. 2.1)
- Ersteindruck (➤ Kap. 2.2.1): potenziell kritisch – potenziell nicht kritisch
- Lebensbedrohliche Blutung – X-ABCDE- bzw. C-ABCDE-Schema: sofortige Blutstillung

- Initialbeurteilung nach dem ABCDE-Schema (➤ Kap. 2.3.1)
- Entscheidung: kritisch – nicht kritisch

ACHTUNG
Erweiterte Beurteilung erst, wenn der Patient nicht kritisch ist!

- Erweiterte Beurteilung (➤ Kap. 2.4.1):
  - SAMPLE-Anamnese
  - Fokussierte Untersuchung bei auskunftsfähigen Patienten
    - **DMS-Kontrolle: D:** Durchblutung (Rekapillarisierungszeit), **M:** Motorik (Bewegungsfähigkeit der betroffenen Extremität), **S:** Sensorik (Fähigkeit, Berührungen des Helfers zu empfinden)
    - Inspektion nach Prellmarken oder Hämatomen
  - Vitalzeichen und Messwerte erheben:
    - AF/min auszählen
    - PF/min auszählen
    - RR auskultatorisch; weiterhin kontinuierliche Messung (NIBP)
    - 6-Kanal-EKG
    - SpO_2
    - $etCO_2$
    - Blutzuckermessung (BZ-Test)
    - Messung der KKT

Therapie

- Lebensbedrohliche äußere Blutung – X-ABCDE- bzw. C-ABCDE-Schema: „Stop the bleeding!" (➤ Kap. 11.6.2):
  - Tourniquet
  - Hämostyptika
- Notarztruf
- Beruhigung
- Lagerung:
  - Bewusstsein erhalten: flache Rückenlage, ggf. Oberkörper erhöht
  - Bewusstlosigkeit: Flachlagerung bei kontinuierlichem Atemwegsmanagement
- Hochdosierte Sauerstoffgabe 10–15 l/min über Sauerstoffmaske mit Reservoir
- Wärmeerhalt
- 1–2 großlumige periphere Venenzugänge
- Laborblutentnahme (lokales Protokoll)
- Balancierte VEL
- Ggf. Druckinfusionstherapie
- Erwachsene mit kontrollierter Hämorrhagie bei isoliertem Extremitätentrauma: systolischer Blutdruck ≥ 100 mmHg (Normotonie)
- Erwachsene mit unkontrollierter Hämorrhagie (Polytrauma):
  - Ohne SHT/spinales Trauma: permissive Hypotonie: systolischer RR 80–90 mmHg

  - Mit SHT/spinalem Trauma: systolischer RR mindestens 90 mmHg; idealerweise Normotonie
  - Schwangere: Normotonie
- Volumengabe bei Kindern: 20 ml/kg KG; evtl. Repetition. Zielblutdruck: Normotonie (aktuell keine Evidenz für permissive Hypotonie)
- Medikamentöse Therapie (Kontraindikationen beachten):
  - Analgosedierung bei NRS ≥ 4 (lokales Protokoll):
    - Midazolam 0,025–0,05 mg/kg KG; Titrationsdosis: 1 mg (lokales Protokoll)
    - Midazolam 2,5 mg i. n., falls i. v./i. o. nicht möglich
    - Esketamin 0,125–0,25 mg/kg KG i. v./i. o.
    - Esketamin 0,25–0,5 mg/kg KG i. m., ggf. wiederholen (nicht betroffene Extremität; lokales Protokoll)
    - Esketamin 0,5 mg/kg KG i. n., falls i. v./i. o. nicht möglich
    - Fentanyl 50 µg titriert bis max. 0,2 mg i. v./i. o.
    - Sufentanil 5 µg titriert bis max. 20 µg i. v.(i. o.
  - Bei schwerer unkontrollierbarer Hämorrhagie: Antifibrinolyse
    - TXA 1 g als Kurzinfusion (100 ml NaCl 0,9 %) über 10 min
  - Bei schwerer unkontrollierbarer Hämorrhagie: Gerinnungstherapie
    - Calciumglukonat 10 % - 3 Ampullen i. v./i. o.; max. 2 ml/min; Kurzinfusion bei ionisiertem Calcium < 1,0 mmol/l; Ziel: ≥ 1,0 mmol/l (Normwert für ionisiertes Calcium im Serum: 1,15–1,35 mmol/l) - BGA!
- TXA bei Kindern: 15–20 mg/kg KG als Kurzinfusion (lokales Protokoll)

BESONDERHEITEN

- Sichtbare Eröffnung der Haut bei offenen Frakturen
- Luxation: Verletzung eines Gelenks, bei der es zum teilweisen oder vollständigen Kontaktverlust der gelenkbildenden Knochen kommt (auskugeln)
- TXA: indiziert ab einem vermuteten Blutverlust von ≥ 1.500 ml
- Calcium: indiziert bei einem Serumcalcium von < 1,0 mmol/l

S3-Leitlinie: Polytrauma/Schwerverletzten-Behandlung (DGU 2022)

- Stark blutende Extremitätentraumen, die die Vitalfunktionen beeinträchtigen, werden mit Priorität behandelt: X-ABCDE- bzw. C-ABCDE-Schema.
- Versorgung von Extremitätentraumen:
  - Verhinderung weiterer Schäden
  - Alle Extremitäten eines Traumapatienten sollen prähospital orientierend untersucht werden
  - Keine Verzögerung der Gesamtrettungszeit bei Vorliegen weiterer bedrohlicher Verletzungen mit vitaler Gefährdung
- Eine auch nur vermutlich verletzte Extremität sollte vor grober Bewegung und dem Transport ruhiggestellt werden.
- Grob dislozierte Frakturen und Luxationen sollten bei begleitender Ischämie der betroffenen Extremität bzw. langen Transportzeiten annähernd reponiert werden – achsengerechter Längszug, Reposition.
- Die Wiederherstellung einer ausreichenden Durchblutung bei Ischämie einer betroffenen Extremität ist primäres Ziel, nicht jedoch die anatomisch exakte Reposition.
- Jede offene Fraktur sollte von groben Verschmutzungen gereinigt und steril verbunden werden – ohne dabei die Transportzeit bei vitaler Bedrohung zu verzögern.

- Aktive Blutungen sollen durch folgendes Stufenschema behandelt werden:
  - Manuelle Kompression
  - Kompressionsverband (Kontraindikationen beachten; wenn möglich mit einem Hämostyptikum)
  - Tourniquet
- Wenn möglich und indiziert, sollen Hämostyptika ergänzend angewendet werden.
- Ein Tourniquet sollte angewendet werden bei:
  - Lebensgefährlichen Blutungen bzw. multiplen Blutungsquellen an einer Extremität, wenn die Blutung mit anderen Maßnahmen (Notverband, Druckverband, Hämostyptika) nicht zeitgerecht gestoppt werden kann.
  - Nichterreichbarkeit der eigentlichen Verletzung
  - Mehreren Verletzungen mit Blutungen
  - Schwere Extremitätenblutung bei gleichzeitigem A-, B- oder C-Problem
  - Unmöglichkeit, die Blutung durch andere Maßnahmen zu stillen
  - Schwere Blutungen an Extremitäten bei Zeitdruck unter Gefahrensituationen
- Wenn ein Tourniquet bei unzugänglichem Blutungsort zur Erstversorgung angelegt wurde, sollte nach der Rettung und Stabilisierung des Patienten die Fortsetzung der Tourniquetanlage anhand eines möglichen Verfahrenswechsel kritisch geprüft werden: Konversion des Tourniquets, Anlage eines Notverbandes/Druckverbandes.
- Bei Amputationsverletzungen: Das Amputat sollte grob gereinigt und in sterile, feuchte Kompressen gewickelt und unter indirekter Kühlung transportiert werden.

4.8 Verbrennungstrauma

Verbrennungen und Verbrühungen sind durch thermische Einflüsse ausgelöste morphologische Schädigungen der Haut und je nach Verbrennungstiefe und Einwirkzeit der darunterliegenden Gewebe und Organe.

Ursachen

- Feuer (Verbrennung)
- Heiße Flüssigkeiten – Wasser, Wasserdampf (Verbrühung)
- Heiße Dämpfe (Verbrühung)
- Explosionen
- Kontaktverletzungen durch heiße Gegenstände (z. B. Herdplatte)
- Stromunfälle (vor allem bei Hochspannung durch elektrischen Lichtbogen)
- Gase, Strahlung (z. B. Sonnenstrahlen)
- Verätzung durch Säuren und Laugen oder organische Lösungsmittel

Pathophysiologie

Durch die Zerstörung (Denaturierung) des körpereigenen Eiweißes kommt es zu einer massiven Inflammationsreaktion mit Ausschüttung von proinflammatorischen Zytokinen. Hauptsächlich sind das Interleukin 6 (IL-6) und Interleukin-8 (IL-8). Dadurch wird die folgende Kaskade in Gang gesetzt:

- Kapillarleckage (capillary leak) für Plasma
- Plasma und Proteine verlassen die Blutbahn (Exsudation)
- Kolloidosmotischer Druck in den Gefäßen sinkt (Hypalbuminämie)
- Intravasaler Volumenmangel
- Entstehung extravasaler Ödeme
- Anstieg des Hämatokrits
- Disseminierte intravasale Koagulation (DIC, Verbrauchskoagulopathie)
- Mikrozirkulationsstörungen und traumatisch-hypovolämischer Schock (Verbrennungsschock)
- Metabolische Azidose

Symptomatik

- Symptome nach Verbrennungstiefe ➤ Tab. 4.6
- Unruhe
- Schmerzen
- Verbrannte oder verkohlte Kleidung
- Versenkte Haare
- Eventuell Zeichen eines Inhalationstraumas (IHT):
  - Rußspuren im Mund-Rachenraum
  - Schwellung der Schleimhäute im Mund-/Rachenraum (Pharynx-, Larynxödem)
  - Husten

Tab. 4.6 Verbrennungsgrade und Symptomatik

Verbrennungsgrad	Symptomatik
I Oberflächlich epidermale Verbrennung	Nur Epidermis betroffen: • Hautrötung • Schmerzen
IIa Oberflächlich dermale Verbrennung	Epidermis und teilweise Korium betroffen: • Hautrötung • Schmerzen • Oberflächliche Blasenbildung
IIb Tief dermale Verbrennung	Epidermis und Korium betroffen: • Hautfarbe blassrosa oder weiß • Feuchte, geschwollene Haut • Geplatzte Brandblasen
III Epidermis und komplette Dermis betroffen	Epidermis, Korium und Subkutis betroffen: • Ledrige Haut • Weiße bis verkohlte Haut • Schmerzen nur noch im nicht komplett verbrannten Gewebe • Spontanheilung nicht mehr möglich
IV Vollkommene Zerstörung des Tiefengewebes	Vollkommene Zerstörung aller Hautschichten: • Verkohlung • Knochen-, Sehnen- und Muskelbeteiligung häufig • Spontanheilung nicht mehr möglich • Bei Beteiligung von Extremitäten ist meist eine Amputation notwendig.

- Dyspnoe
- Orthopnoe
- Tachypnoe
- Inspiratorischer und/oder exspiratorischer Stridor
- Verlängertes Exspirium
- Giemen und Brummen bei der Exspiration
- Brodel- und Rasselgeräusche (toxisches Lungenödem)

- Tachykardie
- Verzögerte Rekapillarisierungszeit (> 2 Sekunden)
- Zentralisation
- Blässe nicht verbrannter Areale
- Hypotonie
- Traumatisch-hypovolämischer Schock

Diagnostik

- Beurteilung der Einsatzstelle (Szene – Sicherheit – Situation; ➤ Kap. 2.1)
- Ersteindruck (➤ Kap. 2.2.1): potenziell kritisch – potenziell nicht kritisch
- Lebensbedrohliche Blutung bei thermomechanischem Kombinationstrauma:
  - X-ABCDE- bzw. C-ABCDE-Schema – sofortige Blutstillung (➤ Kap. 11.6.2):
    - Manuelle Kompression
    - Kompressionsverband/Notverband, wenn möglich mit einem Hämostyptikum
    - Tourniquet
    - Hämostyptika
- Initialbeurteilung nach dem ABCDE-Schema (➤ Kap. 2.3.1)
- Einschätzung: kritisch – nicht kritisch

ACHTUNG

Erweiterte Beurteilung erst, wenn der Patient nicht kritisch ist!

- Erweiterte Beurteilung (➤ Kap. 2.4.1):
  - SAMPLE-Anamnese
  - Fokussierte Untersuchung bei auskunftsfähigen Patienten
    - Einschätzung der Verbrennungstiefe: Verbrennung Grad I–IV (➤ Tab. 4.6)
    - Einschätzung der Verbrennungsschwere – Bestimmung der prozentual verbrannten Körperoberfläche (KOF)
      Erwachsener: Neunerregel nach Wallace bzw. Handflächenregel
      Kinder: Handfläche mit Fingern entspricht 1 % verbrannter KOF
    - Beurteilung kritischer Körperregionen (Gesicht, Genitalien, Hände, Füße, große Gelenke)
  - Vitalzeichen und Messwerte erheben:
    - AF/min auszählen

  - PF/min auszählen
  - RR auskultatorisch; weiterhin kontinuierliche Messung (NIBP)
  - 6-Kanal-EKG
  - SpO_2
  - $etCO_2$
  - Blutzuckermessung (BZ-Test)
  - Messung der KKT

MERKE

Keine Ganzkörperkühltherapie durch Rettungsdienstfachpersonal:

- 80% aller Patienten ab 15% vKOF sind bei initialer Messung der KKT im Krankenhaus hypotherm!

Therapie

- Lebensbedrohliche Blutung bei thermomechanischem Kombinationstrauma:
  - X-ABCDE- bzw. C-ABCDE-Schema: „Stop the bleeding!“:
    - Manuelle Kompression
    - Druckverband/Notverband, wenn möglich mit einem Hämostyptikum
    - Hämostyptika
- Brennende Personen löschen (z. B. mit Löschdecke)
- Beendigung einer evtl. Kühltherapie durch Ersthelfer:
  - Kühlung nur innerhalb der ersten 2 Minuten effektiv
  - Kühlung nur an begrenzten Körperflächen sinnvoll (z. B. Hand, Unterarm)
  - Kühlung über längere Zeit birgt die Gefahr einer Hypothermie
  - Maßnahmen des Rettungsdienstes:
    - Frühzeitige suffiziente Analgesie
    - Frühzeitiger Wärmeerhalt
- Notarztruf
- Beruhigung
- Lagerung:
  - Bewusstsein erhalten: flache Rückenlage, ggf. Oberkörper erhöht
  - Inhalationstrauma bzw. zirkuläre Verbrennung am Thorax: Oberkörper 45–90° erhöht zur Atemerleichterung
  - Bewusstlosigkeit: Flachlagerung bei kontinuierlichem Atemwegsmanagement
- Hochdosierte Sauerstoffgabe 10–15 l/min über Sauerstoffmaske mit Reservoir
- Inhalationstrauma mit Bronchospastik:
  - Salbutamol 2,5–5 mg unverdünnt vernebeln
  - Ipratropiumbromid 500 µg unverdünnt vernebeln
- 1–2 großlumige periphere Venenzugänge möglichst in nicht verbrannte Areale

- Laborblutentnahme (lokales Protokoll)
- Balancierte VEL: 1.000 ml für die ersten 2 Stunden (S2k-Leitlinie, DGV 2025)
- Ggf. Druckinfusionstherapie bei traumatisch-hämorrhagischem Schock

MERKE

Volumenmanagement bei Verbrennungstrauma
- Erwachsene: Rule of 10
  - 40–80 kg KG: % verbrannte Körperoberfläche aufgerundet auf die nächste 10er-Größe × 10 ml
  - > 80 kg KG: pro 10 kg KG mehr erhält der Patient 100 ml pro Stunde mehr
- Kinder: max. 10 ml/kg KG ab 10 % verbrannter KOF ab Schweregrad II (S2k-Leitlinie, DGKCH, 2024)

4

- Volumenmanagement bei thermomechanischem Kombinationstrauma (Polytrauma mit Verbrennungstrauma, traumatisch-hämorrhagischer Schock):
  - Erwachsene mit unkontrollierter Hämorrhagie (Polytrauma):
    - Ohne SHT/spinales Trauma: permissive Hypotonie: systolischer RR 80–90 mmHg
    - Mit SHT/spinalem Trauma: systolischer RR mindestens 90 mmHg; idealerweise Normotonie
    - Schwangere: Normotonie
  - Volumengabe bei Kindern: 20 ml/kg KG; evtl. Repetition bis 40 ml/kg KG. Zielblutdruck: Normotonie (aktuell keine Evidenz für permissive Hypotonie)
- Medikamentöse Therapie (Kontraindikationen beachten):
  - Analgosedierung bei NRS ≥ 4 (lokales Protokoll):
    - Midazolam 0,025–0,05 mg/kg KG; Titrationsdosis 1 mg (lokales Protokoll)
    - Midazolam 2,5 mg i. n., falls i. v./i. o. nicht möglich
    - Esketamin 0,125–0,25 mg/kg KG i. v./i. o.
    - Esketamin 0,25–0,5 mg/kg KG i. m., ggf. wiederholen (nicht verbrannte Extremität; lokales Protokoll)
    - Esketamin 0,5 mg/kg KG i. n., falls i. v./i. o. nicht möglich
    - Morphin 2 mg titriert bis max. 10 mg nach Gabe eines Antiemetikums (bei weniger als 15% vKOF und hämodynamisch stabilen Patienten)
    - Fentanyl 50 µg titriert bis max. 0,2 mg i. v./i. o.
    - Sufentanil 5 µg titriert bis max. 20 µg i. v./i. o.
  - Antiemetikum, z. B.:
    - Ondansetron 4 mg langsam i. v./i. o.
    - Granisetron 1–3 mg i. v. (10–40 µg/kg KG)
    - Dimenhydrinat 62 mg langsam i. v./i. o.
  - Antifibrinolyse bei traumatisch-hämorrhagischem Schock: TXA 1 g als Kurzinfusion (100 ml NaCl 0,9 %) über 10 min
  - Bei schwerer unkontrollierbarer Hämorrhagie: Gerinnungstherapie
    - Calciumglukonat 10 % - 3 Ampullen i. v./i. o.; max. 2 ml/min; Kurzinfusion bei ionisiertem Calcium < 1,0 mmol/l; Ziel: ≥ 1,0 mmol/l (Normwert für ionisiertes Calcium im Serum: 1,15–1,35 mmol/l) - BGA!

- TXA bei Kindern: 15–20 mg/kg KG als Kurzinfusion (lokales Protokoll)
- Vorbereitung und Assistenz zur Narkose, Intubation und Beatmung (Notarzt)

Intubation und Beatmung – Indikationen

- Zunehmender in- oder exspiratorischer Stridor trotz eingeleiteter Therapie bei Inhalationstrauma
- GCS < 8
- Schwere respiratorische Insuffizienz (AF > 29/min) trotz Sauerstoffgabe
- Massives toxisches Lungenödem mit respiratorischer Insuffizienz
- Schwere Verbrennungen im Gesicht und/oder Hals
- Zirkuläre Rumpfverbrennungen mit respiratorischer Insuffizienz
- Schweres thermomechanisches Kombinationstrauma (schweres SHT, traumatisch-hämorrhagischer Schock, progrediente respiratorische Insuffizienz)
- Verbrennungen > 50 % verbrannte KOF (VKOF) mit kritischem B- und/oder C-Problem
- Einsatzspezifische Aspekte (lange Transportzeiten, eingeschränkte Behandlungsmöglichkeiten im RTH)

Transport in ein Verbrennungszentrum – Indikationen

- Verbrennungen Grad II über 10 % und mehr VKOF
- Verbrennungen Grad III
- Verbrennungen durch elektrischen Strom inkl. Blitzschlag
- Inhalationstrauma
- Verbrennungen mit Chemikalien
- Verbrennungen bei Kindern < 8 Jahre
- Verbrennungen bei Erwachsenen mit Vorerkrankungen oder Begleitverletzungen
- Verbrennungen an Körperstellen mit der Notwendigkeit plastischer Chirurgie (Gesicht, Hals, Hände, Füße, Genitalien, große Gelenke, Achseln)
- Notwendigkeit einer speziellen psychologischen, psychiatrischen oder physischen Betreuung

BESONDERHEITEN

- Rasche Schädigung durch Verätzungen in den oberen Atemwegen mit zunehmender Atemnot durch hydrophile Noxen (z. B. Ammoniak, Chlorwasserstoff, Fluor- oder Schwefelwasserstoff).
- Verzögerte Schädigung in den unteren Atemwegen mit exspiratorischem Stridor, Bronchospastik oder toxischem Lungenödem durch lipophile Noxen (Aldehyde, Nitrosegase, Stickstoffoxide, Ozon, Phosgen).
- Frühzeitige Gabe von Sauerstoff und die zwingende 24-stündige Überwachungspflicht des Patienten ist zu beachten.
- Präklinisch keine Anwendung der Parkland-Formel nach Baxter oder der modifizierten Brooke-Formel: Gefahr der Überinfusion.

4.9 Polytrauma

Unter einem Polytrauma versteht man die gleichzeitige Verletzung verschiedener Körperregionen. Dabei ist mindestens eine Verletzung oder die Kombination aller Verletzungen akut lebensbedrohlich.

- Das Polytrauma stellt eine der größten Herausforderungen in der präklinischen Notfallmedizin dar.
- Zertifizierte Kurskonzepte wie PHTLS (Pre-Hospital Trauma Life Support®), ITLS (International Trauma Life Support®), TraumaManagement®, ETC (European Trauma Course®) und andere vermitteln eine entsprechende Struktur und geben Handlungspfade vor.
- Die erfolgreiche Therapie verlangt eine absolut strukturierte Herangehensweise mit priorisiertem Vorgehen (➤ Tab. 4.7):

Tab. 4.7 Strukturierte Herangehensweise bei Polytrauma nach PHTLS

Kriterium	Beurteilung	Schlüsselinterventionen
Beurteilung der Einsatzstelle	• Szene • Sicherheit • Situation	• Weitere Kräfte anfordern • Absichern der Einsatzstelle • Sicherheit herstellen usw.
Erster Eindruck (5–10 Sekunden)	• Potenziell kritisch? • Potenziell nicht kritisch?	• Wechsel in das X-ABCDE- bzw. C-ABCDE-Schema bei lebensbedrohlichen äußeren Blutungen
Initialbeurteilung: XABCDE-Schema	**X** Exsanguination – Lebensbedrohliche äußere Blutungen stoppen **A:** Atemwegsmanagement und HWS-Immobilisation	• Manuelle Kompression • Druckverband/Notverband wenn möglich mit Hämostyptikum • Tourniquet • Manuelle Inline Position des Kopfes (MILS) • Absaugung • Trauma Jaw Thrust • Oro- oder Nasopharyngealtuben • Supraglottische Atemwegshilfe (SGA) oder Intubation
	B: Belüftung der Lungen/Atemqualität (Ventilation)	• Sauerstoffgabe • Assistierte/kontrollierte Beatmung • Narkose und Intubation • Nadeldekompression • Thoraxdrainage
	C: Kreislauffunktion und Blutungskontrolle	• Blutstillung • i.v. Zugänge • Volumentherapie • Analgosedierung • Anlage Beckenschlinge
	D: Defizite neurologisch	• Neurostatus erheben • Pupillenlichtreaktion prüfen • GCS bestimmen • Narkose und Intubation
	E: entkleideten Patienten untersuchen, Wärmeerhalt	• Kraniokaudale Sichtkontrolle auf bisher nicht erfasste Verletzungen • Temperaturmanagement

4

Tab. 4.7 Strukturierte Herangehensweise bei Polytrauma nach PHTLS *(Forts.)*

Kriterium	Beurteilung	Schlüsselinterventionen
Entscheidung	• Kritisch? • Nicht kritisch?	• Verbleib im ABCDE oder • Erweiterte Beurteilung
Erweiterte Beurteilung: • SAMPLE-Schema • Fokussierte/detaillierte Untersuchung • Vitalzeichen/Messwerte	**S:** Symptome **A:** Allergien und/oder Arzneimittelunverträglichkeiten **M:** Medikation (aktuell, dauerhaft) **P:** Patientenvorgeschichte (Vorerkrankungen) **L:** Letzte Nahrungs- und Flüssigkeitsaufnahme **E:** Ereignisse vor dem Trauma	
	Detaillierte Untersuchung: auskunftsfähiger Patient	z. B. DMS-Kontrolle bei Extremitätentrauma
	Orientierende Untersuchung: nicht auskunftsfähiger Patient	Kraniokaudale Beurteilung nach dem IPPAF-Schema: • Inspektion • Palpation • Perkussion • Auskultation • Funktionskontrolle • Kopf und Hals • Thorax • Abdomen • Becken • Genitalien • Rücken • Extremitäten
Festlegung: • Behandlungspriorität • Transportpriorität	• Kritischer Patient mit unkontrollierter oder kontrollierter Hämorrhagie • Nicht kritischer Patient	• Behandlungspriorität: z. B. permissive Hypotonie • Transportpriorität: – Regionales/überregionales Traumazentrum – Geeignetes Transportmittel (z. B. RTH)

PHTLS = Pre-Hospital Trauma Life Support®, HWS = Halswirbelsäule, GCS = Glasgow Coma Scale, DMS = Durchblutung/Motorik/Sensorik, RTH = Rettungstransporthubschrauber

- Behandle zuerst, was zuerst tötet (treat first what kills first)
- ABCDE versus X-ABCDE bei lebensbedrohlichen äußeren Blutungen

LITERATUR

Deutsche Gesellschaft für Kinderchirurgie (DGKCH). S2k-Leiitlinie: Behandlung thermischer Verletzungen im Kindesalter (Verbrennung, Verbrühung). 2024.

Deutsche Gesellschaft für Unfallchirurgie (DGU). S3-Leitlinie: Polytrauma/Schwerverletzten-Behandlung. 2022. www.awmf.org/leitlinien/detail/ll/012-019.html (letzter Zugriff: 31.8.2021).

Deutsche Gesellschaft für Verbrennungsmedizin (DGV). S2k-Leitlinie: Behandlung thermischer Verletzungen des Erwachsenen. 2025. www.awmf.org/leitlinien/detail/ll/044-001.html (letzter Zugriff: 15.12.2025).

Häske D, Blumenstock G, Hossfeld B, Wölfl C, Schweigkofler U, Stock JP: The Immo traffic light system as a decision-making tool for prehospital spinal immobilization—a systematic review. Dtsch Arztebl Int 2022; 119: 753–8. DOI: 10.3238/arztebl.m2022.0291.

KAPITEL

5

Matthias Klausmeier

Notfallmedizin: Pädiatrische Notfälle

5.1 Pädiatrisches Beurteilungsdreieck (PBD)

- Ermittlung des Ersteindrucks bei pädiatrischen Patienten (➤ Kap. 2.2.4)
- Ohne körperlichen Kontakt
- Beurteilung durch audiovisuelle Elemente:
  - Äußeres Erscheinungsbild (Appearance) einschließlich TICLS:
    - T = Tonus
    - I = Interaktivität
    - C = Consolability (Tröstlichkeit)
    - L = Look/Gaze (Blickverhalten)
    - S = Sprache/Weinen
  - Atmung, Atemarbeit (Breathing):
    - Körperhaltung
    - Interkostale/suprasternale Einziehungen?
    - Nasenflügeln?
    - In- und/oder exspiratorischer Stridor?
    - Atemfrequenz?
    - Schaukelnde Bewegungen bei der Atmung („head bobbing“)?
    - Hypersalivation?
  - Kreislauffunktion (Circulation):
    - Hautfarbe
    - Hautfeuchte
    - Hauterscheinungen (Pusteln, Flecken, Ausschläge usw.)
- Entscheidung: kritisches oder nicht kritisches Kind?
  - Kritisches Kind: sofortige Initialbeurteilung nach dem ABCDE-Schema (➤ Kap. 2.3.3)
  - Nicht kritisches Kind: verzögerte Initialbeurteilung nach Kontaktaufnahme und Vertrauensbildung

5.2 Fieberkrampf

Der Fieberkrampf ist die häufigste Ursache kindlicher Krampfanfälle.

- Überwiegend in der Altersgruppe von 6 Monaten bis zum 5. Lebensjahr
- Sistieren in aller Regel mit der Einschulung der Kinder

Ursache und Symptome

- Rascher Fieberanstieg meist im Rahmen eines banalen Virusinfekts
- Generalisierter tonisch-klonischer Krampfanfall
- Bewusstlosigkeit
- Kurze Dauer von wenigen Minuten
  - Ein krampfendes Kind wird beim Fieberkrampf selten angetroffen (je nach Anfahrtsdauer).
  - Meist befindet sich das Kind im postiktalen Nachschlaf.
- Zeichen von hohem Fieber

Diagnostik

- Beurteilung der Einsatzstelle (Szene – Sicherheit – Situation; ➤ Kap. 2.1)
- Eigenschutz beachten (persönliche Schutzausrüstung [PSA] bei Verdacht auf infektiöse Erkrankung?)
- Beruhigung der Bezugspersonen (Eltern, Angehörige)
- Ersteindruck des Kindes nach dem pädiatrischen Beurteilungsdreieck (PBD; ➤ Kap. 2.2.4)
- Einschätzung: kritisch – nicht kritisch
- Kritisches Kind: Initialbeurteilung nach dem ABCDE-Schema (➤ Kap. 2.3.3)
- Entscheidung: kritisch – nicht kritisch
- Leitsymptom(e) definieren
- Differenzialdiagnosen sammeln:
  - Fieberkrampf
  - Epilepsie (➤ Kap. 7.3)
  - Hypoglykämie (➤ Kap. 3.4.1)
  - Dehydratation (➤ Kap. 5.3)
  - Bakterielle Meningoenzephalitis (➤ Kap. 7.5.1)
- Erweiterte Beurteilung (➤ Kap. 2.4.3):
  - SAMPLER-OPQRST-Schema
  - Fokussierte Untersuchung anhand der Differenzialdiagnosen
  - Vitalzeichen und Messwerte erheben:
    - AF/min
    - PF/min
    - SpO_2
    - RR auskultatorisch; weiterhin kontinuierliche Messung (NIBP, altersabhängig)
    - Blutzuckermessung (BZ)
    - Messung der Körperkerntemperatur (KKT)

Therapie

- Beruhigung der Eltern
- Lagerung:
  - Krampfanfall: Schutz vor Verletzungen
  - Bewusstlosigkeit: stabile Seitenlage
- O_2-Gabe 6–8 l/min über Sauerstoffmaske mit Reservoir
- Entfernen von Kleidung und Bettdecke
- Wadenwickel
- Medikamentöse Therapie:
  - Antikonvulsivum:
    - Midazolam:
      < 13 kg: 0,2 mg/kg KG i. m. (1. Wahl)
      13–40 kg KG: 5 mg i. m. (1. Wahl)
      > 40 kg KG: 10 mg i. m. (1. Wahl)
    - Diazepam Rectiole:
      < 15 kg KG: 5 mg (2. Wahl)
      > 15 kg KG: 10 mg (2. Wahl)
    - Midazolam:
      < 5 kg KG: 2,5 mg i. n. (2. Wahl)
      10–20 kg KG: 5 mg i. n. (2. Wahl)
      > 20 kg KG: 10 mg i. n. (2. Wahl)
  - Antipyretikum:
    - Ibuprofen Suppositorium:
      ab 3 Monate bis 2. Lebensjahr (≥ 6 kg KG): 60 mg
      ab 2. Lebensjahr (≥ 12,5 kg KG): 125 mg
    - Paracetamol Suppositorium (Kontraindikationen beachten):
      bis 1. Lebensjahr: 125 mg
      1.–6. Lebensjahr: 250 mg
      > 6. Lebensjahr: 500 mg
  - Hypovolämie:
    - Peripherer Venenzugang/intraossärer Zugang
    - Balancierte Vollelektrolytlösung (VEL): 20 ml/kg KG
  - Hypoglykämie
- Glukose 40 %: 200 mg/kg KG i. v./i. o. als 20%-ige Lösung mit NaCl 0,9 % verdünnt (DIVI-Kindernotfallkarte, 2023)
- Glukose 40 %: 200–400 mg/kg KG (0,5–1 ml/kg KG) i. v./i. o.; Verdünnung: 1 Teil G 40 % und 3 Teile NaCl 0,9 % oder VEL ergibt G 10 %: dann 2–4 ml/kg KG (S2k-Leitlinie Medikamentensicherheit bei Kindernotfällen; DGKJ, 2021)
- Glukose 0,5–1 g/kg KG i. v./i. o. als 20-prozentige Lösung (AHA-Leitlinie 2025)
- Glukosegabe bei Kindern als 20-prozentige Lösung (SAA und BPR 2025/2026):
  0,2 g/kg/KG bis 30 kg/KG

20–24 kg KG: 5,0 g i. v.
25–30 kg KG: 8,0 g i. v.

- Transport in Kinderklinik zur weiteren Abklärung

BESONDERHEITEN

- Die meisten Fieberkrämpfe verlaufen unkompliziert und sistieren von allein.
- Bei Krampfanfällen mit mehr als 15 min Dauer:
  - Komplizierter Krampfanfall
  - Peripherer/intraossärer Venenzugang mit balancierter VEL
  - Krampfdurchbrechung mit Benzodiazepinen: Gefahr des Status epilepticus

5.3 Dehydratation/Exsikkose

Unter einer Dehydratation versteht man den Mangel an Körperwasser (Austrocknung).
Man unterscheidet:

- Isotone Dehydratation
- Hypotone Dehydratation
- Hypertone Dehydratation

Ausschlaggebend für die Unterteilung ist das Verhältnis von Wasser und Natrium. Die Symptome treten je nach Schwere der Dehydratation auf. Bei einer schweren Dehydratation spricht man von einer **Exsikkose.**

Kinder reagieren auf Flüssigkeitsmangel deutlich empfindlicher als Erwachsene.

Ursachen

- Durchfall bei z. B. akuter infektiöser Gastroenteritis (AGE):
  - Rotaviren
  - Noroviren (häufigster Auslöser von Reisedurchfällen)
  - Rohmilchkonsum (Campylobacter, Salmonellen, Listerien – bakterielle AGE)
  - Speisen aus rohen Eiern (Mayonnaise – bakterielle AGE)
- Starkes Schwitzen
- Unzureichende Flüssigkeitsaufnahme

Symptomatik

- Erbrechen:
  - ca. 1–3 Tage bei AGE
- Durchfall:
  - ca. 5–7 Tage bei AGE
- Zeichen einer Infektion: z. B. Sepsis, Pneumonie, Meningitis

- Erhöhung der KKT als Hinweis einer Infektion:
  - Säuglinge bis 3 Monate: > 38 °C
  - Ältere Kinder: > 39 °C
- Tachypnoe
- Durst
- Trockene Schleimhäute
- Halonierte Augen
- Konzentrierter Urin
- Tachykardie
- Blutdruckabfall
- Verzögerte Rekapillarisierungszeit (> 2 Sekunden)
- Stehende Hautfalten (v. a. umbilikal)
- Bewusstseinsstörungen
- Eingesunkene Fontanelle

Diagnostik

- Beurteilung der Einsatzstelle (Szene – Sicherheit – Situation; ➤ Kap. 2.1)
- Beruhigung aller beteiligten Personen (Eltern und Kind)
- Ersteindruck des Kindes nach dem pädiatrischen Beurteilungsdreieck (PBD; ➤ Kap. 2.2.4)
- Einschätzung: kritisch – nicht kritisch
- Kritisches Kind: Initialbeurteilung nach dem ABCDE-Schema (➤ Kap. 2.3.3)
- Entscheidung: kritisch – nicht kritisch
- Nicht kritisches Kind: nach behutsamer Kontaktaufnahme zu Kind und Eltern Initialbeurteilung nach dem ABCDE-Schema
- Leitsymptom(e) definieren
- Differenzialdiagnosen sammeln:
  - Exsikkose
  - Hypovolämischer Schock (➤ Kap. 3.1.13)
  - Akute Gastroenteritis mit Brech-Durchfällen
  - Vernachlässigung (➤ Kap. 5.9)
  - Kindesmisshandlung (➤ Kap. 5.9)
  - Hitzeerschöpfung
  - Polyurie bei Diabetes mellitus
- Erweiterte Beurteilung (➤ Kap. 2.4.3):
  - SAMPLER-OPQRST-Schema
  - Fokussierte Untersuchung anhand der Differenzialdiagnosen – Zeichen der Hypovolämie und Exsikkose:
    - Eingesunkene Fontanelle
    - Halonierte Augen
    - Umbilikal stehende Hautfalten
    - Trockene Windeln
  - Vitalzeichen und Messwerte erheben:
    - AF/min
    - PF/min

- SpO_2
- RR auskultatorisch; je nach Situation und Kooperation des Kindes weiterhin kontinuierliche Messung (NIBP)
- 6-Kanal-EKG
- Messung der KKT

Therapie

- Beruhigung der Eltern
- Lagerung:
  - Kreislaufinsuffizienz und Schock: Flachlagerung in Rückenlage
  - Bewusstlosigkeit: stabile Seitenlage
- O_2-Gabe 6-8-10 l/min über Sauerstoffmaske mit Reservoir
- Entfernen von Kleidung und Bettdecke
- Wadenwickel
- Medikamentöse Therapie:
  - Hypovolämie:
    - Peripherer Venenzugang/intraossärer Zugang
    - Balancierte VEL: Bolus von 20 ml/kg KG über 10 min (S2k LL GPGE; 2024)
  - Antipyretikum:
    - Ibuprofen Suppositorium:
      Ab 3 Monate bis 2. Lebensjahr (≥ 6 kg KG): 60 mg
      Ab 2. Lebensjahr (≥ 12,5 kg KG): 125 mg
    - Paracetamol Suppositorium (Kontraindikationen beachten):
      Bis 1. Lebensjahr: 125 mg
      1.–6. Lebensjahr: 250 mg
      > 6. Lebensjahr: 500 mg
  - Hypoglykämie
- Glukose 40 %: 200 mg/kg KG i. v./i. o. als 20%-ige Lösung mit NaCl 0,9 % verdünnt (DIVI-Kindernotfallkarte; 2023)
- Glukose 40 %: 200–400 mg/kg KG (0,5–1 ml/kg KG) i. v./i. o.; Verdünnung: 1 Teil G 40 % und 3 Teile NaCl 0,9 % oder VEL ergibt G 10 %: dann 2–4 ml/kg KG (S2k-Leitlinie Medikamentensichersicherheit bei Kindernotfällen; DGKJ, 2021)
- Glukose 0,5–1 g/kg KG i. v./i. o. als 20-prozentige Lösung (AHA Leitlinie; American Heart Association 2020)
- Glukosegabe bei Kindern als 20-prozentige Lösung (SAA und BPR 2023/2024):
  10–12 kg KG: 2,6 g i. v.
  13–15 kg KG: 3,2 g i. v.
  16–19 kg KG: 4,0 g i. v.
  20–24 kg KG: 5,0 g i. v.
  25–30 kg KG: 8,0 g i. v.
- Transport in Kinderklinik zur weiteren Abklärung

BESONDERHEITEN

Kinder kompensieren eine Hypovolämie aufgrund ausgeprägterer Vasokonstriktion längere Zeit gut, dekompensieren dann aber schlagartig.

5.4 Krupp-Syndrom

Krupp-Syndrom umfasst eine Gruppe verschiedener Erkrankungen im Säuglings- und Kleinkindesalter mit Verengung der Atemwege im Kehlkopfbereich. Für die Notfallmedizin sind zwei Formen von Relevanz:

- Subglottische Laryngotracheobronchitis (LTB)
- Supraglottische Laryngotracheitis (Epiglottitis)

5.4.1 Subglottische Laryngotracheobronchitis

Die Laryngotracheobronchitis (LTB) ist ein im Kindesalter häufig auftretendes Syndrom. Durch Entzündungen des Kehlkopfes und v. a. der subglottischen Schleimhaut der Trachea kommt es zum Anschwellen der luftleitenden Röhren. Dies führt zu einem erhöhten Atemwegswiderstand.

Häufig ist die Situation mit einfachen abschwellenden Maßnahmen zu beherrschen.

Ursache

- LTB tritt meist im Rahmen bestehender viraler Infekte auf:
  - Parainfluenzaviren (75 %)
  - Influenzaviren
  - ECHO-Viren (RNA-Viren; meist über den Verdauungstrakt)
  - RS-Viren (Respiratorisches Synzytial Virus: DNA–Virus)
  - Adenoviren (DNA Virus)
- Auftreten häufig in den späten Abendstunden oder in der Nacht
- Grund: physiologisch sinkender Cortisolspiegel zu dieser Tageszeit (zirkadianer Cortisolrhythmus)

Symptomatik

- Häufig vorbestehender Infekt der Atemwege (Schnupfen, Husten)
- Dyspnoe (langsam zunehmend)
- **Bellender** Husten
- Inspiratorischer Stridor
- Nur geringe Temperaturerhöhung (subfebril; < 38,5 °C)
- Jugulare bzw. suprasternale Einziehungen
- Epigastrische/interkostale Einziehungen

- Insgesamt langsamer Verlauf
- Vorbestehender bronchiopulmonaler Infekt
- Bei schwerer LTB: Zyanose und Bradykardie

MERKE

Einteilung der Hyperthermie:
- Subfebrile Temperatur: 37,5–37,7 °C
- Leichtes Fieber: 37,8–38,8 °C
- Hohes Fieber: 38,9–39,9 °C
- Sehr hohes Fieber: > 40,0 °C

Einteilung nach Schweregrad

Der Ablauf der LTB wird in vier Stadien eingeteilt (➤ Tab. 5.1).

Diagnostik

- Beurteilung der Einsatzstelle (Szene – Sicherheit – Situation; ➤ Kap. 2.1)
- Beruhigung aller beteiligten Personen (Eltern und Kind)
- Ersteindruck des Kindes nach dem pädiatrischen Beurteilungsdreieck (PBD; ➤ Kap. 2.2.4)
- Einschätzung: kritisch – nicht kritisch
- Kritisches Kind: Initialbeurteilung nach dem ABCDE-Schema (➤ Kap. 2.3.3)
- Entscheidung: kritisch – nicht kritisch
- Nicht kritisches Kind: nach behutsamer Kontaktaufnahme zu Kind und Eltern Initialbeurteilung nach dem ABCDE-Schema

Tab. 5.1 Einteilung der LTB nach Schweregrad

Stadium	Symptomatik
I (leicht)	• Bellender Husten • Heiserkeit • Dezenter inspiratorischer Stridor • Keine Schluckstörung und Hypersalivation
II (mäßig)	• Inspiratorischer Stridor • Leichte interkostale oder sternale Einziehungen
III (schwer)	• Ausgeprägter inspiratorischer Stridor • Tachypnoe, Dyspnoe • Unruhe, Angst • Tachykardie
IV (lebensbedrohlich; drohendes respiratorisches Versagen)	• Zyanose (SpO_2-Abfall) • Stärkste Dyspnoe • Vigilanzminderung • Bradykardie • Abnehmender Stridor bei Hypopnoe und Hypoventilation

- Leitsymptom(e) definieren
- Differenzialdiagnosen sammeln:
  - Laryngotracheobronchitis (LTB)
  - Epiglottitis (➤ Kap. 5.4.2)
  - Bakterielle Tracheitis
  - Fremdkörperaspiration (➤ Kap. 5.5)
  - Anaphylaxie (➤ Kap. 3.1.12)
  - Bei Verdacht auf exspiratorischen Stridor:
    - RSV-Bronchiolitis (Respiratory Synzytial Virus; v. a. bei Kindern unter 2 Jahren)
  - Asthmaanfall (v. a. bei Kindern über 2 Jahre; ➤ Kap. 5.6)
  - Bronchitis
  - Bronchopneumonie
- Erweiterte Beurteilung (➤ Kap. 2.4.3):
  - SAMPLER-OPQRST-Schema
  - Fokussierte Untersuchung anhand der Differenzialdiagnosen
  - Die Arbeitsdiagnose LTB wird anhand der Anamnese und der klinischen Symptomatik gestellt
  - Vitalzeichen und Messwerte erheben:
    - AF/min
    - PF/min
    - SpO_2
- Apparatives Monitoring sollte so sparsam wie möglich eingesetzt werden; meist reicht die Pulsoxymetrie.

Therapie

- Notarztruf
- Beruhigen von Kind und Eltern
- Feuchte kalte Luft einatmen lassen (keine Evidenz; Canadian Pediatric Society, 2017))
- Sauerstoffdusche: Eltern sollen das Kind durch Vorhalten der Sauerstoffmaske möglichst nah vor das Gesicht mit Sauerstoff und Vernebelung (NaCl 0,9 % oder Epinephrin) „beduschen“:
  - Stadium I–II: Vernebeln von NaCl 0,9 %
  - Stadium III–IV: Vernebeln von Epinephrin 4 mg unverdünnt (lokales Protokoll)
- Rektale Gabe von Kortison (in jedem Stadium sinnvoll; Wirkungseintritt frühestens nach 30 min): z. B. Prednison-Zäpfchen 100 mg
- Anlage eines i. v./i. o. Zugangs (nur im Stadium IV – selten)
- Balancierte VEL (10 ml/kg KG)
- Transport in eine Kinderklinik

BESONDERHEITEN

- Kinder mit LTB sind präklinisch in den meisten Fällen rasch zu stabilisieren.
- Notwendigkeit zur Intubation: etwa 1 % der Fälle.
- Bei Notwendigkeit zur Beatmung: Beutel-Masken-Beatmung bevorzugen!

5

5.4.2 Epiglottitis (supraglottische Laryngotracheitis)

Die Epiglottis ist aufgrund der Schutzimpfung gegen den Erreger *Haemophilus influenzae* mittlerweile eine Seltenheit und tritt nur noch bei ungeimpften Kindern auf.

Die Epiglottitis führt aus völliger Gesundheit heraus in kurzer Zeit (wenige Stunden) zu einer lebensbedrohlichen Atemnot.

Ursache und Symptome

- Bakterielle Infektion *(Haemophilus Influenzae)* des Kehlkopfs
- Inspiratorischer Stridor
- Dyspnoe
- Hohes Fieber (Temperatur > 38,5 °C)
- Rotes fiebriges Hautkolorit
- **Kein** Husten
- Kloßige Sprache
- Speichelfluss bei unterdrücktem Schlucken
- Deutliche Verschlechterung bei Flachlagerung
- Insgesamt macht das Kind auf den ersten Blick einen schwerkranken Eindruck!

Diagnostik

- Beurteilung der Einsatzstelle (Szene – Sicherheit – Situation; ➤ Kap. 2.1)
- Beruhigung aller beteiligten Personen (Eltern und Kind)
- Ersteindruck des Kindes nach dem pädiatrischen Beurteilungsdreieck (PBD; ➤ Kap. 2.2.4)
- Einschätzung: kritisch – nicht kritisch
- Kritisches Kind: Initialbeurteilung nach dem ABCDE-Schema (➤ Kap. 2.3.3)
- Entscheidung: kritisch – nicht kritisch
- Leitsymptom(e) definieren
- Differenzialdiagnosen sammeln:
  - Epiglottitis
  - Fremdkörperaspiration (➤ Kap. 5.5)
  - Anaphylaxie (➤ Kap. 3.1.12)
  - Bei Verdacht auf exspiratorischen Stridor:
    - RSV-Bronchiolitis (v. a. bei Kindern unter 2 Jahren)
    - Laryngotracheobronchitis (➤ Kap. 5.4.1)
    - Bakterielle Tracheitis
    - Bronchitis
    - Bronchopneumonie
    - Asthmaanfall (v. a. bei Kindern über 2 Jahre; ➤ Kap. 5.6)

- Erweiterte Beurteilung (> Kap. 2.4.3):
  - SAMPLER-OPQRST-Schema
  - Fokussierte Untersuchung anhand der Differenzialdiagnosen
  - Die Arbeitsdiagnose Epiglottitis wird anhand der Anamnese und der klinischen Symptomatik gestellt
  - Vitalzeichen und Messwerte erheben:
    - AF/min
    - PF/min
    - SpO_2
    - 6-Kanal-EKG

ACHTUNG

Keine Manipulationen im Mund-Rachenraum (weiteres Anschwellen)!

Therapie

- Notarztruf
- Beruhigen von Kind und Eltern
- Lagerung: Kind in sitzender Position auf dem Arm der Eltern belassen
- Sauerstoffdusche: Eltern sollen das Kind durch Vorhalten der Sauerstoffmaske möglichst nah vor das Gesicht mit Sauerstoff „beduschen“
- Eventuell Vernebelung von Epinephrin als Versuch: 4 mg unverdünnt
- Anlage eines i. v./i. o. Zugangs – nur bei Eskalation, nicht routinemäßig
- Balancierte VEL (10 ml/kg KG) – nur bei Eskalation, nicht routinemäßig
- Schnellstmöglicher, aber ruhiger Transport in geeignete Zielklinik und Voranmeldung
- Minimalinvasives Vorgehen
- Aufregung des Kindes vermeiden, daher für Ruhe sorgen
- Transport in sitzender Position
- Hochdosierte O_2-Gabe: 6–8 l/min über Sauerstoffmaske
- Maske locker vorhalten lassen – Sauerstoffdusche

ACHTUNG

Keine präklinische antimikrobielle Therapie – erst in der Klinik!

BESONDERHEITEN

- Keine Gabe von Kortison.
- Keine Sedierung – Zunahme der Atemdepression, respiratorische Erschöpfung.
- Epiglottitis stellt immer einen akuten respiratorischen Notfall mit ernstem Verlauf dar.
- Bei Beatmungspflichtigkeit: vorsichtige Beutel-Masken-Beatmung präferieren.
- Intubation nur durch erfahrenen Anwender – häufig erst unter klinischen Bedingungen mit Reanimationsbereitschaft.

5.5 Fremdkörperaspiration

Die Fremdkörperaspiration ist bei Kindern bis zum 3. Lebensjahr der zweithäufigste pädiatrische Notfall und stellt ein möglicherweise bedrohliches Ereignis dar.

Je nach Größe des Aspirats reicht das Resultat von zunächst nicht bemerkter Aspiration über eine Teilverlegung der Atemwege bis hin zur totalen Verlegung der Atemwege und dem drohenden Ersticken (Asphyxie).

Ursache und Symptome

- Einatmen von Kleinteilen wie Nüsse oder andere Nahrungsmittel, Spielzeugteile, Legosteine usw.
- Husten; plötzlicher heftiger Hustenanfall
- Atemnot (Dyspnoe)
- Zyanose
- Inspiratorischer Stridor
- Exspiratorisches Giemen oder Keuchen
- Aufgehobenes Atemgeräusch
- Schaukelatmung (inverse Atmung) bei Bolusgeschehen
- Atemstillstand

Diagnostik

- Beurteilung der Einsatzstelle (Szene – Sicherheit – Situation; ➤ Kap. 2.1)
- Beruhigung aller beteiligten Personen (Eltern und Kind)
- Ersteindruck des Kindes nach dem pädiatrischen Beurteilungsdreieck (PBD; ➤ Kap. 2.2.4)
- Einschätzung: kritisch – nicht kritisch
- Kritisches Kind: Initialbeurteilung nach dem ABCDE-Schema (➤ Kap. 2.3.3)
- Entscheidung: kritisch – nicht kritisch
- Nicht kritisches Kind: nach behutsamer Kontaktaufnahme zu Kind und Eltern Initialbeurteilung nach dem ABCDE-Schema
- Leitsymptom(e) definieren
- Differenzialdiagnosen sammeln:
  - RSV-Bronchiolitis (v. a. bei Kindern unter 2 Jahren)
  - Laryngotracheobronchitis (➤ Kap. 5.4.1)
  - Epiglottitis (➤ Kap. 5.4.2)
  - Bakterielle Tracheitis
  - Fremdkörperaspiration
  - Bronchitis
  - Bronchopneumonie

- Erweiterte Beurteilung (➤ Kap. 2.4.3):
  - SAMPLER-OPQRST-Schema
  - Fokussierte Untersuchung anhand der Differenzialdiagnosen. Pulmonale Auskultation: ventral, lateral, dorsal
  - Vitalzeichen und Messwerte erheben:
    - AF/min
    - PF/min
    - SpO_2
    - RR auskultatorisch; je nach Situation und Kooperation des Kindes weiterhin kontinuierliche Messung (NIBP)
    - 6-Kanal-EKG
    - Messung der KKT

Therapie

- Notarztruf
- Beruhigung der Eltern
- Zum Husten auffordern (effektiver – ineffektiver Hustenstoß?)
- Hochdosierte O_2-Gabe: 8–10 l/min über Sauerstoffmaske mit Reservoir
- Bei ausgeprägter Unruhe und Panik: Versuch der Sauerstoffdusche (Eltern)
- Ineffektives Husten:
  - 5 kräftige Schläge zwischen die Schulterblätter (AHA/ERC Leitlinie 2025)
    - Dabei Kopftieflage des Kindes
    - Lage auf dem Unterarm bzw. über das Knie
  - Ggf. abdominale Kompressionen (> 1. Lebensjahr)
  - Ggf. 5 Brustkompressionen (< 1. Lebensjahr)
  - Schläge zwischen die Schulterblätter und Brust- bzw. abdominelle Kompressionen im Wechsel bis Fremdkörper entfernt oder das Kind nicht mehr reagiert
  - Ggf. Entfernung eines sichtbaren Aspirats mittels Laryngoskopie und Magill-Zange
  - Ggf. Beatmung
  - Ggf. Intubation
  - Ggf. Reanimation
- Transport in eine Kinderklinik unter Voranmeldung

BESONDERHEITEN

- Zielklinik mit der Möglichkeit einer starren Bronchoskopie wählen und Voranmeldung veranlassen bzw. durchführen.
- Keine abdominalen Kompressionen bei Kindern unter einem Jahr: hohes Verletzungsrisiko!

5.6 Asthmaanfall

Akuter Anfall von hochgradiger Dyspnoe mit deutlich erschwerter und zeitlich verlängerter Exspiration.

Das Asthma bronchiale ist den Eltern in vielen Fällen bereits bekannt.

Ursachen

- Exogen allergisches (extrinsisches) Asthma:
  - V. a. bei Kindern und Jugendlichen
  - Hausstaubmilben
  - Blütenpollen
  - Tierepithelien
  - Nahrungsmittel
- Nichtallergisches (intrinsisches) Asthma:
  - (Virus-)Infekte
  - Körperliche Belastung (anstrengungsinduziertes Asthma v. a. bei Kindern)
  - Kalte Luft (Klima)
  - Psychogene Faktoren
  - Medikamente
  - Pseudoallergische Reaktion

Pathogenese

Für die akute Obstruktion der unteren Atemwege sind drei Faktoren verantwortlich:

- Spasmus der Bronchialmuskulatur: Bronchiolenspasmus
- Ödem der Bronchialschleimhaut
- Hyper- und Dyskrinie: vermehrte Produktion und Absonderung eines zähen, kaum abhustbaren Schleims aus den Drüsen der Bronchialschleimhaut

Pathophysiologie

- IgE-vermittelte allergische Reaktion (extrinsisches Asthma)
- Entzündliche Reaktion der Bronchien (intrinsisches Asthma)
- Ausschüttung von Histamin aus den Mastzellen als Folge einer Antigen-Antikörper-Reaktion
- Durch Histamin bedingte Auslösung der Trias des Asthmaanfalls:
  - Spasmus der Bronchialmuskulatur
  - Ödem der Bronchialschleimhaut
  - Hyper- und Dyskrinie
- Erschwerte und verlängerte Exspiration durch die Kaliberschwankungen der Bronchiolen bei In- und Exspiration

- Hyperkapnie
- Gefahr der CO_2-Narkose
- Hypoxie
- Respiratorische Azidose
- Erhöhung des Atemwegswiderstands (Resistance)
- Gefahr: Airtrapping mit alveolärer Überblähung
- Silent Lung bzw. Silent Chest bei respiratorischer Erschöpfung
- Sympathoadrenerge Reaktion mit erhöhter Katecholaminausschüttung:
  - Tachypnoe
  - Tachykardie
  - Blutdruck normal oder erhöht bis zur Hypertonie

Symptomatik

- Unruhe, Angst
- Verwirrtheit, Konfusion (zerebrale Hypoxie und Hyperkapnie)
- Dyspnoe
- Orthopnoe
- Tachypnoe
- Sprechdyspnoe
- Deutlich erschwerte Exspiration
- Giemen und Brummen bei der Exspiration (exspiratorischer Stridor)
- Unproduktiver Reizhusten
- Zyanose
- Warme Haut
- Warmschweißigkeit
- Tachykardie
- Blutdruck normal bis erhöht
- Eventuell Hypertonie (sympathoadrenerge Reaktion)
- Bei lebensbedrohlichem Anfall mit obstruktivem Schock:
  - Bradykardie
  - Bradyarrhythmie
  - Herzrhythmusstörungen
  - Hypotonie
  - Gestaute Halsvenen (obere Einflussstauung)
  - Vigilanzminderung bis zum Koma
  - Kaum auskultatorisch hörbare Atemgeräusche (Silent Lung)
  - Bradypnoe
  - Hypoventilation
  - Drohender Kreislaufstillstand

Diagnostik

- Beurteilung der Einsatzstelle (Szene – Sicherheit – Situation; ➤ Kap. 2.1)
- Ersteindruck des Kindes nach dem pädiatrischen Beurteilungsdreieck (PBD; ➤ Kap. 2.2.4)

5

- Einschätzung: kritisch – nicht kritisch
- Kritisches Kind: Initialbeurteilung nach dem ABCDE-Schema (➤ Kap. 2.3.3)
- Entscheidung: kritisch – nicht kritisch
- Nicht kritisches Kind: nach behutsamer Kontaktaufnahme zu Kind und Eltern Initialbeurteilung nach dem ABCDE-Schema
- Leitsymptom(e) definieren
- Differenzialdiagnosen sammeln:
  - RSV-Bronchiolitis (v. a. bei Kindern unter 2 Jahren)
  - Asthmaanfall (v. a. bei Kindern über 2 Jahre)
  - Bronchitis
  - Bakterielle Tracheitis
  - Anaphylaxie (➤ Kap. 3.1.12)
  - Fremdkörperaspiration (➤ Kap. 5.5)
- Erweiterte Beurteilung (➤ Kap. 2.4.3):
  - SAMPLER-OPQRST-Anamnese
  - Fokussierte Untersuchung anhand der Differenzialdiagnosen
  - Vitalzeichen und Messwerte erheben:
    - AF/min auszählen
    - PF/min auszählen
    - RR auskultatorisch; weiterhin kontinuierliche Messung (NIBP)
    - 6-Kanal-EKG
    - SpO_2
    - $etCO_2$ (möglichst frühzeitig unter Spontanatmung!)
    - Blutzuckermessung (BZ-Test)
    - Messung der KKT

Therapie

- Notarztruf
- Beruhigung von Kind und Eltern
- Beruhigung
- Lagerung:
  - Kreislaufstabil: Oberkörper 60–90° erhöht; evtl. sitzende Lagerung auf dem Arm der Eltern
  - Obstruktiver Schock: Oberkörper 15–30° erhöht mit Unterstützung der Eltern
  - Bewusstlosigkeit: stabile Seitenlage
- O_2-Gabe 10–15 l/min über Sauerstoffmaske mit Reservoir bei akuter Hypoxie
- O_2-Gabe 6–8 l/min über Sauerstoff-Verneblermaske. Ziel: SpO_2 92–95 % (S2k-Leitlinie DGP fachärztliche Diagnostik und Therapie von Asthma, 2023) bzw. 94–98 % (Global Initiative for Asthma, GINA, 2024)
- Erläuterung und Anleitung zur Lippenbremse
- NIV (lokales Protokoll beachten) bei:
  - Zunehmender Agitiertheit
  - Drohender respiratorischer Erschöpfung

- Resistenz gegenüber der medikamentösen Therapie
- Ggf. assistierte Beatmung bei mangelnder Kooperation und Hypoventilation
- Peripherer Venenzugang
- Balancierte VEL:
  - Trägerlösung für Medikamente
  - Flüssigkeitszufuhr zur Sekretverflüssigung: 10 ml/kg KG
- Medikamentöse Therapie (Kontraindikationen beachten):
  - Beta-Sympathomimetikum (Kontraindikationen beachten): Salbutamol 2,5 mg unverdünnt inhalativ (lokales Protokoll)
  - Parasympathikolytikum (Kontraindikationen beachten): Ipratropiumbromid: 250 µg unverdünnt inhalativ
  - Kortikosteroid: Methylprednisolon/Prednison 100 mg rektal bzw. 2 mg/kg KG i. v.; max. 60 mg bzw. max. 40 mg (GINA; 2024)
  - Systemische Bronchodilatation:
    - Magnesiumsulfat 50 mg/kg KG i. v. in 100 ml NaCl 0,9 % als Kurzinfusion über 20 min
    - Reproterol 1 µg/kg KG langsam i. v.
- Vorbereitung von Narkose, Intubation und Beatmung, falls NIV-Therapie indiziert, aber nicht durchführbar bzw. bei respiratorischer Erschöpfung
- Transport in Kinderklinik unter Voranmeldung

BESONDERHEITEN

- Patienten mit Zeichen der Hypoxie erhalten hochdosiert Sauerstoff.
- Zielsättigung: $SpO_2 > 94\,\%$.
- Nach Besserung bzw. Beseitigung der Hypoxie: Sauerstoffgabe adaptieren.

5.7 Pädiatrisches Trauma

- Grundsätzlich gelten beim kindlichen Trauma die gleichen Regeln der Versorgung wie beim Erwachsenen (➤ Kap. 4).
- Strukturierte Herangehensweise und das priorisierte Vorgehen sind unabdingbar.
- Standardisierte Schulung und Zertifizierung erfolgt u. a. in international zertifizierten Kurssystemen (Pre-Hospital Trauma Life Support® [PHTLS], International Trauma Life Support® [ITLS], European Trauma Course® [ETC]).

Ursachen

- Verkehrsunfälle
- Sturz aus großer Höhe

Pathophysiologie

- Verletzungsschwere bei Kindern wird häufig falsch eingeschätzt.
- Kreislaufsituation wird durch effektivere Vasokonstriktion als beim Erwachsenen häufig positiver eingeschätzt als sie tatsächlich ist.
- Kinder kompensieren Volumenverluste über langen Zeitraum initial gut.
- Dekompensation des Kindes erfolgt meist abrupt und ohne Vorwarnung.
- Dosierung zur Volumensubstitution bei Kindern: 20 ml/kg KG balancierte VEL in den ersten 10 min.
- Gesamtmenge von 40-60 ml/kg KG balancierter VEL sollte präklinisch nicht überschritten werden.
- Für das Prinzip der permissiven Hypotonie gibt es bei Kindern keine Evidenz.
- Besondere Beachtung verdient die Untersuchung der HWS: Je kleiner das Kind, desto größer und schwerer sind die Proportionen des Kopfes.
- Besonderheit Wärmehaushalt: Je kleiner das Kind, desto relativ größer ist die Körperoberfläche – Gefahr des Auskühlens ist größer als beim Erwachsenen.

MERKE

Kinder haben:
- einen höheren Sauerstoffbedarf
- weniger Sauerstoffreserven
- geringe Toleranz gegenüber Volumenverlusten
- höhere Auskühlungsgefahr
- geringere Wärmeproduktion

Therapie: Besonderheiten

- Invasive Maßnahmen beim Kind gestalten sich häufig schwieriger.
- Intravenöser Zugang häufig deutlich schwieriger als beim Erwachsenen.
- Bei polytraumatisierten Kindern früh an i. o. Zugänge denken:

Indikation für i. o. Zugang ist gegeben, wenn peripherer Venenzugang nicht innerhalb von 60 Sekunden appliziert werden kann (S1-Leitlinie: Die intraossäre Infusion in der Notfallmedizin; Deutsche Gesellschaft für Anästhesiologie und Intensivmedizin 2017).

- Beachte Dosierungen zur Analgosedierung:
  - Sedierung:
    - Midazolam 0,2–0,3 mg i. n.
    - Midazolam 0,025–0,05 mg/kg KG; 1 mg langsam i. v./i. o., ggf. titrieren
  - Analgetikum:
    - Esketamin 0,5 mg/kg KG bzw. 2 mg i. n. (lokales Protokoll)
    - Esketamin 0,125–0,25 mg/kg KG i. v./i. o., ggf. wiederholen

BESONDERHEITEN

- Möglichst keine Analgesie mit kreislaufdepressiven Opiatanalgetika (z. B. Morphin)
- Keine Monoanästhesie mit Esketamin ohne vorherige Gabe von Midazolam!

5.8 Thermisches Trauma

Grundsätzlich unterscheidet sich die rettungsdienstliche Versorgung von Verbrennungen/Verbrühungen bei Kindern nicht von der bei Erwachsenen (➤ Kap. 4.8).

Ursachen

- Verbrühung (feuchte Hitze, heiße Flüssigkeiten)
- Verbrennung (trockene Hitze, Flammen)

Pathophysiologie und Besonderheiten bei Verbrennungstrauma von Säuglingen und Kindern

- Früh an den Wärmeerhalt denken – Gefahr der Hypothermie.
- Keine präklinische Kaltwasserbehandlung nach Eintreffen des Rettungsdienstes.
- Effekt der Kaltwassertherapie nur in den ersten 120 Sekunden sinnvoll und nur bei lokal begrenztem Verbrennungstrauma.
- Früh mit der Analgesie beginnen, um beim ruhigeren Kind erfolgreicher invasive Maßnahmen auszuführen.
- Ab einem Verletzungsausmaß von > 10 % der Körperoberfläche (KOF) bei zweit- bis drittgradiger Verbrennung (➤ Tab. 4.6) ein Verbrennungszentrum anfahren.
- Bei Kindern unter 8 Jahren ein Verbrennungszentrum anfahren.
- Das Verletzungsausmaß mit der **„Handregel"** abschätzen (Handfläche des Kindes erfasst 1 % der KOF).
- Die Volumentherapie in der ersten Stunde mit max. 10 ml/kg KG berechnen.
- Bei thermomechanischem Kombinationstrauma (Polytrauma mit Verbrennungstrauma) und traumatisch-hämorrhagischem Schock beträgt die Volumenmenge balancierter VEL **zusätzlich** 20 ml/kg KG in den ersten 10 min und wird ggf. wiederholt (bis max. 40 ml/kg KG).
- An Kindesmisshandlung denken: Merkwürdigkeiten und Widersprüche in den Aussagen zum Hergang in der Anamnese und auffällige Verhaltensweisen unbedingt dokumentieren, aber nicht kommentieren!
- Invasive Maßnahmen beim Kind gestalten sich häufig schwieriger.
- Intravenöser Zugang häufig deutlich schwieriger als beim Erwachsenen.
- Bei polytraumatisierten Kindern früh an i. o. Zugänge denken.
- Dosierungen zur Analgosedierung beachten:
  - Sedierung:
    - Midazolam 0,2–0,3 mg i. n. (lokales Protokoll)
    - Midazolam 0,025–0,05 mg/kg KG langsam i. v./i. o., ggf. titrieren
  - Analgetikum:
    - Esketamin 0,5 mg/kg KG bzw. 2 mg initial i. n. (lokales Protokoll)
    - Esketamin 0,125–0,25 mg/kg KG i. v./i. o., ggf. wiederholen

5

5.9 Kindesmisshandlung und Vernachlässigung

- Mutwillige, nicht selten auch tödliche Misshandlung und Verletzung von Kindern
- Vernachlässigung durch psychischen und physischen Liebesentzug der Eltern
- Körperliche Vernachlässigung durch Nahrungs- und Flüssigkeitsentzug
- Täter bei Misshandlung i. d. R. ein Elternteil oder Angehörige des Kindes
- Bei Verletzungen des Kindes, die im Haushalt entstanden sind: Übereinstimmung des eigenen Befunds und der Aussagen der Eltern sicherstellen
- Mögliche Hinweise auf Misshandlung des Kindes:
  - Zahlreiche, auch ältere Blutergüsse
  - Unterernährung
  - Verwahrlosung des Kindes
  - Lieblos eingerichtetes Kinderzimmer
  - Schmutzige Kleidung in erbärmlichem Zustand
  - Introvertiertes, ängstliches Verhalten eines Elternteils
  - Aggressives, teilnahmsloses oder bagatellisierendes Verhalten der Eltern
  - Widersprüchliche Aussagen der Eltern zum Sachverhalt des Notfallgeschehens
  - Auffälliges Verhalten des Kindes in Anwesenheit der Eltern:
    - Ängstlicher Blick bei Befragung durch die Helfer
    - Kein Blickkontakt zu den Eltern
- Im Zweifelsfall:
  - Alle Aussagen und Auffälligkeiten an der Einsatzstelle dokumentieren.
  - Keinesfalls die Auffälligkeiten vor den Eltern kommentieren oder mit ihnen diskutieren.
  - Das Kind steht im Vordergrund und Bedarf unserer Obhut!
  - Eine lückenlose und sachliche Übergabe in schriftlicher (Protokoll) und mündlicher Form für den aufnehmenden Kinderarzt sicherstellen.
  - Ggf. Konsultation von Kinderschutzgruppen und Kinderschutzambulanzen (in einigen Kliniken vorhanden).
  - Auch Kinder ohne äußere Verletzungszeichen können Opfer von Kindesmisshandlung sein.
- Beurteilung der Einsatzstelle: Szene – Sicherheit – Situation
- Bei Verweigerung der Eltern, ein verletztes Kind an den Rettungsdienst zu übergeben:
  - Notarzt hinzuziehen – Feststellung der Behandlungsnotwendigkeit
  - Polizei hinzuziehen – ggf. zur Durchsetzung weiterer Maßnahmen (Exekutive)

5.10 Plötzlicher Kindstod (SIDS)

In Deutschland sterben etwa 100 Kinder pro Jahr aus scheinbar völliger Gesundheit am plötzlichen Kindstod (sudden infant death syndrome).

Definiert ist der plötzliche Kindstod als plötzliches Versterben eines Säuglings, ohne dass nach einer Untersuchung oder Autopsie dafür eine erkennbare Ursache ermittelt werden konnte.

Ursachen und Symptomatik

- Unbekannt
- Risikofaktoren wie Rauchen in der Wohnung, Bauchlage des Kindes oder die Verwendung großer Federkissen sind inzwischen identifiziert worden und in die Breitenaufklärung eingeflossen
- Reanimationspflichtiger Säugling

Therapie

- Säuglingsreanimation nach ERC-/AHA-Algorithmus, sofern keine sicheren Todeszeichen vorliegen
- Frühes Nachalarmieren professioneller Helfer wie (➤ Kap. 15.5.3):
  - Psychosoziale Notfallversorgung (PSNV)
  - Kriseninterventionsteam

BESONDERHEITEN

- Das SIDS tötet leise und ohne Vorwarnung. Daher wird in vielen Fällen bereits der Tod des Kindes eingetreten sein. Ein besonderes Augenmerk gilt der Betreuung der Eltern beim Reanimationsabbruch.
- Häufig wird die Polizei hinzugezogen (ungeklärte Todesursache). Eine besondere und einfühlsame Begleitung der Angehörigen ist unbedingt notwendig.
- Zur Verarbeitung des traumatischen Geschehens ist es wichtig, den Eltern Zeit zu geben, sich angemessen und würdig von ihrem Kind zu verabschieden.

LITERATUR

American Heart Association (AHA). 2020 American Heart Association Guidelines for Cardiopulmonary Resuscitation and Emergency Cardiovascular Care. Circulation 2020; 142 (16, Suppl. 2): S336. www.ahajournals.org/toc/circ/142/16_suppl_2 (letzter Zugriff: 4.9.2021).

Deutsche Gesellschaft für Anästhesiologie und Intensivmedizin (DGAI). S1-Leitlinie: Die intraossäre Infusion in der Notfallmedizin. 2017. www.awmf.org/leitlinien/detail/ll/001-042.html (letzter Zugriff: 4.9.2021).

European Resuscitation Council. ERC-Leitlinien. 2025. www.cprguidelines.eu (letzter Zugriff: 15.12.2025).

SAA und BPR 2023/2023. Standardarbeitsanweisungen und Behandlungspfade im Rettungsdienst. Ärztliche Leitungen Rettungsdienst Baden-Württemberg, Mecklenburg-Vorpommern, Nordrhein-Westfalen, Sachsen, Sachsen-Anhalt. Juli 2023.

5

WEITERFÜHRENDE LITERATUR

Canadian Pediatric Society (CPS). Acute management of croup in the emergency department. 2017. Paediatrics & Child Health, 2017, 166–169 doi: 10.1093/pch/pxx019 Practice Point.

Deutsche Interdisziplinäre Vereinigung für Intensiv- und Notfallmedizin (DIVI). DIVI-Kindernotfallkarte. 2023.

Deutsche Gesellschaft für Kinder- und Jugendmedizin e.V. (DGKJ). S2k-Leitlinie: Medikamentensicherheit im Kindesalter. 2021.

Deutsche Gesellschaft für Kinderchirurgie (DGKCH). S2k-Leitlinie: Polytraumaversorgung im Kindesalter. 2020. www.awmf.org/uploads/tx_szleitlinien/006-120l_S2k_Polytraumaversorgung-im-Kindesalter_2021-02.pdf (letzter Zugriff: 4.9.2021).

Deutsche Gesellschaft für Kinder- und Jugendmedizin e.V. (DGKJ). S2k-Leitlinie: Medikamentensicherheit im Kindesalter. 2021.

Deutsche Gesellschaft für Kinder- und Jugendmedizin (DGKJ). S3-Leitlinie: Kindesmisshandlung, -missbrauch, -vernachlässigung unter Einbindung der Jugendhilfe und Pädagogik (Kinderschutzleitlinie). 2019. www.awmf.org/uploads/tx_szleitlinien/027-069l_S3_Kindesmisshandlung-missbrauch-vernachlaessigung-Kinderschutzleitlinie_2019-02_1_01.pdf (letzter Zugriff: 4.9.2021).

Deutsche Gesellschaft für Pneumologie und Beatmungsmedizin (DGP). S2k-Leitlinie zur fachärztlichen Diagnostik und Therapie von Patienten mit Asthma. 2023.

Gesellschaft für Pädiatrische Gastroenterologie und Ernährung e.V. (GPGE). S2k-Leitlinie: Akute infektiöse Gastroenteritis im Säuglings-, Kinder- und Jugendalter. Update 2024.

KAPITEL

6 Notfallmedizin: Gynäkologische Notfälle

Matthias Klausmeier

6.1 Notfälle außerhalb der Schwangerschaft

6.1.1 Vaginale Blutung

Sichtbare Blutung der Vagina unterschiedlicher Schwere, deren Auslöser im Bereich der äußeren oder inneren Geschlechtsorgane lokalisiert ist.

Ursachen

- Hypermenorrhö
- Verletzungen (durch Unfall oder spezielle Sexualpraktiken – Kohabitationsverletzungen)
- Tumorblutung:
  - Zervixkarzinom
  - Endometriumkarznom
  - Ovarialkarzinom
- Komplikationen im Rahmen der Schwangerschaft

Pathophysiologie

- Hämorrhagischer Schock durch nicht kontrollierbare intravaginale Blutung v. a. durch Erkrankungen (Karzinomblutungen)
- Traumatisch-hämorrhagischer Schock mit intra- und extravaginaler Blutung bei:
  - Vergewaltigung
  - Kohabitationsverletzung
  - Trauma (z. B. Fahrradunfall)
- Je nach Intensität und Dauer der Blutung lebensbedrohlicher Schock

Symptomatik

- Sichtbare Blutung aus der Vagina
- Sichtbare Blutung im Bereich der Vulva (Trauma)
- Agitiertheit, Angst
- Schmerzen (je nach auslösender Ursache)

- Blässe
- Kaltschweißigkeit
- Tachypnoe
- Tachykardie
- Hypotonie
- Hämorrhagischer/traumatisch-hämorrhagischer Schock (je nach Schwere)
- Mydriasis

Diagnostik

- Beurteilung der Einsatzstelle (Szene – Sicherheit – Situation; ➤ Kap. 2.1).
- Ersteindruck (➤ Kap. 2.2.2): potenziell kritisch – potenziell nicht kritisch
- Beurteilung der Blutungsintensität: Blutverlust deutlich sichtbar/offensichtlich?
- Äußere vaginale Inspektion zur Blutungslokalisation (innere/äußere Blutung?)
- Keine intravaginale digitale Untersuchung (ggf. Blutungsverstärkung)
- Initialbeurteilung nach dem X-ABCDE- bzw. C-ABCDE-/ABCDE-Schema
- Entscheidung: kritisch – nicht kritisch
- Kritische Patientin – Verbleib im ABCDE-Schema
- Nicht oder nicht mehr kritische Patientin – erweiterte Beurteilung (➤ Kap. 2.4.2):
  - SAMPLE-Anamnese
  - Detaillierte Untersuchung:
    - Kraniokaudale Untersuchung
    - Fokussiert auf den Blutungsherd
  - Vitalzeichen und Messwerte erheben:
    - AF/min auszählen
    - PF/min auszählen
    - RR auskultatorisch; weiterhin kontinuierliche Messung (NIBP)
    - 6-Kanal-EKG
    - SpO_2
    - Blutzuckermessung (BZ-Test)
    - Messung der Körperkerntemperatur (KKT)

Therapie

- Notarztruf
- Beruhigung
- Lagerung:
  - Kreislaufstabil: Rückenlage, Oberkörper 30–60° erhöht
  - Kreislaufinsuffizienz mit Schock: Flachlagerung
  - Bewusstlosigkeit: stabile Seitenlage
  - Fritsche-Lagerung (übereinandergeschlagene Unterschenkel bei gestreckten Oberschenkeln)

6

- O_2-Gabe 6-8-15 l/min über Sauerstoffmaske mit Reservoir
- Peripherer Venenzugang
- Schock: 1–2 großlumige periphere Venenzugänge
- Balancierte Vollelektrolytlösung (VEL): 500–1.000–2.000 ml
- Antifibrinolytikum bei ausgeprägtem Schock: TXA 1 g in 100 ml NaCl 0,9 % als Kurzinfusion über 10 min
- Gerinnungstherapie:
  - Calciumglukonat 10 % - 3 Ampullen i. v./i. o.; max. 2 ml/min; Kurzinfusion bei ionisiertem Calcium < 1,0 mmol/l; Ziel: ≥ 1,0 mmol/l (Normwert für ionisiertes Calcium im Serum: 1,15–1,35 mmol/l)–BGA!
- Antiemetikum, z. B.:
  - Ondansetron 4 mg langsam i. v./i. o.
  - Granisetron 1–3 mg i. v. (10–40 µg/kg KG)
  - Dimenhydrinat 62 mg langsam i. v./i. o.
- Sedativum: Midazolam 0,025–0,05 mg/kg KG i. v./i. o.; Titrationsdosis 1 mg (lokales Protokoll)
- Analgetikum: Esketamin 0,125–0,25 mg/kg KG i. v./i. o.
- Esketamin 0,25–0,5 mg/kg KG i. m., ggf. wiederholen (lokales Protokoll)
- Esketamin 0,4 mg/kg KG i. n., falls i. v./i. o. nicht möglich
- Transport in Klinik mit Gynäkologie
- Bei Lebensbedrohung: nächste geeignete Klinik unter Voranmeldung

BESONDERHEITEN

- Bei intravaginaler Blutung: keine Tamponade – Blutungsverstärkung möglich bzw. falsche Lokalisation der Blutungsquelle (z. B. bei Uterusblutungen)
- Bei extravaginaler Blutung ggf. direkte Kompression bei ausgeprägter Blutung

6.2 Schwangerschaftsbedingte Notfälle

6.2.1 Vena-cava-Kompressionssyndrom

Druck des Uterus auf die V. cava inferior mit venöser Abflussbehinderung, vermindertem venösem Rückstrom und obstruktivem Schock als Folge einer relativen Hypovolämie.

Ursachen

- Hauptsächlich im dritten Schwangerschaftsdrittel
- Hauptsächlich in Rückenlage
- Eventuell auch in Rechtsseitenlage

Pathophysiologie

- Druck des Uterus auf die V. cava inferior gegen die Wirbelsäule
- Venöse Abflussbehinderung (venöses Pooling)
- Verminderung des venösen Rückstroms zum Herzen
- Abfall des Schlag- und Herzminutenvolumens
- Blutdruckabfall
- Relative Hypovolämie mit Hypoperfusion der Organe
- Zerebrale Ischämie und Hypoxie mit Vigilanzminderung
- Uteroplazentare Hypoperfusion mit fetaler Minderversorgung

Symptomatik

- Blässe
- Übelkeit
- Kaltschweißigkeit
- Tachykardie
- RR-Abfall
- Verzögerte Rekapillarisierungszeit (> 2 Sekunden)
- Vigilanzminderung
- Synkope
- Tachypnoe
- Dyspnoe

Diagnostik

- Beurteilung der Einsatzstelle (Szene – Sicherheit – Situation; ➤ Kap. 2.1).
- Ersteindruck (➤ Kap. 2.2.2): potenziell kritisch – potenziell nicht kritisch
- Initialbeurteilung nach dem ABCDE-Schema (➤ Kap. 2.3.2)
- Entscheidung: kritisch – nicht kritisch
- Erweiterte Beurteilung (➤ Kap. 2.4.2):
  - SAMPLER-Anamnese
  - Mutterpass beachten
  - Vitalzeichen und Messwerte erheben:
    - AF/min auszählen
    - PF/min auszählen
    - RR auskultatorisch; weiterhin kontinuierliche Messung (NIBP)
    - 6-Kanal-EKG
    - SpO_2
    - Blutzuckermessung (BZ-Test)
    - Messung der KKT

Therapie

- Notarztruf
- Beruhigung
- Lagerung:
  - Linksseitenlage zur Entlastung der V. cava inferior
  - Bewusstlosigkeit: stabile Seitenlage
- O_2-Gabe 6-8-15 l/min über Sauerstoffmaske mit Reservoir
- Peripherer Venenzugang
- Balancierte VEL: 500–1.000 ml
- Transport in Klinik mit Gynäkologie und Geburtshilfe

BESONDERHEITEN

- Häufig rasche Besserung und Restitution durch Umlagerung in Linksseitenlage.
- Patientin zur Abklärung des Fetus mittels CTG (Kardiotokografie) mitnehmen.

6.2.2 Hypertensive Erkrankungen in der Schwangerschaft (HES)

- 6–8 % aller Schwangerschaften.
- Tragen zu 20–25 % der perinatalen Mortalität bei.
- Stehen in Europa an führender Stelle für maternale Todesursachen.
- Gestationshypertonie:
  - Bluthochdruck ≥ 140/90 mmHg im Verlauf der Schwangerschaft bei zuvor normalem Blutdruck
  - Ohne zusätzliche Kriterien einer Präeklampsie
- Differenzierung der Hypertonie in zwei Kategorien:
  - Leichte bis moderate Hypertonie:
    - RR systolisch 140–159 mmHg
    - RR diastolisch 90–109 mmHg
  - Schwere Hypertonie:
    - RR systolisch ≥ 160 mmHg
    - RR diastolisch ≥ 110 mmHg
- Präeklampsie/Eklampsie sind für 10–15 % der Todesursachen verantwortlich.
- Inzidenz für Präeklampsie liegt in Europa bei 2 %.
- 90 % der Todesfälle durch Präeklampsie/Eklampsie sind potenziell vermeidbar.
- Schwangere mit schwerer Hypertonie: erhöhtes Risiko für die Entwicklung einer Präeklampsie mit assoziiertem Nierenversagen, Schlaganfall und Frühgeburt (Abort).
- In Europa an führender Stelle für maternale Todesursachen.

Präeklampsie

Schwangerschaftsinduzierte Hypertonie mit mindestens einer Organmanifestation. Häufigste Manifestation: Proteinurie (≥ 300 mg/24 h nachgewiesen im Sammelurin). Zusätzlich kann es im Vollbild der Präeklampsie zur Entstehung von Ödemen kommen. Die Präeklampsie gilt als Vorbote und kann in eine Eklampsie übergehen.
Das **Vollbild der Präeklampsie** ist durch drei Leitsymptome charakterisiert:
- Hypertonie > 140/90 mmHg (immer vorhanden)
- Proteinurie ≥ 300 mg/d (häufigste Organmanifestation)
- Ödeme ≥ 1 kg/Woche im 3. Trimenon

Ursachen

- Genaue Ursache des Krankheitsbilds ist unklar („Die Krankheit der Theorien")
- Angenommen wird:
  - Fehlentwicklung arterieller Gefäße im Uterus
  - Immunologische Ursachen: vermehrte Produktion von Thromboxan im Uterus – dadurch Ungleichgewicht von Thromboxan und Prostazyklin
- Prostazyklin verursacht:
  - Vasodilatation
  - Temperaturanstieg
  - Erhöhung der Schmerzempfindlichkeit
  - Hemmung der Thrombozytenaggregation
  - Stimulation der Bikarbonatsekretion
- Thromboxan:
  - Antagonist des blutgerinnungshemmenden Prostazyklins
  - Verstärkt Vasokonstriktion der Arterien
  - Aktiviert die Thrombozytenaggregation
- Verminderung der uteroplazentaren Durchblutung (uteroplazentare Ischämie)

Risikofaktoren

- Inzidenz in Europa: 2%
- Body-Mass-Index > 30
- Vorbestehender Diabetes mellitus
- Familiäre Belastung
- Vorbestehende Nierenerkrankung
- Erste Schwangerschaft
- Alter > 40 Jahre
- Chronische Hypertonie
- Autoimmunerkrankungen
- Ethnizität (afroamerikanisch)
- Mehrlingsschwangerschaft
- Gestationsdiabetes

Pathophysiologie

- Auslöser: uteroplazentare Minderdurchblutung
- Gegenregulationsmechanismen zur Vermeidung der Ischämie am Uterus.
- Renin-Angiotensin-Mechanismus wird in Gang gesetzt:
  - Arterielle Vasokonstriktion und Hypertonie
- Erhöhte Aldosteronausschüttung aus der Nebenniere:
  - Vermehrte Natrium- und Wasserrückresorption in der Niere
  - Bildung von Ödemen
- Freisetzung von Gewebematerial der Blastozyste als Folge der Uterusischämie.
- Vermehrte Ablagerung von Fibrin in den Nierenglomeruli – dadurch gesteigerte Durchlässigkeit von Albumin über die Nieren in den Urin: Proteinurie.
- Verstärkung der thromboxanbedingten Vasokonstriktion durch Aktivierung des Renin-Angiotensin-Aldosteron-Mechanismus (Angiotensin II).
- Vasokonstriktion ist die Ursache des erhöhten Blutdrucks.
- Vasokonstriktion kann sich bis zum Gefäßspasmus entwickeln.
- Gefäßspasmen verursachen eine Organminderdurchblutung multipler Organe:
  - Niere: Verminderung der glomerulären Filtrationsrate (GFR)
  - Leber:
    - Zelluläre Schädigungen
    - Anstieg der Leberenzyme: HELLP-Syndrom (➤ Kap. 6.2.4)
- Gefäßspasmen verursachen im Nervensystem eine gesteigerte Reflexneigung und Senkung der Krampfschwelle – Übergang in Eklampsie möglich.
- Präeklampsie/Eklampsie: verantwortlich für 10-15% der Todesursachen
- 90% in Europa: potenziell vermeidbar

Symptomatik

- Fortgeschrittene Schwangerschaft (nach der 30. Schwangerschaftswoche [SSW])
- Ödeme (Beinödeme, Gesichtsödem, generalisierte Ödembildung)
- Hinweis auf Polyurie in der Anamnese
- Beinödeme nach Bettruhe
- Warme, trockene Haut
- Proteinurie
- Hypertonie; Tachykardie
- Unruhe
- Drohende Eklampsie:
  - Agitiertheit, Hyperreflexie
  - Motorische Unruhe
  - Bewusstseinsstörung
  - Kopfschmerzen, Schwindel
  - Übelkeit, Erbrechen
  - Eventuell Oberbauchschmerzen
  - Sehstörungen

Diagnostik

- Beurteilung der Einsatzstelle (Szene – Sicherheit – Situation; ➤ Kap. 2.1)
- Ersteindruck (➤ Kap. 2.2.2): potenziell kritisch – potenziell nicht kritisch
- Initialbeurteilung nach dem ABCDE-Schema (➤ Kap. 2.3.2)
- Entscheidung: kritisch – nicht kritisch
- Erweiterte Beurteilung (➤ Kap. 2.4.2):
  - SAMPLER-OPQRST-Anamnese
  - Mutterpass beachten
  - Fokussierte Untersuchung der Ödeme
  - Vitalzeichen und Messwerte erheben:
    - AF/min auszählen
    - PF/min auszählen
    - RR auskultatorisch; weiterhin kontinuierliche Messung (NIBP)
    - 6-Kanal-EKG
    - SpO_2
    - Blutzuckermessung (BZ-Test)
    - Messung der KKT

Therapie

- Symptomatische Therapie – kausale Behandlung präklinisch nicht möglich
- Notarztruf
- Beruhigung
- Optische und akustische Reizabschirmung: Gefahr der Eklampsie
- Lagerung:
  - Bewusstsein vorhanden: Linksseitenlage zur Entlastung der V. cava inferior
  - Bewusstlosigkeit: stabile Linksseitenlage
- O_2-Gabe 6-8-15 l/min über Sauerstoffmaske mit Reservoir
- Peripherer Venenzugang
- Balancierte VEL als Trägerlösung für die Medikation
- Medikamentöse Therapie:
  - Antihypertonikum, z. B.:
    - Urapidil 5–10 mg i. v., ggf. titrieren
    - Zielblutdruck: systolisch ≤ 135 mmHg, diastolisch ≤ 85 mmHg
  - Diuretikum bei Lungenödem: Furosemid 20–40 mg i. v.
- Transport in Klinik mit Gynäkologie und Geburtshilfe

6.2.3 Eklampsie

„Im Rahmen einer Eklampsie auftretende tonisch-klonische Krampfanfälle (häufig assoziiert mit Präeklampsie), die keiner anderen neurologischen Ursache (z. B. Epilepsie) zugeordnet werden können." (S2k-Leitlinie: Hypertensive Erkrankungen in der Schwangerschaft HES. Diagnostik und Therapie; Deutsche Gesellschaft für Gynäkologie und Geburtshilfe [DGGG] 2024)

Ursachen

- Inzidenz: 0,1 % aller Geburten
- Als Folge einer schweren Präeklampsie (2–3 %; ➤ Kap. 6.2.2).
- Nur in etwa 50 % der Fälle mit schwerer Hypertonie assoziiert.
- Selbst bei fehlender Hypertonie und Proteinurie möglich (14–34 %).
- 25 % der Frauen weisen keine klinischen Prodromalsymptome auf.
- Inzidenz in industrialisierten Ländern: 1,5–10/10.000 Geburten

Pathophysiologie

- Gefahr: Hypoxie und Hirnblutungen
- Zeichen einer schweren Hypertonie vorausgehend (etwa 50 % der Fälle)
- Gefäßspasmen
- Fibrinablagerungen im Gehirn
- Verbreiterung der perivaskulären Räume
- Diapedeseblutungen (verursacht durch die Thrombozytopenie)
- Motorische Unruhe, Agitiertheit
- Tonisch-klonischer Krampfanfall
- Eventuell mehrere Krampfanfälle in Serie (Status eclampticus)
- Hypoxie für Mutter und Kind
- Verletzungsrisiko der Mutter durch Krampf und Sturz
- Gefahr der vorzeitigen Plazentaablösung mit hämorrhagischem Schock der Mutter und reduzierte bis fehlende plazentare Versorgung des Fetus durch:
  - Uteroplazentare Ischämie
  - Uterine Gefäßspasmen
  - Eklamptischer Krampfanfall

Klinisches Erscheinungsbild

In vielen Fällen treten Prodromalsymptome bzw. Frühwarnzeichen auf:
- Hypertonie (75 %)
- Kopfschmerzen (66 %)
- Visusstörungen (27 %)

Symptomatik

- Kurzzeitaura
- Verdrehen der Augen
- Tonischer Krampf:
  - Arme gebeugt; Adduktion der Beine
  - Eventuell Initialschrei durch spastische Kontraktion des Zwerchfells
  - Atemstillstand
  - Zyanose

  - Zungenbiss; Schaum vor dem Mund
  - Mydriasis
  - Starre Muskelspannungen
  - Dauer: etwa 10–30 Sekunden
- Klonischer Krampf (meist mit dem Kopf beginnend):
  - Unkontrollierte Muskelzuckungen
  - Eventuell Zungenbiss
  - Eventuell Schaum vor dem Mund
  - Eventuell unkontrollierter Stuhl- und Harnabgang
- Postiktale Phase: häufig ohne Wiedererlangen des Bewusstseins (zerebrale Hypoxie)
- Status eclampticus: lang andauernder eklamptischer Anfall bzw. mehrere aufeinanderfolgende eklamptische Anfälle: akute Lebensbedrohung für Mutter und Kind

Diagnostik

- Beurteilung der Einsatzstelle (Szene – Sicherheit – Situation; ➤ Kap. 2.1).
- Ersteindruck (➤ Kap. 2.2.2): potenziell kritisch – potenziell nicht kritisch
- Initialbeurteilung nach dem ABCDE-Schema (➤ Kap. 2.3.2)
- Entscheidung: kritisch – nicht kritisch
- Kritische Patientin – Verbleib im ABCDE-Schema
- Erweiterte Beurteilung (➤ Kap. 2.4.2):
  - SAMPLER-OPQRST-Anamnese
  - Mutterpass beachten
  - Fokussierte Untersuchung der Ödeme
  - Vitalzeichen und Messwerte erheben:
    - AF/min auszählen
    - PF/min auszählen
    - RR auskultatorisch; weiterhin kontinuierliche Messung (NIBP)
    - 6-Kanal-EKG
    - SpO_2
    - Blutzuckermessung (BZ-Test)
    - Messung der KKT

Therapie

- Symptomatische Therapie – kausale Behandlung präklinisch nicht möglich
- Notarztruf
- Beruhigung
- Optische und akustische Reizabschirmung: Gefahr der Eklampsie
- Lagerung:
  - Schutz vor Verletzungen im Krampfanfall – möglichst Rückenlage
  - Bewusstlosigkeit: stabile Linksseitenlage
- O_2-Gabe 6-8-15 l/min über Sauerstoffmaske mit Reservoir

6

- Peripherer Venenzugang
- Balancierte VEL als Trägerlösung für die Medikation
- Medikamentöse Therapie:
  - Antikonvulsivum – Mittel der 1. Wahl (S2k-Leitlinie DGG 2024):
    - Magnesiumsulfat: 4–6 g als Kurzinfusion über 15–20 min; Erhaltungsdosis: 1–2 g/h
    - Midazolam 10 mg i. m./i. n. zur Krampfdurchbrechung
    - Bei Erfolglosigkeit: 10 mg i. m./i. n. bzw. 5 mg i. v.
    - Clonazepam: 1–2 mg i. v.
  - Antihypertonikum, z. B.:
    - Urapidil 5–10 mg i. v., ggf. titrieren
    - Zielblutdruck: systolisch 130–150 mmHg, diastolisch 80–100 mmHg
  - Diuretikum bei Lungenödem: Furosemid 20–40 mg i. v.
- Transport in Klinik mit Gynäkologie und Geburtshilfe

BESONDERHEITEN

- Für die tonisch-klonischen Krämpfe sind hauptsächlich verantwortlich:
  - Zerebrale Gefäßspasmen
  - Zerebrale Blutungen
- Intrauteriner Fruchttod häufig während oder kurz nach den Anfällen.
- Nach dem intrauterinen Fruchttod nimmt die Krampfneigung meist ab.
- Im Vollbild beträgt die maternale Mortalität ca. 25 % und die fetale ca. 50 %.
- Licht und akustische Reize können jederzeit einen Krampfanfall auslösen:
  - Reizabschirmung der Patientin
  - Möglichst Transport ohne Sonderrechte nach Stabilisierung

6

6.2.4 HELLP-Syndrom

Das HELLP-Syndrom ist eine schwerwiegende Komplikation der Präeklampsie und stellt für Mutter und Kind die gefährlichste Form der schwangerschaftsinduzierten Hypertonie dar. HELLP ist ein Akronym und steht für die klinischen Leitsymptome:

- **H** – Hemolysis (Hämolyse)
- **E** – Elevated (erhöhte)
- **L** – Liver Enzymes (Leberenzyme, Transaminasen)
- **L** – Low (erniedrigte)
- **P** – Platelets (Blutplättchen, Thrombozyten): Thrombozytopenie

Ursachen

- Komplikation einer Präeklampsie (➤ Kap. 6.2.2)
- 0,1–0,5 % aller Geburten
- 10–20 % aller Schwangeren mit Präeklampsie
- In 5–15 % der Fälle liegt keine Proteinurie vor
- In ca. 20 % der Fälle Auftreten ohne vorherige Hypertonie
- In einigen Fällen plötzliches Auftreten ohne vorherige Hypertonie und Proteinurie

Pathophysiologie

- Auftreten bei den meisten Schwangeren zwischen der 32.–34. SSW
- Bei Vorhandensein: Symptomatik und Pathophysiologie der Präeklampsie (➤ Kap. 6.2.2)
- Im Vordergrund steht die gestörte Durchblutung der Leber (hepatische Ischämie):
  - Leberzellschädigungen
  - Gerinnungsstörungen
  - Thrombozytenabfall, Thrombozytopenie
  - Innere Organblutungen
  - Intrazerebrale Blutungen
  - Leberruptur durch Blutung unter die Leberkapsel mit Hämatombildung
  - Vorzeitige Plazentaablösung mit fetalem Atemstillstand
  - Pathologische Leberenzymwerte
- Auftreten bei den meisten Schwangeren zwischen der 32.–34. SSW

Symptomatik

- Rechtsseitiger Oberbauchschmerz/epigastrischer Schmerz: 40–90 %
- Wenn vorhanden: Symptome der Präeklampsie (➤ Kap. 6.2.2):
  - Proteinurie: 86–100 %
  - Hypertonie: 82–88 %
  - Übelkeit und Erbrechen: 29–84 %
  - Kopfschmerzen: 33–61 %
  - Visusstörungen: 10–20 %
  - Ikterus: 5 %

BESONDERHEITEN

- HELLP-Syndrom ist häufig schwer einzuschätzen.
- Schmerzen im rechten Oberbauch oder im Epigastrium ist das entscheidende Leitsymptom und häufig Hinweis für die korrekte Diagnosestellung.
- Schwere Verlaufsformen sind häufig eine Indikation zur vorzeitigen Entbindung per Sectio (Kaiserschnitt).
- Therapie entsprechend der Leitsymptomatik und federführenden Problematik (Präeklampsie, vorzeitige Plazentaablösung).

6.2.5 Extrauteringravidität (EUG)

Die EUG ist definiert als ektope Schwangerschaft durch Implantation und Entwicklung einer befruchteten Eizelle außerhalb der Gebärmutter.
Die EUG wird abhängig von der Implantation in drei Arten unterteilt:
- Tubargravidität – häufigste Form der EUG (etwa 95 %)
- Ovarialgravidität
- Abdominalgravidität – seltenste Form einer EUG (etwa 1 %)

Ursachen

- Eizelle verfehlt den Fimbrientrichter und gleitet in die freie Bauchhöhle ab.
- Transportbehinderung der befruchteten Eizelle in der Tuba uterina aufgrund von Verwachsungen nach Infektionen (Adnexitis, Salpingitis) mit anschließender Eieinnistung:
  - Eieinnistung im weiten (ampullären) Abschnitt der Tube: Ursache für Tubarabort
  - Eieinnistung in der engen Ampulle der Tube: Ursache für Tubarruptur
- Einnistung der befruchteten Eizelle im Ovar.

Pathophysiologie

Tubargravidität

- Tubarabort:
  - Einnistung der befruchteten Eizelle im weiten (ampullären) Abschnitt der Tube
  - Einnistung i. d. R. vor der 12. SSW
  - Schmierblutung 6–8 Wochen nach der letzten Menstruation
  - Leichte, ziehende Schmerzen im Unterbauch
  - Schwangerschaftstest meist positiv
  - Blutung in die freie Bauchhöhle meist geringer ausgeprägt als bei Tubarruptur
- Tubarruptur:
  - Eieinnistung im engen Tubenabschnitt (Übergang zum Uterus).
  - Meist ist eine Schwangerschaft noch nicht bekannt.
  - Ruptur erfolgt meist in der 7. SSW (4–5 Wochen nach Ausbleiben der Menstruation).
  - Ruptur des Eileiters mit Sickerblutung in die freie Bauchhöhle.
  - Plötzlich auftretender Zerreißungsschmerz (Perforationsschmerz).
  - Anschließend unspezifischer abdominaler Schmerz durch die Bauchfellreizung (Peritonismus).
  - Entwicklung eines hämorrhagischen Schocks durch ausgeprägten Blutverlust in die freie Bauchhöhle.
  - Bretthartor Bauch (kann fehlen).
  - Druckschmerz im Abdomen mit Abwehrspannung (kann fehlen).
  - Transport- und Behandlungspriorität: permissive Hypotonie.

Ovarialgravidität

- Einnistung der befruchteten Eizelle in den Eierstock.
- Häufig Auftreten von leichten wehenartigen Schmerzen.
- Absterben der nicht überlebensfähigen Eizelle führt zur Schmerzzunahme.
- Ovariale Gewebeschädigung durch den Einnistungsversuch kann zu ausgeprägten bis lebensbedrohlichen Blutungen in die freie Bauchhöhle führen.

Abdominalgravidität

- Befruchtete Eizelle verfehlt den Fimbrientrichter des Eileiters und gleitet in die freie Bauchhöhle ab.
- Entstehung einer ektopen Schwangerschaft in der Bauchhöhle.
- Absterben der nicht überlebensfähigen Eizelle verursacht eine abdominale Infektion mit Entzündungsschmerz.
- Diffuse Bauchschmerzen durch die Peritonitis.
- Gefahr der Sepsis, schweren Sepsis bis zum septischen Schock durch den langsameren Verlauf.
- Schwangerschaftstest häufig negativ.

Symptomatik

- Tubarruptur:
  - Plötzlicher Zerreißungsschmerz
  - Unruhe, Angst
  - Abdominale Unterbauchschmerzen
  - Bretttharter Bauch
  - Druckdolenz im Abdomen
  - Abwehrspannung
  - Schonhaltung (Embryonalhaltung)
  - Vigilanzminderung (zerebrale Ischämie und Hypoxie)
  - Tachypnoe
  - Mydriasis
  - Blässe
  - Zyanose
  - Kaltschweißigkeit
  - Verzögerte Rekapillarisierungszeit (> 2 Sekunden)
  - Hypotonie
  - Kreislaufinsuffizienz mit hämorrhagischem Schock
- Tubarabort/Ovarialgravidität: je nach Blutungsintensität mehr oder weniger ausgeprägte Symptomatik
- Abdominalgravidität:
  - Entstehung langsam
  - Entzündungsschmerz
  - Ausgeprägte diffuse Bauchschmerzen
  - Peritonismus
  - Abdominale Druckschmerzhaftigkeit mit Abwehrspannung
  - Erhöhte KKT bis zum Fieber
  - Vigilanzminderung
  - Tachykardie
  - Hypotonie
  - Zentralisation und septischer Schock (hypodynames Stadium)
  - Warme, trockene, gerötete bis heiße Haut (hyperdynames Stadium)
  - Blässe, Kaltschweißigkeit, marmorierte Haut (hypodynames Stadium)

- Tachypnoe
- Mydriasis

Diagnostik

- Beurteilung der Einsatzstelle (Szene – Sicherheit – Situation; ➤ Kap. 2.1)
- Ersteindruck (➤ Kap. 2.2.2): potenziell kritisch – potenziell nicht kritisch
- Initialbeurteilung nach dem ABCDE-Schema (➤ Kap. 2.3.2)
- Entscheidung: kritisch – nicht kritisch
- Kritische Patientin – Verbleib im ABCDE-Schema
- Erweiterte Beurteilung (➤ Kap. 2.4.2):
  - SAMPLER-OPQRST-Anamnese
  - Detaillierte Untersuchung:
    - Kraniokaudale Untersuchung
    - Fokussiert auf den Blutungsherd
  - Vitalzeichen und Messwerte erheben:
    - AF/min auszählen
    - PF/min auszählen
    - RR auskultatorisch; weiterhin kontinuierliche Messung (NIBP)
    - 6-Kanal-EKG
    - SpO_2
    - Blutzuckermessung (BZ-Test)
    - Messung der KKT

Therapie

- Notarztruf
- Beruhigung
- Lagerung:
  - Kreislaufstabil: Rückenlage, Oberkörper 30–60° erhöht
  - Kreislaufinsuffizienz mit Schock: Flachlagerung
  - Bewusstlosigkeit: stabile Seitenlage
  - Fritsche-Lagerung (übereinandergeschlagene Unterschenkel bei gestreckten Oberschenkeln)
- O_2-Gabe 6-8-15 l/min über Sauerstoffmaske mit Reservoir
- Peripherer Venenzugang
- Schock: 1–2 großlumige periphere Venenzugänge
- Balancierte VEL: 500–1.000–2.000 ml
- Medikamentöse Therapie:
  - Antifibrinolytikum bei ausgeprägtem Schock: TXA 1 g in 100 ml NaCl 0,9 % als Kurzinfusion über 10 min
  - Gerinnungstherapie:
    - Calciumglukonat 10 % - 3 Ampullen i. v./i. o.; max. 2 ml/min; Kurzinfusion bei ionisiertem Calcium < 1,0 mmol/l; Ziel: ≥ 1,0 mmol/l (Normwert für ionisiertes Calcium im Serum: 1,15–1,35 mmol/l) - BGA!

  - Sedativum: Midazolam 0,025–0,05 mg/kg KG i. v./i. o.; Titrationsdosis 1 mg (lokales Protokoll)
  - Analgetikum: Esketamin 0,125–0,25 mg/kg KG i. v./i. o.
  - Antipyretikum, z. B.:
    - Metamizol 1 g i. v. in 100 ml NaCl 0,9 % als Kurzinfusion über 15 min
    - Paracetamol 1 g i. v. als Kurzinfusion
- Transport in Klinik mit Gynäkologie unter Voranmeldung „Akutes Abdomen – Notlaparotomie“

BESONDERHEITEN

- Die EUG mit Tubarruptur stellt eine der seltenen Indikationen bei nichttraumatischen Notfallpatienten zur Behandlungs- und Transportpriorität dar.
- Ziel bei unkontrollierter Hämorrhagie ist die permissive Hypotonie.

6.2.6 Placenta praevia

Einnistung der befruchteten Eizelle und Entwicklung der Plazenta in den tief gelegenen Abschnitten des Uterus. Dadurch wird der Geburtskanal teilweise oder komplett versperrt.

Formen

Je nach Lage vor der Portio (Muttermund) werden drei mögliche Formen der Placenta praevia unterschieden:

- Placenta praevia marginalis: randständige Lage vor der Portio
- Placenta praevia partialis: teilweise Verlegung der Portio
- Placenta praevia totalis: komplette Verlegung der Portio

Ursachen

- Abnorme Nidation
- Veränderungen der Uterusschleimhaut
- Höheres Schwangerenalter
- Mehrlingsschwangerschaften
- Vorausgegangene Schwangerschaften

Pathophysiologie

- Unmöglichkeit, das Kind vaginal zu gebären (Placenta praevia totalis)
- Gefahr: vorzeitige Plazentaablösung in den letzten Schwangerschaftsmonaten
- Druck des kindlichen Kopfes auf die Plazenta nach Eintritt in den Geburtskanal

6

- Ruptur der Plazenta durch die Kompression mit anschließender intrauteriner Blutung
- Blutverlust nach außen meist gering
- Verschiebungen der Gewebeanteile zwischen Haftstelle und Plazenta im tief gelegenen Uterusanteil
- Abscherung der Gebärmutter von der Uteruswand
- Massive Blutungen aus dem mütterlichen Stromgebiet möglich
- Plazentaablösung spätestens bei Einsetzen der Wehentätigkeit

ACHTUNG

Im Gegensatz zur vorzeitigen Plazentaablösung ist die Blutung bei Placenta praevia eher schmerzlos!

- Gefahr des hämorrhagischen Schocks v. a. durch intrauterinen Blutverlust

Symptomatik

- Leichte vaginale Blutungen im letzten Trimenon
- Schwere vaginale Blutung im letzten Trimenon

ACHTUNG

Schmerzlose Blutung im letzten Trimenon.

- Tachypnoe
- Blässe, Kaltschweißigkeit
- Unruhe, Agitiertheit
- Vigilanzminderung (zerebrale Ischämie und Hypoxie)
- Schwindel, Übelkeit
- Angst
- Tachykardie
- Hypotonie
- Verzögerte Rekapillarisierungszeit (> 2 Sekunden)
- Zentralisation
- Hämorrhagischer Schock

Diagnostik

- Beurteilung der Einsatzstelle (Szene – Sicherheit – Situation; ➤ Kap. 2.1).
- Ersteindruck (➤ Kap. 2.2.2): potenziell kritisch – potenziell nicht kritisch
- Beurteilung der Blutungsintensität: Blutverlust deutlich sichtbar/offensichtlich?
- Äußere vaginale Inspektion zur Blutungslokalisation (innere/äußere Blutung?)
- Keine intravaginale digitale Untersuchung (ggf. Blutungsverstärkung)
- Initialbeurteilung nach dem ABCDE-Schema (➤ Kap. 2.3.2)

6

- Entscheidung: kritisch – nicht kritisch
- Kritische Patientin – Verbleib im ABCDE-Schema
- Nicht oder nicht mehr kritische Patientin – erweiterte Beurteilung (➤ Kap. 2.4.2):
  - SAMPLER-Anamnese
  - Detaillierte Untersuchung:
    - Vaginale Inspektion
    - Mutterpass beachten
  - Vitalzeichen und Messwerte erheben:
    - AF/min auszählen
    - PF/min auszählen
    - RR auskultatorisch; weiterhin kontinuierliche Messung (NIBP)
    - 6-Kanal-EKG
    - SpO_2
    - Blutzuckermessung (BZ-Test)
    - Messung der KKT

Therapie

- Notarztruf
- Beruhigung
- Lagerung:
  - Kreislaufstabil: Rückenlage, Oberkörper 30–60° erhöht
  - Kreislaufinsuffizienz mit Schock: Flachlagerung
  - Fritsch-Lagerung (übereinandergeschlagene Unterschenkel bei gestreckten Oberschenkeln)
  - Linksseitenlagerung
  - Bewusstlosigkeit: stabile Linksseitenlage
- O_2-Gabe 6-8-15 l/min über Sauerstoffmaske mit Reservoir
- Peripherer Venenzugang
- Schock: 1–2 großlumige periphere Venenzugänge
- Balancierte VEL: 500–1.000 ml
- Antifibrinolytikum bei ausgeprägtem Schock: TXA 1 g in 100 ml NaCl 0,9 % als Kurzinfusion über 10 min
- Gerinnungstherapie:
  - Calciumglukonat 10 % - 3 Ampullen i. v./i. o.; max. 2 ml/min; Kurzinfusion bei ionisiertem Calcium < 1,0 mmol/l; Ziel: ≥ 1,0 mmol/l (Normwert für ionisiertes Calcium im Serum: 1,15–1,35 mmol/l)–BGA!
- Antiemetikum, z. B.:
  - Ondansetron 4 mg langsam i. v./i. o.
  - Dimenhydrinat 62 mg langsam i. v./i. o.
  - Granisetron 1–3 mg i. v. (10–40 µg/kg KG)
- Transport in Klinik mit Gynäkologie unter Voranmeldung

6

BESONDERHEITEN

- Vor der 36. SSW mit leichter Blutung: Bettruhe, Tokolyse bis zur nötigen Kindesreife.
- Nach der 38. SSW: bei Kindesreife Sectio.
- Nach der 38. SSW mit lebensbedrohlicher Blutung: Notsectio (Notfallkaiserschnitt) ohne Rücksicht auf die Kindesreife.
- Bei akuter vitaler Bedrohung hat das Leben der Mutter immer Vorrang!
- Bei vaginalen Blutungen im letzten Trimenon: Immer an Placenta praevia und vorzeitige Plazentaablösung denken!
- Placenta praevia: schmerzlose Blutung im letzten Trimenon!

6.2.7 Vorzeitige Plazentaablösung

Unter vorzeitiger Plazentaablösung versteht man die Ablösung der normal sitzenden Plazenta von der Uteruswand nach der 28. SSW.

- Zwei Formen werden hinsichtlich der Schwere unterschieden:
  - Teilweise (partielle) Ablösung der Plazenta
  - Vollständige Ablösung der Plazenta
- Vaginale Blutung möglich, jedoch nicht obligat

Ursachen

- Stumpfe Gewalteinwirkung auf den Bauch (z. B. Beckengurt bei Verkehrsunfall)
- Vorbestehender Hypertonus
- Vorbestehender Diabetes mellitus
- Schwangerschaftsinduzierte Hypertonie (➤ Kap. 6.2.2, Section)
- Eklampsie (➤ Kap. 6.2.3)
- HELLP-Syndrom (➤ Kap. 6.2.4)

Schweregrade

Die vorzeitige Plazentaablösung wird in drei Schweregrade eingeteilt (➤ Tab. 6.1).

Pathophysiologie

- Verminderte Versorgungsoberfläche für den Fetus durch die Ablösung
- Unterschiedliche Ausprägung der fetalen Hypoperfusion: abhängig von einer teilweisen oder kompletten Ablösung
- Mögliche ausgedehnte intrauterine Blutung durch die Ablösung zwischen Uterus und Plazenta: retroplazentares Hämatom
- Entstehung eines ausgeprägten hämorrhagischen Schocks
- Schwere Ischämie und Hypoxie des Fetus

6

Tab. 6.1 Schweregradeinteilung der vorzeitigen Plazentaablösung[a]

Schweregrad	Leichte Form	Mittelschwere Form	Schwere Form
Ablösung der Plazenta von der Haftstelle	• Ablösung der Plazenta an weniger als ⅓ von der Haftstelle • Bildung eines retroplazentaren Hämatoms durch Blutung zwischen Uterus und Plazenta	Ablösung der Plazenta an ⅔ von der Haftstelle	Ablösung der Plazenta an mehr als ⅔ von der Haftstelle
Symptome	Keine	• In 60–80 % vaginale Blutungen • Allgemeines Unwohlsein: Angst Schwindel, Atemnot • Fetale Hypoxie (CTG)	• Starke vaginale Blutungen • Brettharter Bauch • Schocksymptomatik • Ggf. Verbrauchskoagulopathie • Intrauteriner Fruchttod

[a] modifiziert nach: Risikogeburt. In: Goerke K, Valet A. Kurzlehrbuch Gynäkologie und Geburtshilfe. 7. Aufl. München: Elsevier 2014.

- Gefahr des fetalen Todes
- Vaginale Blutung (nicht obligat)

ACHTUNG

Ablösung von der stark innervierten Uteruswand ist immer schmerzhaft!

- Schmerzhafte vaginale Blutung im letzten Trimenon

Symptomatik

- Plötzlicher Perforationsschmerz im letzten Trimenon
- Vaginale Blutung minimal (Schmierblutung) bis fehlend
- Uterusdruckschmerz bei Palpation
- Unruhe, Agitiertheit
- Blässe, Kaltschweißigkeit
- Vigilanzminderung (zerebrale Ischämie und Hypoxie)
- Schwindel, Übelkeit
- Angst
- Tachykardie
- Hypotonie
- Verzögerte Rekapillarisierungszeit (> 2 Sekunden)
- Zentralisation
- Hämorrhagischer Schock trotz geringer Blutung nach außen durch die retroplazentare Blutung

Diagnostik

- Beurteilung der Einsatzstelle (Szene – Sicherheit – Situation; ➤ Kap. 2.1).
- Ersteindruck (➤ Kap. 2.2.2):
  potenziell kritisch – potenziell nicht kritisch
- Beurteilung der Blutungsintensität: vaginale Blutung sichtbar/offensichtlich?
- Äußere vaginale Inspektion zur Blutungslokalisation (innere/äußere Blutung?)
- Keine intravaginale digitale Untersuchung (ggf. Blutungsverstärkung)
- Initialbeurteilung nach dem ABCDE-Schema (➤ Kap. 2.3.2)
- Entscheidung: kritisch – nicht kritisch
- Kritische Patientin – Verbleib im ABCDE-Schema
- Nicht oder nicht mehr kritische Patientin – erweiterte Beurteilung (➤ Kap. 2.4.2):
  - SAMPLE-Anamnese bei traumatischem Auslöser
  - SAMPLER-OPQRST-Anamnese bei internistischem Auslöser
  - Detaillierte Untersuchung:
    - Vaginale Inspektion
    - Mutterpass beachten
  - Vitalzeichen und Messwerte erheben:
    - AF/min auszählen
    - PF/min auszählen
    - RR auskultatorisch; weiterhin kontinuierliche Messung (NIBP)
    - 6-Kanal-EKG
    - SpO_2
    - Blutzuckermessung (BZ-Test)
    - Messung der KKT

Therapie

- Notarztruf
- Beruhigung
- Lagerung:
  - Kreislaufstabil: Rückenlage, Oberkörper 30–60° erhöht
  - Kreislaufinsuffizienz mit Schock: Flachlagerung
  - Fritsch-Lagerung (übereinandergeschlagene Unterschenkel bei gestreckten Oberschenkeln)
  - Linksseitenlagerung
  - Bewusstlosigkeit: stabile Linksseitenlage
- O_2-Gabe 6-8-15 l/min über Sauerstoffmaske mit Reservoir
- Peripherer Venenzugang
- Schock: 1–2 großlumige periphere Venenzugänge
- Balancierte VEL: 500–1.000 ml
- Antifibrinolytikum bei ausgeprägtem Schock: TXA 1 g in 100 ml NaCl 0,9 % als Kurzinfusion über 10 min

6

- Gerinnungstherapie:
  - Calciumglukonat 10 % - 3 Ampullen i. v./i. o.; max. 2 ml/min; Kurzinfusion bei ionisiertem Calcium < 1,0 mmol/l; Ziel: ≥ 1,0 mmol/l (Normwert für ionisiertes Calcium im Serum: 1,15–1,35 mmol/l)–BGA!
- Antiemetikum, z. B.:
  - Ondansetron 4 mg langsam i. v./i. o.
  - Granisetron 1–3 mg i. v. (10–40 µg/kg KG)
  - Dimenhydrinat 62 mg langsam i. v./i. o.
- Sedativum: Midazolam 1 mg langsam i. v./i. o.
- Analgetikum: Esketamin 0,125–0,25 mg/kg KG i. v./i. o.
- Transport in Klinik mit Gynäkologie unter Voranmeldung zur Notsectio

BESONDERHEITEN

- Bei vaginalen Blutungen im letzten Trimenon: Immer an Placenta praevia und vorzeitige Plazentaablösung denken.
- Vorzeitige Plazentaablösung: schmerzhafte Blutung im letzten Trimenon!
- Bei vorzeitiger Plazentaablösung ist immer eine Notsectio indiziert!
- Fetale Mortalität: 20–35 %
- Keine Tokolyse – Kontraindikation, da Blutungsverstärkung.

6.2.8 Geburt

6

Bei der Geburt werden zwei Arten unterschieden:
- Regelgerechte Geburt
- Notgeburt im Rettungsdienst

Eine Geburt, die außerhalb der Klinik stattfindet, wird als **Notgeburt** bezeichnet. Sie stellt für Mutter und Kind eine erhöhte Gefährdung dar. Hat jedoch die Austreibungsphase bereits eingesetzt, wird bei fehlender Kontraindikation die Geburt vor Ort geplant und durchgeführt.

Symptomatik

Geburtsphasen

- **Eröffnungsphase:**
  - Regelmäßige Wehen alle 3–10 min
  - Muttermund öffnet sich langsam
  - Abgang eines Schleimpfropfes, wenn Muttermund 3–5 cm geöffnet ist (Zeichen)
  - Dauer der Eröffnungswehen: 1–24 Std. (kürzer bei vorangegangenen Geburten)
  - Wehendauer zunehmend länger (45–60 Sekunden) und stärker
  - Wehenabstände zunehmend kürzer (bis zu 2 min)
  - Transport in Klinik
- **Austreibungsphase:**
  - Muttermund völlig geöffnet (10 cm)
  - Patientin hat nicht unterdrückbaren Presszwang (vegetativer Reflex)
  - Kopf des Kindes wölbt den Damm vor

- Kopf des Kindes wird von außen sichtbar
- Anus der Patientin klafft, manchmal hat die Patientin „Stuhldrang"
- Unmittelbare Entbindung an Ort und Stelle

- **Nachgeburtsphase:** endet mit der Ausstoßung von Plazenta und Eihäuten (20–60 min postpartal)

Diagnostik

- Beurteilung der Einsatzstelle (Szene – Sicherheit – Situation; ➤ Kap. 2.1)
- Ersteindruck (➤ Kap. 2.2.2): potenziell kritisch – potenziell nicht kritisch
- Initialbeurteilung nach dem ABCDE-Schema (➤ Kap. 2.3.2)
- Einschätzung: kritisch – nicht kritisch
- Sorgfältige SAMPLER-Anamnese (➤ Kap. 2.4.2)
- Mutterpass insbesondere Gravidogramm (S. 7 und 8)
  - SSW
  - Schwangerschaftsspezifische Besonderheiten oder Komplikationen
  - Kindslage:
    - Schädellage (SL)
    - Beckenendlage (BEL)
    - Querlage (QL)
- Geburtsphase und Wehenabstände bestimmen
- Vitalzeichen und Messwerte erheben:
  - AF/min auszählen
  - PF/min auszählen
  - RR auskultatorisch, weiterhin kontinuierliche Messung (NIBP)
  - 6-Kanal-EKG
  - SpO_2
  - Blutzuckermessung (BZ)
  - Messung der KKT

Therapie

- Notarztruf
- Alarmierung eines Baby-Notarztes (lokales Protokoll)
- Wenn zeitlich machbar: Hinzuziehen der betreuenden Hebamme
- O_2-Gabe über Sauerstoffbrille (4 l/min) oder Sauerstoffmaske (6–8 l/min)
- Peripherer Venenzugang und balancierte VEL 500 ml
- Spontangeburt bei Schädellage:
  - Patientin in Rückenlage mit gespreizten Beinen und erhöhtem Oberkörper
  - Geburtshelfer steht auf rechter Seite
  - Linke Hand auf Hinterhaupt des Kindes, rechte Hand auf dem Damm, um ihn vor Einrissen zu schützen (Dammschutz)
  - Nacheinander werden Hinterhaupt, Vorderhaupt, Stirn, Gesicht und Kinn des Kindes geboren.
  - Mit den nächsten Wehen dreht sich das Kind um 90°

- Entwicklung der vorderen (oberen) Schulter
- Entwicklung der hinteren (unteren) Schulter
- Danach Entwicklung des restlichen Körpers
- Den Neonaten nur bei Bedarf (z. B. bei Mekoniumaspiration) mit sterilem Orosauger absaugen – keine routinemäßige Absaugung!
- Bei stabilem Neonaten verzögerte Abnabelung – frühestens eine Minute nach der Entbindung vorläufig abnabeln (10 cm stehen lassen); das endgültige Abnabeln erfolgt in der Klinik.
- Bei instabilen Neugeborenen bzw. bei Reanimation: Abnabelung so früh wie möglich
- Wärmeerhalt beider Patienten
- Gratulieren der Eltern
- Uhrzeit und Geburtsort dokumentieren (für die Geburtsurkunde)
- Neonatenversorgung
- Neonaten abtrocknen, dabei stimulieren, warmhalten
- **Sofort:** Kontrolle von Atmung, Muskeltonus und Herzfrequenz
- Bei unzureichender Atmung 5 initiale prolongierte Beatmungen (Blähbeatmungen).
  - Akzeptable präduktale SpO_2 (Messung an der rechten oberen Extremität; ➤ Tab. 6.2)
- Ggf. Neugeborenenreanimation nach aktuellen AHA-/ERC-Leitlinien
- APGAR-Score bestimmen (frühestens nach einer Minute bei stabilen Kindern)

BESONDERHEITEN

Aus einsatztaktischen Gründen sollte frühzeitig an die Nachalarmierung von Spezialisten wie Hebamme, Gynäkologe, Baby-Notarztwagen (NAW) gedacht werden.

6.2.9 Geburtskomplikationen

- Geburtslage des Kindes stellt sich meist 4 Wochen vor Termin ein
- Eintrag der aktuellen Kindslage im Mutterpass durch den Gynäkologen
- Unterscheidung zwischen Längs- und Querlagen im Uterus

Tab. 6.2 Akzeptable präduktale pulsoxymetrisch gemessene Sauerstoffsättigung (SpO_2)[a]

Zeit	AHA	ERC
2 min	65–70 %	65 %
3 min	70–75 %	–
4 min	75–80 %	–
5 min	80–85 %	85 %
10 min	85–95 %	90 %

[a] Nach den Leitlinien der AHA/ERC-Leitlinie 2025.

Fehllagen

- **Querlage:**
  - Querliegende Kinder können grundsätzlich nicht auf normalem Wege geboren werden.
  - Notwendigkeit einer Sectio.
- **Beckenendlage oder Steißlage:**
  - Bei der Steißlage droht während der Geburt das Ersticken des Kindes, da der im Geburtskanal steckende Kopf die Nabelschnur abdrückt.
  - Versuch, durch medikamentöse Tokolyse (z. B. mit Fenoterol i. v.) die Geburt aufzuhalten (Therapie durch Notarzt).
  - Ist der Geburtsvorgang bereits weit fortgeschritten (erscheint bereits der Steiß), muss das Kind in wenigen Minuten manuell gedreht werden.
  - Durchführung durch erfahrene Geburtshelfer.

Nabelschnurvorfall

- Nach Fruchtwasserabgang kann die Nabelschnur in einigen Fällen vor den Kopf des Fetus gelangen, z. B. wenn der Kopf des Fetus nach Fruchtwasserabgang noch nicht fest im Geburtskanal sitzt.
- Wird während des Geburtsvorgangs die Nabelschnur sichtbar, muss unter allen Umständen versucht werden, die Nabelschnur zu entlasten.
- Gefahr, dass das Kind mit dem Kopf gegen die Nabelschnur drücken kann.
- Akute Gefahr der Asphyxie des Kindes.
- Hochlagerung des mütterlichen Beckens.
- Versuch, das Kind samt Nabelschnur in die Gebärmutterhöhle zurückzuschieben.
- Partusiten® i. v. zur Tokolyse durch den Notarzt.
- Transport in Klinik zur Notsectio.

Uterusatonie

Kontraktionsschwäche des Uterus nach vollständiger oder unvollständiger Ausstoßung der Plazenta.

- Mechanismus zur Blutstillung an der Uteruswand fällt aus
- Gefahr akut bedrohlicher stärkster Blutungen
- Entstehung eines hämorrhagischen Schocks
- Rettungsdienstliches Management zur Schockbekämpfung
- Versuch manueller Kompression des Uterus zur Blutungsminimierung:
  - **Credé-Handgriff:** Durch die Bauchdecke den Uterus greifen und gegen das Schambein drücken
  - **Hamilton-Handgriff:** Faust in die Vagina einführen und den durch die Bauchdecke gegriffenen Uterus komprimieren
- Im weiteren Verlauf erfolgt dann die medikamentöse Therapie:
  - Balancierte VEL mit dem Ziel einer permissiven Hypotonie (RR systolisch 80–90 mmHg)

6

- Oxytocin zur Uteruskontraktion: 3–5 IE als Kurzinfusion; i. v., anschließend 10–40 IE in 500 ml balancierter VEL zur Dauerinfusion (Interdisziplinärer PPH-Behandlungsalgorithmus: PPH 2022)
- TXA: 1 g in 100 ml NaCl 0,9 % als Kurzinfusion über 10 min
- Gerinnungstherapie:
  - Calciumglukonat 10 % - 3 Ampullen i. v./i. o.; max. 2 ml/min; Kurzinfusion bei ionisiertem Calcium < 1,0 mmol/l; Ziel: ≥ 1,0 mmol/l (Normwert für ionisiertes Calcium im Serum: 1,15–1,35 mmol/l)–BGA!

LITERATUR

American Heart Association (AHA). 2025 American Heart Association Guidelines for Cardiopulmonary Resuscitation and Emergency Cardiovascular Care. Circulation 2020; 142 (16, Suppl. 2): S336. www.ahajournals.org/toc/circ/142/16_suppl_2 (letzter Zugriff: 15.12.2025).

Deutsche Gesellschaft für Gynäkologie und Geburtshilfe (DGG). S2k-Leitlinie: Hypertensive Erkrankungen in der Schwangerschaft (HES): Diagnostik und Therapie. 2024.

Deutsche Gesellschaft für Gynäkologie und Geburtshilfe (DGGG). S2k-Leitlinie: Peripartale Blutungen, Diagnostik und Therapie. 2022.

European Resuscitation Council. ERC-Leitlinien. 2025. www.cprguidelines.eu (letzter Zugriff: 4.9.2021).

KAPITEL

7 Notfallmedizin: Neurologische Notfälle

Matthias Klausmeier

7.1 Schlaganfall

Der Schlaganfall ist definiert als eine akute Minderversorgung von Hirnbereichen mit Blut und damit mit Sauerstoff und Glukose.

Als **Schlaganfall** bezeichnet man gefäßbedingte Erkrankungen des Gehirns, deren gemeinsames Merkmal eine plötzlich auftretende Schädigung von Hirngewebe aufgrund eines Gefäßverschlusses **(ischämischer Schlaganfall)** oder einer Hirnblutung **(hämorrhagischer Schlaganfall)** ist (S3-Leitlinie: Schlaganfall, DEGAM 2020).

Eine **transitorisch ischämische Attacke (TIA)** stellt eine umschriebene neurologische Funktionsstörung dar, die innerhalb von 24 Stunden vollständig reversibel ist (S3-Leitlinie: Schlaganfall, DEGAM 2020).

Der Begriff „Apoplex" ist veraltet und wird nicht mehr verwendet.

- Zweithäufigste Todesursache in Deutschland und weltweit.
- Jährlich ca. 200.000 erstmalige und 70.000 wiederholte Schlaganfälle in Deutschland.
- 25–33 % der Patienten sterben innerhalb des ersten Jahres.
- Bis zu 40 % der Überlebenden leiden an funktionellen Einschränkungen.
- Häufigste Erkrankung, die zu einer dauerhaften Invalidität führt.

Ursachen

- Verschluss eines Hirngefäßes (ischämischer Insult), ca. 80 % der Schlaganfälle:
  - Arterielle Embolien
  - Vorhofflimmern
  - Endokarditis
  - Herzinsuffizienz
  - Atherosklerose
  - Rauchen
  - Diabetes
  - Adipositas
  - Migräne
  - Relevante Stenose hirnversorgender Gefäße (ca. 10 % der ischämischen Schlaganfälle)
- Zerreißen eines Hirngefäßes (hämorrhagischer Insult), etwa 10–12 % der Schlaganfälle:
  - Arterielle Hypertonie (in über 70 % der Fälle)

- Spontanblutungen bei Gerinnungsstörung (Vitamin-K-Antagonisten, direkte orale Antikoagulanzien [DOAK])
- Subarachnoidalblutung (SAB)
- Subdurale oder epidurale Hämatome
- Etwa ⅓ aller ischämischen Schlaganfälle kann keiner exakten Ätiologie zugeordnet werden (kryptogene Schlaganfälle).

Pathophysiologie

- Infarktareal:
  - Ausfall der zerebralen Autoregulation
  - Zerebrale Perfusion ist an den systemischen arteriellen Blutdruck gekoppelt
  - Zerebraler Blutfluss < 10–12 ml/100 g Hirngewebe: irreversible Ischämie
- Ischämie:
  - Glukosemangel
  - Funktionsstörung der ATP-abhängigen Ionenpumpen
  - Natrium- und Wassereinstrom in die Hirnzellen
  - Entstehung eines Hirnödems
  - Glukosemangel durch die Ischämie
  - Funktionsstörung der ATP-abhängigen Ionenpumpen
  - Kalziumeinstrom in die Hirnzellen
  - Intrazelluläre Stoffwechselstörung mit Bildung freier Sauerstoffradikale
  - Schädigung der Zellstruktur

Symptomatik

- Kopfschmerzen
- Schwindel, plötzlich auftretend; häufig in Verbindung mit Gangunsicherheiten
- Übelkeit und Erbrechen
- Halbseitige Parese (unvollständige Lähmung), faziale Parese (Parese im Gesicht)
- Halbseitige Plegie (vollständige Lähmung)
- Sprachstörungen (Dysphasie): z. B. verwaschene Sprache
- Syndrom der erworbenen Sprachstörung (Aphasie):
  - Broca-Aphasie: Sprachfluss beeinträchtigt – Sprachfluss verlangsamt und angestrengt
  - Wernicke-Aphasie: Sprachverständnis beeinträchtigt – Patienten sprechen in langen, verschachtelten Sätzen; teilweise Wiederholung ganzer Sätze
  - Amnestische Aphasie: Wortfindungsstörungen (leichteste Form)
  - Globale Aphasie: Verstehen und Produktion von Sprache stark gestört (schwerste Form); einzelne Worte oder wiederkehrende Redefloskel bis zur Sprachlosigkeit
- Gestörte Steuerung und Ausführung der Sprechbewegungen (Dysarthrie): Beeinträchtigung der Artikulation, Phonation, Betonung und Tonfall

- Bewegungsstörungen (Dystonie)
- Störungen der Bewegungskoordination (Ataxie): Durchblutungsstörungen des Kleinhirns (Zerebellum), „Kleinhirn-Schlaganfall“
- Bewusstseinsstörungen bis Bewusstlosigkeit
- Sehstörungen
- Schluckstörungen (Dysphagie)
- Bradykardie (Druckpuls bei Hirndruck)
- Normofrequenter Puls
- Tachykardie
- Blutdruck: Normotonie, Hypotonie oder Hypertonie

Diagnostik

- Beurteilung der Einsatzstelle (Szene – Sicherheit – Situation; ➤ Kap. 2.1)
- Ersteindruck (➤ Kap. 2.2.2): potenziell kritisch – potenziell nicht kritisch
- Initialbeurteilung nach dem ABCDE-Schema (➤ Kap. 2.3.2)
- Entscheidung: kritisch – nicht kritisch
- Leitsymptom definieren
- Differenzialdiagnosen sammeln:
  - Schlaganfall
  - AVS (akutes vestibuläres Syndrom)
  - Intrakranielle Blutung (ICB)/SAB (➤ Kap. 7.2)
  - Intoxikation (➤ Kap. 8.1)
  - Krampfanfall (➤ Kap. 7.3)
  - Hypoglykämie (➤ Kap. 3.4.1)
  - Akutes vestibuläres Syndrom (AVS)
- Bewertung des Zeitfensters (bis 4,5 Stunden)
- Erweiterte Beurteilung (➤ Kap. 2.4.2):
  - SAMPLER-OPQRST-Anamnese
  - Fokussierte Untersuchung: BEFAST-/FAST-Test:
    - **B**alance: Gleichgewichtsstörungen, akute Gangunsicherheit
    - **E**yes: Blickdeviation, einseitiger/wechselnder Nystagmus, vertikale Pupillenverschiebung
    - **F**ace: Patient auffordern, die Zähne zu zeigen oder zu lächeln
    - **A**rm: Absinken im Armhalteversuch – Patient schließt die Augen und streckt beide Arme mit den Handflächen nach oben 10 Sekunden vor sich aus
    - **S**peech: Sprachdefizite – Patient auffordern, einen einfachen Satz nachzusprechen
    - **T**ime: herausfinden, wann der Patient zuletzt im normalen, neurologisch nicht veränderten Zustand angetroffen wurde
  - Fokussierte Untersuchung bei Leitsymptom Schwindel: HINTS Test:
    - **HI**ead-Impulse-Test: bei Bewegung des Kopfes zu einer Seite und ruckartiger Rückstellung in Neutralposition kann ein Punkt nicht fixiert werden: auffällig, Hinweis für peripheren Schwindel bei akutem vestibulärem Syndrom (AVS)

- Nystagmus: richtungswechselnd – Hinweis für zentralen Schwindel; Nystagmus zu einer Seite – Hinweis für peripheren Schwindel (AVS)
- Test of Skew: Abdecken eines Auges und vertikale Pupillenverschiebung: Hinweis für zentralen Schwindel; Abdecken eines Auges ohne vertikale Pupillenverschiebung: Hinweis für peripheren Schwindel
- Vitalzeichen und Messwerte erheben:
  - AF/min auszählen
  - PF/min auszählen
  - RR auskultatorisch, weiterhin kontinuierliche Messung (NIBP) – Messung an der nicht gelähmten Seite
  - 6-Kanal-EKG
  - Ggf. 12-Kanal-EKG (v. a. bei frisch aufgetretenen Arrhythmien)
  - SpO_2
  - Blutzuckermessung (BZ) – Hypoglykämie mit BZ < 60 mg/dl?
  - Messung der Körperkerntemperatur (KKT): Hyperthermie > 37,5 °C?

Therapie

- Notarztruf, wenn Expertenmaßnahmen notwendig (z. B. Rapid Sequence Induction [RSI])
- Beruhigung
- Nutzen aller Kommunikationstechniken: verbal bzw. nonverbal
- Lagerung:
  - Kreislaufstabil: Oberkörper 45–60° erhöht
  - Schluckstörung: stabile Seitenlage auf die nicht gelähmte Seite
  - Bewusstlosigkeit: stabile Seitenlage auf die nicht gelähmte Seite
- O_2-Gabe 6–8 l/min über Sauerstoffmaske bei SpO_2 < 95 % (S3-Leitlinie: Schlaganfall, DEGAM 2020)
- O_2-Gabe 2–4 l/min über Sauerstoffbrille bei ausgeprägten neurologischen Symptomen und SpO_2 < 95 % - Ziel: > 94 % (S2e-Leitlinie: Akuttherapie des ischämischen Schlaganfalls, DGN 2021)
- Peripherer Venenzugang (nicht gelähmte Extremität)
- Laborblutentnahme (lokales Protokoll)
- Balancierte Vollelektrolytlösung (VEL)
- Volumengabe bei RR systolisch < 120 mmHg (S3-Leitlinie: Schlaganfall, DEGAM 2020)
- Medikamentöse Therapie:
  - Hypoglykämie (BZ < 60 mg/dl): Glukose 8–10 g i. v. als 20-prozentige Lösung – Zielwert: 70–200 mg/dl (S2e Leitlinie: Akuttherapie des ischämischen Schlaganfalls, DGN 2021)
  - Antihypertonikum: RR syst ≥ 220 mmHg/diast. ≥ 120 mmHg
    Ziel: Senkung des Ausgangsblutdrucks vorsichtig titriert um 15 % (S3-Leitlinie: Schlaganfall, DEGAM 2020)
    Ziel: Senkung des Ausgangsdrucks nicht mehr als 25 %; bei ICB: Blutdrucksenkung bei syst RR > 200 mmHg (S2e Leitlinie DGN 2021)
    - Urapidil 5–10 mg i. v.; ggf. alle 2 min titriert bis zum Zielwert

- Antipyretikum: KKT > 37,5 °C, z. B.:
  - Paracetamol 1 g i. v. als Kurzinfusion
  - Metamizol 1 g i. v. in 100 ml NaCl 0,9 % als Kurzinfusion über 15 min
- Zügiger Transport unter Voranmeldung in eine Stroke Unit

BESONDERHEITEN

Die Unterteilung in TIA (transitorisch ischämische Attacke), PRIND (prolongiertes reversibles ischämisch-neurologisches Defizit) und Schlaganfall spielt in der Notfallmedizin keine Rolle, da eine Unterscheidung präklinisch nicht zweifelsfrei möglich ist.

7.2 Intrakranielle Blutung

7.2.1 Subarachnoidalblutung (SAB)

Die SAB ist eine akute Blutung in den Subarachnoidalraum.

- Entstehung meist durch das Zerreißen eines angeborenen oder erworbenen Aneurysmas.
- Das mittlere Alter der Patienten ist etwa 50 Jahre.
- 30-Tage-Letalität ist mit etwa 45 % aller Betroffenen sehr hoch.
- Etwa 15 % davon erleiden bereits präklinisch einen Kreislaufstillstand.

ACHTUNG

Die SAB ist somit ein absoluter Notfall mit akuter Lebensgefahr!

7

Ursachen

- Spontane Ruptur eines Aneurysmas einer Hirnarterie (dritthäufigste Schlaganfallursache)
- Trauma

Schweregrade

Die Schwererade einer SAB sind in ➤ Tab. 7.1 aufgelistet.

Pathophysiologie

- Etwa 2 % der Erwachsenen haben ein intrakranielles Aneurysma
- Etwa 80 % der Fälle betreffen das vordere intrakranielle Gefäßsystem:
  - A. carotis interna
  - A. cerebri media
  - A. cerebri anterior mit ihren Verzweigungen
- Blutaustritt in den Subarachnoidalraum

Tab. 7.1 Schweregrade einer SAB nach den Skalen von Hunt und Hess (1968) und nach der World Federation of Neurological Surgeons (WFNS; Teasdale et al. 1988)[a]

Hunt und Hess		WFNS		
Symptome	**Grad**	**GCS**	**Hemiparese, Aphasie**	**Grad**
Asymptomatisch oder leichter Kopfschmerz und/oder leichter Meningismus	I	15	nein	I
Starker Kopfschmerz, Meningismus, Hirnnervensymptome	II	14–13	nein	II
Somnolenz, Verwirrtheit, fokale neurologische Ausfälle	III	14–13	ja	III
Sopor und vegetative Störungen, mäßige bis schwere fokale Ausfälle	IV	12–7	ja/nein	IV
Koma, Streckkrämpfe als Einklemmungszeichen	V	6–3	ja/nein	V

GCS = Glasgow Coma Scale
[a] Aus: Luxem J et al. (Hrsg.). Notfallsanitäter Heute. 8. Aufl. München: Elsevier, 2024.

- Tamponade der äußeren Liquorräume
- Störung der Liquorzirkulation und Liquorresorption
- Intrakranieller Druckanstieg (Hirndruck)
- Behinderung des venösen Abflusses
- Entstehung eines Hirnödems
- Behinderung der arteriellen Durchblutung
- Zerebrale Ischämie und Hypoxie
- Absterben von Hirnzellen

Symptomatik

- Plötzlich einsetzender stärkster Kopfschmerz
- Etwa 50 % als Vernichtungskopfschmerz empfunden
- Lokalisation des Kopfschmerzes häufig okzipital
- Nackenschmerz
- Übelkeit, Erbrechen
- Lichtempfindlichkeit
- Meningismus (Nackensteifigkeit)
- Neurologische Ausfälle
- Bewusstseinsstörungen bis zur Bewusstlosigkeit (etwa 75 %)
- Vegetative Symptome wie starkes Schwitzen oder Unruhe
- EKG-Veränderungen
- Hirndruckzeichen (Cushing-Zeichen):
  - Bradykarder Druckpuls
  - Hypertonie
  - Arrhythmische Atmung (Cheyne-Stokes-Atmung)

Diagnostik

- Beurteilung der Einsatzstelle (Szene – Sicherheit – Situation; ➤ Kap. 2.1)
- Ersteindruck (➤ Kap. 2.2.2): potenziell kritisch – potenziell nicht kritisch
- Initialbeurteilung nach dem ABCDE-Schema (➤ Kap. 2.3.2)
- Entscheidung: kritisch – nicht kritisch
- Leitsymptom definieren
- Differenzialdiagnosen sammeln:
  - Schlaganfall (➤ Kap. 7.1)
  - Hypoglykämie (➤ Kap. 3.4.1)
  - ICB/SAB
  - Medikamenten-/Drogenintoxikation (➤ Kap. 8.1)
- Bewertung des Zeitfensters
- Erweiterte Beurteilung (➤ Kap. 2.4.2):
  - SAMPLER-OPQRST-Anamnese
  - Fokussierte Untersuchung: BEFAST-/FAST-Test
    - **B**alance: Gleichgewichtsstörungen, akute Gangunsicherheit
    - **E**yes: Blickdeviation, einseitiger/wechselnder Nystagmus, vertikale Pupillenverschiebung
    - **F**ace: Patient auffordern, die Zähne zu zeigen oder zu lächeln
    - **A**rm: Absinken im Armhalteversuch – Patient schließt die Augen und streckt beide Arme mit den Handflächen nach oben 10 Sekunden vor sich aus
    - **S**peech: Sprachdefizite – Patient auffordern, einen einfachen Satz nachzusprechen
    - **T**ime: herausfinden, wann der Patient zuletzt im normalen, neurologisch nicht veränderten Zustand angetroffen wurde
  - Fokussierte Untersuchung bei Leitsymptom Schwindel: HINTS Test
    - **HI**ead-Impulse-Test: bei Bewegung des Kopfes zu einer Seite und ruckartiger Rückstellung in Neutralposition kann ein Punkt nicht fixiert werden: auffällig, Hinweis für peripheren Schwindel bei akutem vestibulärem Syndrom (AVS)
    - **N**ystagmus: richtungswechselnd – Hinweis für zentralen Schwindel; Nystagmus zu einer Seite – Hinweis für peripheren Schwindel (AVS)
    - **T**est of **S**kew: Abdecken eines Auges und vertikale Pupillenverschiebung: Hinweis für zentralen Schwindel; Abdecken eines Auges ohne vertikale Pupillenverschiebung: Hinweis für peripheren Schwindel
  - Vitalzeichen und Messwerte erheben:
    - AF/min auszählen
    - PF/min auszählen
    - RR auskultatorisch, weiterhin kontinuierliche Messung (NIBP) – Messung an der nicht gelähmten Seite
    - 6-Kanal-EKG
    - SpO_2
    - Blutzuckermessung (BZ)
    - Messung der KKT

Therapie

- Notarztruf, wenn Expertenmaßnahmen notwendig (z. B. RSI)
- Beruhigung
- Nutzen aller Kommunikationstechniken: verbal bzw. nonverbal
- Lagerung:
  - Kreislaufstabil: Oberkörper 45–60° erhöht
  - Bewusstlosigkeit: stabile Seitenlage auf die nicht gelähmte Seite
- O_2-Gabe 6–8 l/min über Sauerstoffmaske bei SpO_2 < 94 %
- Peripherer Venenzugang (nicht gelähmte Extremität)
- Laborblutentnahme (lokales Protokoll)
- Balancierte VEL
- Volumengabe bei RR systolisch < 130 mmHg
- Medikamentöse Therapie:
  - Sedierung: z. B. Midazolam 1 mg langsam i. v.
  - Antiemetikum, z. B.:
    - Ondansetron 4 mg i. v.
    - Granisetron 1–3 mg i. v. (10–40 µg/kg KG)
  - Analgetikum, z. B.:
    - Morphin 2 mg langsam i. v. titriert bis max. 10 mg. Ziel: NRS ≤ 4
    - Fentanyl 0,05 mg langsam titriert bis max. 0,2 mg i. v.; Ziel: NRS ≤ 4
    - Sufentanil 5 µg langsam titriert bis max. 20 µg i. v.; Ziel: NRS ≤ 4
    - Piritramid 7,5–15 mg (0,1–0,2 mg/kg KG) langsam i. v.; Ziel: NRS ≤ 4
  - Antihypertonikum: Urapidil 5–10 mg titriert i. v. bis zum Zielwert:
    - < 140 mmHg innerhalb von 2 Stunden nach Beginn der Blutung
    - Nicht kleiner als 110 mmHg
    - Maximale systolische Blutdrucksenkung: nicht mehr als 90 mmHg
    - Korrektur auf hochnormale Werte: syst. 130–150 mmHg bzw. mittlerer arterieller Druck (MAD) 60–90 mmHg
- Vorbereitung und Assistenz bei der Narkose und endotrachealen Intubation (RSI)
- Zügiger Transport unter Voranmeldung in eine Klinik mit Neurologie und Neurochirurgie

BESONDERHEITEN

- Als intrakranielle Blutung bezeichnet man streng genommen nur die Blutung im Gehirn selbst. Sie entsteht z. B. beim hämorrhagischen Insult (blutiger Schlaganfall) oder durch Zerreißung von Gefäßen beim Bluthochdruck.
- Weitere Blutungslokalisationen sind:
  - Epidurale Blutung (zwischen Schädelknochen und der Dura mater):
    - Meist als Folge eines Schädeltraumas
    - Häufig als arterielle Blutung (A. meningea media)
    - Manchmal mit symptomfreiem Intervall
  - Subdurale Blutung (zwischen Dura mater und Arachnoidea):
    - Kann akut durch Traumen entstehen
    - Kann ebenfalls als subakutes oder chronisches Hämatom (z. B. bei medikamentöser Gerinnungshemmung, hohem Lebensalter oder Alkoholismus) auftreten

7

7.3 Krampfanfall

„Ein epileptischer Anfall ist ein vorübergehendes Auftreten von Anzeichen und/ oder Symptomen aufgrund einer pathologisch exzessiven oder synchronen neuronalen Aktivität im Gehirn.“ (S1-Leitlinie: Erster epileptischer Anfall und Epilepsien im Erwachsenenalter, DGN 2023)

„Ein Status epilepticus ist ein prolongierter epileptischer Anfall, der länger als 5 Minuten anhält oder ≥ 2 aufeinanderfolgende Anfälle über einen Zeitraum von mehr als 5 Minuten ohne Wiedererlangen des präiktalen neurologischen Ausgangsstatus.“ (S2k Leitlinie: Status epilepticus im Erwachsenenalter, DGN 2020)

Ursachen

- Hirnorganische Schädigungen:
  - Raumfordernde Prozesse (Hirnblutung, Tumor, Hirnödem)
  - Schädel-Hirn-Trauma
- Vaskuläre Störungen
- Eklampsie
- Substanzkonsum oder -entzug (Alkohol, Drogen)
- Hirnschäden nach Hypoxie oder Verletzung
- Stoffwechselstörungen:
  - Hypoglykämie
  - Hyponatriämie
  - Exsikkose
- Genetische Ursachen

Pathophysiologie

- Paroxysmale neuronal Depolarisation
- Synchrone Entladung zerebraler Neurone
- Zusammenbruch der Erregungsbegrenzung
- Störungen des Ionenhaushalts bzw. der Zellmembranstruktur
- Ungleichgewicht zwischen:
  - Exzitation (Glutamat, Aspartat: Aminosäurentransmitter)
  - Inhibition (γ-Aminobuttersäure [GABA])
  - Folge: paroxysmale Depolarisationsstörungen eines einzelnen Hirnareals oder der gesamten Hirnrinde (Cortex)
- Krampfauslösend sind alle Faktoren, die
  - das Membranpotenzial verringern,
  - die Erregungsausbreitung begünstigen.
- 10- bis 50-fache Steigerung der bioelektrischen Aktivität im Anfall
- Beendigung der Krampfaktivität:
  - Hyperpolarisation durch Natrium-Kalium-Pumpen: Untererregbarkeit
  - Freisetzung von Adenosin: antikonvulsiv
  - CO_2-Anstieg durch gesteigerten Metabolismus: hyperpolarisierend

Symptomatik

- Tonisches Muskelzucken:
  - Initialschrei durch tonischen Zwerchfellspasmus
  - Apnoe
  - Zyanose
  - Mydriasis
  - Starre Muskelspannung
- Klonisches Muskelzucken:
  - Unkontrollierte Muskelzuckungen
  - Eventuell Zungenbiss
  - Unkontrollierter Harn-/Stuhlabgang
  - Insuffiziente, arrhythmische Atmung
  - Eventuell Hypersalivation mit Schaum vor dem Mund
- Fokales Krampfen
- Postiktaler Nachschlaf:
  - Vigilanzminderung, Koma
  - Tachykardie
  - Hypotonie
  - Tachypnoe
  - Wiedererwachen mit Angst, Agitiertheit, stereotypen Bewegungen, Desorientiertheit, retrograder Amnesie

Diagnostik

- Beurteilung der Einsatzstelle (Szene – Sicherheit – Situation; ➤ Kap. 2.1)
- Ersteindruck (➤ Kap. 2.2.2): potenziell kritisch – potenziell nicht kritisch
- Initialbeurteilung nach dem ABCDE-Schema (➤ Kap. 2.3.2)
- Entscheidung: kritisch – nicht kritisch
- Frühzeitiges Ermitteln der tatsächlichen Krampfdauer
- Leitsymptom definieren
- Differenzialdiagnosen sammeln:
  - Epileptischer Anfall
  - Hypoglykämie (➤ Kap. 3.4.1)
  - Hypoxischer Krampfanfall
  - Intoxikationen (➤ Kap. 8.1)
  - Morgagni-Adams-Stokes-Anfall (➤ Kap. 3.1.5)
- Erweiterte Beurteilung (➤ Kap. 2.4.2):
  - SAMPLER-OPQRST-Anamnese
  - Fokussierte Untersuchung anhand der Differenzialdiagnosen
  - Vitalzeichen und Messwerte erheben:
    - AF/min auszählen
    - PF/min auszählen
    - RR auskultatorisch, weiterhin kontinuierliche Messung (NIBP)
    - 6-Kanal-EKG
    - 12-Kanal-EKG

  - SpO_2
  - Blutzuckermessung (BZ)
  - Messung der KKT

Therapie

- Schutz des Patienten vor Verletzungen im Krampfanfall
- Notarztruf
- Medikamentöse Krampfdurchbrechung:
  - Erwachsene > 40 kg KG:
    - Midazolam 10 mg i. m. (1. Wahl – American Epilepsie Society, Glauser et al. 2016; S2k-Leitlinie: Status epilepticus im Erwachsenenalter, DGN 2020)
    - Midazolam 10 mg i. n. (lokales Protokoll; 2. Wahl S2k-Leitlinie: Status epilepticus im Erwachsenenalter, DGN 2020)
  - Kinder:
    - < 13 kg KG: Midazolam 0,2 mg/kg KG i. m. (1. Wahl)
    - 13–40 kg KG: Midazolam 5 mg. i.m. (1. Wahl)
    - < 10 kg KG: Midazolam 2,5 mg i. n.
    - 10–20 kg KG: Midazolam 5 mg i. n.
    - > 20 kg KG: Midazolam 10 mg i. n.
- Postiktal: Beruhigung und Abschirmung des Patienten
- Lagerung:
  - Im Krampfanfall: Schutz vor Verletzungen; keine aktive Fixierung
  - Kreislaufstabil: Oberkörper 45–60° erhöht
  - Bewusstlosigkeit: stabile Seitenlage
- O_2-Gabe 6–8 l/min über Sauerstoffmaske
- Peripherer Venenzugang
- Laborblutentnahme (lokales Protokoll)
- Balancierte VEL als Trägerlösung für Medikamente
- Medikamentöse Therapie:
  - Antikonvulsivum – Erwachsene: z. B. Midazolam 5–15 mg i. v. (lokales Protokoll)
  - Status epilepticus: Prähospitalphase (S2k-Leitlinie: Status epilepticus im Erwachsenenalter, DGN 2020)
    - Benzodiazepine – Erwachsene/Kinder > 13 kg KG, z. B.:
    Lorazepam 0,1 mg/kg KG (max. 4 mg/Bolus; ggf. 1 × wiederholen)
    Clonazepam 0,015 mg/kg KG (max. 1 mg/Bolus; ggf. 1 × wiederholen)
    Midazolam 0,2 mg/kg KG (max. 10 mg/Bolus; < 40–13 kg KG: 5 mg; ggf. 1 × wiederholen)
    Diazepam 0,15–0,2 mg/kg KG (max. 10 mg/Bolus; ggf. 1 × wiederholen)
    Midazolam i. m. oder i. n.: 10 mg > 40 kg KG; 5 mg < 40–13 kg KG; alternativ: Diazepam rektal 0,2–0,5 mg/kg KG; max. 20 mg/Gabe
    - Therapierefraktärer Status epilepticus, z. B.:
    Propofol und Midazolam als Kombination: Propofol 2 mg/kg KG i. v., Midazolam 0,2 mg/kg KG i. v.
    Thiopental: 5 mg/kg KG i. v.

7

- Hypoglykämie:
  - Glukose 40 % 8–10 g i. v.; ggf. Repetition nach Kontrollmessung
  - Glukose 40 %: 200 mg/kg KG i. v./i. o. als 20%-ige Lösung mit NaCl 0,9 % verdünnt (DIVI-Kindernotfallkarte, 2023)
  - Glukose 40 %: 200–400 mg/kg KG (0,5–1 ml/kg KG) i. v./i. o.; Verdünnung: 1 Teil G 40 % und 3 Teile NaCl 0,9 % oder VEL ergibt G 10 %: dann 2–4 ml/kg KG (S2k-Leitlinie Medikamentensicherheit bei Kindernotfällen; DGKJ, 2021)
  - Kinder: Glukose 0,5–1 g/kg KG i. v./i. o. als 20-prozentige Lösung (AHA-Leitlinie 2025)
    Als 20%-ige Lösung (SSA und BPR 2025): 0,2 g/kg KG
- Hyperthermie (KKT > 37,5 °C):
  - Paracetamol 1 g i. v. als Kurzinfusion
  - Metamizol 1 g i. v. in 100 ml NaCl 0,9 % als Kurzinfusion über 15 min

- Vorbereitung und Assistenz bei Narkose und Intubation (RSI) bei Status epilepticus
- Transport in eine geeignete Klinik mit Neurologie

BESONDERHEITEN

- Jeder epileptische Anfall, der länger als 5 min dauert, ist ein Status epilepticus.
- Ein Status epilepticus ist für den Patienten immer akut lebensgefährlich.
- Die Krampfschwelle ist nach einem durchlebten epileptischen Anfall niedriger (krampffreies Intervall) – kontinuierliche Überwachung der Patienten!
- Jedes Gehirn kann krampfen!
- Die intramuskuläre Gabe von Midazolam zur Krampfdurchbrechung wird nach aktuellen Empfehlungen der Fachgesellschaften zur Krampfdurchbrechung als Therapie der 1. Wahl vor der intranasalen Gabe empfohlen: 100 % Bioverfügbarkeit bei raschem Wirkungseintritt.
- Nach initialer Krampfdurchbrechung: unverzügliche Blutzuckerbestimmung zur Abgrenzung einer Hypoglykämie!
- Senkung der Körperkerntemperatur bei KKT > 37,5 °C: schlechteres Outcome!

7.4 Akuter Bandscheibenvorfall

Der akute Bandscheibenvorfall stellt meist keine vitalbedrohliche Einsatzsituation dar. Allerdings sind die Patienten deutlich schmerzgeplagt und es kommen Lähmungen hinzu. Daher stellt diese Einsatzsituation durchaus einen Notfall dar.

Ursache und Pathophysiologie

- Der Bandscheibenvorfall ist eine Form der degenerativen Wirbelsäulenerkrankung.
- Die Bandscheibe besteht im Wesentlichen aus einem festen Faserring und einem gallertartigen Kern.

- Eine reine Vorwölbung der Bandscheibe mit intaktem Faserring bezeichnet man als **Protrusion.**
- Dabei kann es bereits zur Kompression von Nerven kommen und die Symptome eines Bandscheibenvorfalls können auftreten.
- Diese Symptome sind im Falle der Protrusion meist rückbildungsfähig.
- Kommt es allerdings zu Einrissen des Faserrings, kann der Bandscheibenkern durch das Gewicht des Patienten in den Spinalkanal gedrückt werden **(Bandscheibenprolaps).**
- Dabei kommt es zur Kompression von Nervenfasern.
- Bandscheibenvorfälle können im gesamten Bereich der Wirbelsäule, aber am häufigsten im Lendenwirbelbereich auftreten.
- Die Vorfälle ereignen sich oft akut nach schwerer Arbeit (Tragen von schweren Lasten), Gartenarbeit, aber auch beim Sport.

Symptomatik

- Lumboischialgie (vom Rücken über das Gesäß ins Bein ziehender Schmerz)
- Taubheitsgefühle
- Kribbelparästhesien
- Lähmung des Beins
- Schmerzhafte Bewegungseinschränkung der Wirbelsäule
- Generelle Schonhaltung
- Querschnittsyndrome
- Störung der Blasen- und Darmkontrolle
- Taubheit der Oberschenkelinnenseite sowie in der Anogenitalregion: Kauda-Syndrom (Reithosenanästhesie)

Diagnostik

- Beurteilung der Einsatzstelle (Szene – Sicherheit – Situation; ➤ Kap. 2.1)
- Ersteindruck (➤ Kap. 2.2.2): potenziell kritisch – potenziell nicht kritisch
- Initialbeurteilung nach dem ABCDE-Schema (➤ Kap. 2.3.2)
- Entscheidung: kritisch – nicht kritisch
- Erweiterte Beurteilung (➤ Kap. 2.4.2)
  - SAMPLER-OPQRST-Anamnese
  - Vitalzeichen und Messwerte erheben:
    - AF/min auszählen
    - PF/min auszählen
    - RR auskultatorisch, weiterhin kontinuierliche Messung (NIBP)
    - 6-Kanal-EKG
    - SpO_2
    - Blutzuckermessung (BZ)
    - Messung der KKT

Therapie

- Notarztruf (lokales Protokoll)
- Lagerung: schonend, nach Wunsch des Patienten
- Immobilisation: Schaufeltrage und Vakuummatratze
- O_2-Gabe 6–8 l/min über Sauerstoffmaske
- Peripherer Venenzugang
- Laborblutentnahme (lokales Protokoll)
- Balancierte VEL als Trägerlösung für Medikamente
- Medikamentöse Therapie:
  - Antiemetikum, z. B.:
    - Ondansetron 4 mg i. v.
    - Granisetron 1–3 mg i. v. (10–40 µg/kg KG)
    - Dimenhydrinat 62 mg i. v.
  - Analgetikum:
    - z. B. Morphin 2 mg i. v. titriert bis max. 10 mg
    - Fentanyl 0,05 mg langsam titriert bis max. 0,2 mg i. v.; Ziel: NRS ≤ 4
    - Sufentanil 5 µg langsam titriert bis max. 20 µg i. v.; Ziel: NRS ≤ 4
- Transport in eine geeignete Klinik mit Orthopädie und Neurologie

7.5 Entzündungen des Gehirns (Enzephalitis) und seiner Häute (Meningitis)

Die Entzündungen des Zentralnervensystems können sowohl durch Bakterien als auch durch Viren hervorgerufen werden.

7.5.1 Bakterielle Meningoenzephalitis

Die bakterielle Meningoenzephalitis ist eine bedrohliche Erkrankung und führt in 15–20 % der Fälle zum Tode.
Nach dem Infektionsschutzgesetz (➤ Kap. 13.3) besteht eine Meldepflicht.

Ursachen

- Meist fortgeleitete Infekte angrenzender Strukturen, wie Nasennebenhöhlen oder Mittelohr
- Häufige Erreger sind:
  - Pneumokokken
  - Meningokokken
  - Staphylokokken

Symptomatik

- Kopfschmerzen
- Hohes Fieber
- Nackenschmerz oder Nackensteifigkeit (Meningismus)
- Übelkeit
- Erbrechen
- Lichtscheuigkeit
- Lärmscheuigkeit
- Vigilanzstörungen bis hin zum Koma
- Selten petechiale Einblutungen der Haut
- Meningeale Reizsyndrome:
  - **Brudzinski-Zeichen:** Bei passiver Kopfbeugung werden reflektorisch die Hüft- bzw. Kniegelenke gebeugt.
  - **Kernig-Zeichen:** Die passive Streckung des Kniegelenks führt bei gebeugtem Hüftgelenk zu Schmerzen.
  - **Lasègue-Zeichen:** Das passive Anheben des gestreckten Beins führt zu Schmerzen.

Diagnostik

- Frühestmöglich Eigenschutz beachten – Tragen von Schutzkleidung (➤ Kap. 13.4.1):
  - Einmalhandschuhe
  - FFP-Maske
  - Schutzkittel
  - Schutzbrille
- Beurteilung der Einsatzstelle: Szene – Sicherheit – Situation (➤ Kap. 2.1)

Therapie

- Sauerstoffgabe 6-8-15 l/min bei Dyspnoe oder respiratorischer Insuffizienz
- Bewusstsein erhalten: Oberkörperhochlage 60–90°
- Bewusstlosigkeit: stabile Seitenlage
- Peripherer Venenzugang
- Balancierte VEL 500 ml
- Medikamentöse Therapie:
  - Antiemetikum, z. B.:
    - Ondansetron: 4 mg langsam i. v.
    - Dimenhydrinat: 62 mg langsam i. v.
  - Analgetikum:
    - z. B. Morphin 2 mg langsam titriert bis max. 10 mg i. v.
    - Fentanyl 0,05 mg langsam titriert bis max. 0,2 mg i. v.; Ziel: NRS ≤ 4
    - Sufentanil 5 µg langsam titriert bis max. 20 µg i. v.; Ziel: NRS ≤ 4

- Antipyretikum, z. B.:
  - Perfalgan: 1 g i. v. als Kurzinfusion
  - Metamizol: 1 g i. v. in 100 ml NaCl 0,9 % als Kurzinfusion über 15 min

BESONDERHEITEN

Die bakterielle Meningoenzephalitis ist eine ansteckende und meldepflichtige Erkrankung. Daher ist ein Infektionstransport mit allen standardisierten Vorkehrungen und der nachfolgenden Desinfektion von Material und Personal durchzuführen (➤ Kap. 13.4, ➤ Kap. 15.4.3).

7.5.2 Virale Meningoenzephalitis

Die virale Meningoenzephalitis ist zwar häufiger als die bakterielle, allerdings ist sie i. d. R. nicht ansteckend. Weiterhin verlaufen die Symptome deutlich langsamer und weniger heftig. Insbesondere das hohe Fieber fehlt meist.

Die rettungsdienstliche Versorgung entspricht ansonsten der bakteriellen Meningoenzephalitis.

LITERATUR

Deutsche Gesellschaft für Allgemeinmedizin und Familienmedizin e.V. (DEGAM). S3-Leitlinie: Schlaganfall. 2020. www.awmf.org/uploads/tx_szleitlinien/053-011l_S3_Schlaganfall_2021-03.pdf (letzter Zugriff: 7.9.2021).

Deutsche Gesellschaft für Neurologie (DGN) S2e-Leitlinie: Akuttherapie des ischämischen Schlaganfalls. 2021. www.awmf.org/leitlinien/detail/ll/030-046.html (letzter Zugriff: 7.9.2021).

Deutsche Gesellschaft für Neurologie (DGN). S1-Leitlinie: Erster epileptischer Anfall und Epilepsien im Erwachsenenalter. 2023. www.awmf.org/leitlinien/detail/ll/030-041.html (letzter Zugriff: 7.9.2021).

Deutsche Gesellschaft für Neurologie (DGN). S2k-Leitlinie: Status epilepticus im Erwachsenenalter. 2020. www.awmf.org/uploads/tx_szleitlinien/030-079l_S2k_Status_epilepticus_im_Erwachsenenalter_2020-10_1.pdf (letzter Zugriff: 7.9.2021).

Deutsche Gesellschaft für Neurologie (DGN). S2k-Leitlinie: Behandlung von spontanen zerebralen Blutungen. 2021.

Glauser T, et al. Evidence-Based Guideline: Treatment of Convulsive Status Epilepticus in Children and Adults: Report of the Guideline Committee of the American Epilepsy Society. Epilepsy Curr 2016; 16 (1): 48–61.

Hunt WE, Hess RM. Surgical risk as related to time of intervention in the repair of intracranial aneurysms. J Neurosurg 1968; 28 (1): 14–20.

Teasdale et al., 2021/2022. SAA und BPR 2021/2022. Standardarbeitsanweisungen und Behandlungspfade im Rettungsdienst. Ärztliche Leitungen Rettungsdienst Baden-Württemberg, Mecklenburg-Vorpommern, Nordrhein-Westfalen, Sachsen, Sachsen-Anhalt. Juli 2021.

Teasdale GM, et al. A universal subarachnoid hemorrhage scale: report of a committee of the World Federation of Neurosurgical Societies. J Neurol Neurosurg Psychiatry 1988; 51 (11): 1457.

KAPITEL

8 Notfallmedizin: Sonstige Notfälle

Guido Kaiser, Matthias Klausmeier

8.1 Intoxikationen

Guido Kaiser

- Eine Intoxikation liegt vor, wenn die Aufnahme eines Stoffes in den Körper zu schädlichen Wirkungen führt.
- Die Toxikologie beschreibt ähnlich wie die Pharmakologie die Aufnahme, Wirkung und Ausscheidung von Stoffen. Der Unterschied besteht darin, dass sich die Pharmakologie mit den heilenden Wirkungen und die Toxikologie mit den schädlichen Wirkungen befasst.
- Ob ein Stoff, der von einem Menschen aufgenommen wurde, schädlich wirkt, hängt von der Menge (Dosis) und den Expositionsbedingungen im konkreten Fall ab. (Grundsatz der Toxikologie nach Paracelsus: „Die Dosis macht das Gift.")
- Die strukturierte Versorgung von Vergiftungspatienten orientiert sich an der **„5-Finger-Regel"**:
  - Erstmaßnahmen
  - Giftentfernung
  - Antidotbehandlung („Gegengift")
  - Asservieren (Informationen über die Vergiftung sicherstellen)
  - Transport

Grundsätze für Erstmaßnahmen

- Ziele:
  - Eingrenzung des Schadens
  - Abwendung unmittelbarer Gefahren für Betroffene und Einsatzkräfte
- Erst **Eigenschutz** sicherstellen, dann Patientenversorgung beginnen
- **Schnellinformation** über gefährliche Eigenschaften der beteiligten Substanzen einholen
- **Informationsquellen** sind z. B.:
  - Verpackungen, Begleitpapiere
  - Handbücher, Merkblätter
  - Mobile EDV-Geräte
  - Frühzeitiger Anruf beim Giftinformationszentrum
- Bei Gefahr, mit schädlichen Substanzen in Kontakt zu geraten, geeignete **Schutzkleidung** anlegen:
  - Schutzbrille

  - Zweites Paar Handschuhe
  - Ggf. flüssigkeitsabweisende Schürze oder Overall (bei großflächig kontaminierten Patienten)
- Bei größeren Unfällen mit toxischen oder ätzenden Gefahrstoffen und bei Ausbreitung von Atemgiften: Rettung aus dem Gefahrenbereich durch Kräfte der **Feuerwehr** (Atem- bzw. Körpervollschutz)
- Bei Kontamination großer Teile der Körperoberfläche oder sensibler Regionen vor der medizinischen Erstversorgung: **Notdekontamination** des Verletzten durchführen (Abspülen mit reichlich Wasser, z. B. mittels Notdusche)
- Nach Abwendung aller akuten Gefahren für die Einsatzkräfte: **medizinische Basismaßnahmen** nach ABCDE-Schema (➤ Kap. 2.3)

Grundsätze der Giftentfernung

Maßnahmen der **primären Giftentfernung** (vor Resorption des Gifts) sind abhängig vom Aufnahmeweg.

- Bei **Aufnahme über die Atemwege:**
  - **Rettung** aus dem Gefahrenbereich oder eine **Durchlüftung** des Raums durchführen
  - Wenn Rettung durch den Rettungsdienst nicht gefahrlos durchgeführt werden kann: Rettung unter schwerem Atemschutz (Feuerwehr) durchführen lassen
  - **Oberbekleidung** des Patienten entfernen (Textilien „speichern" Schadstoffe!)
- Bei **Aufnahme über die Haut:**
  - Durchtränkte **Kleidung entfernen**
  - Betroffene Hautpartien mit reichlich Wasser **spülen** (ideal: lauwarm)
  - Bei schlecht wasserlöslichen Stoffen:
    - Erst Substanz abtupfen,
    - danach die verbliebenen Reste mit Wasser (ggf. mit Seifenzusatz) abspülen.
  - Beim Spülen die Haut nicht unnötig reiben
- Bei **oraler Aufnahme:**
  - Innerhalb einer Stunde nach Aufnahme kann eine primäre Giftentfernung sinnvoll sein
  - **Sofortmaßnahmen** bei bewusstseinsklaren Patienten:
    - Mund ausspülen
    - Einige kleine Schlucke Wasser trinken lassen
  - Weitere Maßnahmen erst nach **Rücksprache mit dem Giftinformationszentrum** durchführen, z. B.:
    - Verdünnen (Trinken größerer Mengen von Wasser)
    - Magenspülung (sehr komplikationsträchtig, wird nur in Ausnahmefällen empfohlen)
  - Das Herbeiführen von Erbrechen wird nicht mehr empfohlen (bei ätzenden und schaumbildenden Stoffen und bei organischen Lösungsmitteln ist es sogar kontraindiziert)

Maßnahmen der **sekundären Giftentfernung** (Entfernung eines Stoffs aus dem Körper nach erfolgter Resorption) können im Krankenhaus zum Einsatz kommen.

Grundsätze der Antidotbehandlung

- **Unspezifische Antidote** sind Präparate, die bestimmten schädlichen Wirkungen im Allgemeinen entgegenwirken oder die Resorption von Giften verhindern.
- **Spezifische Antidote** sind Arzneistoffe, die die Wirkung eines bestimmten Gifts verringern.
- Wichtige Antidote im Rettungsdienst:
  - Aktivkohle (bindet viele Gifte im Magen-Darm-Trakt)
  - Dimeticon, z. B. Sab Simplex® (Entschäumer)
  - Atropin (gegen die parasympathomimetische Wirkung von Organophosphaten)
  - 4-DMAP (bildet Methämoglobin, das Blausäure/Zyanidionen im Blut bindet)
  - Naloxon (hebt die Wirkung von Opioiden auf)

Grundsätze des Asservierens

- Zur Asservierung zählen alle Maßnahmen, die dazu dienen, Informationen zur Beantwortung der „sieben W-Fragen bei Vergiftungen" zu beschaffen:
  - **Wer** ist betroffen?
    - Alter, Körpergewicht, Konstitution, Gesundheitszustand, Vorerkrankungen
  - **Was** wurde aufgenommen?
    - Genaue Bezeichnung der Substanz (Produktname und Hersteller bzw. chemischer Stoffname)
    - Beobachtete Vergiftungssymptome
  - **Wie viel** wurde aufgenommen?
    - Aufgenommene Menge (möglichst exakt)
    - Wenn nicht exakt bestimmbar: minimal/maximal mögliche Menge
  - **Wie** wurde die Substanz aufgenommen?
    - Oral, inhalativ, dermal, intravenös
  - **Wann** wurde die Substanz aufgenommen?
    - Zeitpunkt bzw. Zeitraum der Aufnahme
    - Ggf. Zeitpunkt des Beginns der Symptome (Latenzzeit)
  - **Wo** hat die Aufnahme stattgefunden?
    - Umfeld des Vorfalls: privat, gewerblich, industriell, militärisch
  - **Warum** wurde die Substanz aufgenommen?
    - Unfall
    - Substanzverwechslung
    - Absichtliche Eigen- oder Fremdbeibringung

- Wichtige **Maßnahmen der Asservierung** im Rettungsdienst:
  - Informationsquellen zur vorliegenden Substanz (Produktpackungen, Beschriftungen, Begleitzettel) suchen und sicherstellen.
  - Hinweise zur Substanz und deren Herkunft erfragen und notieren.
  - Bei jedem Vergiftungsverdacht unmittelbar nach Anlage des venösen Zugangs Laborblut entnehmen (Heparin- oder EDTA-Röhrchen).
  - Gegebenenfalls Substanzreste oder Erbrochenes für spätere Untersuchungen der Polizei oder Rechtsmedizin sicherstellen.
  - Pflanzen oder Pilze zur Identifikation einer sachkundigen Person vorführen.
  - Gegebenenfalls digitale Fotoaufnahmen anfertigen und an Sachverständige übermitteln.

Grundsätze des Transports

- Eine Klinikeinweisung muss immer erfolgen, wenn ernste Gesundheitsschäden nicht ausgeschlossen werden können (Auskunft des **Giftinformationszentrums** einholen!).
- Mindestanforderungen an die **aufnehmende Klinik:**
  - Internistische Intensivstation
  - Ggf. Dialyseabteilung
- Bei bestimmten Vergiftungen Einweisung in **Spezialabteilung:**
  - Druckkammerzentrum (bei schwerer Kohlenstoffmonoxidintoxikation)
  - Verbrennungszentrum (bei schweren bzw. großflächigen Verätzungen)
  - Regionales Strahlenschutzzentrum (bei Vergiftungen mit radioaktiven Stoffen)

8.1.1 Toxidrome

- Eine Vergiftung allein anhand der klinischen Symptome **eindeutig zu identifizieren** ist in den meisten Fällen nicht möglich.
- Viele toxisch wirkende Substanzen (Noxen) führen jedoch zu charakteristischen Symptomkonstellationen (sog. toxischen Syndromen oder **Toxidromen,** ➤ Tab. 8.1), die die Diagnostik erleichtern und wegweisend für die Notfallbehandlung sein können.

8.1.2 Alkoholintoxikation

Intoxikation durch Trinkalkohol (Ethanol)

- Ethanolintoxikation ist die mit Abstand **häufigste Vergiftung im Rettungsdienst.**
- Da Ethanol eine **„Kulturdroge“** ist, sind die Übergänge zwischen Genuss, Rausch und Intoxikation fließend.

Tab. 8.1 Häufige Toxidrome

Toxidrom	Häufige Noxen	Charakteristische Symptome	Präklinische Behandlungsstrategien
Sympathomimetisch	• Amphetamine • Kokain	• Agitiertheit • Mydriasis • Tachykardie • Hypertonie • Schwitzen („heiß und feucht")	• Sedierung • Flüssigkeits- und Elektrolytersatz • Symptomorientierte Behandlung
Cholinerg	• Organophosphate	• Vigilanzminderung • Miosis • Bradykardie • Schwitzen, Speichelfluss, Bronchorrhö („feucht")	• Atemwegsmanagement • Antidot Atropin
Anticholinerg	• Atropin • Nachtschattengewächse • Trizyklische Antidepressiva • Pilztoxine	• Agitiertheit • Mydriasis • Hyperthermie • Trockene Haut und Schleimhäute („heiß und trocken")	• Sedierung • Symptomorientierte Behandlung
Sedativ/Narkotisch	• Benzodiazepine • Alkohol • „KO-Tropfen" (z. B. GHB)	• Vigilanzminderung • Normale bis leicht reduzierte Vitalparameter	• Atemwegsmanagement • Symptomorientierte Behandlung • Wärmeerhalt
Opioid	• Rauschdrogen (v. a. Heroin) • Opioidanalgetika	• Vigilanzminderung • Miosis • Atemdepression	• (assistierte) Beatmung • Antidot Naloxon

- Die **Resorption** nach oraler Aufnahme dauert 0,5 bis 3 Stunden (abhängig von der Magenfüllung).
- Ethanol wirkt direkt auf das **zentrale Nervensystem.**
- Die Symptome der Ethanolintoxikation stehen typischerweise in direktem Zusammenhang mit der **Blutalkoholkonzentration** (BAK; ➤ Tab. 8.2).

Tab. 8.2 Wirkungsstadien des Alkohols (bei nicht an Ethanol gewöhnten Personen)

BAK	Typische Symptome
0,3–1 ‰	Euphorie, Redseligkeit, verlangsamte Reaktion
1–2 ‰	Enthemmung, Aggressivität, Gleichgewichtsstörungen, Sprechstörungen („Lallen"), Übelkeit/Erbrechen
2–3 ‰	Bewusstseinsverlust („Hypnosestadium"), Tachykardie
3–4 ‰	Koma, Schmerzfreiheit („Narkosestadium"), Hypotonie, Hypoglykämie
> 4 ‰	Ausfall der Schutzreflexe, Cheyne-Stokes-Atmung („Asphyxiestadium"), Atem-/Kreislaufdepression, Herzrhythmusstörungen

BAK = Blutalkoholkonzentration

- Dauerhaft starker Ethanolkonsum (Alkoholismus) führt zu erheblichen **Gewöhnungseffekten.**
- Ethanol wird in der **Leber** zu Acetaldehyd und dann weiter zu Essigsäure abgebaut.
- Die Blutalkoholkonzentration geht durch den Abbau konstant um 0,1–0,2 ‰ pro Stunde zurück.
- Lebensgefährliche Ethanolintoxikationen sind selten.
- Gefahren drohen v. a. durch **Komplikationen des Rausches:**
  - Aspiration
  - Hypothermie
  - Hypoglykämie
  - Begleitverletzungen
- In Verbindung mit zahlreichen Arzneimitteln und Drogen können bedrohliche **Wechselwirkungen** (insbesondere Wirkungsverstärkung) auftreten.
- Bei alkoholisierten Patienten müssen akute Erkrankungen (Herzinfarkt, Schlaganfall, Hypoglykämie) oder Traumen (insbesondere Schädel-Hirn-Trauma) ausgeschlossen werden.
- Maßnahmen:
  - Aspirationsschutz (stabile Seitenlage)
  - Venöser Zugang und Flüssigkeitsbolus (10 ml/kg KG Vollelektrolytlösung [VEL])
  - Blutzuckerkontrolle, ggf. Glukosegabe
  - Wärmeerhalt
  - Überwachung von Puls- und Sauerstoffsättigung
  - Ansonsten symptomorientierte Behandlung

8

Differenzialdiagnose: Vergiftung durch Methylalkohol (Methanol)

- Methanol wird als Lösemittel und Treibstoff für Kleinstmotoren (Modellbau) verwendet und findet sich in „gepanschten“ Spirituosen.
- Methanol wird in der Leber zu toxischer **Ameisensäure** abgebaut.
- Ameisensäure führt zu:
  - schwerer **Azidose**
  - Schädigung des **Sehnervs**
- Symptome der Methanolvergiftung:
  - Zunächst **Rauschwirkung** wie bei Ethanol
  - Später **Zustandsverschlechterung:** Kopfschmerz, Übelkeit/Erbrechen, Bewusstlosigkeit, Hyperventilation

ACHTUNG

Tritt eine Bewusstseinseintrübung mehrere Stunden nach Alkoholkonsum auf, immer an eine Methanolvergiftung denken!

- Behandlung der Methanolvergiftung:
  - Symptomorientierte Behandlung
  - Frühzeitige **Antidotbehandlung** mit Ethanol oder 4-Methylpyrazol (Fomepizol®)

8.1.3 Drogenintoxikation

Es werden zwei Hauptgruppen unterschieden:
- **Sedierende/narkotisierende** Drogen (Alkohol, Opioide, Schlaf- und Beruhigungsmittel)
- **Stimulierende und psychedelische** Drogen/Aufputschmittel

Opiate und Opioide

- **Opiate** sind die Derivate des Morphins (v. a. Morphin, Codein, Heroin), die aus dem Saft des Schlafmohns („Opium") gewonnen werden.
- **Opioide** sind synthetisch hergestellte Substanzen, die ebenfalls an die Opiatrezeptoren binden (z. B. Buprenorphin, Fentanyl, Methadon, Piritramid, Tilidin, Tramadol).
- Opiate und Opioide wirken **analgetisch** und **euphorisierend,** in höherer Dosierung tritt **Bewusstseinsverlust** und zentrale **Atemlähmung** ein.
- Symptome der Intoxikation:
  - Bewusstseinseintrübung
  - Ausgeprägte Miosis („stecknadelkopfgroße Pupillen")
  - Atemdepression (Atemfrequenz [AF] und Atemzugvolumen [AZV] verringert)
  - Ggf. Übelkeit/Erbrechen
- Behandlung der Intoxikation:
  - Atemwegssicherung, Aspirationsschutz
  - Sauerstoffgabe
  - Monitoring von Puls, Blutdruck und Sauerstoffsättigung
  - Bei ausgeprägter Atemdepression (AF < 10/min, Zyanose) assistierte Beatmung
  - Ggf. Aufhebung der Opiatwirkung mit dem **Antidot Naloxon** (titriert verabreichen bis Patient ausreichend spontan atmet)
  - Gefahren bei **Überdosierung des Antidots:**
    - Aggressive Erregung
    - Entzugsdelir
    - Krampfanfälle

MERKE

Patienten, die Naloxon erhalten, müssen mindestens 6 Stunden unter Beobachtung bleiben (**Wirkdauer des Naloxons** ist kürzer ist als die der meisten Opioide).

8

Stimulierende und psychedelische Rauschdrogen

- Stimulierende Drogen sind z. B.:
  - Cannabis (Haschisch, Marihuana)
  - Amphetamine („Ecstasy“, „Crystal Meth“ usw.)
  - Kokain
  - LSD
  - Psychedelische Pflanzen und Pilze
- Typische Symptome:
  - Erregung, Angstzustände/Panikattacken, Halluzinationen
  - Tachykardie
  - Mydriasis
  - Bei Cannabis: stark gerötete, wässrige Augen
- Behandlung:
  - Symptomorientiert
  - Reizabschirmung
  - Ggf. Sedierung mit Benzodiazepinen

„K. O.-Tropfen"

- Häufiger Wirkstoff: **Gamma-Hydroxybuttersäure (GHB)** oder ihre Vorstufen
- Wird auch als Partydroge (**„Liquid Ecstasy“**) verwendet
- Wirkung vergleichbar der von Ethanol:
  - Zunächst Euphorie
  - Später Bewusstseinstrübung bis Koma
- Symptome:
  - Wie bei einer Ethanolintoxikation
  - Treten meist **deutlich schneller** auf als bei Ethanolaufnahme
  - Charakteristisches Zeichen: **schlagartiges Erwachen** aus einem komatösen Zustand
- Behandlung: symptomorientiert

8.1.4 Medikamentenintoxikation

Benzodiazepine

- Bedrohliche Vergiftungen mit Beruhigungsmitteln vom Benzodiazepin-Typ können entstehen durch:
  - Überdosierung in suizidaler Absicht
  - Überdosierung bei intravenöser Therapie
  - Kombination mit anderen psychoaktiven Substanzen, insbesondere Alkohol
- Gefahren:
  - Tiefe Bewusstlosigkeit mit **Ausfall von Schutzreflexen**
  - Atemdepression

- Eine **bedrohliche Atemdepression** ist bei oraler Überdosierung praktisch ausgeschlossen, bei intravenöser Gabe aber möglich.
- Maßnahmen:
  - Symptomorientierte Therapie
  - Aspirationsschutz
  - Monitoring der Vitalfunktionen
- Die Gabe des Antidots **Flumazenil** ist meist nicht erforderlich und kann bei Mischintoxikation (z. B. mit trizyklischen Antidepressiva) das Krampfanfallrisiko erhöhen.

Paracetamol

- Paracetamol wirkt in hohen Dosen (über 100 mg/kg KG) **lebertoxisch.**
- Das in der Leber verfügbare **Glutathion** schützt die Leber über einen Zeitraum von einigen Stunden. Erst danach treten Vergiftungssymptome auf.
- Symptome der Vergiftung:
  - Oberbauchschmerzen
  - Übelkeit und Erbrechen
  - Gerinnungsstörungen
- Behandlung der Vergiftung:
  - Symptomorientierte Behandlung
  - Gabe des **Antidots N-Acetylcystein** (ACC), um die Glutathionreserven der Leber wieder aufzufüllen (nicht zeitkritisch, kann später in der Klinik gegeben werden)

Trizyklische Antidepressiva

- Trizyklische Antidepressiva (TCA) haben eine **geringe therapeutische Breite.** Daher sind lebensbedrohliche Überdosierungen häufig.
- Symptome der Vergiftung:
  - Bewusstseinseintrübung
  - **Krampfanfälle**
  - Mydriasis
  - Atemdepression
  - Hypotonie
  - QRS-Verbreiterung, **Herzrhythmusstörungen** (v. a. Tachykardien)
- Behandlung:
  - Symptomorientierte Therapie
  - Bei Arrhythmien oder deutlicher QRS-Verbreiterung: Gabe von **Natriumbikarbonat** als Antidot

ACHTUNG

Patienten mit TCA-Überdosierung müssen mindestens 24 Stunden intensivmedizinisch überwacht werden!

8.1.5 Kohlenstoffmonoxid-Intoxikation

- Kohlenstoffmonoxid (CO; Synonyme: Kohlenmonoxid, Kohlenoxid) entsteht bei nahezu allen Verbrennungsvorgängen, verstärkt bei Sauerstoffmangel.
- CO kann sinnlich nicht wahrgenommen werden **(farb- und geruchlos).**
- Typische **Vergiftungsquellen:**
  - Schlecht ziehende Öfen und Heizungen
  - Kohlegrills, Wasserpfeifen
  - Motorenabgase
  - Große Lagerräume für Holzpellets
- Wirkung von CO:
  - Bindet 200- bis 300-mal stärker als Sauerstoff an das **Hämoglobin**
  - Vermindert die Sauerstoffabgabe im Gewebe (Linksverschiebung der **Sauerstoffbindungskurve**)
- Der Anteil des blockierten Hämoglobins **(CO-Hb)** kann mit speziellen Pulsoxymetern oder durch Blutgasanalyse nachgewiesen werden.

ACHTUNG

Herkömmliche **Pulsoxymeter** können O_2-Hb und CO-Hb nicht unterscheiden und zeigen bei CO-Intoxikation trotz Hypoxie hohe SpO_2-Werte an!

- Symptome der Vergiftung:
  - Leitsymptom **Bewusstseinseintrübung**
  - Kopfschmerz, Übelkeit/Erbrechen
  - Nach Todeseintritt: **hellrote Leichenflecken**
- Maßnahmen:
  - **Sauerstoffgabe** (hohe inspiratorische O_2-Konzentration).
  - Umgehend **Laborblut** zur Bestimmung des initialen CO-Hb-Werts asservieren.
  - Bei schweren Vergiftungen: hyperbare Oxygenierung (HBO) in einer Druckkammer

8

8.1.6 Intoxikationen mit sonstigen Gefahrstoffen

Reizgase

- Reizgase vom **Soforttyp** (gut wasserlösliche Gase, z. B. Salzsäure) wirken schnell und v. a. in den **oberen Atemwegen.**
- Reizgase vom **Latenztyp** (gut fettlösliche Gase, z. B. „nitrose Gase"/Chlor) dringen tief in die **unteren Atemwege** ein und können ein toxisches Lungenödem hervorrufen.
- Symptome der Vergiftung:
  - Hustenreiz, Atemnot
  - Brennen in Augen und Nase
  - Tränen- und Speichelfluss
  - Bei Lungenödem: Abfall der Sauerstoffsättigung

- Maßnahmen:
  - Sauerstoffgabe
  - Bei Atemwegsobstruktion: Verneblung von β_2-Sympathomimetika
  - Bei Lungenödemzeichen: intravenöse Gabe von Kortikoiden
- Zur **Prophylaxe** eines Lungenödems können Kortikoide auch inhalativ verabreicht werden.

ACHTUNG

Ein toxisches Lungenödem kann noch nach einer **Latenzzeit** von etwa 24 Stunden auftreten.

8.1.7 Organophosphate

- Viele **Schädlingsbekämpfungsmittel** sind organische Phosphorsäureester (Organophosphate, Alkylphosphate).
- Zahlreiche **chemische Kampfstoffe** (Sarin, Tabun, Soman, VX, Nowitschok) basieren ebenfalls auf Organophosphaten.
- Organophosphate sind **Kontaktgifte,** d. h. eine Aufnahme über die Haut ist möglich.
- Entsprechende Produkte sind zu Warnzwecken meist intensiv blau oder rot **eingefärbt.**
- Wirkung: Hemmung der Acetylcholinesterase führt zu übermäßiger **Parasympathikusaktivität.**
- Symptome der Vergiftung:
  - Bradykardie
  - Blutdruckabfall
  - Miosis
  - Bronchorrhö
  - Starker Speichelfluss
- Maßnahmen:
  - Medizinische Basismaßnahmen
  - Sofortige Gabe des **Antidots Atropin:**
    - Start mit 1 mg
    - Weitere Boli von 5 mg bis Herzfrequenz im hoch-normalen Bereich (ca. > 90/min)
  - Bei manchen Organophosphaten kann zusätzlich ein **Oxim** (z. B. Obidoxim) zur Reaktivierung der Acetylcholinesterase gegeben werden.

8.1.8 Blausäure/Zyanide

- Blausäure und ihre Salze (Zyanide) sind wichtige Grundstoffe im Labor und der chemischen Industrie und werden in der Leder- und Metallverarbeitung verwendet.
- Die Zyanidvergiftung gilt als die **am schnellsten tödlich** verlaufende Vergiftung.
- Die tödliche Dosis ist sehr gering (etwa 1 mg/kg KG).

8

- Wirkung: Hemmung des Enzyms Zytochromoxidase im Mitochondrium, es kommt zur schlagartigen **Unterbrechung der Zellatmung** („inneres Ersticken").
- Symptome der Vergiftung:
  - Bewusstseinsverlust
  - Blutdruckabfall
  - Krampfanfälle
  - Ausgeprägte Azidose
- Maßnahmen:
  - Sicherung der Vitalfunktionen
  - Bei schweren Zyanidvergiftungen ist die **sofortige Gabe eines Antidots** lebensrettend. Es stehen zur Verfügung:
    - **4-DMAP** (bildet Methämoglobin, das Zyanid im Blut bindet)
    - **Hydroxocobalamin** (bindet Zyanid direkt)
  - Zur endgültigen Entgiftung und Ausscheidung des Zyanids sowie bei leichteren Vergiftungen wird **Natriumthiosulfat** gegeben.

LITERATUR

Deutsche Sepsis Gesellschaft (DSG). S3-Leitlinie: Sepsis – Prävention, Therapie und Nachsorge. 2018. www.awmf.org/uploads/tx_szleitlinien/079-001l_S3_Sepsis-Praevention-Diagnose-Therapie-Nachsorge_2020-03_01.pdf (letzter Zugriff: 8.9.2021).
Kumar A. et al. Duration of hypotension before initiation effective antimicrobial therapy is the critical determinant of survival in human septic shock. Crit Care Med. 2006; 34: 6. 1589–1596.

WEITERFÜHRENDE LITERATUR

Casu S. Infektionsnotfälle. In: Luxem J, et al. (Hrsg.). Notfallsanitäter heute. 7. Aufl. München: Elsevier, 2020.
Klausmeier M. Kreislauf und Gefäßsystem. In: Dönitz S, Flake F (Hrsg.). Mensch, Körper, Krankheit für den Rettungsdienst. 4. Aufl. München: Elsevier, 2022.
Klausmeier M. Schock und Störungen des Flüssigkeitshaushalts. In: Luxem J, et al. (Hrsg.). Notfallsanitäter heute. 7. Aufl. München: Elsevier, 2020.
Klausmeier, M. Thermische Notfälle. In: Luxem J, et al. (Hrsg.). Notfallsanitäter heute. 7. Aufl. München: Elsevier, 2020.

8

8.2 Sepsis

Matthias Klausmeier

„Sepsis ist eine akut lebensbedrohliche Organdysfunktion, die durch eine inadäquate Immunreaktion (Wirtsantwort) auf eine Infektion hervorgerufen wird."

„Der septische Schock als schwerste Komplikation einer Sepsis ist definiert als persistierende arterielle Hypotension trotz adäquater Volumentherapie, die die Notwendigkeit von arteriellen Vasopressoren erfordert, um einen mittleren arteriellen Blutdruck von ≥ 65 mmHg zu erreichen. Gleichzeitig muss der Laktatwert im Serum ≥ 2 mmol/l betragen." (S3-Leitlinie, Deutsche Sepsis Gesellschaft 2025)
Beim septischen Schock handelt es sich um eine Untergruppe der Sepsis. Dieser **distributive Schock** geht einher mit Kreislauf-, zellulärem und metabolischem Versagen.

Bei der Sepsis werden Bakterien und deren Toxine, Pilze oder Viren in die Blutbahn eingeschwemmt. Die dadurch entstehende Entzündungsreaktion muss man als **lebensbedrohliche Erkrankung** werten.

Etwa 30 % der Erkrankten sterben trotz maximaler intensivmedizinischer Therapie. Vor allem die frühe Erkennung (Diagnose) und die damit früh begonnene Therapie entscheiden über das Überleben.

Ursachen

- Bakterieneinschwemmung aus Infektionsorten:
  - Urogenitaltrakt (Harnwegsinfekte, z. B. Patienten mit Dauerblasenkatheter)
  - Atemwegsinfektionen (z. B. Pneumonie)
  - Wundinfektionen
  - Bakterielle Meningitis
  - Salmonellose
  - Tracheostoma
  - Zugänge, die längere Zeit liegen (Port, zentraler Venenkatheter usw.)
- Allgemeine Immunschwäche

Suche nach dem Fokus: LUCCAASS

Das Akronym LUCCAASS beschreibt häufige und relevante Ursachen für die Entstehung von Sepsis und septischem Schock (➤ Tab. 8.3).

Tab. 8.3 LUCCAASS – Merkhilfe zur Fokussuche bei V. a. Sepsis

Akronym	Region	Differenzialdiagnose
L	Lunge	• Pneumonie
U	Urin (Urogenitaltrakt)	• Harnwegsinfekt • Pyelonephritis
C	Cardiac (Herz)	• Endokarditis
C	Central nervous system (ZNS)	• Meningitis • Enzephalitis
A	Abdomen	• Abszess • Cholezystitis
A	Arthritis	• Häufig betroffen: Knie oder Kniegelenk • Rheumatoide Arthritis • Z. n. operativen Gelenkeingriffen • Gelenkprothesen
S	Spine (Wirbelsäule)	• Spondylozistitis (Entzündung der Bandscheiben mit Ausdehnung auf die Wirbelkörper)
S	Skin (Haut)	• Erysipel (nicht-eitrige, diffuse Infektion der Dermis und der dermalen Lymphgefäße) • Dekubitus (chronisches Druckgeschwür der Haut) • Nekrotisierende Fasziitis (bakterielle Weichteilinfektion mit raschem Absterben des infizierten Gewebes entlang der Faszie)

8

Pathophysiologie: septischer Schock

Zwei Kriterien müssen in Abwesenheit einer Hypovolämie für das Vorliegen eines septischen Schocks erfüllt sein:

- Notwendigkeit der Vasopressorengabe (z. B. Noradrenalin), um einen mittleren arteriellen Blutdruck ≥ 65 mmHg aufrechtzuerhalten
- Serum-Laktat > 2 mmol/l

Hyperdynames Stadium des septischen Schocks

- Eindringen infektiöser Keime in die Blutbahn
- Stimulation des Immunsystems mit Ausschüttung zahlreicher Mediatoren
- Mediatoren sind für die zahlreichen Veränderungen im Herz-Kreislauf-System verantwortlich:
  - Zerstörung der endothelialen Glykokalyx
  - Erhöhte Kapillar- und Zellmembranpermeabilität: Kapillarleck (Capillary Leak)
  - Vasodilatation der Arterien, Arteriolen und Venen, dadurch:
    - Hypoperfusion in der Mikrozirkulation
    - erhöhter Ausstrom von Flüssigkeit aus dem Intra- in den Extravasalraum
  - Relative Hypovolämie bei distributivem Schock
- Schlag- und Herzminutenvolumen normal bis gesteigert
- Blutdruck: Normotonie
- Kompensiertes Stadium des septischen Schocks

Hypodynames Stadium des septischen Schocks

- Schwere akute Kreislaufinsuffizienz mit dekompensiertem Schock
- Schwere Mikrozirkulationsstörungen mit:
  - Hypoxämie, Hypoxie und Hyperkapnie
  - Metabolische Azidose
- Bildung von arteriovenösen Shunts mit Verringerung der Utilisation Sauerstoff in der Mikrozirkulation und erhöhtem zentralvenösen Sauerstoffgehalt ($ScvO_2$)
- Zunahme der Hypoxie, Hyperkapnie und metabolischen Azidose in der Mikrozirkulation
- Sludge-Phänomen
- Gegenregulatorische Hyperfibrinolyse führt zu Thrombozytopenie
- Disseminierte intravasale Koagulopathie (DIC) bzw. Verbrauchskoagulopathie
- Kardiotoxische Wirkung der Toxine:
  - Verminderung der kardialen Kontraktilität
  - Septische akute Myokarditis

Symptomatik

Hyperdynames Stadium

- Unruhe, Verwirrtheit
- Desorientiertheit, Wahnzustände
- Bewusstseinstrübung
- Schüttelfrost
- Selten Hypothermie
- Heiße, gerötete, trockene Haut
- Anstieg der Körpertemperatur
- Ggf. Hyperpyrexie (Körperkerntemperatur [KKT] > 40,6 °C)
- Eventuell Zyanose der Akren (Ausschöpfungszyanose)
- Tachykardie
- Blutdruck normal bzw. schwankend
- Tachypnoe
- Hyperventilation
- Hypokapnie ($etCO_2$ < 35 mmHg)

Hypodynames Stadium

- Bewusstseinstrübung bis zur Bewusstlosigkeit
- Tachypnoe
- Tachykardie
- Deutliche Verzögerung der Rekapillarisierungszeit (> 2 Sekunden)
- Zentralisation
- Hypotonie
- Erhöhter Pulsdruck, v. a. durch deutlichen Abfall des diastolischen Blutdrucks
- Blässe
- Marmorierte Haut
- Zyanose
- Abfall der Körpertemperatur

SOFA-Kriterien

Standardisierte Anwendung im klinischen Bereich zur Stellung der Diagnose Sepsis. Für die Diagnose einer sepsisassoziierten Organdysfunktion müssen im SOFA-Score ≥ 2 Punkte verändert sein.

Aktuell gelten die folgenden SOFA-Kriterien (**S**epsis-Related **O**rgan **F**ailure **A**ssessment):

- Atmung (Horowitz-Quotient, PaO_2/FiO_2)
- Gerinnung (Thrombozytenzahl)
- Leber (Bilirubinwert)
- Herzkreislauf (mittlerer arterieller Blutdruck bzw. Katecholaminbedarf)
- Gehirn (Glasgow Coma Scale)
- Niere (Serumkreatinin und Urinausscheidung)

qSOFA-Kriterien und NEWS2-Score

Diese Kriterien sind für den Rettungsdienst schwer anwendbar, da präklinisch i. d. R. kein Labor verfügbar ist. Eine vereinfachte Form für den Rettungsdienst stellt der **QuickSOFA**-Score (qSOFA) (Singer) dar. Folgende Parameter werden einbezogen: Atemfrequenz (kritisch ≥ 22/min), systolischer RR (≤ 100 mmHG) und Vigilans (Glasgow Coma Scale < 15). Sind **zwei von drei qSOFA-Kriterien** bei einem Patienten mit Infektionsherd gegeben, besteht ein Anstieg der Mortalität um 10 %.

Nach den aktuellen Empfehlungen der Surviving Sepsis Campaign soll qSOFA als einziger Score nicht mehr angewendet werden. Die Sensitivität zum Erkennen von Patienten mit Sepsis ist mit 24 % sehr gering. Demgegenüber zeigt der **NEWS2-Score** mit 72,2 % die höchste Sensitivität im Vergleich zu qSOFA, MEWS und SIRS-Kriterien. Nach aktueller Sicht eignet er sich deshalb für den Rettungsdienst am besten, Patienten mit Sepsis zu erkennen.

VORSICHT

Scores zum Erkennen einer Sepsis

Der NEWS2-Score (➤ Tab. 8.4) stellt aktuell das für den Rettungsdienst am besten geeignete Screening-Tool zum Erkennen von Patienten mit Sepsis dar. Der qSOFA-Score kann zur Voreinschätzung, nicht jedoch zum alleinigen Screening verwendet werden.

Tab. 8.4 NEWS2 Score [G357-001]

Parameter	3	2	1	0	1	2	3
AF/min	≤ 8		9–11	12–20		21–24	≥ 25
SpO_2 Skala 1	≤ 91	92–93	94–95	≥ 96			
SpO_2 Skala 2	≤ 83	84–85	86–87	88–92 ≥ 93 ohne Sauerstoff	93–94 unter Sauerstoff	95–96 unter Sauerstoff	≥ 97 unter Sauerstoff
Raumluft? Sauerstoff?		Sauerstoff		Raumluft			7 Punkte
RR systolisch (mmHg)	≤ 90	91–100	101–110	111–129			≥ 220
PF/min	≤ 40		41–50	51–90	91–110	111–130	≥ 131
Bewusstsein (ACVPU)				A			CVPU
Temperatur (°C)	≤ 35,0		35,1–36,0	36,1–38,0	38,1–39,0	≥ 39,1	

NEWS2 Score: Risikobewertung

- 0–4 Punkte: geringes Risiko
- 3 Punkte in einem Parameter: geringes bis mittleres Risiko
- 5–6 Punkte: mittleres Risiko
- ≥ 7 Punkte: hohes Risiko

Diagnostik

- Beurteilung der Einsatzstelle (Szene – Sicherheit – Situation; ➤ Kap. 2.1)
- Ersteindruck (➤ Kap. 2.2.2): potenziell kritisch – potenziell nicht kritisch
- Initialbeurteilung nach dem ABCDE-Schema (➤ Kap. 2.3.2)
- Entscheidung: kritisch – nicht kritisch
- Leitsymptom(e) definieren
- Differenzialdiagnosen sammeln:
  - Bakterielle Meningoenzephalitis (➤ Kap. 7.5.1)
  - Akuter Harnwegsinfekt
  - Pyelonephritis
  - Abdominalgravidität (➤ Kap. 6.2.5)
  - Pneumonie
  - Zustand nach Verbrennung (➤ Kap. 4.8)
  - Wundinfektion (v. a. bei Immunsuppression)
  - Hypovolämischer Schock (➤ Kap. 3.1.13)
- Erweiterte Beurteilung (➤ Kap. 2.4.2):
  - SAMPLER-OPQRST-Anamnese
  - Fokussierte Untersuchung anhand der Differenzialdiagnosen
  - Kontrolle möglicher Veränderungen der Mikrozirkulation: **Mottling Score**
  - Vitalzeichen und Messwerte erheben:
    - AF/min auszählen
    - PF/min auszählen
    - RR auskultatorisch; weiterhin kontinuierliche Messung (NIBP)
    - 6-Kanal-EKG
    - Ggf. 12-Kanal-EKG (Hinweise auf kardiale Ischämie)
    - SpO_2
    - Blutzuckermessung (BZ-Test)
    - Messung der KKT (Hyper- bzw. Hypothermie?)

Mottling Score

- Klassifizierung von Veränderungen der Mikrozirkulation
- Diagnostik der Knie bei Patienten mit Verdacht auf Sepsis
- Marmorierung: Zeichen für Mikrozirkulationsstörung
- Schwere der Marmorierung korreliert mit der Prognose des Patienten
- Starker Prädikator für das 14-Tage-Überleben bei septischem Schock
- Einteilung in Score 0 bis Score 5
  - Score 0: keine Marmorierung
  - Score 1: ca. münzgroße Marmorierung über dem Knie
  - Score 2: milde Marmorierung; keine Überschreitung der Patella
  - Score 3: moderate Marmorierung; keine Überschreitung der Mitte des Oberschenkels
  - Score 4: schwere Marmorierung; keine Überschreitung der Leistenregion
  - Score 5: schwerste Marmorierung mit Überschreitung der Leiste

Therapie

- Notarztruf
- Beruhigung
- Lagerung:
  - Hyperdynames Stadium, kreislaufstabil: Oberkörper 45–60° erhöht
  - Hypodynames Stadium mit Schock: Flachlagerung
  - Bewusstlosigkeit: stabile Seitenlage
- O_2-Gabe 10–15 l/min über Sauerstoffmaske mit Reservoir bei Hypoxie und Schock
- Peripherer Venenzugang
- Laborblutentnahme (lokales Protokoll): zwingend vor antimikrobieller Therapie zur Kulturbestimmung in der Klinik
- 1–2 großlumige periphere Venenzugänge bei Sepsis oder septischem Schock
- Balancierte VEL:
  - Trägerlösung für Medikamente
  - Volumentherapie (S3-Leitlinie, Deutsche Sepsis Gesellschaft 2018)
    - Sepsis: mindestens 30 ml/kg KG in den ersten 3 Stunden
    - Septischer Schock: mindestens 30 ml/kg KG in den ersten 3 Stunden
    - Ziel: RR systolisch > 90 mmHg (häufig nur in Kombination mit Katecholaminen möglich – Notarzt!)
- Medikamentöse Therapie (Kontraindikationen beachten):
  - Bei Hyperthermie/Hyperpyrexie: Antipyretikum, z. B.:
    - Perfalgan® 1 g i. v. als Kurzinfusion
    - Metamizol 1 g in 100 ml NaCl 0,9 % als Kurzinfusion über 15 min
- Vorbereitung der Katecholamintherapie: Norepinephrin 5 mg ≙ 5 ml mit 45 ml NaCl 0,9 % in eine 50-ml-Perfusorspritze

BESONDERHEITEN

- Sepsis bedeutet: daran denken – „think sepsis, say sepsis!"
- Die antimikrobielle (antibiotische) Behandlung von Patienten mit Verdacht auf Sepsis und septischen Schock beginnt aufgrund des geringen Zeitfensters und der ernsten Prognose bereits in der Phase der Erstversorgung in der Klinik.
- Pro Stunde Verzögerung der antimikrobiellen Therapie sinkt die Überlebenswahrscheinlichkeit um 7,6 % (Kumar et al. 2006).

8.3 Psychiatrische Notfälle

Matthias Klausmeier

- Psychiatrische Notfälle zeichnen sich aus durch Störungen
  - des Denkens,
  - des Verhaltens,
  - des Handelns,
  - der Stimmung.
- Akute krankheitsbedingte Eigen- oder Fremdgefährdung kann entstehen durch:
  - Realitätsverlust
  - Mangelnde Krankheitseinsicht

8.3.1 Psychomotorisches Erregungssyndrom (Aggressivität)

Das akute psychomotorische Erregungssyndrom geht mit einer hohen Eigen- und Fremdgefährdung einher. Es erfordert ein besonnenes und umsichtiges Vorgehen des Rettungsdienstes unter Hinzuziehung weiterer Fachkräfte (Polizei, Seelsorge).

Ursachen

- Psychische Ausnahmesituation
- Drogeneinnahme
- Intoxikation allgemein (Alkohol, Medikamente usw.)
- Entzugssyndrom
- Verhalten und Auftreten von Einsatzkräften

Symptomatik

- Laute und drohende Sprache
- Verbale Attacken
- Motorische Unruhe
- Gewalttätige Handlungen
- Wahnvorstellungen
- Akute Eigen- und Fremdgefährdung

Diagnostik

- Häufig ist eine genaue Diagnostik in der Akutphase der Erregung nicht möglich
- Ersteindruck (➤ Kap. 2.2.2): potenziell kritisch – potenziell nicht kritisch

- Nach Sedierung:
  - Initialbeurteilung nach dem ABCDE-Schema (➤ Kap. 2.3.2)
  - Entscheidung: kritisch – nicht kritisch
- Leitsymptome definieren
- Differenzialdiagnosen sammeln:
  - Akuter Erregungszustand
  - Akute Psychose
  - Paranoid-halluzinatorische Schizophrenie (abhängig vom Ersteindruck)
  - Intoxikation (➤ Kap. 8.1)
  - Hypoglykämie (➤ Kap. 3.4.1)
- Erweiterte Beurteilung (➤ Kap. 2.4.2):
  - SAMPLER-OPQRST-Anamnese
  - Fokussierte Untersuchung anhand der Differenzialdiagnosen: kontinuierliche Bestimmung der Glasgow Coma Scale (GCS)
  - Vitalzeichen und Messwerte erheben:
    - AF/min auszählen
    - PF/min auszählen
    - RR auskultatorisch, weiterhin kontinuierliche Messung (NIBP)
    - 6-Kanal-EKG
    - SpO_2
    - Blutzuckermessung (BZ)
    - Messung der KKT

Therapie

- Eigenschutz beachten
- Beruhigung und deeskalierendes Verhalten
- Sauerstoffgabe: 4 l/min über Sauerstoffbrille
- 6–8 l/min über Sauerstoffmaske (abhängig von der Kooperationsfähigkeit)
- Peripherer Venenzugang
- Balancierte VEL: 500 ml
- Medikamentöse Therapie – Sedativum/Neuroleptikum:
  - Midazolam, z. B. 0,025–0,05 mg/kg KG; Titrationsdosis 1 mg (lokales Protokoll)
  - Haloperidol, z. B. 5–10 mg i. v.
  - Promethazin, z. B. 50 mg i. v.
- Transport in geeignete Klinik
- Nach Maßgabe des Unterbringungsgesetzes ggf. Einweisung in psychiatrische Einrichtung (➤ Kap. 12.2.6)

BESONDERHEITEN

Die Gewaltbereitschaft des Patienten kann erhöht sein durch:
- Wahnvorstellungen
- Enthemmende Wirkung von Alkohol
- Drogenbedingte Verkennung der Umwelt

8.3.2 Delirantes Syndrom

Das delirante Syndrom bezeichnet ein akutes organisches Psychosyndrom aufgrund einer körperlichen Erkrankung, deren Leitsymptom die Bewusstseinsstörung (Vigilanzminderung) ist.

Kennzeichnung durch:

- Vegetative Störungen
- Optische Halluzinationen
- Verwirrtheit

Ursachen

- Metabolische Störungen:
  - Elektrolytstörungen
  - Hypo-/Hyperglykämie
  - Enzephalopathie
  - Hyperthyreose
- Zirkulationsstörungen:
  - Ischämie, Hypoxie
  - Intrazerebrale Blutungen
- Infektionen:
  - Harnwegsinfekt
  - Sepsis
  - Meningitis
- Trauma: Schädel-Hirn-Trauma (SHT)
- Intoxikationen oder abrupter Entzug:
  - Alkohol
  - Drogen
  - Medikamente
- Gleichzeitige Einnahme verschiedener Psychopharmaka:
  - Trizyklische Antidepressiva
  - Neuroleptika
- Unkontrollierte Medikamenteneinnahme:
  - Digitalis
  - Antihistaminika
  - Sympathomimetika

Symptomatik

- Anfangssymptome:
  - Zittern
  - Tremor
  - Halluzinationen
  - Übelkeit
  - Erbrechen

- Tachykardie
- Hypertonie
- Krämpfe
- Hyperthermie (KKT > 39 °C)
- Desorientierung
- Psychomotorische Unruhe
- Gestörter Schlaf-Wach-Rhythmus
- Optische Halluzinationen: kleine, sich bewegende Objekte
- Symptomverschlimmerung in den Abend- und Nachtstunden

Diagnostik

- Beurteilung der Einsatzstelle (Szene – Sicherheit – Situation; ➤ Kap. 2.1)
- Ersteindruck (➤ Kap. 2.2.2): potenziell kritisch – potenziell nicht kritisch
- Initialbeurteilung nach dem ABCDE-Schema (➤ Kap. 2.3.2)
- Entscheidung: kritisch – nicht kritisch
- Leitsymptome definieren
- Differenzialdiagnosen sammeln:
  - Akuter Erregungszustand
  - Akutes Delir
  - Akute Psychose
  - Paranoid-halluzinatorische Schizophrenie (abhängig vom Ersteindruck)
  - Intoxikation (➤ Kap. 8.1)
  - Hypoglykämie (➤ Kap. 3.4.1)
- Erweiterte Beurteilung (➤ Kap. 2.4.2):
  - SAMPLER-OPQRST-Anamnese
  - Fokussierte Untersuchung anhand der Differenzialdiagnosen: kontinuierliche Bestimmung der GCS
  - Vitalzeichen und Messwerte erheben:
    - AF/min auszählen
    - PF/min auszählen
    - RR auskultatorisch, weiterhin kontinuierliche Messung (NIBP)
    - 6-Kanal-EKG
    - SpO_2
    - Blutzuckermessung (BZ)
    - Messung der KKT

Therapie

- Eigenschutz beachten
- Beruhigung und deeskalierendes Verhalten
  - Sauerstoffgabe: 4 l/min über Sauerstoffbrille
  - 6–8 l/min über Sauerstoffmaske
- Peripherer Venenzugang
- Balancierte VEL: 500 ml

- Medikamentöse Therapie:
  - Antiemetikum, z. B.:
    - Ondansetron 4 mg langsam i. v.
    - Granisetron 1–3 mg i. v. (10–40 µg/kg KG)
    - Dimenhydrinat 62 mg langsam i. v.
  - Neuroleptikum: Haloperidol, z. B. 5–10 mg i. v.
- Transport in eine geeignete Klinik

BESONDERHEITEN

- Patienten in jedem Fall in die Klinik einweisen, da das Delir lebensbedrohliche Ausmaße annehmen kann.
- Gefährlich ist der nicht klinisch überwachte Eigenentzug von psychotischen Substanzen – Klinikeinweisung obligat!
- Distraneuringabe nur in der Klinik.

8.3.3 Suizidalität

Suizidgedanken und Suizidhandlungen werden unter dem wertneutralen Begriff der „Suizidalität“ zusammengefasst.

- Die Selbsttötung (Suizid) ist bei Jugendlichen und jungen Erwachsenen eine häufige Todesursache.
- In Deutschland kommt es zu etwa 10.000 Suiziden pro Jahr.
- Angedeuteter (appellativer) Suizid (z. B. das Einnehmen von nichttödlichen Medikamenten) ist vom vollendeten Suizid zu unterscheiden.
- Dies kann möglicherweise als Hilferuf des Patienten gewertet werden.
- Anstieg der Suizidrate bei Menschen im höheren Lebensalter (> 60 Jahre).
- Jeder Suizidversuch ist zunächst ernst zu nehmen.

Ursache

- Häufig ist der Suizid eine Kurzschlussreaktion auf Lebenskrisen.
- Bilanzsuizid (ein psychisch gesunder Mensch entscheidet sich nach langer Überlegung für den Freitod) ist seltener.
- Erhöhtes Suizidrisiko haben:
  - Menschen mit psychischen Erkrankungen wie Depressionen, Borderline-Syndrom
  - Sehr alte Menschen
  - Suchtkranke
  - Flüchtlinge und Verfolgte
  - Unheilbar kranke Menschen
  - Personen, die bereits einen Suizidversuch unternommen haben

Symptomatik

- Plötzliche, unerklärbare Ruhe und Freude (präsuizidale Aufhellung)
- Schreiben eines Testaments oder Abschiedsbriefs
- Verschenken von Eigentum
- Sammeln von Arzneimitteln
- Aussagen über Sinnlosigkeit des Lebens
- Reden über Tod oder ankündigen eines Suizids
- Bericht über drängende Impulse, sich umzubringen
- Angabe von imperativen Stimmen, sich umzubringen

Alle diese Symptome fallen den Angehörigen auf und sind v. a. bei der Anamnese zu erfragen.

Diagnostik

- Beurteilung der Einsatzstelle (Szene – Sicherheit – Situation; ➤ Kap. 2.1)
- Besondere Situationsbeurteilung:
  - Akute Eigengefährdung?
  - Abschiedsbrief sichtbar?
  - Medikamente oder Drogen vorhanden?
  - Waffen in unmittelbarer Nähe – Eigenschutz bedenken!
  - Hinweise von Angehörigen, Freunden, Bekannten, Anwesenden?
- Ersteindruck: potenziell kritisch – potenziell nicht kritisch
- Initialbeurteilung nach dem ABCDE-Schema (➤ Kap. 2.3.2)
- Entscheidung: kritisch – nicht kritisch
- Leitsymptome definieren
- Differenzialdiagnosen sammeln:
  - Depression
  - Demenz (abhängig von der Art der Kommunikation)
  - Suizidversuch
  - Akuter Erregungszustand
  - Akutes Delir (➤ Kap. 8.3.2)
  - Akute Psychose
  - Paranoid-halluzinatorische Schizophrenie (abhängig vom Ersteindruck)
  - Intoxikation (➤ Kap. 8.1)
- Erweiterte Beurteilung (➤ Kap. 2.4.2):
  - SAMPLER-OPQRST-Anamnese
  - Fokussierte Untersuchung anhand der Differenzialdiagnosen: kontinuierliche Kontrolle der GCS bei Einnahme von Drogen, Alkohol oder Medikamenten
  - Vitalzeichen und Messwerte erheben:
    - AF/min auszählen
    - PF/min auszählen
    - RR auskultatorisch, weiterhin kontinuierliche Messung (NIBP)
    - 6-Kanal-EKG
    - SpO_2

  - Blutzuckermessung (BZ)
  - Messung der KKT

Therapie

- Experten hinzuziehen (➤ Kap. 15.5.3):
  - KIT (Kriseninterventionsteam)
  - Notfallseelsorge, PSNV (psychosoziale Notfallversorgung)
  - Notarzt zur Pharmakotherapie
- Empathische Gesprächsführung
- Transparentes Handeln (kein Überrumpeln der Patienten)
- Den Patienten ernst nehmen
- Vermeiden von Belehrungen, vorschnellen Beurteilungen, vorschnellen Ratschlägen und Trost
- Ggf. medikamentöse Therapie:
  - Sedativum: z. B. Midazolam 1 mg i. v.; ggf. titrieren 0,02–0,1 mg/kg KG (lokales Protokoll)
- Unterbringung in Klinik mit Eins-zu-eins-Betreuung
- Ggf. Unterbringung in psychiatrischer Akutklinik
- Ggf. Zwangseinweisung (akute Eigengefährdung)

Betreuung

- Patient nach Androhung bzw. Versuch eines Suizids unbedingt in die Klinik einweisen!
- Ruhig und besonnen agieren – die Kooperation und Einsicht des Patienten in eine Behandlung ist unabdingbare Voraussetzung für eine effektive Hilfe!
- Bei Verdacht auf Depression: **Denk an viermal S-S-S-S:**
  - **Denk**störungen
  - **An**triebsstörungen
  - **S**chlafstörungen
  - **S**timmungsstörungen
  - **S**uizidgefahr
  - **S**omatische Begleitsymptome

8.3.4 Angstsyndrom

Angst oder Furcht ist zunächst eine situationsbezogene Emotion, die unspezifische Symptome generiert. Sie ist physiologisch zunächst sinnvoll, da durch die Sympathikusaktivierung der Körper in Alarm- und Kampfbereitschaft versetzt wird.

Das psychiatrische Angstsyndrom tritt somatisch unbegründet auf.

Ursache und Symptome

- Plötzlich auftretende und unbegründete Angst oder Panik vor Situationen, Gegenständen, Tätigkeiten oder Personen

8

- Gefühl von:
  - Bedrohung
  - Hilflosigkeit
  - Unsicherheit
  - Ausgeliefert sein
  - Ohnmacht
- Todesängste
- Unruhe
- Tremor
- Motorische Unruhe
- Vegetative Störungen:
  - Engegefühl in Brust und Hals (pektanginöse Beschwerden)
  - Retrosternale und/oder abdominale Schmerzen

Diagnostik

- Beurteilung der Einsatzstelle (Szene – Sicherheit – Situation; ➤ Kap. 2.1)
- Besondere Situationsbeurteilung:
  - Akute Eigengefährdung?
  - Bedrohliche Situation für den Patienten?
  - Medikamente oder Drogen vorhanden?
  - Hinweise von Angehörigen, Freunden, Bekannten, Anwesenden?
- Ersteindruck (➤ Kap. 2.2.2): potenziell kritisch – potenziell nicht kritisch
- Initialbeurteilung nach dem ABCDE-Schema (➤ Kap. 2.3.2)
- Entscheidung: kritisch – nicht kritisch
- Leitsymptome definieren
- Differenzialdiagnosen sammeln:
  - Angstsyndrom
  - Demenz (abhängig von der Art der Kommunikation)
  - Akuter Erregungszustand
  - Akutes Delir (➤ Kap. 8.3.2)
  - Akute Psychose
  - Paranoid-halluzinatorische Schizophrenie (abhängig vom Ersteindruck)
  - Intoxikation (➤ Kap. 8.1)
  - ACS (akutes Koronarsyndrom; ➤ Kap. 3.1.1)
  - LAE (Lungenarterienembolie; ➤ Kap. 3.1.8)
- Erweiterte Beurteilung (➤ Kap. 2.4.2):
  - SAMPLER-OPQRST-Anamnese
  - Fokussierte Untersuchung anhand der Differenzialdiagnosen
  - Vitalzeichen und Messwerte erheben:
    - AF/min auszählen
    - PF/min auszählen
    - RR auskultatorisch, weiterhin kontinuierliche Messung (NIBP)
    - 6-Kanal-EKG
    - SpO_2
    - Blutzuckermessung (BZ)
    - Messung der KKT

Therapie

- Notarztruf (abhängig von Leitsymptomen und lokalem Protokoll)
- Beruhigendes und empathisches Auftreten
- Beruhigende und empathische Gesprächsführung
- Ablenkung, Bewegung
- Hinweisen auf zeitlich begrenztes Auftreten von Angst
- Experten hinzuziehen:
  - Kriseninterventionsteam (KIT)
  - Notfallseelsorger
- Transparentes Handeln (kein Überrumpeln der Patienten)
- Den Patienten ernst nehmen
- Vermeiden von Belehrungen, vorschnellen Beurteilungen, vorschnellen Ratschlägen und Trost
- Peripherer Venenzugang
- Balancierte VEL als Trägerlösung für Medikation
- Ggf. medikamentöse Therapie:
  - Sedativum: z. B. Midazolam 0,025–0,05 mg/kg KG i. v.; Titrationsdosis 1 mg (lokales Protokoll)
- Transport in eine geeignete Klinik mit psychosozialem Dienst bzw. Möglichkeit eines psychiatrischen Konzils

BESONDERHEITEN

- Angst ist ein unspezifisches Symptom: immer an Differenzialdiagnosen anderer Krankheitsbilder denken und durch die erweiterte Beurteilung abklären.
- Patienten in jedem Fall – auch und gerade nach einer Anxiolyse mit Benzodiazepinen – mit in die Klinik nehmen: psychiatrische Abklärung unbedingt notwendig!

8.4 Thermische Notfälle

Matthias Klausmeier

8

Thermische Notfälle können akut vital bedrohliche Situationen auslösen, die durch eine lokale oder globale Entgleisung der Körperkerntemperatur entstehen.

Die präklinisch relevanten Situationen werden in **hypothermische und hyperthermische** Notfälle unterteilt.

- Hypothermischer Notfall: Hypothermie
- Hyperthermische Notfälle:
  - Hitzeerschöpfung
  - Hitzschlag

8.4.1 Hypothermie

Als Hypothermie wird das Absinken der Körperkerntemperatur unter 35 °C bezeichnet. Hypothermie ist im Rettungsdienst häufig mit anderen Krankheitsbildern (z. B. Ertrinken oder Trauma) assoziiert.

Ursachen

- Längere Liegezeit auf kaltem Boden (z. B. ungeheizte Wohnung)
- Aufenthalt in kalter Umgebung mit unangemessener Kleidung
- Längeres Liegen im Freien: niedrige Temperaturen; hohe Luftfeuchtigkeit; Wind
- Längere Verweildauer im Wasser bei reduzierter Wärmeproduktion: z. B. Ertrinken
- Trauma mit Bewegungseinschränkung und reduzierter Umgebungstemperatur
- Hypothyreotes Koma
- Schock
- Verbrennungstrauma
- Intoxikation mit reduziertem Kälteempfinden und verminderter Wärmeproduktion

Einteilung nach Schweregraden

Die Hypothermie wird abhängig von der aktuellen Körperkerntemperatur in fünf Schweregrade nach dem Schweizer Klassifizierungssystem unterteilt (➤ Tab. 8.5).

Tab. 8.5 Schweizer Klassifizierungssystem der Hypothermie [F928-008]

Stadium	Schweregrad	Körperkerntemperatur	Klinische Symptomatik
I	Leicht	35–32 °C	• Bewusstsein klar • Kältezittern
II	Mäßig	32–28 °C	• Vigilanzminderung (Somnolenz) • Kein Kältezittern
III	Schwer	28–24 °C	• Koma • Spontanatmung vorhanden (Bradypnoe) • Bradykardie • Hypotonie
IV	Schwerste	< 24 °C	• Koma • Atem- und Kreislaufstillstand • Wiedererwärmung durch ECMO/HLM noch möglich
V	Irreversibel	< 9–13,7 °C	Tod durch irreversible Hypothermie

ECMO = extrakorporale Membranoxygenierung, HLM = Herz-Lungen-Maschine

Pathophysiologie

Allgemeine Pathophysiologie

- Reduktion des Stoffwechsels im Verhältnis zur Abnahme der KKT.
- Geschwindigkeit der Temperaturreduktion ist ein entscheidender Faktor für den Verlauf: rasche KKT-Abnahme ist prognostisch günstiger.

- Isolierte Hypothermie ist prognostisch günstiger als in Kombination mit anderen Notfällen (z. B. Polytrauma, Schock).
- Hypothermie hat einen maßgeblichen Einfluss auf die Hämostase bei Patienten im traumatisch-hämorrhagischen Schock:
  - Reduzierte Produktion hepatischer Gerinnungsfaktoren
  - Reduktion der Abläufe in der Gerinnungskaskade (Hämostase)
- Reduktion des Sauerstoffverbrauchs im Organismus.
- Ausmaß der Hypoxie ist abhängig von der Geschwindigkeit der KKT-Abnahme und Schwere der Hypothermie.
- Grundsatz: je langsamer die KKT sinkt und je höher zuvor der Sauerstoffverbrauch war, umso geringer ist die Hypoxietoleranz und Überlebenszeit der Zellen:
  - Sturz in Eiswasser (rasche Abnahme der KKT)
  - Polytrauma mit Schock und bei niedriger Umgebungstemperatur (langsamere Abnahme der KKT durch Kompensationsmechanismen)

Leichte Hypothermie: 35–32 °C

- Sympathoadrenerge Reaktion zur Steigerung des Stoffwechsels
  - Erhöhung der Wärmeproduktion der Skelettmuskulatur durch Kältezittern: Steigerung der KKT um bis zu 4 °C möglich
- Zunahme des Sauerstoff- und Substratverbrauchs: mögliche Entstehung einer Hypoxie und Hypoglykämie

Mäßige Hypothermie: 32–28 °C

- Verminderung der Stoffwechselaktivitäten um bis zu 10 %: Ausfall des Kältezitterns
- Kein Frieren aufgrund der Hypoperfusion und Störung der Thermorezeptoren
- Akute Kreislaufinsuffizienz:
  - Bradykardie, Hypotonie, Zentralisation
  - EKG: Verlängerte PQ- und QT-Zeiten möglich
- Akute Ateminsuffizienz: Bradypnoe, Hypoventilation
- Zunehmende Ruhe und Vigilanzminderung (zerebrale Hypoperfusion)

Schwere Hypothermie: 28–24 °C

- Bradykardie, Hypotonie, Zentralisation; Blutdruck nicht mehr messbar
- Bradypnoe und Hypoventilation; respiratorische Azidose
- EKG: Osborn-Welle: J-Punkt-Erhöhung zu Beginn der ST-Strecke bei bis zu 80 % der Patienten mit einer KKT von 28–21 °C
  - V. a. in den Ableitungen: I, II, V4-V6
  - Genaue Ursache noch ungeklärt (2022)
  - Amplitude der Osborn-Welle kann 2 mV überschreiten
  - Vollständige Rückbildung bei Wiedererwärmung
- Bradykarde Herzrhythmusstörungen

- Gefahr von pulsloser elektrischer Aktivität (PEA) und Kammerflimmern (VF; KKT < 28 °C bzw. 27–20 °C)
- Insgesamt reduzierte Lebenszeichen (Vita minima) bei KKT < 27 °C
- Minimale Stoffwechselaktivitäten (Scheintod)

Schwerste Hypothermie: < 24 °C

- Klinischer Tod durch Atem- und Kreislaufstillstand

Irreversible Hypothermie: < 9–13,7 °C

- Wiederbelebung trotz reduziertem Sauerstoffverbrauch nicht mehr möglich

Symptomatik

- **Stadium I: leichte Hypothermie (35–32 °C KKT)**
  - Wach, agitiert
  - Tachypnoe, Hyperventilation
  - Tachykardie, Hypertonie
  - Muskelzittern, Frieren
- **Stadium II: mäßige Hypothermie (32–28 °C KKT)**
  - Teilnahmslos, verwirrt, somnolent
  - Bradypnoe, Hypopnoe, Hypoventilation
  - Bradykardie, Bradyarrhythmie, Hypotonie, Zentralisation
  - EKG-Veränderungen: PQ- und QT-Verlängerungen
  - Muskel- und Gelenkstarre
- **Stadium III: schwere Hypothermie (28–24 °C KKT)**
  - Bewusstlosigkeit
  - Bradypnoe, Hypoventilation, arrhythmische Atmung
  - Extreme Bradykardie, Bradyarrhythmie
  - EKG-Veränderungen: PQ- und QT-Verlängerungen; Osborn-Welle
  - Mydriasis, schwacher Muskeltonus
- **Stadium IV: schwerste Hypothermie (< 24 °C KKT)**
  - Koma, Areflexie
  - Extreme Bradypnoe bis Apnoe
  - Blutdruck nicht mehr messbar
  - Kreislaufstillstand: PEA, VF oder Asystolie
- **Stadium V: irreversible Hypothermie (< 9 bis 13,7 °C KKT)**
  - Erfolglose Reanimation

Diagnostik

- Beurteilung der Einsatzstelle (Szene – Sicherheit – Situation; ➤ Kap. 2.1)
- Besondere Situationsbeurteilung: Eigenschutz beachten
- Bedrohliche Situation für den Patienten?
- Weitere Einsatzkräfte notwendig?

- Ersteindruck (➤ Kap. 2.2.2): potenziell kritisch – potenziell nicht kritisch
- Initialbeurteilung nach dem ABCDE-Schema (➤ Kap. 2.3.2)
- Entscheidung: kritisch – nicht kritisch
- Leitsymptome definieren
- Differenzialdiagnosen sammeln:
  - Hypothermie, Erfrierung
  - Hypothyreotes Koma
  - Intoxikation (➤ Kap. 8.1)
  - Schock, Trauma
- Erweiterte Beurteilung bei internistischer Ursache (➤ Kap. 2.4.2):
  - SAMPLER-OPQRST-Anamnese
  - Fokussierte Untersuchung anhand der Differenzialdiagnosen
  - Orientierte Untersuchung bei nicht auskunftsfähigen Patienten
  - Vitalzeichen und Messwerte erheben:
    - AF/min und PF/min auszählen
    - RR auskultatorisch, weiterhin kontinuierliche Messung (NIBP)
    - 6-Kanal-EKG
    - 12-Kanal-EKG bei Herzrhythmusstörungen und Bradyarrhythmie
    - SpO_2
    - Blutzuckermessung (BZ)
    - Messung der KKT in regelmäßigen Intervallen

Therapie

- Notarztruf
- Lagerung bei leichter Hypothermie: Rückenlage mit erhöhtem Oberkörper
- Schonende Rettung; Horizontallagerung (Vermeidung Afterdrop)
- Ganzkörperimmobilisation bei moderater und schwerer Hypothermie mit Schaufeltrage und Vakuummatratze
- Entfernen der nassen Kleidung, Wärmeerhalt (Rettungsdecke)
- Aktive Erwärmung nur bei leichter Hypothermie: 35–32 °C (vorgewärmter Rettungswagen)
- O_2-Gabe über Maske 10–15 l/min
- Assistierte Beatmung bei Hypoventilation
- Thoraxkompression und kontrollierte Beatmung bei Kreislaufstillstand
- Intravenöser Zugang und vorgewärmte balancierte VEL; Laborblutentnahme (lokales Protokoll)
- Klinische Maßnahmen der Wiedererwärmung
- Medikamentöse Therapie:
  - Analgesie, z. B.:
    - Morphin 2 mg i. v. titriert bis max. 10 mg (Ziel: NRS ≤ 4)
    - Esketamin 0,125–0,25 mg/kg KG i. v.
    - Esketamin 0,5 mg/kg KG i. n., falls i. v./i. o. nicht möglich (lokales Protokoll)
  - Antiemetikum, z. B.:
    - Ondansetron: 4 mg langsam i. v.
    - Granisetron 1–3 mg langsam i. v. (10–40 µg/kg KG)
    - Dimenhydrinat: 62 mg langsam i. v.

8

- Vorbereitung von Narkose, Intubation und Beatmung
- Ggf. schonender Transport unter Reanimation mit mechanischer Thoraxkompressionshilfe in geeignetes Zentrum (ECMO, Herz-Lungen- Maschine)
  - HLM: Wiedererwärmung bis zu 9 °C pro Stunde möglich
  - ECMO: Wiedererwärmung bis zu 6–8 °C pro Stunde möglich

Medikamentöse Therapie bei Reanimation (Hypothermie)

- **KKT < 30 °C:**
  - Reanimation, keine medikamentöse Therapie
- **KKT > 30 °C:**
  - Adrenalin 1 mg alle 6–10 min i. v.
  - Amiodaron: 300 mg nach 3 erfolglosen Defibrillationen
  - Repetition: 150 mg i. v.
  - Alternativ: Lidocain
    - AHA 2025: 1–1,5 mg/kg KG i. v.; ERC 2021: 1 mg/kg KG;
    - AHA 2025: Repetition: 0,5–0,75 mg/kg KG i. v.;
    - ERC 2025: 1 mg/kg KG i. v.; Repetition: 0,5 mg/kg KG i. v.;
    - AHA 2025: Kinder: 1 mg/kg KG i. v.; Repetition: 1 mg/kg KG i. v.
- **KKT > 35 °C:**
  - Adrenalin 1 mg alle 3–5 min i. v.
  - Amiodaron: 300 mg nach 3 erfolglosen Defibrillationen
  - Repetition nach 5. erfolgloser Defibrillation: 150 mg i. v.
  - Alternativ: Lidocain
    - AHA 2025: 1–1,5 mg/kg KG nach 3 erfolglosen Defibrillationen; Repetition: 0,5–0,75 mg/kg KG i. v.; Kinder: 1 mg/kg KG i. v.; Repetition: 1 mg/kg KG i. v.
    - ERC 2025: 1 mg/kg KG i. v.; Repetition: 0,5 mg/kg KG i. v.
  - Repetition nach 5. erfolgloser Defibrillation: 0,5–0,75 mg/kg KG i. v.

BESONDERHEITEN

- Reduktion des Sauerstoffverbrauchs pro 1 °C Absenkung der KKT um ca. 6 %:
  - KKT 28 °C: Reduktion um 50 %
  - KKT 22 °C: Reduktion um 75 %
- Pro Grad Celsius Abfall der Körperkerntemperatur sinkt die Aktivität der Gerinnungsproteasen um 10 %
- KKT < 35 °C:
  - Verstärkte Ansammlung der Thrombozyten in Leber und Milz:
    - Thrombozytopenie
    - Verminderung der Thrombozytenaggregation und -adhäsion mit Clotbildung bei Blutungen
- Keine Mobilisation des Patienten ab mäßiger Hypothermie: Gefahr von Herzrhythmusstörungen durch Verlagerung kalten Schalenblutes in den Körperkern (Afterdrop)
- Weiterer Abfall von bis zu 3 °C nach der Rettung möglich: Gefahr des Afterdrop
- Zweifelsfreie Todesfeststellung nur bei sicheren Todeszeichen möglich: „Niemand ist tot, ehe er nicht warm und tot ist".

8

8.4.2 Hitzeerschöpfung

Die Hitzeerschöpfung entsteht durch Wasser- und Elektrolytverlust bei starkem Schwitzen (Sport, körperliche Belastung) und fehlender, zu geringer oder falscher Flüssigkeitszufuhr.

Die akute vitale Bedrohung resultiert aus hypotoner oder hypertoner Dehydratation und hypovolämischem Schock, die je nach Form von einer Hyperthermie begleitet werden kann.

Die Hitzeerschöpfung wird in zwei Formen unterteilt:
- Salzmangel-Hitzeerschöpfung mit hypotoner Dehydratation
- Wassermangel-Hitzeerschöpfung mit hypertoner Dehydratation

Ursachen

- Wasser- und Elektrolytverlust durch starkes Schwitzen mit:
  - unzureichender und falscher Flüssigkeitszufuhr: Salzmangel-Hitzeerschöpfung mit hypotoner Dehydratation
  - fehlender Flüssigkeitszufuhr: Wassermangel-Hitzeerschöpfung mit hypertoner Dehydratation

Pathophysiologie

- Schweiß ist hypoton: ⅔ Wasser, ⅓ Elektrolyte
- Bei profundem Schwitzen wird Natrium durch Kalium im Schweiß ausgetauscht.
- Gefahr der Hypokaliämie mit Herzrhythmusstörungen bei fehlender Kaliumeinfuhr.
- Bei vorbestehender Exsikkose ausgeprägterer hypovolämischer Schock.

Salzmangel-Hitzeerschöpfung

- Leichtere Form
- Ausbildung eines hypovolämischen Schocks durch:
  - Wasser- und Elektrolytverlust durch den Schweiß
  - Einfuhr elektrolytarmer oder elektrolytfreier Flüssigkeiten in zu geringer Menge
  - Ausbildung einer hypotonen Dehydratation durch Konstellation des Schweißes:
    - Wasserverlust wird durch elektrolytfreie Getränke teilweise kompensiert.
    - Dadurch Verschiebung der Wasser-Elektrolyt-Konzentration im Intravasalraum mit höherem Wasser- als Elektrolytanteil bei gleichzeitigem Defizit beider Bestandteile: **hypotone Dehydratation**

8

Wassermangel-Hitzeerschöpfung

- Schwere Form
- Häufig Vorläufer eines klassischen Hitzschlags (➤ Kap. 8.4.3)
- Ausbildung eines hypovolämischen Schocks durch:
  - Viel zu geringe bis fehlende Flüssigkeitsaufnahme bei starkem Schwitzen (z. B. ältere, exsikkierte Menschen in Hitzeperioden)
  - Ausbildung einer hypertonen Dehydratation durch Konstellation des Schweißes:
    - Wasserverlust höher als Elektrolytverlust
    - Dadurch Verschiebung der Wasser-Elektrolyt-Konzentration im Intravasalraum mit höherem Elektrolyt- als Wasseranteil bei gleichzeitigem Defizit beider Bestandteile: **hypertone Dehydratation**
- Im weiteren Verlauf bzw. bei nicht rechtzeitiger Therapie:
  - Anstieg der KKT (Hyperthermie) bis zur Hyperpyrexie (KKT > 40,6 °C) aufgrund der fehlenden Schweißbildung (Anhidrosis) durch den Volumenmangelschock:
    - Übergang in einen klassischen Hitzschlag möglich

Symptomatik

- **Salzmangel-Hitzeerschöpfung mit hypotoner Dehydratation:**
  - Kein Durst
  - Kühle, blasse Haut, Kaltschweißigkeit
  - Tachykardie, Hypotonie, Zentralisation
  - Tachypnoe
  - Zyanose der Akren
  - Übelkeit, Kopfschmerzen, Muskelkrämpfe
  - Bewusstseinsstörungen bis Bewusstlosigkeit
  - Meningismus, Pupillendifferenz
  - Körperkerntemperatur **nicht** erhöht
- **Wassermangel-Hitzeerschöpfung mit hypertoner Dehydratation:**
  - Quälender Durst bei Artikulationsmöglichkeit
  - Bewusstseinsstörungen bis Bewusstlosigkeit
  - Anfangs gerötete, später blasse Haut
  - Trockene Haut und Schleimhäute, herabgesetzter Hautturgor
  - Tachykardie, Hypotonie, Kreislaufzentralisation
  - Herzrhythmusstörungen (Hypokaliämie)
  - Fehlende Schweißbildung (Anhidrosis)
  - KKT ist erhöht, jedoch < **40 °C**

Diagnostik

- Beurteilung der Einsatzstelle (Szene – Sicherheit – Situation; ➤ Kap. 2.1)
- Besondere Situationsbeurteilung: Eigenschutz beachten
- Ersteindruck (➤ Kap. 2.2.2): potenziell kritisch – potenziell nicht kritisch

- Initialbeurteilung nach dem ABCDE-Schema (➤ Kap. 2.3.2)
- Einschätzung (kritisch – nicht kritisch)
- Leitsymptome definieren
- Differenzialdiagnosen sammeln:
  - Hitzeerschöpfung
  - Hitzschlag (➤ Kap. 8.4.3)
  - Hypovolämischer Schock (➤ Kap. 3.1.13)
  - Sepsis/septischer Schock (➤ Kap. 8.2)
- Erweiterte Beurteilung (➤ Kap. 2.4.2):
  - SAMPLER-OPQRST-Anamnese
  - Fokussierte Untersuchung anhand der Differenzialdiagnosen
  - Orientierte Untersuchung bei nicht auskunftsfähigen Patienten
  - Vitalzeichen und Messwerte erheben:
    - AF/min und PF/min auszählen
    - Neubeurteilung der Vigilanz in kurzen Intervallen: GCS
    - RR auskultatorisch, weiterhin kontinuierliche Messung (NIBP)
    - 6-Kanal-EKG
    - 12-Kanal-EKG bei Herzrhythmusstörungen
    - SpO_2
    - Blutzuckermessung (BZ)
    - Messung der KKT in regelmäßigen Intervallen

Therapie

- Bei erhaltenem Bewusstsein: Flachlagerung in kühler Umgebung
- Bei Bewusstlosigkeit: stabile Seitenlage
- Bei hypovolämischem Schock: Rückenlage flach, evtl. Schocklage
- Beengende Kleidung öffnen
- Bei Hyperthermie/Hyperpyrexie: Ganzkörperkühltherapie (Ziel: KKT ≤ 39 °C)
- O_2-Gabe über Maske 10–15 l/min
- Assistierte Beatmung bei extremer Tachypnoe und Hypoventilation
- Intravenöser Zugang und balancierte VEL
- Infusionstherapie ggf. als Druckinfusion
- Ggf. Vorbereitung der Narkose (Rapid Sequence Induction [RSI])
- Medikamentöse Therapie:
  - Antiemetikum z. B.:
    - Dimenhydrinat langsam i. v.
    - Ondansetron 4 mg langsam i. v.
    - Granisetron 1–3 mg langsam i. v. (10–40 µg/kg KG)
  - Volumentherapie: balancierte VEL 1.000–2.000 ml

BESONDERHEITEN

- Salzmangel-Hitzeerschöpfung: KKT normal bis erhöht; Schweißbildung vorhanden
- Wassermangel-Hitzeerschöpfung: KKT erhöht bis zur Hyperpyrexie; Schweißbildung reduziert bis zur Anhidrosis
- Hypovolämischer Schock ist bei der Wassermangel-Hitzeerschöpfung ausgeprägter

8.4.3 Hitzschlag

Hitzschlag ist definiert als Hyperthermie mit einer KKT > 40,6 °C, die von einer systemischen Entzündungsreaktion, einer Vigilanzminderung und einer Organdysfunktion begleitet wird.
Der Hitzschlag wird in zwei Formen unterteilt:

- Anstrengungsinduzierter Hitzschlag
- Klassischer Hitzschlag

Einteilung der Hyperthermie

- Normothermie: 36,5–37,4 °C
- Subfebrile Temperatur: 37,5–37,7 °C
- Leichtes Fieber: 37,8–38,8 °C
- Hohes Fieber: 38,9–39,9 °C
- Sehr hohes Fieber: 40,0–40,6 °C
- Hyperpyrexie: > 40,6 °C

Ursachen

- Versagen der körpereigenen Temperaturregulationsmechanismen im Hypothalamus aufgrund hoher Umgebungstemperatur:
  - Starke körperliche Belastung: Anstieg der KKT bei körperlicher Belastung und reduzierter oder unmöglicher Wärmeabgabe (z. B. unsachgemäße Kleidung)
  - Reduzierte bis fehlende Wärmeabgabe aufgrund fehlender Schweißbildung bei hypovolämischem Schock durch Wassermangel-Hitzeerschöpfung (➤ Kap. 8.4.2)

8

Pathophysiologie

Anstrengungsinduzierter Hitzschlag

- Betrifft überwiegend junge und gesunde Menschen, die hitzeadaptiert sind (z. B. Sportler, Soldaten)
- Auslöser ist häufig eine längerdauernde körperliche Belastung in heißer oder schwülwarmer Umgebung
- Aufgrund unsachgemäßer Kleidung zunehmend fehlende Möglichkeit, Körperwärme über Verdunstungskälte (Schweiß) abzugeben
- Kurze Entstehungszeit: deutlich geringer ausgeprägte Hypovolämie
- Rascher und lebensbedrohlicher Anstieg der KKT > 40,6 °C: **Hyperpyrexie**
- Schweißbildung vorhanden: heiße, gerötete Haut
- Enorm gesteigerte endogene Wärmeproduktion bei stark reduzierter oder fehlender Wärmeabgabe

- Thermische Schädigung multipler Organzellen mit drohendem Multiorgandysfunktionssyndrom (MODS) und Multiorganversagen (MOV)
- Zerstörung von Muskelfasern (Rhabdomyolyse) mit Freisetzung der Proteine ins Blut (Myoglobinämie)
- Entwicklung einer Crush-Niere mit akuter Niereninsuffizienz bei Ausscheidung der Proteine über die Niere durch mechanische Verlegung der Nierenkanälchen

Klassischer Hitzschlag

- Häufig Folge einer Hitzeerschöpfung mit hypertoner Dehydratation
- Entstehung über Tage mit ausgeprägtem hypovolämischem Schock
- Fehlende Schweißbildung **(Anhidrosis)** durch die Hypovolämie
- Anstieg der KKT > 40,6 °C: **Hyperpyrexie**
- Thermische Schädigung multipler Organzellen mit drohendem MODS und MOV
- Zerstörung von Muskelfasern (Rhabdomyolyse) mit Freisetzung der Proteine ins Blut (Myoglobinämie)
- Entwicklung einer Crush-Niere mit akuter Niereninsuffizienz bei Ausscheidung der Proteine über die Niere durch mechanische Verlegung der Nierenkanälchen

Symptomatik

- **Anstrengungsinduzierter Hitzschlag:**
  - Kurze Entstehungszeit
  - Reduzierte, aber noch vorhandene Schweißbildung
  - Heiße, gerötete, schweißnasse Haut
  - Tachykardie, Normotonie, Hypertonie
  - Gering ausgeprägter Volumenmangel
  - Bei Kreislaufdekompensation: Tachykardie, Hypotonie, Herzrhythmusstörungen
  - Tachypnoe, Ateminsuffizienz
  - Cheyne-Stokes-Atmung (Hirnödem und Hirndrucksymptomatik)
  - Bewusstseinsstörungen bis Bewusstlosigkeit
  - Pupillenerweiterung (Mydriasis), Pupillendifferenz, Meningismus
  - Tonisch-klonische Krampfanfälle
  - Körperkerntemperatur **erhöht** > **40,6 °C** (Hyperpyrexie)
- **Klassischer Hitzschlag:**
  - Fehlende Schweißbildung (Anhidrosis)
  - Verwirrt, desorientiert, unruhig (agitiert)
  - Bewusstseinsstörungen bis Bewusstlosigkeit
  - Tonisch-klonische Krämpfe
  - Pupillenerweiterung (Mydriasis), Pupillendifferenz
  - Anfangs gerötete, später blasse Haut
  - Trockene Haut und Schleimhäute, herabgesetzter Hautturgor

  - Tachykardie, Hypotonie, Kreislaufzentralisation
  - Deutlich verzögerte Rekapillarisierungszeit
  - Schwer ausgeprägter hypovolämischer Schock
  - Herzrhythmusstörungen (Hyperkaliämie)
  - Körperkerntemperatur **erhöht** > **40,6 °C** (Hyperpyrexie)

Diagnostik

- Beurteilung der Einsatzstelle (Szene – Sicherheit – Situation; ➤ Kap. 2.1)
- Ersteindruck (➤ Kap. 2.2.2): potenziell kritisch – potenziell nicht kritisch
- Initialbeurteilung nach dem ABCDE-Schema (➤ Kap. 2.3.2)
- Einschätzung (kritisch – nicht kritisch)
- Leitsymptome definieren
- Differenzialdiagnosen sammeln:
  - Hitzeerschöpfung (➤ Kap. 8.4.2)
  - Hitzschlag
  - Hypovolämischer Schock (➤ Kap. 3.1.13)
  - Sepsis/septischer Schock (➤ Kap. 8.2)
- Erweiterte Beurteilung (➤ Kap. 2.4.2):
  - SAMPLER-OPQRST-Anamnese
  - Fokussierte Untersuchung anhand der Differenzialdiagnosen
  - Orientierte Untersuchung bei nicht auskunftsfähigen Patienten
  - Vitalzeichen und Messwerte erheben:
    - AF/min und PF/min auszählen
    - Neubeurteilung der Vigilanz in kurzen Intervallen: GCS
    - RR auskultatorisch, weiterhin kontinuierliche Messung (NIBP)
    - 6-Kanal-EKG
    - 12-Kanal-EKG bei Herzrhythmusstörungen
    - SpO_2
    - Blutzuckermessung (BZ)
    - Messung der KKT in regelmäßigen Intervallen

Therapie

- Notarztruf
- Bei erhaltenem Bewusstsein: Flachlagerung in kühler Umgebung
- Bei Bewusstlosigkeit: stabile Seitenlage
- Bei hypovolämischem Schock: Rückenlage flach, evtl. Schocklage
- Beengende Kleidung öffnen
- Lebensrettende Ganzkörperkühlung einleiten – **Ziel: KKT < 39 °C:**
  - Befächern oder Besprühen der Haut mit lauwarmem Wasser
  - Auflegen von Kühlpads auf gut durchblutete Körperregionen (z. B. Leisten)
- O_2-Gabe über Maske 10–15 l/min
- Assistierte Beatmung bei extremer Tachypnoe und Hypoventilation

- Intravenöser Zugang und balancierte VEL (Druckinfusion)
- Vorbereitung der Narkose (RSI)
- Medikamentöse Therapie
- Volumentherapie: balancierte VEL 1.000–2.000 ml
- Kreislaufstabilisierung nach Kühl- und Volumentherapie:
  - Dobutamin 2,5–5–10 µg/kg KG/min über Perfusor richten
  - Noradrenalin 0,1–0,2 µg/kg KG/min über Perfusor richten

BESONDERHEITEN

- Frühestmöglichen Beginn der lebensrettenden Kühltherapie anstreben
- Zieltemperatur der Kühltherapie: ≤ 39 °C
- Katecholamintherapie erst nach erfolgreicher Kühlung möglich, da sonst die KKT durch hyperdynamen Stoffwechsel weiter ansteigt

LITERATUR

Deutsche Sepsis Gesellschaft (DSG). S3-Leitlinie: Sepsis – Prävention, Therapie und Nachsorge. 2018. www.awmf.org/uploads/tx_szleitlinien/079-001l_S3_Sepsis-Praevention-Diagnose-Therapie-Nachsorge_2020-03_01.pdf (letzter Zugriff: 8.9.2021).

Kumar A. et al. Duration of hypotension before initiation effective antimicrobial therapy is the critical determinant of survival in human septic shock. Crit Care Med. 2006; 34: 6. 1589–1596.

Papenfuß P. Hypothermie. In: Elsevier Emergency (3–2022); 6–14.

Singer M, Deutschman CS, Seymour CW, et al. The Third International Consensus Definitions for Sepsis and Septic Shock (Sepsis-3). JAMA. 2016;315(8):801–810. doi:10.1001/jama.2016.0287

WEITERFÜHRENDE LITERATUR

Casu S. Infektionsnotfälle. In: Luxem J et al. (Hrsg.). Notfallsanitäter heute. 7. Aufl. München: Elsevier, 2020.

Klausmeier M. Kreislauf und Gefäßsystem. In: Dönitz S, Flake F (Hrsg.). Mensch, Körper, Krankheit für den Rettungsdienst. 4. Aufl. München: Elsevier, 2022.

Klausmeier M. Schock und Störungen des Flüssigkeitshaushalts. In: Luxem J et al. (Hrsg.). Notfallsanitäter heute. 7. Aufl. München: Elsevier, 2020.

Klausmeier, M. Thermische Notfälle. In: Luxem J et al. (Hrsg.). Notfallsanitäter heute. 7. Aufl. München: Elsevier, 2020.

Steinwender C. Journal for Cardiology 2010; 17 (1–2), 52. Krause und Pachernegg GmbH; Verlag für Medizin und Wirtschaft; A-3003 Gablitz. www.kup.at.

KAPITEL

9

Matthias Klausmeier

Notfallmedizin: Reanimation

9.1 Reanimation beim Erwachsenen

Basis einer erfolgreichen Reanimation sind:

- Ununterbrochene Herzdruckmassage mit einer:
  - Frequenz von 100–120/min
  - ausreichenden Drucktiefe von mindestens 5 cm und max. 6 cm Tiefe
  - effektiven Entlastung des Thorax
- Frühe Defibrillation (➤ Kap. 11.2)
- Sicherung der Atemwege

Ursachen

Reversible Ursachen nach AHA-Leitlinien (American Heart Association 2025): 5 × H und 5 × T

- **H**ypovolämie
- **H**ypoxie
- **H**ydrogenanionen (Azidose)
- **H**ypo-/Hyperkaliämie
- **H**ypothermie
- **T**ensionspneumothorax (Spannungspneumothorax)
- **T**amponade, kardial (Herzbeuteltamponade)
- **T**oxine
- **T**hrombose, pulmonale (Lungenarterienembolie [LAE])
- **T**hromboembolie, koronare (ACS)

Reversible Ursachen nach ERC-Leitlinien (European Resuscitation Council 2025): 4 × H und HITS

- **H**ypoxie
- **H**ypovolämie
- **H**ypo-/Hyperkaliämie
- **H**ypothermie
- **H**erzbeuteltamponade
- **I**ntoxikation
- **T**hromboembolisches Ereignis:
  - ACS (➤ Kap. 3.1.1)
  - Fulminante LAE (➤ Kap. 3.1.8)
- **S**pannungspneumothorax

Symptomatik

- Sofort: Pulslosigkeit
- 10–20 Sekunden: Bewusstlosigkeit
- 15–30 Sekunden: Atemstillstand bzw. Schnappatmung
- 60–90 Sekunden: weite, reaktionslose Pupillen

MERKE

- Allein die zentrale Pulslosigkeit entscheidet über den Reanimationsbeginn.
- Das EKG zeigt ausschließlich die Elektrik des Herzens und gibt keinen Aufschluss über den tatsächlichen Auswurf.

Diagnostik

- Reaktion auf Ansprache, Atembewegungen, Pulskontrolle (C-A-B)
- Alle 2 Minuten Rhythmusanalyse für die Entscheidung, auf welchem Schenkel die weitere Therapie stattfindet

Therapie

- Basisreanimation beginnen (s. o.)
- Frühzeitige Atemwegssicherung durch supraglottische Atemwegshilfe (SGA) oder endotracheale Intubation (➤ Kap. 11.4.6)
- Rhythmusanalyse alle 2 min durchführen
- **Defibrillationswürdiger Rhythmus** (Kammerflimmern [VF]/pulslose ventrikuläre Tachykardie [pVT]): Defibrillation
  - Nach dem 2. (AHA) bzw. 3. Schock (ERC) Gabe von 1 mg Adrenalin
  - 300 mg Amiodaron oder 1–1,5 mg/kg KG Lidocain nach der 3. erfolglosen Defibrillation
  - Repetitionsgabe von 150 mg Amiodaron oder 0,5–0,75 mg/kg KG Lidocain nach dem 5. Schock
- **Nicht defibrillationswürdiger Rhythmus:** sofortige Gabe von 1 mg Adrenalin
- Weiteres Vorgehen nach vermuteter Ursache

Nach Rückkehr des Spontankreislaufs (ROSC)

- Vorgehen nach ABCDE-Schema (➤ Kap. 2.2.3)
- Maßnahmen überprüfen wie z. B.:
  - Atemweg noch gesichert?
  - O_2-Flasche noch ausreichend gefüllt?
  - Lungen beidseits belüftet?
  - Zugang noch intakt und gesichert?
  - Infusionsgeschwindigkeit korrekt?
- Patient sedieren, falls Eigenatmung einsetzt: z. B. Midazolam 0,1 mg/kg KG bis max. 10 mg i. v.

- Normoventilation unter Kapnografie: $etCO_2$ 35–40 mmHg
- Blutdruck auf normotensive Werte bringen bzw. halten: Ziel RR > 100 mmHg systolisch
- Körperkerntemperatur (KKT) 32–36 °C halten, nicht aktiv auf Normothermie erwärmen
- Keine präklinische aktive Kühltherapie einleiten
- Kältezittern vermeiden – ggf. Sedierung
- Hyperthermie (KKT > 37,5 °C) vermeiden:
  - Ggf. aktive Kühlung
  - Ggf. Antipyretika, z. B.:
    - Perfalgan® 1 g i. v. als Kurzinfusion
    - Metamizol 1 g i. v. in 100 ml NaCl 0,9 % als Kurzinfusion über 15 min
- Transport in geeignete Klinik (Cardiac Arrest Center), je nach vermuteter Ursache

Es wird empfohlen, eine spezialisierte Klinik anzufahren und die möglicherweise längere Transportzeit in Kauf zu nehmen. Einige Studien konnten zeigen, dass die Überlebensrate bei Patienten, die in eine auf Reanimation spezialisierte Klinik (Cardiac Arrest Center) transportiert wurden, höher war (Wendt et al. 2012).

BESONDERHEITEN

- Eine erfolgreiche Reanimation ist das Ergebnis guter Teamarbeit und das Vermeiden von Chaos: CRM (Crew Ressource Management; ➤ Kap. 16.5), Team Dynamics.
- Von vielen Fachgesellschaften wird empfohlen, einen Teamleiter zu bestimmen, dessen Aufgabe v. a. das Moderieren der Reanimationsmaßnahmen ist. Hier gilt es, auf die Zeit (Zwei-Minuten-Zyklen) zu achten und die zeitgerechte Therapie einzuhalten. Nur wenn jedes Teammitglied sich auf seine ihm zugedachte Aufgabe konzentrieren kann, ist eine strukturierte Reanimation möglich (Team Dynamics).
- Ein weiterer Schwerpunkt ist die Beachtung der reversiblen Ursachen.

9.1.1 Besondere Aspekte der Reanimation

Hypothermie als Ursache des Kreislaufstillstands

- Bei Körperkerntemperaturen unter 30 °C:
  - Maximal 1 mg Adrenalin i.v.
  - Maximal drei Defibrillationsversuche
  - Danach nur BLS (Basismaßnahmen der Reanimation)
- Bei Körperkerntemperaturen zwischen 30 und 35 °C:
  - Medikamentengabe in doppeltem Zeitintervall (Adrenalin alle 6–10 min)
  - Defibrillation normal
  - Bei Erreichen von Körperkerntemperaturen > 35 °C erfolgt das Vorgehen nach ALS-Algorithmus (Advanced Life Support)
  - Transport in Klinik mit der Möglichkeit der kontrollierten Wiedererwärmung (z. B. Herz-Lungen-Maschine oder extrakorporale Membranoxygenierung [ECMO])

Asthma als Ursache des Kreislaufstillstands

- Frühe endotracheale Intubation, da hohe Beatmungsdrücke notwendig sind
- Spannungspneu und/oder Überblähungen der Lunge sind möglich
- ECPR erwägen (lokales Protokoll)
- 2 g Magnesiumsulfat i. v. in 100 ml NaCl 0,9 % als Kurzinfusion über 10–20 min

Trauma als Ursache des Kreislaufstillstands

Reanimationspflichtigen Traumapatienten wurden in den letzten Jahren kaum Überlebenschancen eingeräumt. Dies wird zunehmend kritisch hinterfragt. Ein Kreislaufstillstand infolge eines Traumas weist eine hohe Mortalität auf. Allerdings scheint das neurologische Ergebnis bei Patienten, die erfolgreich reanimiert werden konnten, besser zu sein als bei anderen Ursachen des Kreislaufstillstands.

ACHTUNG

Nach den aktuellen ERC-Leitlinien gelten folgende Grundsätze:

- Wichtig ist bei traumatisch bedingtem Kreislaufstillstand (TCA: Traumatic Cardiac Arrest) sehr schnell die möglichen Ursachen zu behandeln. Bei fehlender Teamressource gilt: die gleichzeitige Behandlung reversibler Ursachen hat Vorrang vor Thoraxkompression.
- Es ist unwahrscheinlich, dass Thoraxkompressionen vor Beseitigung reversibler Ursachen (Hypovolämie, Herzbeuteltamponade, Spannungspneumothorax) so effektiv sind wie bei normovolämischem Kreislaufstillstand. Darüber hinaus können sie das verbleibende Herzzeitvolumen verringern.
- Thoraxkompressionen haben daher eine niedrigere Priorität als die Behandlung reversibler Ursachen.
- Thoraxkompressionen dürfen die Behandlung reversibler Ursachen nicht verzögern.
- Ultraschall zur Identifizierung der reversiblen Ursachen einsetzen.

- Hypovolämie (etwa 48 % der Todesursachen durch Exsanguination):
  - Blutung stoppen
  - Volumengabe
  - Bei nicht stillbaren Blutungen: zeitnaher Transport unter Reanimation
- Hypoxie/Asphyxie (ca. 13 %): Atemwegsmanagement
- Herzbeuteltamponade (etwa 10 %): Perikardioszentese, Clamshell Thorakotomie
- Spannungspneumothorax (etwa 13 % aller traumatischen Kreislaufstillstände): bilaterale Entlastungspunktion mittels Nadeldekompression und anschließender Minithorakostomie mit stumpfer Eröffnung der Pleura; Einlage einer Thoraxdrainage im weiteren Verlauf (ERC-2025); ggf. mit Anlage einer Thoraxdrainage im weiteren Verlauf

Reanimation von Schwangeren

- Frühzeitige Trennung der zwei Patienten: Notsectio in entsprechender Klinik
- Frühzeitige Intubation, da hoher Atemwegsdruck möglich
- Intubation kann schwierig sein (Experte)
- Hohe Aspirationsgefahr
- Reanimation in linkslateraler Position, v. a. im letzten Trimenon:
  - Auch hier Vena-cava-Kompressionssyndrom (➤ Kap. 6.1.2) möglich
  - Patientin kann dazu z. B. auf Spineboard gelagert werden
- Kontinuierliche laterale Uterusverschiebung nach links
- Wenn nach 5 min CPR kein ROSC eingetreten ist: sofortige Sectio erwägen (Experte)

Ertrinken als Ursache des Kreislaufstillstands

- 5 initiale Beatmungen (ERC-Leitlinie 2025)
- Frühzeitige endotracheale Intubation (➤ Kap. 11.4.6)
- Beatmung mit positivem endexspiratorischem Druck (PEEP)
- KKT messen: Hypothermie-Algorithmus bei KKT < 35 °C (➤ Kap. 8.4.1)
- An HWS-Verletzungen denken (nach Sprung ins Wasser)

9.2 Reanimation bei Kindern

- Grundsätzlich unterscheidet sich die Reanimation von Kindern nur in wenigen Punkten vom Standardalgorithmus.
- Auch bei Kindern wird in Zwei-Minuten-Zyklen gearbeitet und nach der jeweiligen Rhythmuskontrolle über die Therapie entschieden.

Ursachen

- Viele Kindernotfälle sind respiratorische Notfälle. Bei Kindern ist eine Reanimation meist die Folge eines respiratorischen Problems.
- Ausnahmen bilden Kinder mit erworbenen Ursachen (Herzerkrankungen, Fehlbildungen usw.).

Symptome

- Zentrale Pulslosigkeit
- Bewusstloses Kind mit Herzfrequenzen < 60/min

Diagnostik

- Wie bei den Erwachsenen entscheidet die Pulsdiagnostik über den Beginn der Reanimation.
- Vorgehen nach ABCDE- bzw. CAB-Schema.
- Alle 2 Minuten Rhythmusanalyse für die Entscheidung, auf welchem Schenkel die weitere Therapie stattfindet.

Therapie

- Basisreanimation mit 5 effektiven Initialbeatmungen (ERC) bzw. Thoraxkompressionen (AHA; C-A-B) beginnen
- Reanimation im Verhältnis 15 Herzdruckmassagen zu 2 Beatmungen; auch hier an möglichst pausenlose Herzdruckmassage denken
- Frühzeitige Atemwegsicherung via SGA oder endotrachealer Intubation (➤ Kap. 11.4.6)
- Rhythmusanalyse alle 2 Minuten durchführen:
  - **Defibrillationswürdiger Rhythmus** (VF/pVT):
    - AHA: Defibrillation mit 2 J/kg KG, danach 4 J/kg KG (bis max. 10 J/kg KG)
    - ERC: 4 J/kg KG (Steigerung bis max. 10 J/kg KG
    - Nach dem 2. (AHA) bzw. 3. Schock (ERC) Gabe von Adrenalin 0,01 mg/kg KG und nach dem 3. Schock Gabe von Amiodaron 5 mg/kg KG oder Lidocain 1 mg/kg KG; nach erfolgloser 5. Defibrillation Repetition von Amiodaron oder Lidocain in gleicher Dosierung
  - **Nicht defibrillationswürdiger Rhythmus:** sofortige Gabe von Adrenalin 0,01 mg/kg KG
- Weiteres Vorgehen nach vermuteter Ursache

Unterschiede zur Erwachsenenreanimation

- 5 initiale Beatmungen zu Beginn – etwa 90 % der Kreislaufstillstände beruhen auf einer respiratorischen Ursache (ERC-Leitlinien 2025)
- Sofortiger Beginn der Thoraxkompression und Verzögerung der beiden Initialbeatmungen um 18 Sekunden (CAB-Vorgehensweise nach AHA-Leitlinien 2025)
- Reanimation im Verhältnis 15:2
- Adrenalin 0,01 mg/kg KG
- Defibrillationsenergie:
  - AHA: 2 J/kg KG für den 1. Schock; danach 4 J/kg KG; ggf. steigern
  - ERC: 4 J/kg KG; ggf. steigern
- Amiodaron 5 mg/kg KG oder Lidocain 1 mg/kg KG bei initialer und repetierender Gabe

BESONDERHEITEN

- Die Entscheidung, ob der Patient nach Erwachsenen-ALS oder als Kind reanimiert wird, wird subjektiv getroffen. Erscheint der Patient augenscheinlich als Kind, gilt das Vorgehen nach Kinderalgorithmus.
- Die Kindheit endet ab dem 12. Lebensjahr. Ab dann wird der Erwachsenenrhythmus angewandt. Brustwachstum (weiblich) und Achselbehaarung (männlich) können als Kriterien für die Adoleszenz zur Entscheidung hilfreich sein.
- Auch hier (gerade bei der Kinderreanimation) entscheidet eine gute Teamarbeit mit fest verteilten Aufgaben über den Erfolg.
- An die Betreuung der Eltern und Angehörigen denken; wenn vorhanden, frühzeitig ein Kriseninterventionsteam hinzuziehen.

9.3 Reanimationsabbruch

Mit einer strukturierten und leitlinienengrechten Reanimation kann vielen Patienten das Leben sinnvoll verlängert werden. Grundsätzlich hat jeder Patient das Recht auf eine professionelle und erfolgreiche Reanimation.

Leider birgt auch jeder Reanimationsversuch die Gefahr, das Leiden zu verlängern. Gerade im Rettungsdienst sind die Gesamtumstände und der Wille des Patienten nicht sofort bekannt. Unter diesen Umständen muss mit der unverzüglichen und leitliniengerechten Reanimation begonnen werden.

Die Entscheidung über das Unterlassen oder den Abbruch der Wiederbelebung stellt für Patienten und Angehörige, aber auch für das Rettungsdienstpersonal ein heikles und belastendes Thema dar, wo es immer auch Grauzonen geben wird.

ACHTUNG

Die Gesamtverantwortung für den Abbruch oder das Unterlassen einer Reanimation liegt beim behandelnden Arzt.

Aspekte für einen Abbruch der Reanimation

- Keine reversiblen Ursachen
- Lange (über 20 Minuten) Asystolie, trotz suffizienter Maßnahmen ohne reversible Ursachen
- Begründete Aussichtslosigkeit, z. B. Vorerkrankungen
- Gültige und relevante Patientenverfügung
- Letztlich sollte die Entscheidung, ob eine Reanimation abgebrochen wird, im gesamten Team diskutiert werden.

9

Aspekte für die Unterlassung einer Reanimation

- Mit dem Leben nicht vereinbare Verletzungen: Enthauptung (Dekapitation)
- Begründete Aspekte der Aussichtslosigkeit:
  - Infauste Prognose bei Vorerkrankungen
  - Leichenstarre, Leichenflecken
- Gültige und relevante Patientenverfügung

Nicht alleinige Kriterien für die Entscheidungsfindung

- Pupillengröße
- Dauer der Reanimation
- Endtidaler Kohlendioxidwert ($etCO_2$)
- Begleiterkrankungen
- Initialer Laktatwert
- Selbstmordversuch

Todesfeststellung

- Wird die Reanimation abgebrochen, sollte der Patient 5 Minuten lang beobachtet werden.
- Der Tod wird nach 5 Minuten festgestellt, wenn folgende Kriterien bestätigt werden:
  - Fehlen des zentralen Pulses
  - Fehlen von Herztönen bei der Auskultation
  - Asystolie im kontinuierlich laufenden EKG
  - Fehlen einer Pulskurve bei Verwendung von invasiver RR-Messung
  - Fehlen einer Kontraktion des Herzmuskels
  - Fehlende Pupillen- bzw. Kornealreflexe

Die Rolle der Angehörigen

Für die Angehörigen ist die Reanimationssituation eine äußerst belastende Situation. Häufig wird die außerklinische Reanimation von Angehörigen begonnen.

- Professionelle Helfer sollten die Bedürfnisse der Angehörigen berücksichtigen.
- Für viele Angehörige ist es belastender, von ihren Angehörigen in dieser möglicherweise letzten Phase des Lebens getrennt zu sein.
- Im Falle eines erfolglosen Reanimationsversuchs kann die Anwesenheit von Angehörigen folgende positive Aspekte beinhalten:
  - Sie trägt zu einer effektiveren Trauerbewältigung bei, da die Realität des Todes nicht verleugnet oder verdrängt werden kann.
  - Angehörige können mit dem Sterbenden sprechen.

  - Angehörige sehen, dass alles, was möglich war, getan wurde (häufig ist die Fantasie schlimmer als die Realität). Das trägt dazu bei, die Situation besser zu verstehen. Dies ist gerade unter den aktuellen Bestrebungen zu transparenten Behandlungsabläufen ein wichtiger Aspekt.
  - Sie können den Verstorbenen berühren und mit ihm sprechen, während der Körper noch warm ist – ein wichtiger Aspekt des Abschiednehmens.
- Die Anwesenheit von Angehörigen birgt allerdings auch potenzielle Nachteile:
  - Die Reanimationsmaßnahmen können weitere seelische Belastungen hervorrufen, insbesondere wenn die Angehörigen nicht ausreichend informiert werden.
  - Angehörige können das Team behindern.
  - Handlungen und Bemerkungen des Teams können Angehörige unbeabsichtigt verletzen.

MERKE

Es sollte in jedem Fall daran gedacht werden, im Bedarfsfall professionelle Hilfe nachzufordern. Dies kann z. B. ein Kriseninterventionsteam sein.

LITERATUR

American Heart Association (AHA). Leitlinien für CPR und kardiovaskuläre Notfallmedizin. 2025. https://cpr.heart.org/-/media/cpr-files/cpr-guidelines-files/highlights/hghlghts_2020eccguidelines_german.pdf (letzter Zugriff: 10.9.2021).

European Resuscitation Council. ERC-Leitlinien. 2025. www.guidelines2021.com (letzter Zugriff: 10.9.2021).

ERC-Reanimationsleitlinien 2025. Notfall + Rettungsmedizin 2021; 24 (4): 271–772. https://link.springer.com/journal/10049/volumes-and-issues/24-4 (letzter Zugriff: 13.9.2021).

Wendt J et al. Choice of hospital after out-of-hospital cardiac arrest – a decision with far-reaching consequences: a study in a large German city. Crit Care 2012; 16: 5. R164.

KAPITEL

10 Pharmakologie

Marten Soltau

10.1 Pharmakologische Grundlagen

10.1.1 Einsatz von Arzneimitteln

Arzneimittel sind chemische Substanzen, die mit einem therapeutischen Ziel verabreicht werden. Der Begriff Pharmakon (Plural Pharmaka) steht als Oberbegriff für Substanzen, die im Körper eine Wirkung hervorrufen.

- **Zulassung von Arzneimitteln:** rechtlich strikt geregelter, mehrjähriger Prozess, basiert auf wissenschaftlichen Studien zunächst im Labor und später an Probanden oder Patienten. Zulassung wird nur für ein umschriebenes Anwendungsgebiet (Indikation) erteilt.
- **Off-Label-Use:** zulassungsüberschreitender Gebrauch, d. h. eine Anwendung, die für den Zweck oder auch die Applikationsform nicht mit den Herstellerinformationen vereinbar ist. Arzneimittelrechtlich geht die volle Gefährdungshaftung auf den Anwender über; sozialversicherungsrechtlich ist der off-label-use nur statthaft, wenn es keine zugelassene Alternative gibt und schwere, v. a. lebensbedrohliche, Krankheitszustände behandelt werden müssen. Der Patient muss zum Zwecke der Einwilligung über den zulassungsüberschreitenden Gebrauch aufgeklärt werden. (Bei bestimmten Altersgruppen, z. B. im Säuglingsalter, existieren oftmals keine Zulassungsstudien, sodass hier oft ein Off-Label-Use praktiziert wird.)
- **Bundesinstitut für Arzneimittel und Medizinprodukte (BfArM):** lässt Medikamente zu, überwacht die Verwendung von Arzneimitteln, den Handel (auch mit Rohstoffen zur Herstellung) und erfasst neue Nebenwirkungen und Zwischenfälle mit Arzneimitteln. Hier werden auch nachträglich auftretende neue Erkenntnisse über Arzneimittelwirkungen und -nebenwirkungen erfasst mit dem Ziel, die Sicherheit von Arzneimitteln weiter zu steigern.
- **Sicherheit im Umgang mit Medikamenten:** Medikamente sollten in geeignete Spritzengrößen mit einer Aufziehkanüle aufgezogen werden. Aufgezogene Medikamente sollten mit dem Wirkstoffnamen und der Konzentration (mg/ml) leserlich beschriftet werden. Verfallsdatum und Lagerungsbedingungen müssen beachtet werden.

10.1.2 Pharmakodynamik

Die Pharmakodynamik beschäftigt sich mit der Wirkung eines Arzneimittels auf den Organismus.

- Pharmakodynamik: Veränderung des Organismus durch das Medikament
- Pharmakokinetik: Veränderung des Medikaments durch den Organismus
- Spezifische Medikamentenwirkung: Wirkung am Rezeptor nach dem Schlüssel-Schloss-Prinzip. Wirkung ist abhängig vom Vorhandensein und der Verteilung von Rezeptoren im Körper, oft nur niedrige Dosen nötig.
- Unspezifische Medikamentenwirkung: Wirkung im ganzen Organismus durch allgemeine physikalische und chemische Eigenschaften des Medikaments. Oft werden für die Wirkung höhere Dosen benötigt. Beispiele:
  - Auslösen einer Azidose durch Intoxikation mit Acetylsalicylsäure durch den sauren pH-Wert des Medikaments
  - Einlagerung von bestimmten Anästhetika in Biomembranen von Zellen durch fettliebende (lipophile) Eigenschaften

Wirkung von Medikamenten an Rezeptoren

Begriffsdefinitionen:

Rezeptor	Molekül (meist Eiweißmolekül), das als Andockstelle für einen Botenstoff dient. Durch die Bindung ändert der Rezeptor seine Form, sodass eine Information an die Zelle weitergegeben wird, die eine Reaktion der Zelle hervorruft.
Ligand	Stoff, der an einen Rezeptor bindet durch chemische Bindungen
Schlüssel-Schloss-Prinzip	Die biochemische Struktur von Rezeptor und Ligand ist so aufeinander abgestimmt, dass eine spezifische Erkennung und Bindung eintreten. Dieses Prinzip gibt es auch bei der Bindung eines Enzyms an einen Ausgangsstoff, der enzymatisch umgewandelt wird.
Affinität	Neigung eines Liganden, an einen Rezeptor zu binden. Hohe Affinität bedeutet hohe Bindungsfreudigkeit. Niedrige Affinität macht eine Bindung von Rezeptor und Ligand weniger wahrscheinlich. Unterschiedliche Medikamente können unterschiedlich affin an einen Rezeptor binden. Beispiel: Naloxon verdrängt durch seine höhere Affinität Opioide von Opioidrezeptoren und hebt daher ihre Wirkung auf.
Agonist	Substanz, die den Rezeptor nach Bindung stimuliert und die rezeptortypische Wirkungskaskade auslöst. Beispiel: Adrenalin an β-Rezeptoren
Antagonist	Substanz, die den Rezeptor nach Bindung blockiert und damit die Folgen einer Rezeptoraktivierung verhindert. Beispiel: Metoprolol als β-Blocker an β-Rezeptoren
Synergist	Verstärkt die Wirkung eines anderen Agonisten Beispiel: Alkohol wirkt u. a. an $GABA_A$-Rezeptoren im Gehirn. Die Gabe von Medikamenten, die ebenfalls an den $GABA_A$-Rezeptor binden (z. B. Benzodiazepine), kann die sedierende Wirkung massiv verstärken.

10

Wirkung und Nebenwirkungen von Medikamenten

- Die **Wirkungsstärke** eines Medikaments hängt davon ab, wie hoch die verabreichte Menge sein muss, um eine effektive Rezeptoraktivierungskaskade in der Zelle auszulösen. Sie ist von der Affinität und der Bioverfügbarkeit abhängig (➤ Kap. 10.1.3). Manchmal lässt sich die Wirkungsstärke nicht mehr durch Dosissteigerung steigern. Dies ist z. B. bei Metamizol der Fall: Dosen über 1.000 mg führen nicht zu einer Steigerung der Wirkung, sondern allenfalls zu einer Zunahme von Nebenwirkungen.
- Die **therapeutische Breite** ist ein Maß für die Toxizität (Giftigkeit) eines Medikaments. Ist sie eng, sind bereits geringste Dosissteigerungen gefährlich für den Patienten. Dies ist z. B. bei dem Reservemedikament Theophyllin gegen schwere Bronchospasmen der Fall, wo auch bei therapeutischen Dosierungen regelmäßig Nebenwirkungen auftreten. Eine hohe therapeutische Breite besitzen z. B. Glukokortikoide wie Prednisolon.
- Eine Gewöhnung an Medikamente **(Toleranzentwicklung)** tritt bei dauerhafter Einnahme in einigen Fällen auf. Mögliche Ursachen:
  - Erhöhte Bildung von Rezeptoren auf der Zelle
    Beispiel: Werden β-Blocker abrupt abgesetzt, können durch die verstärkte Ausstattung der Zellen mit β-Rezeptoren schwere Tachykardien und Blutdruckanstiege resultieren.
  - Herunterregulation der Anzahl von Rezeptoren auf der Zelle
    Beispiel: Chronischer Opioidgebrauch führt zu einer Abnahme der Rezeptoren auf den Zellen, sodass im Verlauf höhere Dosierungen nötig werden.
- Pharmakokinetische Toleranz: verstärkter Abbau eines Medikaments durch Verstärkung der Abbauenzymaktivität
  Beispiel: Barbiturate erhöhen die Aktivität des Enzymkomplexes Cytochrom P450 und verstärken so den Abbau einiger Medikamente.
- Medikamentenspezifische Nebenwirkungen erklären sich häufig durch die Präsenz von Rezeptoren auch an anderer Stelle im Körper als am beabsichtigten Zielorgan. Kenntnisse über die Rezeptorverteilung im Körper erleichtern das Verständnis von Medikamentenwirkung und -nebenwirkungen.
  Beispiel: Müdigkeit nach Applikation eines Antihistaminikums durch Präsenz von Histaminrezeptoren im Gehirn.

10.1.3 Pharmakokinetik

Die Pharmakokinetik fasst alle Prozesse zusammen, die im Körper zur Aufnahme, Verteilung und Elimination eines Medikaments ablaufen.

MERKE

- Pharmakokinetik: Veränderung des Medikaments durch den Organismus
- Pharmakodynamik: Veränderung des Organismus durch das Medikament

Resorption von Medikamenten

- Medikamente können auf unterschiedliche Arten in den Körper aufgenommen werden (➤ Tab. 10.1).
- Die **Bioverfügbarkeit** bezeichnet, wie viel Prozent des verabreichten Medikaments bei einer bestimmten Applikationsart effektiv im systemischen Kreislauf vorhanden sind. Intravenöse Bioverfügbarkeit = 100 %. Nach oraler Gabe tritt ein sog. **First-Pass-Effekt** auf: Bei der ersten Zirkulationsrunde eines Arzneimittels durch die Blutbahn wird ein Teil in der Leber (hepatischer First-Pass-Effekt; tritt häufig auf) und teilweise in der Lunge (pulmonaler First-Pass-Effekt; vorwiegend bei lipophilen Substanzen) abgebaut oder gebunden und dadurch unwirksam.
  Beispiel: Die orale Bioverfügbarkeit von Acetylsalicylsäure (ASS) liegt bei 70 %.
- Manche Medikamente sind an sich inaktiv und werden erst durch körpereigene Stoffwechselvorgänge in aktive Substanzen umgewandelt. Diese Arzneimittel nennt man **Prodrug.**
  Beispiel: Metamizol wird zu 4-N-Methylaminoantipyrin (4-MAA) umgebaut und dadurch erst wirksam. Bereits 15 Minuten nach i. v. Gabe ist Metamizol selbst im Blut nicht mehr nachweisbar, sondern nur noch 4-MAA.

Tab. 10.1 Applikationswege für Medikamente

Applikationsart	Bedeutung	Beispiel
Intravenös (i. v.)	Über die Vene	Urapidil über i. v. Zugang
Oral, per os, peroral (p. o.)	Schlucken eines Medikaments	Tabletten aus der Dauermedikation des Patienten
Rektal	Über den Enddarm	Paracetamolzäpfchen bei Fieber
Transdermal	Über die Haut	Fentanylpflaster bei chronischen Schmerzen
Subkutan (s. c.)	Durch Injektion in das Unterhautfettgewebe	Antithrombosespritzen nach Operation
Sublingual, bukkal	Über die Mundschleimhaut unter der Zunge bzw. der Wangentasche	Nitrolingual® beim akuten Koronarsyndrom (ACS)
Inhalativ	Durch Inhalieren des Medikaments	Salbutamolverneblung beim Bronchospasmus
Intranasal	Über die Nasenschleimhaut	Kokainabusus durch „Schnupfen"
Intramuskulär (i. m.)	Durch Injektion in den Muskel	Adrenalingabe bei Anaphylaxie
Intraossär (i. o.)	Durch Injektion in das Knochenmark	siehe i. v. Gabe

Verteilung von Medikamenten im Körper

- Für die Verteilung von Medikamenten im Körper sind das Blutplasma mit seinen Proteinen, das Gefäßendothel (Zellauskleidung der Blutgefäße), der Intra- und der Extrazellulärraum wichtig.
- Medikamente verteilen sich im Körper in Abhängigkeit von:
  - Bindung an Plasma- oder Gewebeproteine (nur ungebundene Medikamente können hin- und herwandern)
  - Herzzeitvolumen und Organdurchblutung
  - Konzentrationsunterschiede der Medikamente in Gewebe und Blut
  - Molekülgröße und Membrandurchlässigkeit
  - pH-Wert von Medikament und Umgebung
  - Hydrophilie = wasserliebende Eigenschaft von Stoffen
  - Lipophilie = fettliebende Eigenschaft von Stoffen
  - Vorhandensein spezifischer Transporter
- Medikamente können durch passive Diffusion, erleichterte Diffusion durch Poren in der Zellmembran, aktiven Transport und Endozytose (Aufnahme in die Zelle durch Einstülpen der Zellmembran) über Barrieren und Membranen hinwegwandern.
- Fettlösliche Medikamente können längere Zeit in fettreichem Gewebe wie dem Nervensystem oder dem peripheren Fettgewebe gespeichert und von dort langsam abgegeben werden, daher ist eine verlängerte Wirkung möglich.

Elimination von Medikamenten aus dem Körper – Abbau und Ausscheidung

- Zentrale Organe der Arzneimittelelimination sind Leber und Niere.
- Medikamente können nach metabolischer Umwandlung **(Biotransformation)** oder unverändert ausgeschieden werden.
- **Entgiftungsfunktion der Leber:** Der Entgiftungsprozess in der Leber geschieht durch Biotransformation und ist meist wenig spezifisch für bestimmte Medikamente. Ziel ist die Steigerung der Wasserlöslichkeit. Die Leber gibt ihre Abbauprodukte schließlich über die Gallenwege in den Darm zur Ausscheidung oder in wasserlöslicher Form über das Blut an die Niere zur weiteren Ausscheidung ab.
- **Phase-I-Reaktion:** erster Schritt der Löslichkeitssteigerung, wird von besonderen Enzymen durchgeführt, z. B. Cytochrome P450 (CYP); wichtigster Vertreter ist CYP3A4. Diese Enzyme können durch Medikamente vermehrt gebildet oder wirkungsstärker oder -schwächer gemacht werden. Hierdurch erklären sich viele Arzneimittelwechselwirkungen.
- **Phase-II-Reaktion:** Anheftung von z. B. schwefelhaltigen Molekülen mit dem Ziel, Medikamente zu inaktivieren und noch wasserlöslicher zu machen.
- **Entgiftungsfunktion der Niere:** Wasserlösliche Stoffe können von der Niere filtriert und ausgeschieden werden. Eine zusätzliche Sekretion in

den Nierentubuli ist ebenfalls möglich. Lipophile Stoffe werden fast gar nicht über die Niere ausgeschieden.
- **Halbwertszeit:** Zeit, nach der die Konzentration einer Substanz auf die Hälfte reduziert ist
  Plasmahalbwertszeit: Halbwertszeit in Bezug auf die Plasmakonzentration
  Eliminationshalbwertszeit: Halbwertszeit in Bezug auf die globale Elimination aus dem Körper
  Man geht davon aus, dass ein Medikament nach etwa 4–5 Halbwertszeiten vollständig eliminiert ist – sofern pro Zeiteinheit immer der gleiche **Anteil** der Ausgangskonzentration abgebaut wird (Kinetik 1. Ordnung). Wird pro Zeiteinheit immer die gleiche **Menge** eines Stoffes abgebaut (selten; z. B. beim Abbau von Ethanol), eignet sich die Halbwertszeit nicht zur Vorhersage des Wirkungsendes (Kinetik 0. Ordnung).
- **Clearance:** Fähigkeit des Körpers, einen Stoff auszuscheiden; kann bei Leber- oder Nierenschäden vermindert sein
- **Giftung:** Durch die Verstoffwechselung eines Medikaments entstehen giftige Stoffe.
  Beispiel: Aus Paracetamol entstehen bei der Elimination in der Leber toxische Zwischenprodukte, die für die leberschädigende Wirkung des Medikaments verantwortlich sind. Sie werden nach ihrer Entstehung entgiftet und ausgeschieden.

10.1.4 Inkompatibilität von Medikamenten

- Abhängig von den physikalischen und chemischen Eigenschaften zweier Medikamente (➤ Tab. 10.2).
- Kann die Wirkung aufheben, möglich ist auch sichtbares Ausflocken mit der Gefahr mechanischer Komplikationen nach Injektion.
- Die häufigsten Ursachen sind weit auseinanderliegende pH-Werte zweier Arzneimittel, chemische Reaktionen zwischen Bestandteilen des Arznei-

Tab. 10.2 Relevante Inkompatibilitäten

Medikament	Ursache für Inkompatibilität	Ist inkompatibel mit:
Adrenalin	Saurer pH-Wert	alkalischen Medikamenten
Amiodaron	Lipophil	den meisten anderen Medikamenten, kann Kunststoff aus bestimmten Infusionssystemen herauslösen
ASS	Saurer pH-Wert	alkalischen Medikamenten
Atropin	Saurer pH-Wert	alkalischen Medikamenten
Furosemid	Alkalischer pH-Wert	sauren Medikamenten
Glukoselösung 20 %	Saurer pH-Wert	alkalischen Medikamenten
Midazolam	Saurer pH-Wert	alkalischen Medikamenten, Propofol
Propofol	Fettemulsion	wässrigen Lösungen, Morphin

mittels und zu hohe Konzentration mit Überschreitung der Lösungskapazität eines Lösungsmittels.
- Inkompatibilität kann auch weitere Bestandteile wie Stabilisatoren, Konservierungsmittel und wirkungsverstärkende Zusatzstoffe betreffen.

10.2 Medikamente des Pyramidenprozesses

10.2.1 Medikamente bei Störungen des Herz-Kreislauf-Systems

Katecholaminrezeptoren

Die Kenntnis der Verteilung und Funktion der Katecholaminrezeptoren erleichtert das Lernen der Wirkstoffe, die an diese Rezeptoren binden.
- **α_1-Adrenorezeptoren:** postsynaptisch, in den Blutgefäßen im ganzen Körper (Gehirn und Herz nur vereinzelt; nicht an den Koronararterien), vermitteln Vasokonstriktion und dadurch Anstieg des Blutdrucks durch Erhöhung des peripheren Widerstands. Klassischer α_1-Agonist ist Noradrenalin.
- **α_2-Adrenorezeptoren:** vorwiegend präsynaptisch im ZNS, hier auch größte pharmakologische Bedeutung: Aktivierung der ZNS-Rezeptoren erzeugt dämpfende Wirkung auf den Sympathikus. Klassischer α_2-Agonist ist Clonidin.
- **β_1-Adrenorezeptoren:** postsynaptisch, v. a. am Herzen; Aktivierung führt zu Steigerung der Herzfrequenz (positive Chronotropie), der Herzkraft (positive Inotropie), der Erregungsleitung (positive Dromotropie), der myokardialen Erregbarkeit (positive Bathmotropie), schnellerer Myokardentspannung (positive Lusitropie). Typischer β_1-Agonist ist Adrenalin.
- **β_2-Adrenorezeptoren:** postsynaptisch in der glatten Muskulatur; u. a. in den Blutgefäßen, hier Vermittlung von Vasodilatation durch Entspannung der glatten Gefäßmuskulatur. Kommen auch u. a. in der glatten Muskulatur von Uterus und Bronchien vor. In den Bronchien wirkt die β_2-vermittelte Entspannung der glatten Muskulatur einer Verkrampfung der Bronchien im Rahmen von Bronchospasmen entgegen. β_2-Sympathomimetika wie Salbutamol sind klassische β_2-Agonisten.
- Katecholamine und andere Adrenorezeptoragonisten und -antagonisten wirken konzentrationsabhängig semiselektiv an den Adrenorezeptoren. **Beispiel:** Adrenalinbolus bewirkt durch hohe lokale Konzentration auch eine Vasokonstriktion an den peripheren Gefäßen über Aktivierung von α_1-Adrenorezeptoren.

Adrenalin

- Bindet bevorzugt an β-Adrenorezeptoren, in hohen Konzentrationen auch an α-Adrenorezeptoren
- **Präklinische Anwendung:** Reanimation, Anaphylaxie, inhalativ bei Schwellung der oberen Atemwege
- **Wirkung:** vgl. Katecholaminrezeptoren. Lokale Anwendung: abschwellende Wirkung durch Vasokonstriktion, z. B. bei Atemwegsschwellung
- **Nebenwirkungen:**
  - Potenziell letale Herzrhythmusstörungen durch arrhythmogenes Potenzial
  - Maligne hypertensive Entgleisung bei unangepasster, zu hoher Dosierung und Bolusgaben
  - Angina-pectoris-Beschwerden durch Tachykardie und Erhöhung des myokardialen Sauerstoffverbrauchs
- Eliminationshalbwertszeit 1–3 min, Wirkdauer ebenfalls wenige Minuten, daher kontinuierliche Gabe über einen Perfusor nötig, wenn Dauertherapie erforderlich; Einheit μg/min oder μg/kg/min
  1 μg/min → vorwiegend β-Adrenorezeptorwirkung; > 10 μg/min → vorwiegend α-Adrenorezeptorwirkung
- **Ausnahmen:** 1 mg Adrenalin im Rahmen der Reanimation i. v. oder i. o.; bewirkt hier eine Verbesserung des koronaren Blutflusses; 0,3–0,5 mg Adrenalin i. m. bei höhergradiger Anaphylaxie, hier höhere therapeutische Breite durch langsamere Freisetzung aus dem Muskel gegenüber der i. v. Applikation. Bewirkt durch Vasokonstriktion eine Erhöhung des mittleren arteriellen Blutdrucks (MAD) und wirkt der negativ inotropen Wirkung von Entzündungsmediatoren entgegen.

Urapidil

- Antihypertensivum, selektiver α_1-Antagonist im peripheren Gewebe, zusätzlich Stimulation zentraler Serotoninrezeptoren (5-HT1A-Rezeptor) im Hirnstamm
- **Präklinische Anwendung:** hypertensiver Notfall
- **Wirkung:** Senkung des Blutdrucks durch periphere Vasodilatation; Senkung des Sympathikotonus über zentralnervöse 5-HT-$_{1A}$-Rezeptoren, daher bleibt eine Reflextachykardie aus, die für α_1-Antagonisten typisch ist; **keine** Beeinflussung der zerebralen Autoregulation, wie dies bei anderen Vasodilatatoren der Fall ist, daher auch kein Anstieg des intrakraniellen Drucks

MERKE

Ursache der sonst üblichen Reflextachykardie bei α_1-Blockade: durch Vasodilatation Abnahme des MAD, dies wird an Barorezeptoren registriert; reflektorisch Anstieg der Herzfrequenz bei nun relativem Volumenmangel, um das Herzzeitvolumen (HZV) konstant zu halten.

- **Nebenwirkungen:**
  - Überschießende Blutdrucksenkung (insbesondere bei Hypovolämie, großen Bolusgaben oder Kombination mit anderen Antihypertensiva)
  - Schwindel
  - Kopfschmerzen
  - Wirkverstärkung durch Alkohol
- Metabolisierung über die Leber, Ausscheidung vorwiegend über die Niere; Plasmahalbwertszeit bei Leber- und Nierengesunden etwa 2,5 Stunden
- Wirkeintritt innerhalb von 5 Minuten nach i. v. Gabe, daher muss ausreichend Zeit bis zur Kontroll-RR-Messung verstreichen

Atropin

- Parasympatholytikum: Antagonist an muskarinergen Acetylcholinrezeptoren; hemmt den Parasympathikus, sodass die Wirkung des Sympathikus begünstigt wird; Wirkung und Nebenwirkung erklären sich durch das Vorkommen von muskarinergen Acetylcholinrezeptoren im Körper.
- **Präklinische Anwendung:** bedrohliche Bradykardie (Dosis 0,5 mg, max. 3 mg) und Vergiftung mit Alkylphosphaten (Dosis 2–5 mg alle 10–15 min bis Wirkeintritt)
- **Wirkung:** Herz: hemmt den Parasympathikuseinfluss am Sinus- und AV-Knoten → Steigerung der Herzfrequenz und AV-Überleitung; Parasympathikus hat keinen Einfluss auf die Inotropie, daher keine Inotropieverbesserung; keine Wirkung auf Kammerersatzrhythmus bei AV-Block°III.
- **Nebenwirkungen (auch Zeichen einer Intoxikation):**
  - Herz: nach i. v. Gabe anfänglich Reflexbradykardie möglich, mutmaßlich durch zunächst präsynaptische Acetylcholinrezeptorblockade, die die Ausschüttung von Acetylcholin (ACh) begünstigt (gehemmte Hemmung der ACh-Ausschüttung); des Weiteren überschießende Tachykardie möglich
  - Auge: Sehstörungen, Lichtscheu, Mydriasis, bei Patienten mit Glaukom Glaukomanfall möglich
  - Drüsen: Mundtrockenheit, Verminderung des Tränenflusses, Hemmung der bronchialen Sekretion, Hemmung der Schweißsekretion (daher Anstieg der Körpertemperatur möglich)
  - Harnwege: Harnverhalt, v. a. bei Prostatavergrößerung
  - Magen-Darm-Trakt: Verminderung der Muskeltätigkeit des Magen-Darm-Trakts (Peristaltik) bis hin zum paralytischen Ileus
  - ZNS: bei Intoxikation zentrales anticholinerges Syndrom
  - Nebenwirkungen bei Dosierungen von 0,5–1 mg beschränken sich vorwiegend auf sehr seltene leichte Reflexbradykardien, Tachykardien, Mund-/Hauttrockenheit und leichte Sehstörungen
- **Kontraindikationen** bei bedrohlicher Bradykardie und Vergiftung mit Alkylphosphaten nur relativ und im Einzelfall irrelevant; prinzipiell: bekanntes Glaukom, bekannte Prostatavergrößerung, Ileus, Schwangerschaft, Erkrankungen, bei denen eine Tachykardie gefährlich ist (z. B. koronare Herzkrankheit [KHK]).
- Plasmahalbwertszeit 2–3 Stunden, Wirkdauer 30–60 Minuten.

Amiodaron

- Antiarrhythmikum, Klasse-III-Antiarrhythmikum, wirkt v. a. über eine Blockade von kardialen K^+-Kanälen, die an der Repolarisation beteiligt sind, bewirkt daher eine Verlängerung der Repolarisation = QT-Zeit im EKG; zusätzlich α- und β-blockierende und kalziumantagonistische Wirkung.
- **Präklinische Anwendung:** Reanimation, tachykarde Herzrhythmusstörungen
- **Wirkung:** senkt die Herzfrequenz, hat im Gegensatz zu β-Blockern keine negativ inotrope Wirkung, steigert die Herzkraft sogar minimal durch Erhöhung der intrazellulären Kalziumkonzentration.
- **Nebenwirkungen:**
  - Enthält etwa 40 % Jod, daher Auslösung einer thyreotoxischen Krise bei Hyperthyreose möglich
  - Torsade-de-pointes-Tachykardie, insbesondere bei vorher bereits verlängerter QT-Zeit
  - Viele Medikamenteninteraktionen durch hepatische Verstoffwechselung
  - Bradykardie durch β-Blockade, Hypotonie durch α-Blockade (vor allem bei zu schneller i. v. Injektion; Risiko kann durch Gabe als Kurzinfusion reduziert werden)
  - Bei Langzeitanwendung Ablagerung in Geweben möglich (z. B. Augen, Haut, Lunge)
  - Erhöhung der Leberwerte durch hepatischen Abbau
- Wirkmaximum wird 15 min nach i. v. Applikation erreicht, sollte als Kurzinfusion in Glukoselösung 5 % appliziert werden.
- Lange Halbwertszeit (20–100 Tage, individuell sehr unterschiedlich).

Furosemid

- Diuretikum: Schleifendiuretikum, das in der Niere an der Henle-Schleife die Wiederaufnahme von Natrium, Kalium und Chlorid hemmt; dadurch verstärkte Ausscheidung; durch hohe Natriumausscheidung wird Wasser vermehrt mit ausgeschieden. Zudem vermehrte Ausscheidung von Magnesium und Kalzium. Stärkstes bekanntes Diuretikum
- **Präklinische Anwendung:** kardiales Lungenödem
- **Wirkung:** Entwässerung durch o. g. Mechanismus. Zudem zügig nach i. v. Gabe zeitlich begrenzte Vasodilatation von Venen, vermutlich durch vermehrte Prostaglandinfreisetzung, daher Senkung der Vorlast
- **Nebenwirkungen:**
  - Hypovolämie
  - Elektrolytentgleisungen (vor allem Hypokaliämie), die u. a. Herzrhythmusstörungen hervorrufen können
  - Nieren- und Hörschädigung
  - Hyperglykämie

Nitrate

- Vasodilatatoren: erweitern Blutgefäße, indem aus ihren Metaboliten oder dem Arzneistoff selbst NO (Stickstoffmonoxid) enzymatisch freigesetzt wird. NO ist einer der stärksten Vasodilatatoren des Körpers; präklinisch wird Glyceroltrinitrat („Nitrospray") angewendet.
- **Wirkung:** Vasodilatation venös > arteriell; in den Venen kommen NO-freisetzende Enzyme am häufigsten vor → Senkung der Vorlast durch venöses Pooling; bei höheren Dosierungen auch Senkung der Nachlast durch NO-Freisetzung auch in den Arterien des Körpers und in den Koronararterien.
- **Folgen der Vorlastsenkung:** über den Frank-Starling-Mechanismus Beeinflussung (Senkung) des Schlagvolumens und damit des HZV, dadurch auch Senkung des Blutdrucks; durch Weitstellung der Lungengefäße Abnahme des Drucks im Pulmonalkreislauf und Entlastung des linken Ventrikels bei Linksherzinsuffizienz; der Ausbildung oder Verschlimmerung eines Lungenödems wird durch Druckabnahme in den Gefäßen entgegengewirkt.
- **Folgen der Nachlastsenkung:** Abnahme des peripheren Widerstands und somit Blutdrucksenkung; Weitstellung der Koronararterien mit Verbesserung der Koronardurchblutung.
- **Wirkung auf den myokardialen Sauerstoffverbrauch:** insgesamt Besserung der myokardialen Sauerstoffbilanz durch Durchblutungsverbesserung und weniger O_2-Verbrauch (abnehmende Muskelarbeit der Herzmuskelzellen aufgrund des reduzierten Schlagvolumens).
- **Nebenwirkungen:**
  - Kopfschmerzen durch zerebrale Vasodilatation, kann den intrakraniellen Druck (ICP) steigern
  - Flush: kurzzeitige Hautrötung durch Vasodilatation
  - Überschießende Hypotonie bis hin zum Kreislaufstillstand, insbesondere bei akuter Rechtsherzinsuffizienz (z. B. bei rechtsventrikulärem Herzinfarkt) oder Einnahme anderer Vorlastsenker wie Phosphodiesterase-5-Hemmer (PDE-5-Hemmer; z. B. potenzsteigernde Mittel) sowie bei Patienten mit Schock
  - Reflextachykardie, v. a. bei höheren Dosierungen bzw. bei nitratbedingter Hypotonie als Kompensation des Körpers (dann evtl. Zunahme von Angina-pectoris-Beschwerden möglich!)
  - Toleranzentwicklung bei Dauereinnahme oder häufiger Verwendung eines Bedarfssprays
- **Anwendungshinweise:**
  - Dosierung: 0,4 mg = 1 Hub nach Ausschluss von Kontraindikationen (Schock, PDE-5-Hemmer-Einnahme, rechtsventrikuläres Pumpversagen, z. B. beim Hinterwandinfarkt mit rechtsventrikulärer Beteiligung).
  - Engmaschige Überwachung der Zirkulation und des Blutdrucks erforderlich, ggf. weitere 1–3 Hübe bei unzureichender Wirkung; ein langsames Titrieren der Gesamtdosis kann das Risiko verheerender Komplikationen reduzieren.

Nitrendipin

- Antihypertensivum: Kalziumantagonist der Dihydropyridingruppe, gefäßselektiv; hemmt Kalziumkanäle in der glatten Gefäßmuskulatur der Arteriolen und senkt so den Gefäßtonus → Abnahme des peripheren Widerstands
- **Wirkung:** durch o. g. Wirkmechanismus Blutdrucksenkung ohne direkte Wirkung am Herzen
- **Nebenwirkungen:**
  - Kann im Gegensatz zu Urapidil Reflextachykardien auslösen, da der Körper den Blutdruckabfall mit einer Steigerung des Sympathikotonus beantwortet; im Gegensatz zu Urapidil keine zentralnervöse Hemmung des Sympathikus
  - Angina-pectoris-Beschwerden durch Reflextachykardie
  - Kopfschmerzen durch Vasodilatation
  - Flush durch Vasodilatation

10.2.2 Analgetika und Sedativa

Analgetika werden eingeteilt in Opiode und Nicht-Opioide. Die Nicht-Opioide wiederum beinhalten saure Analgetika (Non-Steroidal Anti-Inflammatory Drugs = NSAID oder nichtsteroidale Antirheumatika = NSAR) und nichtsaure Analgetika.

Opioidrezeptoren

- Kommen im zentralen und peripheren Nervensystem vor.
- Werden durch körpereigene Opioidrezeptoragonisten aktiviert, z. B. β-Endorphin, die zur körpereigenen Schmerzhemmung beitragen.
- Mehrere Rezeptortypen bekannt, die pharmakologisch am wichtigsten sind:
  - μ-Rezeptoren (Mü-Rezeptor): für die analgetische (μ_1-Rezeptor) und atemdepressive sowie euphorisierende Opiatwirkung verantwortlich (μ_2-Rezeptor); Miosis durch μ_1-Rezeptoraktivierung
  - κ-Rezeptoren (Kappa-Rezeptor): verursachen bei Aktivierung eine schwächere analgetische Wirkung, vor allem auf Rückenmarkebene, und eine stärkere sedierende Wirkung
- Die besondere klinische Wirkweise hängt von der Rezeptorpräferenz eines Opioidanalgetikums sowie von der Wirkstärke ab. Opioide beeinflussen die Schmerzwahrnehmung, die Schmerzbewertung und die vegetativen Reaktionen auf Schmerzen sowohl auf Ebene des Gehirns, des Rückenmarks und auf Ebene peripherer Nerven.
- Eine Miosis „nach Lehrbuch“ liegt auch bei Opiatintoxikationen nicht immer vor, sodass normale oder weite Pupillen eine Opiatintoxikation nicht ausschließen.

- Opioidanalgetika haben unterschiedliche Wirkstärken und werden gegen starke Schmerzen oder auch als Bestandteil einer Narkose eingesetzt; sie sind gegen die meisten starken Schmerzen gut wirksam, außer gegen Kopfschmerzen.

Morphin

- Opioidanalgetikum: bindet vorwiegend an μ-Rezeptoren
- **Wirkung:**
  - Analgesie mit nur wenig sedierender Komponente, Wirkdauer 4–6 Stunden
  - Hemmung des Sympathikotonus, dadurch stresshemmende Wirkung, wird teils als euphorisierend beschrieben
  - Venöse Vasodilatation, dadurch Vorlastsenkung; begrenzt auch arterielle Vasodilatation, auch an den Koronararterien
  - Hemmung des Hustenreizes
  - Zentrale Dämpfung des Atemantriebs durch Verschiebung des CO_2-Schwellenwerts, ab dem ein Atemreiz erzeugt wird; dadurch bei Atemnot Reduktion schneller und flacher Atmung (unökonomisch, verbraucht viel Sauerstoff), Förderung von tieferen und langsameren Atemzügen; Atemnot wird vom Patienten weniger wahrgenommen
- **Nebenwirkungen:**
  - Bradypnoe bis hin zur Apnoe
  - Histaminfreisetzung → Juckreiz möglich
  - Anstieg oder Abfall der Herzfrequenz
  - Blutdruckabfall
  - Übelkeit und Erbrechen, vermutlich durch unspezifische Arzneimittelwirkung in der Area postrema („Brechzentrum“ des Hirnstamms)
  - Verstopfungen bis hin zum Ileus, Erschlaffung der Gallengangsmuskulatur
  - Harnverhalt
  - Zerebrale Ausfallerscheinungen bis hin zu Halluzinationen

ACHTUNG

Bei Niereninsuffizienz Verlängerung der Wirkdauer, da Morphin renal ausgeschieden wird; Morphin wird erbgutveränderndes Potenzial zugeschrieben.

- **Fentanyl** weist eine 100-fach stärkere analgetische Potenz auf als Morphin, die Wirkdauer ist mit 20–30 min deutlich kürzer als die von Morphin, der Wirkeintritt rascher und die Sedierung geringer. Daher eignet sich Fentanyl sehr gut zur Analgesie abseits der cardialen Notfälle als Analgetikum, z. B. auch als Alternative zu Esketamin im Falle von Kontraindikationen.
- **Sufentanil** ist nur für die Narkose oder als Monoanästhetikum für beatmete Patienten zugelassen. Eine Zulassung für die Analgesie im Rahmen der Intensiv- oder Notfalltherapie besteht nicht. Deshalb ist bei bestehender Alternative (Fentanyl) die Nutzung zur Analgesie unzulässig.

- **Piritramid** ist ebenso wie Morphin für stärkere und stärkste Schmerzen zugelassen, die Wirkstärke im Vergleich zu Morphin entspricht 0,7, d. h. eine Ampulle Piritramid mit 15 mg/2 ml weist dieselbe analgetische Potenz auf wie eine Ampulle Morphin mit 10 mg/2 ml. Allerdings ist die sedierende Wirkung stärker als bei Morphin und der Wirkeintritt langsamer, die Wirkdauer mit 6–8 Stunden länger.
- **Nalbuphin** nimmt als Opioid eine Sonderstellung ein. Einerseits unterliegt es nicht dem BtmG, so dass der Dokumentations- und Aufbewahrungsaufwand geringer ist. Die Wirkstärke entspricht je nach Studie 0,5–1,2 von Morphin. Der Wirkeintritt ist mit 2–3min kurz, die Wirkdauer beträgt 3–6 Stunden. Besonders ist, dass Nalbuphin, am κ-Rezeptor agonistisch und am μ-Rezeptor teilantagonistisch wirkt. Das führt dazu, dass Nebenwirkungen wie Atemdepression sehr selten auftreten, wobei jedoch eine ergänzende Therapie mit μ-agonistischen Opioiden wie Morphin oder Fentanyl, z. B. bei einer erforderlichen Narkose im Krankenhaus, ausgeschlossen ist. Insofern ist die Nutzung im Rettungsdienst in jedem Einzelfall kritisch abzuwägen.

Naloxon

- Hebt die Wirkung von Opioiden an allen Opioidrezeptoren wieder auf durch viel höhere Rezeptoraffinität und Verdrängen des Opioids.
- Kürzere Wirkdauer als die meisten Opioide, daher können nach Abklingen der Naloxonwirkung erneut Intoxikationssymptome auftreten (**cave:** verspätete Atemdepression).
- Kann v. a. bei zu hoher Dosierung Entzugssymptome und Schmerzen auslösen, auch durch Antagonisierung der Wirkung körpereigener Opioidrezeptoragonisten.
- Kann auch intranasal oder intramuskulär verabreicht werden, dann höhere Dosierung erforderlich als bei i. v. Gabe.

Ketamin

- Stark wirksames Analgetikum und Anästhetikum in einem: löst dissoziative Analgesie/Anästhesie aus = der Patient fühlt die somatische Komponente eines Schmerzreizes, der Schmerzreiz wird jedoch im Gehirn nicht als Schmerz wahrgenommen, sondern auf andere Gebiete „umgeleitet"; daher Veränderung der Bewertung von Schmerzen als solche.
- Halluzinogen, ähnelt chemisch LSD.
- Hauptwirkort: hemmt u. a. NMDA-Rezeptoren (N-Methyl-D-Aspartat) im Gehirn, greift in die Kommunikation zwischen Thalamus und Großhirnrinde ein, in der Großhirnrinde auch bei höheren Dosierungen kaum Hemmung der Aktivität im Gegensatz zu klassischen Anästhetika; daher keine Narkose im klassischen Sinne durch Ketamin.

- Ketamin liegt als Gemisch zweier Formen vor: R(–)-Ketamin und S(+)-Ketamin; letzteres ist wesentlich wirksamer; daher wird heutzutage in der Regel S(+)-Ketamin in Reinform verwendet (= Esketamin; hier benötigt man die Hälfte der klassischen Ketamindosis für die gleiche Wirkung).
- **Wirkung:**
  - Auch in niedriger Dosis hohe analgetische Wirkung
  - Anterograde Amnesie
  - Besitzt quasihypnotische Wirkung durch Modulation der Zwischenhirn- und Großhirnrindenkommunikation
  - Stimulation des limbischen Systems, dadurch Auslösung von Halluzinationen und traumartigen Wahrnehmungen (für beides in der Regel Amnesie)
  - Keine Wirkung auf den zentralen Atemantrieb
  - Zentrale Sympathikusstimulation und Hemmung der Wiederaufnahme von Katecholaminen an Synapsen (dadurch Wirkverlängerung und -steigerung)
- **Nebenwirkungen:**
  - Halluzinationen mit albtraumartigem Charakter (hierfür besteht in der Regel eine Amnesie)
  - Amnesie
  - Vegetative Entgleisungen durch Sympathikusstimulation (Tachykardie, Hypertonie)
  - Ketamin wurde traditionell eine hirndrucksteigernde Wirkung nachgesagt. Diese Aussage ist nach neueren Untersuchungen nicht haltbar (Peltoniemi et al. 2016). Ketamin gilt aktuell sogar als hirndrucksenkend.

Metamizol

- Nicht-Opioidanalgetikum, nicht sauer.
- Wirkmechanismus nicht genau geklärt; Prodrug, wird im Körper kurz nach Applikation in den wirksamen Metaboliten 4-MAA (4-N-Methylaminoantipyrin) umgewandelt. Wirkung scheint nach aktuellem Wissensstand auf Hemmung von Cyclooxygenasen (dadurch Hemmung der Prostaglandinsynthese), Aktivierung von Kaliumkanälen und auf gesteigerter Wirkung körpereigener Opioide zu beruhen.
- **Wirkung:** fiebersenkend, stärkstes Nicht-Opioidanalgetikum, spasmolytische Wirkung
- **Nebenwirkungen:**
  - Insgesamt seltener als bei anderen Nicht-Opioidanalgetika
  - Schwitzen
  - Blutdruckabfall, kann lebensbedrohliche Ausmaße annehmen; tritt v. a. nach zu schneller i. v. Gabe oder i. v. Gabe des puren Medikaments auf; Ursache: Hemmung des Gefäßmuskeltonus; Letalität 25 %; kann durch langsame Injektionsgeschwindigkeit und Gabe als Kurzinfusion verhindert werden

- Blutbildveränderungen bis hin zur Agranulozytose = Fehlen aller neutrophilen Granulozyten (Großteil der Leukozyten); extrem seltene, aber gefährliche Nebenwirkung
- Allergien gegen Metamizol sind nicht selten, daher Auslösen einer anaphylaktischen Reaktion möglich
- Hemmt die Thrombozytenaggregationshemmung von ASS, daher verminderte ASS-Wirkung
- Es gibt keine Hinweise, dass eine Dosissteigerung eine Steigerung der analgetischen Wirkung zur Folge hat; in Studien keine Unterschiede in der Schmerzreduktion zwischen 500, 1.000 und 2.000 mg Metamizol pro Einzeldosis (Hearn et al. 2016); Tageshöchstdosis 4 g/Tag; ab 1.000 mg vermehrt Nebenwirkungen, v. a. Hypotonien.
- Eine Analgesie nach i. v. Metamizolgabe setzt erst nach etwa 30 Minuten ein, daher Kurzinfusion sinnvoller als Zugabe in eine laufende Infusion.
- Sollte nicht pur injiziert werden aufgrund des Hypotonierisikos; ausreichend sicher ist die Gabe als Kurzinfusion.
- Verursacht im Gegensatz zu Paracetamol und Ibuprofen keine Nierenschädigung, steigert nicht das Risiko von Magen-Darm-Ulzera oder gastrointestinalen Blutungen.

Butylscopolamin

- Spasmolytikum, kein Analgetikum, bekämpft die Ursache von Kolikschmerzen, die durch Verkrampfungen der glatten Muskulatur von Hohlorganen entstehen
- **Wirkung:** Hemmung von Acetylcholinrezeptoren an glatten Muskelzellen, daher Entspannung der glatten Muskulatur, z. B. am Darm und an den Gallenwegen
- **Nebenwirkungen:** vgl. Atropin (➤ Kap. 10.2.1)
  - Blutdruckabfälle
  - Sehstörungen
  - Schwindel
  - Flush nach Injektion
  - Mundtrockenheit, verminderte Schweißsekretion
  - Harnverhalt

Ibuprofen

- Nicht-Opioidanalgetikum, sauer, klassischer Vertreter der NSAR.
- **Wirkung:** hemmt die Cyclooxygenasen 1 und 2 (COX1 und COX2), die an der Entstehung von Entzündungsmediatoren wie Prostaglandinen beteiligt sind. Dadurch analgetische, fiebersenkende und antientzündliche Wirkung.

- **Nebenwirkungen:**
  - Hemmung der Schleimbildung im Magen, daher erhöhtes Risiko für Magen-Darm-Ulzera und gastrointestinale Blutungen (durch COX1-Hemmung).
  - Schädigung der Niere, da Prostaglandine für die Nierenfunktion wichtig sind.
  - Erhöht das Risiko für kardiovaskuläre Ereignisse (durch COX2-Hemmung).
  - Kaum Wirkung auf die Thrombozytenfunktion, daher kein klinisch relevanter Einfluss auf die Blutgerinnung.

Paracetamol

- Nicht-Opioidanalgetikum, nicht sauer.
- Schwache analgetische Wirkung, gute fiebersenkende Wirkung.
- Analgetischer Effekt beruht vermutlich durch Beeinflussung des körpereigenen Cannabinoid- und des Serotoninsystems im zentralen Nervensystem.
- Fiebersenkender Effekt beruht auf einer Hemmung einer zerebralen Cyclooxygenase, sodass im ZNS weniger Prostaglandine gebildet werden und im Hypothalamus der Zielwert für die Körperkerntemperatur wieder auf normotherme Werte reduziert wird.
- **Nebenwirkungen:**
  - Leberschädigung durch intrazelluläre Ablagerung giftiger Moleküle, wenn die metabolische Kapazität der Leberzellen beim Paracetamolabbau überschritten wird; häufigste Ursache für Lebertransplantationen im Kindesalter
  - Nierenschädigung durch Hemmung der Prostaglandinsynthese, wichtige Ursache für die sog. Analgetikanephropathie (schmerzmittelinduzierte Nierenschädigung)
- Ist **absolut kontraindiziert** bei bekannter Leberschädigung oder Vorerkrankung mit Leberschädigung als Folge (z. B. Alkoholsucht); hier kann schon bei geringeren Dosierungen die metabolische Kapazität der Leberzellen überschritten werden.
- Tageshöchstdosis bei Kindern 60 mg/kg KG, bei Erwachsenen 4 g/Tag (früher 6 g/Tag); Anamnese bei Kindern mit Fieber sollte unbedingt die bisher verabreichte Menge an Paracetamol beinhalten.

Lidocain

- Lokalanästhetikum, hemmt Natriumkanäle nach lokaler Injektion an Nervenzellen, führt so zu Blockade der Weiterleitung von Schmerz- und Berührungsreizen, blockiert auch die motorischen Fasern (medikamentöse Lähmung für die Zeit der Wirkung).

- Kann für operative Eingriffe „in örtlicher Betäubung“ verwendet werden; blockiert auch stärkste Schmerzreize wie den Injektionsschmerz bei intraossärer Injektion.
- **Nebenwirkungen:** Bei Injektion einer höheren Dosis intravasal oder intraossär auch Hemmung von Natriumkanälen an anderer Stelle im Körper möglich → Entstehung von Herzrhythmusstörungen und Krampfanfällen; Vorboten einer systemischen Vergiftung mit Lokalanästhetika können ein metallischer Geschmack, Taubheit der Zunge, Vigilanzminderung oder Unruhe sein.

Benzodiazepine

- Sedativa, die Agonisten am $GABA_A$-Rezeptor sind und dadurch eine generalisiert dämpfende Wirkung auf das Gehirn haben; vermitteln Angsthemmung, Sedierung bis hin zur tiefen Bewusstlosigkeit im Rahmen von Narkosen.
- Präklinisch wichtigste Vertreter sind Midazolam und Diazepam:
  - Midazolam wirkt kürzer als Diazepam, bewirkt eine ausgeprägte Amnesie und ist intranasal neben Lorazepam i. v. das Erstlinienmedikament zum Durchbrechen zerebraler Krampfanfälle.
  - Diazepam hat eine lange Halbwertszeit (1–2 Tage) und eine geringere amnestische Wirkung, führt jedoch vermehrt zu Bewusstseinsverlust gegenüber Midazolam.
- **Nebenwirkungen:** ergeben sich aus den Wirkungen; können Bradypnoe, Apnoe und durch den Bewusstseinsverlust bedingt eine Reduktion der Atemwegsschutzreflexe verursachen; verstärkte Benzodiazepinwirkung unter Alkoholeinfluss.
  - Vor allem bei Kindern paradoxe Reaktionen möglich: Steigerung der Unruhe nach Einnahme eines Benzodiazepins
  - Bei älteren Menschen bereits in geringen Dosierungen vermehrt Nebenwirkungen möglich

ACHTUNG
Benzodiazepine besitzen Suchtpotenzial.

10.2.3 Gerinnung beeinflussende Medikamente

Die Blutgerinnung besteht aus einem plasmatischen Teil (Gerinnungsfaktoren des Blutplasmas) und einem zellulären Teil (Thrombozyten).

Acetylsalicylsäure (ASS)

- Nicht-Opioidanalgetikum, sauer, wird in der Notfallmedizin nicht als Analgetikum, sondern zur Hemmung der Thrombozytenaggregation eingesetzt.

- Hemmt die Cyclooxygenase der Thrombozyten, dies erzeugt einen irreversiblen Funktionsverlust der Thrombozyten, dadurch ist die Anheftung der Thrombozyten an verletztes Gewebe oder rupturierte Gefäßplaques gestört; hemmt daher die Bildung arterieller Gefäßthrombosen, wie sie beim Herzinfarkt auftreten.
- **Nebenwirkungen:** verstärkt Blutungen, daher vor Applikation Ausschluss von aktiven Blutungen durch Anamnese und körperliche Untersuchung nötig. Beim Herzinfarkt senkt die frühzeitige Gabe das Sterberisiko; die übliche Dauermedikation von 100 mg erhöht nicht das Risiko für Magen-Darm-Ulzera und Nierenschädigung.

Heparin

- Antikoagulans, hemmt die plasmatische Blutgerinnung.
- Wirkt v. a. im venösen System, daher auch zur Prophylaxe und Behandlung von tiefen Venenthrombosen geeignet.
- Wird beim ACS zusätzlich zum ASS gegeben, um die Blutgerinnung maximal zu hemmen und ein Fortschreiten der Koronararterienthrombosierung zu verhindern.
- **Nebenwirkungen:** Verstärkung von aktiven Blutungen. Daher vor Applikation Ausschluss von aktiven Blutungen durch Anamnese und körperliche Untersuchung nötig; kann allergische Reaktionen auslösen.

Tranexamsäure

- Verhindert als **Antifibrinolytikum** eine generalisierte oder auch nur lokale Hyperfibrinolyse, indem es die Plasminbildung blockiert.
- Soll bei starken Blutungen angewendet werden, um den Blutverlust durch erhaltene Gerinnung zu begrenzen und letztlich eine Verbrauchskoagulopathie zu vermeiden.
- Kann auch lokal bei z. B. Epistaxis angewandt werden.
- Wegen möglicher Unverträglichkeit, dem Risiko von Krampfanfällen und thromboembolischen Ereignissen immer als Kurzinfusion anwenden.

10.2.4 Medikamente bei Atemnot

Vor der medikamentösen Behandlung von Atemnot ist eine gründliche ABCDE-Untersuchung notwendig (➤ Kap. 2), um die Ursache der Atemnot zu identifizieren und diese zielgerichtet zu bekämpfen. Der Leidensdruck des Patienten mit Atemnot kann zudem mit Morphin reduziert werden.

Salbutamol

- β_2-Sympathomimetikum, wirkt als Agonist an β_2-Rezeptoren der Bronchien.
- **Wirkung:** Bronchodilatation, Hemmung der bronchialen Sekretion, daher Anwendung bei allen obstruktiven Atemwegsstörungen sinnvoll; β_2-Rezeptoren befinden sich auch im Uterus; daher wirkt Salbutamol zusätzlich wehenhemmend.
- **Nebenwirkungen:** können in höheren Konzentrationen auch an andere Katecholaminrezeptoren binden, u. a. systemisch; daher z. B. Tachykardie möglich; dies ist in einer Notfallsituation bei Bronchospastik von untergeordneter Bedeutung.

MERKE

Eine Tachykardie wird auch durch die Stressreaktion im Rahmen einer Atemnot ausgelöst und stellt somit keine absolute Kontraindikation für den Gebrauch von Salbutamol dar; trotzdem sollte bei Patienten mit einer kardialen Vorerkrankung insbesondere beim Vorliegen einer Tachykardie kritisch hinterfragt werden, ob letztere durch eine Bronchospastik oder eher durch eine andere Störung ausgelöst ist.

Ipratropiumbromid

- Anticholinergikum, hemmt den Einfluss des N. vagus auf die Lunge durch Blockade von Acetylcholinrezeptoren und wirkt somit einer vagusbedingten bronchialen Verengung entgegen.
- Gleiche Indikation und klinisch ähnliche Wirkung wie Salbutamol.
- **Nebenwirkungen:** geringes Risiko für systemische Nebenwirkungen; sie können ähnlich den Nebenwirkungen anderer Anticholinergika sein (vgl. Atropin ➤ Kap. 10.2.1, Buscopan); lokale Nebenwirkungen wie Geschmacksveränderungen sind möglich.

Adrenalin inhalativ

- Wirkt durch lokale Vasokonstriktion abschwellend auf die oberen Atemwege.
- Siehe Adrenalin ➤ Kap. 10.2.1.
- Sollte möglichst pur vernebelt werden, um hohe lokale Konzentrationen und damit eine bessere Wirkung zu erreichen.
- **Nebenwirkungen:** gelegentlich Tachykardie möglich, die nach Beenden der Therapie schnell abklingt.

Prednisolon

- Immunsuppressivum, Glukokortikoid; hemmt die Entzündungsreaktion auf Ebene der Genexpression.
- Präklinische Einsatzgebiete sind Asthma, exazerbierte chronisch-obstruktive Lungenerkrankung (COPD) und anaphylaktische Reaktionen.

- **Wirkung:** Hemmung von Entzündungsreaktionen und ihren Folgen, hemmt daher auch bronchiale Schwellungen und die Schwellung der oberen Atemwege (z. B. beim Pseudokrupp).
- Besitzt eine Latenzzeit bis zum Eintritt der klinischen Wirkung von 15–30 Minuten, daher frühzeitige Gabe sinnvoll und parallel weitere Therapie je nach Notfallbild nötig.
- **Nebenwirkungen:**
  - Hyperglykämie
  - Hemmung der Infektabwehr
  - Veränderung der emotionalen Wahrnehmung, häufig euphorisierend oder verstimmend (dysphorische Wirkung)
  - Bei systemischer Langzeiteinnahme Unterdrückung der Nebennierenrinde, bei Absetzen dann Nebennierenrindeninsuffizienz möglich
  - Bei systemischer Langzeiteinnahme Gewichtszunahme bis hin zur Fettleibigkeit möglich
  - Bei systemischer Langzeiteinnahme Hautatrophie möglich (leicht verletzliche, sehr dünne Haut, als „Kortisonhaut" bekannt)
  - Lokale Infektionen bei lokaler Anwendung (Beispiel: Anwendung kortisonhaltiger Sprays bei COPD oder Asthma kann Pilzinfektionen im Mund-Rachen-Raum auslösen)

10.2.5 Medikamente bei allergischen Reaktionen

Die Anwendung von Medikamenten bei anaphylaktischen Reaktionen richtet sich nach dem Schweregrad. Bei höhergradiger anaphylaktischer Reaktion ist Adrenalin intramuskulär als wirksamstes Medikament zügig zu verabreichen.

Antihistaminika

- Blockieren Histaminrezeptoren im Körper, durch die Verteilung und Funktion der Rezeptoren erklärt sich die Wirkung.
- H_1-Antagonisten blockieren den Histaminrezeptor 1: Er vermittelt typische allergische Symptome wie Vasodilatation, Bronchokonstriktion, Übelkeit/Erbrechen, Erhöhung der Gefäßdurchlässigkeit; H_1-Rezeptoren im Gehirn vermitteln Wachheit.
- H_2-Antagonisten blockieren den Histaminrezeptor 2, der sich in der Magenschleimhaut befindet: hierdurch Hemmung der Magensäurebildung.
- **Nebenwirkungen:**
  - Sedierung durch Blockade zerebraler H_1-Rezeptoren
  - Senkung der Krampfschwelle
  - Verwirrtheit durch Wirkung im ZNS
  - Anticholinerge Nebenwirkungen durch gleichzeitig anticholinerge Eigenschaften der H_1-Antagonisten
  - H_2-Antagonisten verursachen vorwiegend unspezifische Nebenwirkungen; bei schneller i. v. Injektion Erbrechen möglich

ACHTUNG

Es existieren auch Allergien gegen Antihistaminika, sodass trotz der eigentlich antiallergischen Eigenschaften eine Allergieanamnese vor Applikation nötig ist.

Prednisolon, Kortisonpräparate

➢ Kap. 10.2.4

Adrenalin

➢ Kap. 10.2.1

10.2.6 Antiemetika

Setrone

- Im RD am häufigsten **Ondansetron,** seltener auch Granisetron.
- Serotoninrezeptorantagonist: blockiert selektiv 5-HT_3-Rezeptoren im ZNS und wirkt damit Übelkeit entgegen. Im Gegensatz zu Dimenhydrinat verfügt es über keine sedierende Wirkung.
- **Wirkung:** hemmt Übelkeit und Erbrechen, ohne die Magen-Darm-Peristaltik anzuregen
- **Nebenwirkungen:**
  - Verlängert die QT-Zeit dosisabhängig, kann daher bei Kombination mit anderen QT-Zeit-verlängernden Medikamenten Torsade-des-Pointes-Tachykardien auslösen
  - Hemmt die Dickdarmperistaltik
  - Als Serotoninantagonist möglicher Auslöser eines Serotoninsyndroms

MERKE

Deutliche Wirkverlängerung bei Leber- oder Niereninsuffizienz stellt keine Kontraindikation dar.

Dimenhydrinat

- Antiemetikum, das im ZNS als Antihistaminikum wirkt und dadurch seine antiemetische Wirkung entfaltet
- **Wirkung:** vgl. H_1-Antagonisten ➢ Kap. 10.2.5, wirkt nicht antiallergisch
- **Nebenwirkungen:** vgl. H_1-Antagonisten ➢ Kap. 10.2.5

10

10.2.7 Infusionen

Es werden kristalloide und kolloidale Infusionslösungen unterschieden.

- **Kristalloide** Infusionslösungen sind heutzutage isotonische Elektrolytgemische.
- **Kolloidale** Infusionslösungen bestehen aus Makromolekülen wie z. B. großen Stärkemolekülen und ziehen damit Wasser an. Dadurch kann ein besserer Volumeneffekt erzielt werden.
- Werden Kolloide bei Störungen der Gefäßbarriere gegeben, können sie sich im Gewebe ablagern und hier zu einer Zunahme von Wassereinlagerungen sowie anderen unerwünschten Wirkungen (z. B. Juckreiz) führen. Einige Kolloide (v. a. Gelatinelösungen) besitzen ein hohes allergisches Potenzial.

ACHTUNG

Kolloide sind bei Sepsis und Niereninsuffizienz kontraindiziert.

- Kolloide können beim hämorrhagischen Schock negative Wirkungen einer übermäßigen Kristalloidinfusion reduzieren und sind hier indiziert, wenn mit Kristalloidinfusion allein keine ausreichende Volumenersatztherapie gelingt.

Kristalloide

- Verschiedene Lösungen sind auf dem Markt; balancierte Lösungen sollten bevorzugt eingesetzt werden, sie unterscheiden sich nur minimal voneinander in der Zusammensetzung.
- Balancierte Lösungen: dem Blutplasma in der Elektrolytzusammensetzung am ähnlichsten; reduzierter Chloridgehalt, was sich positiv auf den Säure-Basen-Haushalt auswirkt; Beispiele: Ringer-Lactat, Ringer-Acetat, Jonosteril®, Sterofundin®.

ACHTUNG

„Physiologische Kochsalzlösung" = NaCl 0,9 % ist **nicht physiologisch** und bewirkt bei größeren zugeführten Mengen Elektrolytentgleisungen durch unangepasst hohe Chlorid- und Natriummengen.

- Kristalloide haben nur einen geringen Volumeneffekt und sind daher nur eingeschränkt für eine Volumentherapie geeignet (eher Flüssigkeitsersatztherapie); nach Infusion wandern etwa 80 % der verabreichten Menge ins Gewebe; nur 20 % bleiben in der Blutbahn, Volumeneffekt daher nur etwa 20 %.
- **Nebenwirkungen:**
  - Schädigung der Glykokalyx (oberste Molekülschicht auf den Zellen, hier auf den Gefäßendothelzellen) bei größeren Infusionsmengen; dadurch Zerstörung der endothelialen Barriere möglich

– Bei Massivinfusion Verschlechterung der Gewebeperfusion und -oxygenierung durch Ödembildung
– Abhängig vom Chlorid- und Natriumgehalt Elektrolytentgleisungen möglich (s. o.)

SPEZIFISCHE NEBENWIRKUNGEN

- **Ringer-Lactat** wird in der Leber unter Verbrauch von Bikarbonat abgebaut, das dem Körper zur Kompensation einer Azidose im Rahmen eines Schockgeschehens dann fehlt. Die nötige gesteigerte Bildung von Bikarbonat erhöht den Sauerstoffverbrauch zusätzlich. Daher ist Ringer-Lactat als Infusionslösung bei Patienten mit Schock nicht zu empfehlen.
- **Ringer-Acetat** hat diese Nebenwirkung nicht, da Acetat rasch und leberunabhängig abgebaut wird.

Kolloide

- Präklinisch werden v. a. Gelatinelösungen (z. B. Gelafundin®) und selten noch Hydroxyethylstärke (HES, HAES) eingesetzt.
- **Indikation:** mit Kristalloiden nicht ausreichend behandelter hämorrhagischer Schock
- **Kontraindikationen:** Sepsis, Niereninsuffizienz
- Vor einigen Jahren wurde eine emotionale Debatte über das Schädigungspotenzial von HES geführt; häufig zitierte Studien, die dies belegen sollten, waren teils von niedriger wissenschaftlicher Qualität, sodass die HES-Debatte oft als Beispiel für Evidenzmissbrauch dient.
- HES scheint bei Patienten mit Sepsis häufiger mit Nierenschäden assoziiert zu sein, daher erklären sich die Kontraindikationen.
- Moderne HES-Präparate enthalten kleinere Moleküle als historische HES-Infusionslösungen.
- Auf der Verpackung ist der HES-Gehalt, das mittlere Molekulargewicht und der Substitutionsgrad (wie viele Enden des großen Moleküls sind mit Glukose besetzt) vermerkt.
  Beispiel: 60 g HES in 1.000 ml = HES 6 %; mittleres Molekulargewicht 130 Kilo-Dalton, 40 % der Molekülenden sind mit Glukose besetzt → 6 % HES 130/0,4
- In höheren Konzentrationen und Mengen hat HES hemmenden Einfluss auf die Blutgerinnung.

ACHTUNG

Die European Medicines Agency (EMA) hat Anfang 2018 ein Verbot des Einsatzes von HES empfohlen (EMA 2018). Das Verbot beinhaltet auch den präklinischen Einsatz bei Patienten, bei denen mit kristalloiden Lösungen keine ausreichende Stabilisierung des hämorrhagischen Schocks erreicht werden kann. Für HES sind in Deutschland Sachkundenachweise der Anwender umgesetzt worden. Alternativen wie z. B. Gelatinelösungen (z. B. Gelafundin®) stehen für solche Situationen zur Verfügung.

Glukoselösungen

- In unterschiedlichen Konzentrationen verfügbar.
- Glukoselösung 5 % (G5 %) enthält 5 % Glukose; sie wird vom Körper rasch verstoffwechselt, sodass mit G5 % netto reines elektrolytfreies Wasser appliziert wird; daher wird G5 % nur zum Anmischen von Kurzinfusionen für spezielle Medikamente (z. B. Amiodaron) verwendet; keine Anwendung zur Bekämpfung von Hypoglykämien, da hier große Mengen G5 % nötig wären, die schwere Elektrolytentgleisungen verursachen können; G5 % ist als Flüssigkeits- oder Volumenersatzmittel nicht geeignet.
- G20 %: wird zur Behandlung von schweren Hypoglykämien eingesetzt.
- > G20 %: Zulassung nur für die zentralvenöse Applikation über einen zentralen Venenkatheter (ZVK) aufgrund der stark venenreizenden Eigenschaft.
- Dosierung bei Hypoglykämie stets nach Wirkung und Blutzuckerveränderung.

LITERATUR

European Medicines Agency (EMA) Hydroxyethylstarch solutions for infusion to be suspended. 2018. www.ema.europa.eu/docs/en_GB/document_library/Referrals_document/Hydroxyethyl_starch_107i/Position_provided_by_CMDh/WC500242407.pdf (letzter Zugriff: 11.9.2021).

Hearn L, Derry S, Moore RA. Single dose dipyrone (metamizole) for acute postoperative pain in adults. Cochrane Database Syst Rev 2016; 4: CD011421.

Peltoniemi MA et al. Ketamine: A review of clinical pharmacokinetics and pharmacodynamics in anesthesia and pain therapy. Clin Pharmacokinet 2016; 55 (9): 1059–1077.

KAPITEL

11 Arbeitstechniken

Sven Heiligers

11.1 EKG

- Eine Einweisung nach MPBetreibV (Medizinprodukte-Betreiberverordnung, > Kap. 12.2.5) ist nicht zwingend vor Anwendung des Geräts erforderlich, jedoch sinnvoll und wünschenswert.
- Das Elektrokardiogramm (EKG) zeigt nur elektrische Aktivität, nicht die mechanische Funktion des Myokards.
- Aussage über die mechanische Funktion des Myokards kann und muss durch den Anwender selbst beurteilt werden (Pulsstatus).
- Ein normales EKG schließt eine schwere Erkrankung nicht aus.
- Ein gesunder Mensch kann ein abnormales EKG zeigen.

MERKE

Behandle den Patienten, nicht den Monitor!

- Das EKG kann hilfreich sein bei der Identifikation von:
  - Herzrhythmusstörungen
  - Störungen der Reizleitung
  - Störungen im Elektrolythaushalt
  - Myokardinfarkt
  - Ischämien des Myokards
  - Entzündlichen Erkrankungen des Herzens
  - Vorhandensein und Störungen implantierter Systeme (Schrittmacher, implantierter Kardioverter-Defibrillator [ICD])
  - Pädiatrische und erwachsene Patienten mit angeborenen Herzfehlern
  - Medikamentenwirkungen
  - Weiteren eingeleiteten Therapien
  - Der Lage des Herzens im menschlichen Brustkorb

11.1.1 Grundlagen der Anwendung in der Notfallmedizin

- Elektroden außerhalb des Reanimationsbereichs aufkleben.
- Kabel so führen, dass der komplette Thoraxbereich frei bleibt.
- Elektroden auf möglichst knöcherne Strukturen kleben, um Artefakte zu verringern.
- Ggf. Rasieren des Hautareals.

- Diagnostisches EKG soll grundsätzlich am liegenden Patienten abgeleitet werden.
- Bei einem kritisch kranken Patienten sollen die Defibrillationselektroden zur ersten Schnellableitung aufgeklebt werden.
- Der QRS-Ton des EKG-Geräts soll eingeschaltet sein und eine adäquate Lautstärke haben.
- EKG-Ereignisse sollen via Ausdruck dokumentiert werden.
- EKG-Ausdrucke sind mit Namen, Geburtsdatum und Uhrzeit zu versehen.
- Bei Veränderungen am oder im EKG soll der Anwender zunächst die korrekte Funktion und Ableitung des EKG überprüfen (Diskonnektion, Muskelzittern usw.).
- Der Anwender soll die gängigen Herzrhythmusstörungen kennen und erkennen sowie ggf. behandeln können.
- Falsche Elektrodenpositionen können die Diagnostik verfälschen – **Fehlinterpretation!**

ACHTUNG

Bei Notfallpatienten ist das kontinuierliche EKG-Monitoring Standard und darf (auch für den Transport) nicht unterbrochen werden!

11.1.2 Extremitätenableitungen

Ableitung I, II, III nach Einthoven (3-polig)

- Schnelldiagnostik
- Überwachen der Herzfrequenz, des Herzrhythmus bei allen Notfallpatienten
- Erkennen von Tachykardie, Bradykardie und allen Formen des Herz-Kreislauf-Stillstands
- Keine weiterführende Diagnostik möglich
- Extremitätenableitungen zeigen die elektrische Aktivität aus der Frontalebene
- Anlage im Sinne einer Ampel
- Ableitung von Negativ- zu Positivelektrode
- Bestimmung des elektrischen Lagetyps, ggf. in Kombination mit den Ableitungen nach Goldberger

Rote Elektrode	Rechte obere Extremität oder Schulter
Gelbe Elektrode	Linke obere Extremität oder Schulter
Grüne Elektrode	Linke Leiste oder Oberschenkel
Ableitung	**Messung zwischen**
I	Roter und gelber Elektrode
II	Roter und grüner Elektrode
III	Gelber und grüner Elektrode

Ableitung aVL, aVR, aVF nach Goldberger (4-polig)

- Ist den Ableitungen nach Einthoven überlegen.
- Entspricht dem heutigen Standard der eingesetzten Geräte.
- Das aV in den Bezeichnungen steht für „augmented Voltage“. Dies bedeutet, dass die gemessenen Potenziale um etwa 50 % verstärkt werden.
- Die weiteren Buchstaben L (= links), R (= rechts), F (= Fuß) stehen für die Position der positiven Elektrode.
- Die vierte Elektrode ist schwarz und die Nullelektrode oder Erdung.
- Extremitätenableitungen zeigen die elektrische Aktivität aus der Frontalebene.

Rote Elektrode	Rechte obere Extremität oder Schulter
Gelbe Elektrode	Linke obere Extremität oder Schulter
Grüne Elektrode	Linke Leiste oder Oberschenkel
Schwarze Elektrode (Nullelektrode)	Rechte Leiste oder Oberschenkel
Ableitung	**Messung zwischen**
aVR	Roter Elektrode und zusammengeschalteter gelber und grüner Elektrode
aVL	Gelber Elektrode und zusammengeschalteter roter und grüner Elektrode
aVF	Grüner Elektrode und zusammengeschalteter roter und gelber Elektrode

- Schnell-Analyse EKG Rhythmus (Jahn, Löwe und Praetz 2024)
  - Ist elektrische Aktivität vorhanden? Sind QRS-Komplexe sichtbar?
  - Wie hoch ist die ventrikuläre Frequenz?
  - Ist der QRS-Komplex schmal oder verbreitert?
  - Ist der QRS-Rhythmus regelmäßig?
  - Ist Vorhofaktivität erkennbar?
  - Wie stehen Vorhof- und Kammeraktivität miteinander in Verbindung?
  - Welcher Lagetyp ist vorhanden?
  - Gibt es Hinweise für eine Ischämie?

11.1.3 Brustwandableitungen/12-Kanal-EKG

- Die Brustwandableitungen nach Wilson werden mit V1–V6 bezeichnet.
- Zusammen mit den Extremitätenableitungen nach Einthoven und Goldberger ergeben sich 12 Ableitungen.
- Die Ableitungen nach Wilson ergeben sich aus einer differenten Brustwandelektrode und mehreren zusammengeschalteten indifferenten, zusammengeschalteten Elektroden (Extremitätenableitungen).
- Die Brustwandableitungen zeigen die elektrische Aktivität in der Horizontalebene.
- Spiegelbildliche Veränderungen der Hinterwand ggf. sichtbar.

- Exakte EKG-Diagnostik ist nur mit dem 12-Kanal-EKG möglich.
- Elektrodenpositionen müssen vor Messung überprüft werden, um sichere und unverfälschte Aussage im Rahmen der Diagnostik treffen zu können.
- Patient soll liegen und während der Aufzeichnung nicht sprechen oder sich bewegen.
- Eine exakte Auszählung der Intercostalräume ist unerlässlich.

Farbe	**Bezeichnung**	**Lokalisation**
Rot	V1	4. Interkostalraum (ICR) rechts parasternal
Gelb	V2	4. ICR links parasternal
Grün	V3	Zwischen V2 und V4 (V4 muss vor V3 geklebt werden)
Braun	V4	5. ICR der linken Thoraxhälfte in der Medioklaviku-larlinie
Schwarz	V5	5. ICR der linken Thoraxhälfte in der vorderen Axillarlinie (gleiche Höhe wie V4)
Lila	V6	5. ICR der linken Thoraxhälfte in der mittleren Axillarlinie (gleiche Höhe wie V4)

11.1.4 Weitere Ableitungen

Rechtsthorakale Ableitung

- Bei Verdacht auf Rechtsherzinfarkt kann im Einzelfall die rechtsthorakale Ableitung nötig sein.
- Ein normales 12-Kanal-EKG muss vorher angefertigt werden.
- Die anatomischen Landmarken sind mit den linksthorakalen Ableitungen identisch, sie werden eben nur auf der rechten Thoraxseite platziert.
- Sie müssen auf dem Ausdruck händisch mit $V3_R$–$V6_R$ bezeichnet werden.

Hinterwandableitungen

- Sie präsentieren die der Wirbelsäule zugewandte Hinterwand und werden mit V7–V9 bezeichnet.
- Ein normales 12-Kanal-EKG muss vorher angefertigt werden.

V7	Hintere Axillarlinie, gleiche Höhe wie V4–V6
V8	Skapularlinie, gleiche Höhe V4–V6
V9	Paravertebrallinie, gleiche Höhe V4–V6

- Die Kabel für V4–V6 werden für V7–V9 verwendet.
- Das EKG wird aufgezeichnet und die Bezeichnung V4–V6 durchgestrichen und durch V7–V9 ersetzt.

11.1.5 Genauere Vorhofdiagnostik

- Zur AV-Dissoziation Beurteilung z. B. Vorhofflattern
- Modifizierte Lewis-Ableitung: rechte Armelektrode (rot) wird rechts parasternal im 2. ICR und die linke Armelektrode (gelb) wird im 4. ICR parasternal rechts platziert

11.2 Defibrillation

- Anwender muss nach MPBetreibV (➤ Kap. 12.2.5) in das verwendete Gerät eingewiesen sein.
- In der Notfallmedizin und nach Leitlinienempfehlung sollen ausschließlich Klebeelektroden verwendet werden.
- Es soll durch professionelle Helfer ausschließlich im manuellen Modus defibrilliert werden.
- Kammerflimmern und die pulslose ventrikuläre Tachykardie werden defibrilliert.
- Durch die Defibrillation werden alle Herzmuskelzellen depolarisiert.
- Der Defibrillator wird eingeschaltet und die Elektroden unter laufender CPR (kardiopulmonale Reanimation) platziert.
- Sternumelektrode wird rechts-parasternal und subklavikular platziert.
- Apexelektrode wird auf der linken Thoraxhälfte auf der Herzspitze platziert.
- Bei Frauen soll die Apexelektrode ausreichend weit neben der Brust platziert werden.
- Gute Alternative ist die anteriore/posteriore Platzierung beim Erwachsenen
- Bei Kindern und Säuglingen ist eine Platzierung anterior/posterior möglich.
- Bei Trägern von Schrittmachern oder ICD kann ebenfalls anterior/posterior platziert werden.
- DSED (Dual Sequential External Defibrillation): Nach dem dritten erfolglosen Schock bei refraktärem Kammerflimmern Einsatz von zwei Defibrillatoren mit Elektroden in anterolateraler und anteroposteriorer Position, ausgelöst sequenziell oder simultan. (ILCOR 2025: keine Wirksamkeit erwiesen; kann erwogen werden).
- Die CPR wird nach Anlage für max. 5 Sekunden zur Analyse des Rhythmus unterbrochen.
- Die Defibrillationsenergie ist abhängig vom Gerätehersteller und wird am Gerät eingestellt (in der Regel zwischen 150–360 Joule).
- Bei Unkenntnis des verwendeten Geräts wird immer die höchstmögliche Energiestufe gewählt.
- Der Bediener des Defibrillators warnt laut alle Teammitglieder bei Start der Ladung des Defibrillators z. B. mit: **„Achtung, Defibrillator wird geladen“.**

- Weiter mit Ansage **„Alle weg vom Patienten"** und Unterbrechung der CPR.
- Der Anwender des Defibrillators muss sich visuell versichern, dass alle Teammitglieder keinen Patientenkontakt mehr haben.
- Im Anschluss daran folgt z. B. die Ansage **„Achtung, Schock"** und die Defibrillation wird ausgelöst.
- Direkt danach muss die CPR wieder begonnen werden.

ACHTUNG

Der Bediener des Defibrillators ist für die sichere Defibrillation und die Sicherheit des Teams verantwortlich! Klare Kommandos für die einzelnen Schritte der Defibrillation gehören zu seinen Aufgaben.

Sauerstoff und Defibrillation

Kontrovers wird das Entfernen von Sauerstoff während der Defibrillation diskutiert. Generell sollte jeder Anwender sich darüber im Klaren sein, dass Sauerstoff ein brandfördernder Stoff ist. Um eine plötzliche Flammenbildung zu vermeiden, sollten bei Masken-Beutel-Beatmung der Beatmungsbeutel und die Sauerstoffquelle entfernt werden. Bei einem geschlossenen System (Larynxmaske, Larynxtubus oder Endotrachealtubus) ist dies nicht notwendig.

BESONDERHEITEN

- Defibrillation bei Hypothermie: Die AHA-Leitlinien (2025) und ERC-Leitlinie (2025) empfehlen bei einer Körperkerntemperatur < 30 °C max. drei Defibrillationsversuche.
- Defibrillation von Kindern:
  - Spezielle Elektroden verwenden
  - Verwendung der größtmöglichen Elektroden
  - Energie 4 J/kg KG
  - Ausreichend Abstand zwischen den Elektroden beachten, ggf. alternative Position wählen

11.3 Pacing und Kardioversion

MERKE

Leitsatz für die Elektrotherapie bei bradykarden oder tachykarden Rhythmusstörungen: „Je instabiler der Patient, desto großzügiger stellen Sie die Indikation zur Elektrotherapie".

11.3.1 Pacing und Schrittmacheranwendung

- In der präklinischen Notfallmedizin kommt ausschließlich der externe transkutane Schrittmacher zum Einsatz.
- Schrittmachertherapie erfolgt bei bradykarden, instabilen Patienten als Mittel der 1. Wahl.

Instabilitätskriterien ERC-Leitlinien 2025

- Schock
- Synkope
- Myokardischämie
- Schwere Herzinsuffizienz

- Schrittmacher ist Bestandteil der Defibrillator-EKG-Einheit.
- Bedienung und Anwendung sind herstellerabhängig.
- Der Anwender muss eine Einweisung nach MPG (Medizinproduktegesetz; ➤ Kap. 12.2.5) absolviert haben.
- Für die Verwendung des transkutanen externen Schrittmachers müssen die Defibrillationselektroden in Sternum-Apex-Position angelegt sein.
- Alternativ kann hier die anterior-posteriore Position gewählt werden.
- Auf ausreichend Abstand zwischen den Elektroden ist zu achten.
- Zwingend sind die Extremitätenableitungen am Patienten abzuleiten.
- Über die Extremitätenableitungen misst das Gerät den Schrittmachererfolg.
- Anlage vaskulärer Zugang.
- Sauerstoffgabe, Lagerung, vollständiges Monitoring.
- Herstellen von Reanimations- und Intubationsbereitschaft.
- Auswahl des Modus: Fix, Demand, Overdrive.

Modus	Funktion
Fix	• Schrittmacher stimuliert starr den Herzmuskel unabhängig der Eigenfrequenz • Achtung: bei Eigenrhythmus des Patienten Gefahr des Kammerflimmerns
Demand	• Schrittmacher überprüft kontinuierlich die Frequenz und beginnt Stimulation bei Unterschreiten der eingestellten Stimulationsfrequenz • Automatische R-Zacken-Erkennung
Overdrive	• Stimulationsfrequenz wird über Herzfrequenz (HF) des Patienten eingestellt • Vermindern der Stimulationsfrequenz soll tachykarde Frequenz des Patienten in einen normfrequenten Rhythmus überführen

- Vor Beginn der Stimulation ggf. adäquate Schmerztherapie einleiten.
- Beginn der Stimulation mit schrittweiser Erhöhung der Intensität/mA.
- Beobachten des EKG auf sichtbare Aktionen des Schrittmachers, bis auf jeden Impuls ein QRS-Komplex folgt.
- Erhöhung der Intensität/mA plus 5–10 mA nach vollständiger Übernahme des Schrittmachers zur Sicherheit.
- Engmaschige Kontrolle aller Vitalparameter.
- **Kontraindikationen** sind Asystolie, schwere Hypothermie < 30 °C, hypoxisch oder ischämisch bedingte Bradykardie im Kindesalter.

ACHTUNG

Bei Lösen einer Elektrode der Extremitätenableitung unterbricht der Schrittmacher die Stimulation!

11.3.2 Kardioversion

- Kardioversion erfolgt laut AHA-Leitlinien (2025) und ERC-Leitlinien (2025) bei allen instabilen Patienten mit tachykarden Herzrhythmusstörungen als Mittel der 1. Wahl.
- Dies gilt für alle Breit- oder Schmalkomplextachykardien.

Instabilitätskriterien ERC-Leitlinien 2025

- Schock
- Synkope
- Myokardischämie
- Schwere Herzinsuffizienz

- Die Kardioversion ist eine synchrone, R-Zacken-getriggerte Form der Defibrillation.
- Die Sicherheitshinweise und Abläufe der Defibrillation kommen auch hier zur Anwendung.
- Für die Kardioversion muss am verwendeten Gerät die synchrone Schockabgabe vorher eingestellt werden.
- Zwingend ist eine Herstellereinweisung nach MPG (➤ Kap. 12.2.5), da es einige Unterschiede in den Geräten zur Kardioversion gibt!
- Energiestufen zur Kardioversion sind abhängig von der Herstellervorgabe des Geräts.
- In der Regel sind niedrigere Energiestufen im Vergleich zur Defibrillation nötig.
- Je nach Literatur wird für Breitkomplex-Tachykardien eine Energie zwischen 120–200 Joule und für Schmalkomplex-Tachykardien eine Energie zwischen 70–120 Joule und schrittweise Erhöhungen empfohlen.
- Herstellen von Reanimations- und Intubationsbereitschaft.
- Aufklärung des Patienten und ggf. adäquate Schmerztherapie.
- Bei instabilen Patienten werden maximal drei Schocks abgegeben.
- Nach jedem Schock wird der Erfolg überprüft.
- Bei Persistieren der Tachykardie erfolgt die nächste Kardioversion in der nächsthöheren Energiestufe.
- Bei erfolgloser Kardioversion nach drei Schocks erfolgt die Gabe von Amiodaron 300 mg i. v.
- Im Anschluss daran kann eine erneute Kardioversion max. dreimal versucht werden.
- Sistiert die tachykarde Rhythmusstörung nach Kardioversion, erfolgt die weitere Therapie symptomatisch.

Besonderheiten

Kardioversion von Kindern:

- Spezielle Elektroden verwenden
- Verwendung der größtmöglichen Elektroden
- Energie 1–2 J/kg KG
- Ausreichend Abstand zwischen den Elektroden beachten, ggf. alternative Position wählen

11.4 Atemwegssicherung

- Freimachen der Atemwege:
  - Die Beurteilung des **Atemwegs** und ein freier Luftweg sind die Basis für eine erfolgreiche Notfallbehandlung.
  - Einfache Hilfsmittel sind oft ausreichend.
  - Anwenden eines Eskalationsschemas zum Freimachen und Freihalten der Atemwege.
  - **Aspiration und Regurgitation** sind unter allen Umständen zu vermeiden.
- Überstrecken des Kopfes/Ausräumen des Mundraums:
  - Bei sicherem Ausschluss eines Traumas der Wirbelsäule eine effektive Maßnahme.
  - Linke Hand Stirn, rechte Hand unter das Kinn.
  - Führen des Kopfes nach kranial und Effektivität überprüfen.
  - Manuelles Ausräumen der Mundhöhle bei offensichtlichen Fremdkörpern mit ggf. seitlicher Drehung des Kopfes.
  - Öffnen des Munds durch Auflage beider Daumen auf den Unterkiefer, Zeigefinger greifen in den Kieferwinkel und mit den Daumen wird der Unterkiefer nach kaudal geschoben.
  - Jederzeit und schnell verfügbare Maßnahme.
  - Infektions- und Verletzungsgefahr beachten (Beißreflex).

11.4.1 Esmarch-Handgriff

- Helfer befindet sich optimalerweise hinter dem Kopf des Patienten.
- Infektionsschutz beachten.
- Die Daumen liegen auf dem Kinn des Patienten.
- Die Zeigefinger greifen in den Kieferwinkel.
- Mit den Daumen wird der Mund geöffnet.
- Die Zeigefinger schieben den Unterkiefer nach vorn/oben.
- Die untere Zahnreihe soll über der oberen Zahnreihe liegen.
- Effektive Maßnahme, schnell durchführbar.

11.4.2 Absaugen

- Material: Absaugpumpe, Handschuhe (steril bei trachealer Absaugung), Absaugkatheter, ggf. Magill-Zange, Absaugunterbrecher „Fingertip“
- Kopf positionieren, Mund-Rachen-Raum sollte gut einsehbar sein
- Position hinter dem Kopf des Patienten einnehmen
- Abmessen des Absaugkatheters
  - Oral: Messen der Entfernung zwischen Mund- und Kieferwinkel (Ohrläppchen)
  - Nasal: Messen der Entfernung zwischen Nasenspitze und Kieferwinkel (Ohrläppchen)

- Katheter wird ohne Sog eingeführt – Fingertip ist offen.
- Sekrete dann gezielt durch Schließen des Fingertip absaugen.
- Ggf. Katheter lenken und Sekretbehälter leeren.
- **Nasale Absaugung nach** oraler Absaugung, sonst wie zuvor beschrieben.

ACHTUNG

Gefahren:
- Auslösen eines Laryngospasmus
- Blutungen bei nasaler Absaugung
- Verletzung von Schleimhäuten
- Hypoxie durch zu langes Absaugen

- Steriles, intratracheales Absaugen nur durch zwei Helfer.
- Auf Sterilität achten.

11.4.3 Guedel-Tubus

- Verhindert das Verschließen des Atemwegs durch die Halsweichteile/das Zurückfallen der Zunge.
- Einsatz in der Regel nur bei tief bewusstlosen Patienten mit erloschenen Schutzreflexen, sonst Gefahr der Aspiration und des Laryngospasmus.
- Kein Aspirationsschutz.
- Erleichtert unter Umständen die Beutel-Masken-Beatmung.
- Bei spontan atmenden Patienten kann über den Guedel-Tubus mithilfe eines Sauerstoffkatheters Sauerstoff gegeben werden.
- Einlage durch einen (idealerweise) hinter dem Kopf befindlichen Helfer.
- Größe ermitteln durch Abmessen Mundwinkel bis Kieferwinkel (Ohrläppchen).
- Öffnen des Munds.
- Einlage des Guedel-Tubus mit distalem Ende in Richtung des harten Gaumens mittig in den Mundraum.
- Nach Erreichen und auf Höhe des harten Gaumens Guedel-Tubus um 180° drehen und bis zur Auflage auf den Lippen vorsichtig und ohne Gewalt in den Mundraum einführen.
- Absaugbereitschaft soll hergestellt sein.
- **Zu große** Guedel-Tuben verschließen den Luftweg durch Druck auf die Epiglottis.
- **Zu kleine** Guedel-Tuben verhindern nicht den Verschluss des Luftwegs durch die Halsweichteile.

11.4.4 Wendl-Tubus

- Verhindert das Verschließen des Atemwegs durch die Halsweichteile/das Zurückfallen der Zunge.
- Einsatz bei bewusstseinsgetrübten, bewusstlosen Patienten ohne erhaltene Schutzreflexe.

- Einsatz bei Patienten mit erhaltenen Schutzreflexen gut möglich.
- Alternative zum Guedel-Tubus, z. B. bei schwieriger Mundöffnung.
- Erleichtert unter Umständen die Beutel-Masken-Beatmung.
- Bei spontan atmenden Patienten kann über den Wendl-Tubus mithilfe eines Sauerstoffkatheters Sauerstoff gegeben werden.
- **Gefahren** sind die Verletzung und daraus resultierende Blutungen der Nase und der Nasenschleimhaut.
- Bei **Verletzungen der Schädelbasis** ist Vorsicht geboten, stellt jedoch keine absolute Kontraindikation dar.
- Vor Einlage Infektionsschutz (Handschuhe).
- Abmessen des Wendl-Tubus Nasenspitze bis Kieferwinkel (Ohrläppchen).
- Patient liegt auf dem Rücken, Anwender befindet sich (idealerweise) hinter dem Kopf.
- Gleitgel auf den Wendl-Tubus auftragen.
- Die Nasenspitze wird leicht nach kranial gezogen.
- Der Tubus wird mit der schrägen Öffnung zum Nasenseptum gerade nach hinten und unten rotierend in den Nasengang eingeführt.
- Bei **zu langem** Wendl-Tubus besteht die Gefahr des Laryngospasmus.

11.4.5 Extraglottische Atemwegshilfen

„Ein extraglottischer Atemweg (EGA) der zweiten Generation kann gewählt werden, wenn keine ausreichende Erfolgsaussicht für die ETI [endotracheale Intubation] besteht und mindestens 45 EGA-Anwendungen am Patienten unter Anleitung dokumentiert und in der Wiederholung drei EGA-Anwendungen pro Jahr durchgeführt wurden.“ (S1-Leitlinie: Prähospitales Atemwegsmanagement; Deutsche Gesellschaft für Anästhesiologie und Intensivmedizin [DGAI] 2019)

Larynxmaske

- Abkürzung LMA (Laryngeal Mask Airway).
- Mehrere Hersteller, gleiche Funktionsweise.
- Es existieren unterschiedliche Versionen, z. B. LMA Supreme®, LMA Classic®.
- Intubationslarynxmaske Fastrach ermöglicht Intubation durch die liegende LMA.
- Larynxmasken umschließen nach erfolgreicher Einlage mit einem Cuff den Larynxeingang und ermöglichen so eine Beatmung; die Spitze der Maske liegt im Ösophaguseingang.
- Anwendung meist im klinischen Einsatz bei elektiv geplanten Eingriffen.
- Gut erlernbar, jedoch nicht häufig im rettungsdienstlichen Einsatz.
- Reduziert Folgen der Maskenbeatmung.
- Besserer, aber kein vollständiger Aspirationsschutz.
- Alternativer Atemweg bei Intubationsproblemen.
- Geringe Inzidenz von Laryngo- und Bronchospasmen.

- Größenauswahl nach Angabe vom Hersteller: als Richtwert Männer Größe 5, Frauen Größe 4.
- **Immer Maske mit Drainagelumen** für Magensonde verwenden und nutzen.
- Maske aus Verpackung entnehmen → Cuff auf Umgebungsdruck anpassen.
- **Einlage:**
  - Mundöffnung > 2 cm
  - Maske gleitfähig machen
  - Maske wie einen Stift mit der Spitze am harten Gaumen entlang und mit der Öffnung nach ventral einführen
  - Zeigefinger führt zwischen Maskenring und Zuleitung zum Konnektor
  - Federnder Widerstand und die Zunge rutscht wieder nach vorne
  - Cuff nach Vorgabe Hersteller blocken
  - Maximaler Cuffdruck 60 cmH_2O
  - Funktion überprüfen
  - Thoraxhebung?
  - $etCO_2$-Messung (endtidaler CO_2-Wert) – Kapnografie
- Maske positioniert sich selbst nach dem Blocken des Cuffs (Lagekontrolle).
- **Kontraindikationen** im Notfall: Entzündungen, Tumoren oder Blutungen in den oberen Atemwegen, Mundöffnung < 2 cm, hoher Atemwegswiderstand oder niedrige Lungen-Compliance.
- **Häufige Probleme:** Maskenspitze schlägt um, Zunge wird heruntergeschoben, Maskenundichtigkeit, Patient ist nicht tief genug sediert.

ACHTUNG

Nach S1-Leitlinie: Prähospitales Atemwegsmanagement (DGAI 2019)

Besonderheit bei Kindern:
- **Primäre Technik** zur Beatmung von Kindern ist die **Beutel-Masken-Beatmung** mit doppeltem C-Griff unter optimaler Lagerung des Kopfes und ggf. passendem Guedel-Tubus.
- Als extraglottischer Atemweg wird die **Larynxmaske oder der nasopharyngeale Rachentubus** bei Neugeborenen, Säuglingen und Kleinkindern empfohlen.
- Der **Larynxtubus** wird für Kinder derzeit nicht empfohlen.

Larynxtubus (LT)

- Im Rettungsdienst nur als Einwegartikel
- Besserer, aber kein vollständiger Aspirationsschutz
- Alternativer Atemweg bei Intubationsproblemen
- Sechs unterschiedliche Größen von 0–5 für Kinder und Erwachsene verfügbar
- Zwei Cuffs: einer dichtet den Ösophagus ab, der andere den Rachen
- Beide Cuffs werden über eine Zuleitung geblockt
- Lieferumfang: Tubus, Blockerspritze mit Farbmarkierung analog zum Farbkonnektor am Tubus, Fixierband und Beißschutz

- Meist genutztes Tool im Rettungsdienst zur Atemwegssicherung in der Reanimation
- Größenauswahl nach Gewicht (bis Größe 2) oder Körpergröße (ab Größe 2,5)
- **LT mit Drainagelumen** für Magensonde verwenden
- **Einlage nach Größenauswahl:**
  - Cuffs komplett entlüften
  - Gleitmittel auftragen
  - Kopf in Neutralposition
  - Mund öffnen
  - Ggf. Zunge fixieren
  - LT wie einen Stift halten und mittig in den Mund einführen
  - Am harten Gaumen entlang, bis zur oberen Zahnmarkierung einführen
  - Cuffs mit genannter Blockerspritze nach Farbe blocken, oder mittels Cuff-Druckmesser bis zu 60 cmH2O blocken
  - Spritze entfernen
  - Lagekontrolle
  - Beatmung/Thoraxhebung positiv?
  - $etCO_2$-Messung – Kapnografie
  - Cuffdruckmessung max. 60 cmH_2O
  - Magensonde einlegen
- Beim Einführen darauf achten, dass die Cuffs durch Zähne nicht beschädigt werden.
- **Einschränkungen LT:** hohe Atemwegsdrücke oder reduzierte Lungen-Compliance, bei falscher Einlage kann Beatmung unmöglich sein, Cuffundichtigkeiten

i-gel®

- i-gel® ist eine supraglottische Atemwegshilfe vom Larynxmaskentyp.
- Bei Verwendung eines SGA soll sie bei der Reanimation dem Laryntubus vorgezogen werden (GRC Leitlinien 2025)
- **Kein** blockbarer Cuff.
- Besserer, aber kein vollständiger Aspirationsschutz.
- Form, Konsistenz und Konturen entsprechen den anatomischen Verhältnissen der Kehlkopfregion, daher kein blockbarer Cuff nötig.
- Die nicht aufblasbare Manschette vor dem Kehlkopfeingang besteht aus einem gelartigen, thermoplastischen Elastomer.
- Die Spitze liegt bei korrekter Anwendung im Ösophaguseingang.
- Sieben verschiedene Größen (1–5) von 2-> 90 kg KG
- **Einlage:**
  - Aus der Verpackung entnehmen und Cuff von allen Seiten mit einer dünnen Schicht Gleitmittel versehen
  - Maske am integrierten Beißschutz fassen
  - Kopf in Neutralposition oder überstreckt lagern
  - Ausgangsöffnung Richtung Kinn ausrichten

- Spitze und Maske in Richtung des harten Gaumens in den Mund einführen
- Kontinuierlich am harten Gaumen entlang einführen, bis spürbarer Widerstand fühlbar ist
- Schneidezähne sollten auf Höhe des integrierten Beißblocks liegen
- Fixieren
- Funktion prüfen, Thoraxhebung und Beatmung?
- etCO_2-Messung – Kapnografie
- Magensonde einlegen
- Bisher wenig Erfahrung im präklinischen Einsatz.
- Nicht für Kinder unter Reanimation geeignet.

11.4.6 Intubation

- Goldstandard der Atemwegssicherung.
- Vollständiger Aspirationsschutz.
- Nur für geübte und erfahrene Anwender empfohlen (> 100 Intubationen und dann folgend mindestens 10/Jahr).
- Die endotracheale Intubation soll **primär mit einem Videolaryngoskop** unter Verwendung eines **McIntosh-ähnlichem Spatel** durchgeführt werden.
- Die Verwendung eines Bougies dabei erhöht den First-Pass-Success.
- Aufwendigstes Verfahren zur Atemwegssicherung bezüglich Vorbereitung und Durchführung.
- Nur bei tiefer Bewusstlosigkeit durch den Patienten toleriert.
- Außerhalb des Kreislaufstillstands Narkose nötig.
- Bei Durchführung in der Präklinik immer vom schwierigen Atemweg und nicht nüchternen Patienten ausgehen.
- Im Notfall meist orale Intubation.
- Intubationsdauer sollte 30 Sekunden nicht überschreiten.
- Nach zwei erfolglosen Versuchen → alternativer Atemweg (S1-Leitlinie: Prähospitales Atemwegsmanagement; DGAI 2019)
- Intubationsbedingungen sollen vor Durchführung beurteilt werden.
- **Benötigtes Material:**
  - Endotrachealer Tubus mit Führungsstab plus jeweils eine Größe darüber und darunter
  - Überprüftes (Video-) Laryngoskop mit entsprechendem McIntosh-Spatel und entsprechender Spatelgröße
  - Blockerspritze
  - Material zum Fixieren
  - Beatmungsbeutel ggf. mit Filter
  - Beatmungsmasken
  - Einsatzbereites Absauggerät mit starrem Absaugkatheter
  - Sauerstoff und optimalerweise Demand-Ventil
  - Stethoskop und etCO_2-Messung, optimalerweise Kapnografie zur Lagekontrolle und Beatmungssteuerung
  - Cuffdruckmesser

  - Magill-Zange
  - Alternativer Atemweg (z. B. Larynxtubus und/oder Larynxmaske)
  - Ggf. Set für den chirurgischen Atemweg
- Präoxygenierung vor Intubation durch Inhalation, CPAP (Continuous Positive Airway Pressure) oder konventionelle Beatmung
- Apnoeische Oxygenierung durch High-flow Sauerstoff über die Nasenbrille
- Geriatrische Präoxygenierung mindestens 5 Minuten
- Adäquate Kopflagerung, Schnüffel- oder verbesserte Jackson-Position (Kopf 5–10 cm erhöht) verbessert signifikant die Intubationsbedingungen und reduziert Zwischenfälle.
- Bei Verdacht auf Verletzung der Halswirbelsäule soll der Kopf in Neutralposition verbleiben und manuell fixiert werden.
- **Durchführung:**
  - Laryngoskop wird in der linken Hand gehalten und in den rechten Mundwinkel eingeführt.
  - Die Zunge wird aufgeladen und nach links verschoben.
  - Mit der Spitze des Spatels wird vorgeschoben, bis die Epiglottis sichtbar ist.
  - Die Spitze des McIntosh-Spatels wird zwischen Zungengrund und Epiglottis eingelegt.
  - Längszug am Laryngoskop öffnet Sicht auf den Kehlkopfeingang.
  - Mit dem Laryngoskop werden Zungengrund und Epiglottis angehoben und Sicht auf die Stimmbänder geschaffen.
  - Der Tubus wird vom rechten Mundwinkel eingeführt und zwischen die Stimmbänder vorgeschoben, bis die Ringmarkierung auf Stimmbandebene und der Cuff hinter den Stimmbändern liegt.
  - Cuff blocken, Tubus gut fixieren und ggf. Beißschutz einlegen, cm-Markierung auf Höhe der Zähne/Zahnreihe notieren.
- **Hebeln** mit dem Laryngoskop muss vermieden werden, um Zahnschäden zu verhindern.
- Sichere Intubationszeichen: Intubation unter Sicht, $etCO_2$-Messung/Kapnografie
- Unsichere Intubationszeichen: Thoraxhebung unter Beatmung, Auskultation, Beschlagen des Tubus
- Ggf. BURP-Manöver (Druck nach hinten oben rechts) zum Optimieren der Bedingungen
- **Gefahren:**
  - Zu tiefe und einseitige Intubation
  - Fehlintubation und daraus resultierende Hypoventilation und Hypoxie
  - Vagusreiz, Laryngo- und/oder Bronchospasmus
  - Stumme Dislokation nach Kopfmanipulation oder Lagerung
  - Schwieriger Atemweg
  - Verletzungen der Zähne und Lippen durch unsachgemäße Laryngoskopie
  - Verletzungen der Zunge, des Rachens, der Trachea, des Kehlkopfes
  - Erbrechen und Aspiration
  - Thoraxrigidität usw.

- **Schwierige Bedingungen:**
  - Verletzungen des Gesichtsschädels
  - Blutungen im Mund-Rachen-Raum
  - Tumoren
  - Stenosen der Trachea
  - Angioödem und Anaphylaxie
  - Kurzer und dicker Hals, kleiner, nach dorsal fliehender Unterkiefer, vorstehende Schneidezähne, entzündliche Erkrankungen im Mund-Rachen-Raum, Makroglossie usw.

BESONDERHEITEN

Intubation bei Kindern:
- Blockbare Microcuff-Tuben verwenden
- Tubusgröße = (Alter in Jahren/4) + 3,5
- Insertionstiefe oral = (Alter in Jahren/2) + 12
- Insertionstiefe nasal = (Alter in Jahren/2) + 15
- Insertionstiefe Neugeborene = Tiefe an Unterlippe (cm) = Gewicht (kg) + 6 cm
- Miller-Spatel verwenden
- Epiglottis wird aufgeladen
- Gefahr der einseitigen Intubation bilateral
- Neugeborene und Säuglinge sind aufgrund der Anatomie schlechter einstellbar
- Beatmungsbeutel, Larynxmaske und/oder Rachentubus als Alternative bereitlegen
- Hypoxie unter allen Umständen vermeiden aufgrund der geringeren Apnoetoleranz
- Unnötigen Totraum (z. B. Gänsegurgel) vermeiden
- Schneller, zügiger Ablauf – Teamabsprache und gute Vorbereitung!

11.5 Beatmung

Beatmungssituationen sind im Rettungsdienst regelmäßiger Bestandteil der täglichen Arbeit. Notfallsanitäter kommen damit komplexer und umfassender in Kontakt, wenn sie in besonderen Bereichen eingesetzt werden, z. B. dem Intensivtransport oder der Luftrettung. Jeder Notfallsanitäter sollte insbesondere die Beatmungsformen kennen und sicher beherrschen, die er selbst anwenden und einsetzen darf (➤ Kap. 11.13).

11.5.1 Beutel-Masken-Beatmung

- Minimalster Beatmungsstandard in der Akutmedizin.
- Verwendung von Demand-Ventil oder ähnliches bei allen erwachsenen Notfallpatienten.
- Verwendung von Demand-Ventil oder ähnliches bei allen pädiatrischen Notfallpatienten.
- **Neugeborene** werden zunächst mit Raumluft beatmet, ggf. Anpassung der FiO_2 (inspiratorische Sauerstofffraktion) bei Bedarf (Algorithmus Neugeborenenversorgung, ERC Leitlinien 2025), um Retinaschäden zu vermeiden

- Beutel-Masken-Beatmung ist keine einfache Fertigkeit und muss regelmäßig trainiert, sicher angewendet und beherrscht werden.
- C-Griff: mit Daumen und Zeigefinger ein „C" bilden und damit die Maske über Mund und Nase fixieren, dann mit den restlichen Fingern am Unterkiefer ansetzen, um die Maske abzudichten.
- Beutel-Masken-Beatmung kommt primär immer zum Einsatz, bis ein alternativer Atemweg entschieden und platziert ist.
- Bei Apnoe, Brady- oder Tachypnoe einhergehend mit Hypoxie und Hypoventilation Mittel der 1. Wahl zur sofortigen Sicherstellung einer adäquaten Oxygenierung.
- **Immer als Rückfallebene** bei Versagen eines anderen Atemwegstools zur Oxygenierung.

MERKE

Die Beutel-Masken-Beatmung ist das Mittel der 1. Wahl bei der Beatmung von Kindern und immer auch die Rückfallebene für die Beatmung aller Patientengruppen.

- **Material:**
  - Beatmungsbeutel mit Demand-Ventil oder Sauerstoffreservoir
  - Beatmungsmaske in korrekter Größe
  - Ggf. Beatmungshilfe wie Guedel- oder Wendl-Tubus (➤ Kap. 11.4.3, ➤ Kap. 11.4.4) verwenden
- Korrekte Maskengröße wird ausgewählt, indem der Anwender die Maske von der Nasenwurzel in Richtung Kinn aufsetzt.
- Maske muss Mund und Nase vollständig umschließen.
- C-Griff: Daumen und Zeigefinger fixieren Maske auf dem Gesicht des Patienten, die restlichen drei Finger ziehen den Unterkiefer an der knöchernen Struktur an die Maske.
- **Durchführung:**
  - Maske von der Nasenwurzel an in Richtung Kinn aufsetzen.
  - Maske im C-Griff auf das Gesicht des Patienten drücken und dabei den Unterkiefer an die Maske ziehen.
  - Physiologische Beatmung durch langsames und gleichmäßiges Ausdrücken des Beatmungsbeutels beginnen, bis sich der Brustkorb hebt.
  - Sichtbare Thoraxhebung zeigt ein ausreichendes Tidalvolumen an.
  - Atemhub beenden, mit physiologischer Atemfrequenz beatmen.
- **Zwei-Helfer-Methode:**
  - Die Maske wird durch einen zweiten Helfer im Doppel-C-Griff auf dem Gesicht des Patienten positioniert. (ILCOR Leitlinien 2025).
  - Der freie Helfer führt die Ventilation durch.
- **Assistierte Beatmung:**
  - Bei brady- oder auch stark tachypnoeischen Patienten kann trotz erhaltener Spontanatmung bei Hypoventilation und Hypoxie eine Unterstützung der Atmung nötig sein.
  - Hier muss durch den Notfallsanitäter grundsätzlich dieselbe Technik zur Beatmung angewandt werden.
  - Er muss sich jedoch an die Atmung des Patienten anpassen, d. h. sind die einzelnen Atemzüge und das daraus resultierende Tidalvolumen nicht

ausreichend, so muss er sie mit der Beatmung an den Patienten adaptiert und physiologisch „auffüllen“, bis sich der Thorax sichtbar hebt.
  - Bei Bradypnoe kann es sowohl nötig sein, existierende Atemzüge zu unterstützen als auch fehlende zu ergänzen. Ziel ist es, eine normale Atemfrequenz und normale Tidalvolumina sicherzustellen.
- **Häufige Probleme und Lösungen:**
  - Maskenundichtigkeit → Kopfposition anpassen, Handposition oder Maskengröße überprüfen, Beatmungshilfe verwenden, Zwei-Helfer-Methode anwenden
  - Maskenundichtigkeit durch Barthaare → Kopfposition anpassen, Gel, Wasser oder Frischhaltefolie verwenden, um Haare anzulegen; Beatmungshilfe verwenden, Zwei-Helfer-Methode anwenden
  - Zu hohe Tidalvolumen und inspiratorische Drücke bei nichtphysiologischer Beatmung

Folgen und Risiken der Maskenbeatmung

- Mageninsufflation
- Ansteigender intragastraler Druck
- Gefahr der Regurgitation
- Zunahme der kranialen Zwerchfellbewegung
- Reduktion der Lungenbeweglichkeit
- Reduktion der Compliance
- Steigende Beatmungsdrücke
- Volumenumverteilung Lunge → Magen
- Reduktion des venösen Rückflusses

11.5.2 CPAP bzw. nichtinvasive Beatmung (NIV)

- Vorteile CPAP/NIV in der Notfallmedizin:
  - Geringerer Sedierungsbedarf
  - Verbesserte mukoziliäre Clearance
  - Geringere Intubationsraten
  - Geringe Rate an nosokomialen Infektionen
- Indikationen:
  - Akutes hypoxämisches Lungenversagen, z. B.:
    - Kardiales Lungenödem
    - Pneumonie
    - CO-Vergiftung
  - Akutes hyperkapnisches Lungenversagen, z. B. Versagen der Atempumpe mit ventilatorischer Insuffizienz (z. B. dekompensierte chronisch-obstruktive Lungenerkrankung [COPD])
  - Sonstige Indikationen: Präoxygenierung

CPAP

- Reines CPAP erzeugt einen kontinuierlich positiven Atemwegsdruck ohne Druckunterstützung (positiver endexspiratorischer Druck [PEEP]).
- Spontanatmung muss bei reinem CPAP vorhanden sein.
- Funktioniert sowohl über Masken- oder Helmsystem am nichtintubierten Patienten als auch am intubierten, spontan atmenden Patienten (z. B. Trachealkanüle, Weaning).
- Unterschiedliche Systeme stehen zur Verfügung.
- Reine Maskensysteme, die mit Flow-System arbeiten.
- Beatmungsgeräte mit CPAP-Funktion (Venturi- oder Turbinenmixer).
- Im Rettungsdienst erhalten die Patienten zum CPAP in der Regel eine Full-Face-Maske, Helmsysteme sind nicht üblich.
- CPAP und NIV ist nicht das Gleiche: CPAP beatmet weder den Patienten noch unterstützt CPAP die Spontanatmung maschinell!
- **Absolute Kontraindikationen:**
  - Fehlende Spontan- oder Schnappatmung
  - Verlegung der Atemwege
  - Ileus
  - Gastrointestinale Blutung
  - Bewusstloser Patient
- **Relative Kontraindikationen:**
  - Hyperkapnisch bedingtes Koma
  - Massive Agitation
  - Massiver Sekretverhalt
  - Schwergradige Hypoxämie oder Azidose (pH-Wert $< 7{,}1$)
  - Hämodynamische Instabilität (kardiogener Schock, Myokardinfarkt)
  - Anatomische und/oder subjektive Interface-Inkompatibilität
  - Zustand nach oberer gastrointestinaler Operation
- **Einstellungen:**
  - Bei Flow-Systemen wird der PEEP entweder direkt eingestellt oder regelt sich über den Sauerstofffluss im System.
  - Am Beatmungsgerät werden FiO_2, PEEP und der Modus CPAP direkt eingestellt.
  - Einstellungen sind grundsätzlich von der Indikation abhängig.
- Standard-Startwert in der reinen CPAP-Therapie ist üblicherweise ein PEEP von 5 mbar. Er wird individuell an den Patienten und den klinischen Zustand angepasst und ggf. bis zu 10 mbar erhöht.

Nichtinvasive Beatmung (NIV)

- Klassische Indikation ist das hyperkapnische Lungenversagen mit Erschöpfung der Atempumpe.
- Der Patient erhält durch das Beatmungsgerät nicht nur einen kontinuierlich positiven Atemwegsdruck (PEEP), sondern zusätzlich eine Unterstützung seiner Ventilation in Form einer Druckunterstützung während der Inspiration.

- Diese löst er selbstständig durch die Atemanstrengung aus (Trigger).
- Je nach verwendetem Respirator können die Bezeichnungen für die Beatmungsmodi unterschiedlich sein.
- Häufige Modi sind CPAP-ASB, BIPAP-ASB, BiLevel-ASB, PS, PSV usw.
- **Durchführung:**
  - FiO_2 1,0 (wenn einstellbar)
  - CPAP/PEEP 5 mbar
  - Trigger so niedrig wie möglich
  - Druckunterstützung 5 mbar, ggf. steigern bis 15 mbar
  - Patientenkomfort beachten
  - Beatmungsmaske zunächst vorhalten, erst nach Adaption fixieren
- **Ziele:**
  - Reduktion der Dyspnoe
  - Abnahme der Atemfrequenz
  - Atemzugvolumen > 3 ml/kg ideales KG
  - Abnahme des Einsatzes der Atemhilfsmuskulatur/kein Einsatz der Atemhilfsmuskulatur
- **Erfolgskriterien:**
  - Oxygenierung verbessert SaO_2 > 90 % (arterielle Sauerstoffsättigung)
  - Abnahme von Atem- und Herzfrequenz
  - Abfall der Atemfrequenz um > 20 %
  - Geringerer Einsatz der Atemhilfsmuskulatur
  - Zunahme $etCO_2$ (= Abfall $PaCO_2$ [arterieller Kohlendioxidpartialdruck])
  - Klinische, subjektive Besserung
  - Verbesserte oder normale Bewusstseinslage
- **Abbruchkriterien:**
  - Erbrechen/Aspiration
  - Keine ausreichende Oxygenierung
  - Zunehmende Bewusstseinsverschlechterung
  - Nicht anpassungsfähig/keine Kooperation des Patienten

Endtidale CO_2-Messung (Kapnografie)

- Messverfahren:
  - **Infrarotspektroskopie:** CO_2-Moleküle absorbieren infrarotes Licht in einer bestimmten Wellenlänge. Dies nutzen die Messsysteme auf Basis der Infrarotspektroskopie und messen die Absorptionsrate.
  - **Hauptstrommessung:** Sensor sitzt z. B. zwischen Tubus und Beatmungsschlauch. Echtzeitmessung, keine Kalibrierung nötig.
  - **Nebenstrommessung:** Messzelle sitzt außerhalb des Beatmungssystems, z. B. in einem EKG-Gerät. Über ein Schlauchsystem wird z. B. am Beatmungsfilter etwas Luft (ca. 4 ml) entnommen und über einen Wasserfilter der Messzelle zugeführt. Verzögerte Darstellung der Messwerte, ggf. Kalibrierung nötig.

- Indikationen/Einsatzmöglichkeiten:
  - Kontinuierliche Tubuslagekontrolle nach Intubation oder Einlage eines supraglottischen Atemwegstools
  - Beurteilung der Kreislaufsituation des Patienten, sehr guter Parameter zur Beurteilung der Perfusion
  - Beurteilung der Qualität der Thoraxkompressionen bei Reanimation
  - Frühes Erkennen eines ROSC (Return of Spontaneous Circulation)
  - Therapiesteuerung, z. B. Normokapnie und Normoventilation bei Schädel-Hirn-Trauma (SHT)
  - Prognoseparameter bei infauster Reanimation
  - Bei Kapnografie Erkennen von z. B. bronchialer Obstruktion oder einsetzender Spontanatmung an der Kapnografiekurve
  - Kontinuierliche Kontrolle der Atemfrequenz
  - Anwendung auch beim wachen, spontan atmenden Patienten möglich über Nasen-Kapnografie
  - Überwachung einer Sedierung z. B. bei Schmerztherapie

MERKE

Die Verwendung der endtidalen CO_2-Messung stellt den Goldstandard zur Überwachung der Tubuslage dar und muss bei jedem Patienten genutzt werden, der über einen endotrachealen Tubus oder eine supraglottische Atemwegshilfe beatmet wird. Nach aktueller Datenlage ist die Kapnografie, d. h. die grafische Darstellung und gleichzeitige Messung der endexspiratorischen CO_2-Konzentration, das Mittel der 1. Wahl.

11.6 Wundversorgung

Die Versorgung von großen und kleinen Wunden ist grundlegender Bestandteil der Notfallversorgung und soll von jedem Notfallsanitäter – angepasst an die Schwere der Verletzung – beherrscht werden.

11.6.1 Grundsätze in der Wundversorgung

- Wunde nicht anhusten, niesen oder ähnliches.
- Fremdkörper belassen, nicht entfernen.
- Wunde nicht mit den Händen berühren.
- Wundreinigung wird nicht durchgeführt.
- Keine Reposition von Organen, die aus der Wunde hervortreten.
- Amputate sicherstellen und ggf. suchen.
- Wundversorgung verfolgt in der Regel drei Ziele:
  - Blutstillung
  - Infektionsschutz
  - Schmerzlinderung

MERKE

Bei der Auswahl der Verbandsstoffe ist grundsätzlich zu überprüfen, ob die Anwendung sinnvoll und zweckmäßig ist.

- Wunde muss sicher und komplett abgedeckt sein.
- Verband soll nicht verrutschen und fest sitzen.
- Der Anwender soll das verwendete System kennen und es schnell anlegen können.
- Brandwunden sollen nur mit dafür vorgesehenen, speziellen Verbandsstoffen abgedeckt werden.

11.6.2 Blutungskontrolle

- Manueller, direkter Druck
- Druckverband (evtl. in Kombination mit einem Hämostyptikum)
- Tourniquet
- Bei jeder Methode ggf. zusätzliche Anwendung von Hämostyptikum (Chitosan)

Tourniquet

- Anwendung bei lebensbedrohlichen Blutungen und Verletzungen der Extremitäten.
- Nicht effektiv bei Blutungen z. B. am Hals, der Leisten- und Achselregion.
- Anlage erfolgt 5 cm proximal der Verletzung.
- Eine ausreichende Anwendungsfläche wird benötigt.
- Analgesie nötig, verursacht bei korrekter Anlage massive Schmerzen.
- Anlage erst dann korrekt, wenn keine distalen Pulse mehr tastbar sind und die Blutung steht.
- Bei nichtsistierender Blutung und korrekter Anlage kann proximal des ersten Tourniquets ein weiteres Tourniquet angelegt werden.
- **Häufige Fehler:**
  - Nicht adäquate Anlage und verstärken der Blutung durch venöse Stauung bei zu lockerer Anlage.
  - Tourniquet zu nah an der Wunde.
  - Tourniquet und Wunde müssen fortlaufend beobachtet und kontrolliert werden, da bei einer verbesserten Kreislaufsituation ein höherer Blutdruck entsteht und dadurch eine erneute Blutung entstehen kann.

Hämostatische Verbandsstoffe

- Ideal für Wundhöhlen.
- Sollen dicht in die Wunde gepackt werden.
- Wunde muss vorher möglichst trocken sein.

- Nach Einbringen in die Wunde muss konstanter Druck über 3–5 Minuten auf die gepackte Wunde ausgeübt werden.
- **Häufige Fehler/Nachteile:**
  - „Woundpacking“ ist zeitintensiv und muss trainiert werden.
  - Wunde zu „nass“.
  - Nicht „dicht“ genug gepackt.
  - Zu wenig Druck auf die gepackte Wunde.
  - Nicht ausreichend lange Druck ausgeübt.
  - Geringe Erfahrung im zivilen Rettungsdienst.
  - Hohe Rezidivrate.

iTClamp®

- Schwierig zugängliche Wunden, z. B. Leisten- und Achselregion
- Halsverletzungen
- Kopfschwartenverletzungen
- Stich- und Schusswunden an den Extremitäten
- Schnelle Verfügbarkeit und Anlage
- Durchblutung wird distal der iTClamp® aufrechterhalten
- Geringe Schmerzen
- **Häufige Fehler/Nachteile:**
  - Anlage am Körperstamm und über großen Körperhöhlen nicht möglich.
  - Nur wenn die Wundränder adaptierbar sind, funktioniert die iTClamp®.
  - Wenig verbreitet im deutschen Rettungsdienst.
  - Teuer in der Anschaffung.

11.7 Immobilisation

ACHTUNG

Generell darf die Immobilisation den Transport und die Behandlung eines vital bedrohten Patienten nicht verzögern!

11.7.1 Immobilisation der Wirbelsäule

Spineboard

- Schnell und leicht zu transportieren
- Geringe Vorbereitungszeit
- Primär als Rettungsmittel anzuwenden
- Zur Wasserrettung einsetzbar, schwimmfähig
- Gut einsetzbar zum Transport bei räumlicher Enge auch bei Nichttraumapatienten

- Schnelle Rettung aus Kraftfahrzeugen
- Sicheres Abseilen aus unwegsamem Gelände möglich
- Röntgendurchlässig
- Gute Kopffixierung möglich
- **Häufige Fehler/Nachteile:**
  - Schon bei geringer Liegezeit und insbesondere älteren Patienten entstehen Druckulzera.
  - Lagerungstechniken müssen regelmäßig und intensiv trainiert werden.
  - Lagerungsmanöver häufig fehlerhaft.
  - Einschränkungen der Ventilation bei angelegtem Fixiersystem.
  - Immobilisation nicht so gut wie auf der Vakuummatratze.
  - Für ältere und kachektische Patienten nur bedingt geeignet.
  - Muss auf der Fahrtrage zusätzlich für den Transport gesichert werden.
  - Nicht überall vorgehalten.

Vakuummatratze

- Vielseitig einsetzbar
- Beste Immobilisation der Wirbelsäule durch richtige Anmodulation
- Gute Immobilisation bei Verletzungen wie Oberschenkel- oder Schenkelhalsfraktur, Oberarmfrakturen, Beckenfrakturen
- Für alle Patientengruppen gut einsetzbar
- Gute Kopffixierung möglich durch separate Anmodulation oder Anwendung von Head-Blocks
- Schnell und sicher erlernbar
- **Häufige Fehler und Nachteile:**
  - Zeitaufwendig in der Vorbereitung
  - Undichtigkeiten bei Defekt
  - Keine Anmodulation an den Patienten
  - Meist nur in Verwendung mit der Schaufeltrage sinnvoll
  - Defektanfällig durch scharfe und spitze Gegenstände (Glas, Steine usw.)
  - Röntgendiagnostik grundsätzlich möglich, jedoch häufig eingeschränkt durch z. B. Falten in der Matratze

11.7.2 Grundsätze zur Versorgung und Immobilisation von Extremitätenverletzungen

MERKE

Bei der Immobilisation von Extremitätenverletzungen gilt grundsätzlich, dass immer die beiden der Verletzung benachbarten Gelenke mit ruhiggestellt werden müssen. Vor und nach Anlage einer Extremitätenschienung muss durch den Notfallsanitäter Durchblutung, Motorik und Sensorik distal der vermuteten Verletzung geprüft werden.

ACHTUNG

Dislozierte Frakturen oder Luxationen insbesondere mit DMS-Störungen (Durchblutung/Motorik/Sensibilität) müssen so schnell es geht reponiert werden!

Luftkammerschienen

- Einsatz zur Ruhigstellung von Extremitätenverletzungen.
- Anlage unter Extension der betroffenen Extremität mit mindestens zwei Helfern.
- Druck der luftgefüllten Schiene komprimiert unter Umständen kleinere Blutungen.
- Röntgendurchlässig.
- Gut erlernbar.
- Gute Immobilisation bei Unterschenkel-, Unterarm- und Sprunggelenkverletzungen.
- Vor und nach der Anlage sowie während des Transports müssen Durchblutung, Motorik und Sensorik untersucht werden.
- **Häufige Fehler/Nachteile:**
  - Zu hoher Druck kann Kompartmentsyndrom oder Durchblutungsstörungen verursachen.
  - Defektanfällig durch scharfe und spitze Gegenstände (Glas, Steine usw.).
  - Oberarm- und Oberschenkelfrakturen werden nur ungenügend immobilisiert.

Vakuumschienen

- Einsatz zur Ruhigstellung von Extremitätenverletzungen.
- Anlage unter Extension der betroffenen Extremität mit mindestens zwei Helfern.
- Röntgendurchlässig.
- Gut erlernbar.
- Gute Immobilisation bei Unterschenkel-, Unterarm- und Gelenkverletzungen.
- Vor und nach der Anlage sowie während des Transports müssen Durchblutung, Motorik und Sensorik untersucht werden.
- **Häufige Fehler/Nachteile:**
  - Zu hoher Druck durch z. B. Falten kann Durchblutungsstörungen verursachen.
  - Defektanfällig durch scharfe und spitze Gegenstände (Glas, Steine usw.).
  - Oberarm- und Oberschenkelfrakturen werden nur ungenügend immobilisiert.
  - Manipulation am Patienten führt zu Schmerzverstärkung.
  - Extension kann in der Regel nicht aufrechterhalten werden.

Sam®-Splint Schienen

- Werden in drei unterschiedlichen Größen vorgehalten
- Einsatz zur Ruhigstellung von Extremitätenverletzungen
- Anlage unter Extension der betroffenen Extremität mit mindestens zwei Helfern

- Optimal geeignet zur Versorgung von z. B. Frakturen des Unterarms und des Handgelenks sowie Fingerverletzungen und Handfrakturen
- Durch seine Flexibilität sehr gut anpassbar
- Wird beim Patienten an der unverletzten Extremität angepasst
- Muss mit Mullbinden oder elastischen Binden fixiert werden
- Eignung als Infusionsschiene
- Gut erlernbar
- Einsatz auch bei nichtreponierbaren Verletzungen aufgrund der Flexibilität möglich
- **Häufige Fehler und Nachteile:**
  - Die benachbarten Gelenke werden häufig nicht mit ruhiggestellt.
  - Bei einfacher Anwendung ist das System häufig sehr weich und instabil.
  - Anpassen der Schiene an der verletzten Extremität.
  - Keine Anpassung an den Patienten und die Anatomie.
  - Es wurden Empfehlungen laut, die eine provisorische HWS-Schiene daraus herstellen wollten (Unfug!).
  - Oberarm- und Oberschenkelfrakturen werden nur ungenügend immobilisiert.
  - Frakturen, die eine sichere Erhaltung des Repositionsergebnisses erfordern, stellen eine Kontraindikation dar.
  - Manipulation am Patienten führt zu Schmerzverstärkung.
  - Extension kann in der Regel nicht aufrechterhalten werden.

11.7.3 Immobilisation der Halswirbelsäule (HWS)

- Jeder Verdacht auf Verletzungen der HWS.
- An HWS-Immobilisation bei Gewalteinwirkung auf den Schädel denken!
- Eine HWS-Immobilisation kann auch ohne die Anlage eines HWS-Immobilisationskragens durchgeführt werden.
- Manuelle Fixierung durch einen Helfer ist genauso effektiv.
- Kopffixierset, z. B. auf dem Spineboard oder der Vakuummatratze, sind ebenso effektiv.
- Bei Verdacht auf ein schweres SHT ist unter Umständen die Anlage eines Immobilisationskragens kontraindiziert (Erhöhung des intrakraniellen Drucks [ICP]).
- Definierte Kriterien (z. B. NEXUS-Kriterien) zur Entscheidungsfindung lösen die standardisierte und inflationäre Anlage eines Immobilisationskragens ab.

NEXUS-Kriterien

Kriterien zur Entscheidung einer notwendigen Ganzkörperimmobilisation (Hoffman et al. 1998):

1. Fehlender Druckschmerz über der Mittellinie der HWS; fehlender Muskelhartspann
2. Kein fokal-neurologisches Defizit oder Ausfall
3. Keine Vigilanzminderung (Glasgow Coma Scale [GCS] < 15)
4. Keine Hinweise auf Intoxikation
5. Keine weiteren vom HWS-Trauma ablenkenden Verletzungen

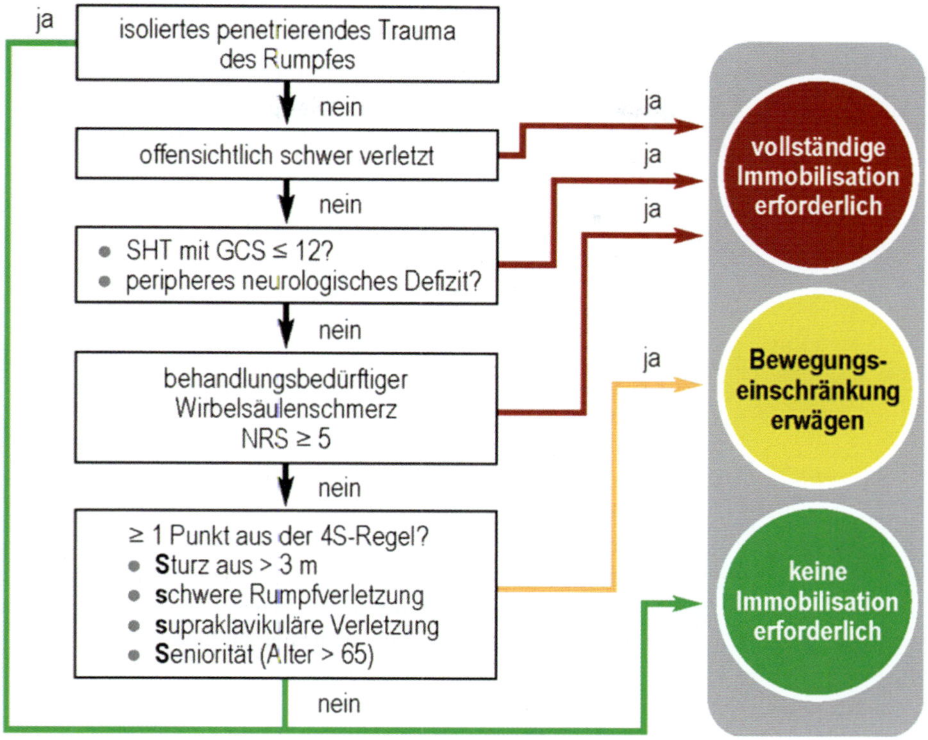

Abb. 11.1 Immobilisations-Ampel [F201-069]

- Im Zweifel eher immobilisieren.
- HWS-Immobilisation mittels Stützkragen immer zu zweit und unter manueller Inline-Fixierung.
- Korrekte Größenauswahl des Stützkragens mittels Fingermethode.
- Einstellen der Größe **vor Anlage** des Kragens.
- Bei falscher Größenauswahl Entfernen der Immobilisation, Inline-Fixierung und Neuanlage nach Korrektur.
- Zu groß → Kinn liegt tief im Immobilisationskragen und rutscht ggf. nach innen heraus.
- Zu klein → Kinn ragt deutlich über den Immobilisationskragen hinaus.
- Durch einen Immobilisationskragen allein wird die HWS nie zu 100 % ruhiggestellt.
- Patient muss bei Entscheidung für HWS-Immobilisation immer ganzkörperimmobilisiert werden (Vakuummatratze oder Spineboard mit Kopffixierung).
- **Häufige Fehler/Nachteile:**
  - Kleidung behindert häufig die Anlage
  - Falsche Größenauswahl
  - Anpassen der Immobilisationskragen am Patienten
  - Anlage durch nur einen Helfer

- Keine Ganzkörperimmobilisation
- Keine manuelle Fixierung der HWS bei Anlage
- Undifferenzierte Vorgehensweise, keine Beurteilung der Situation nach definierten Kriterien
- Korrekte Anlage wird häufig zu wenig trainiert und falsch durchgeführt

11.8 Lagerung und Transport

11.8.1 Lagerungsarten in bestimmten Einsatzsituationen

- Bewusstloser Nichttraumapatient → stabile Seitenlage: Abfluss des Erbrochenen und Aspirationsschutz
- Bewusstloser Traumapatient → Abwägen! Wenn Rückenlage, dann unter kontinuierlicher Überwachung und Absaugbereitschaft
- Vasovagale Synkope, Orthostase → Trendelenburg-Lagerung (nur bei kurzeitigen und relativen Volumenmangelzuständen)
- Dyspnoe → Oberkörperhochlagerung
  - Vorlast und pulmonal-arterieller Druck sinkt
  - Besserer Einsatz der Atemhilfsmuskulatur
  - Keine Kompression und Bewegungseinschränkung des Zwerchfells
- Kardiale Erkrankungen → Oberkörperhochlagerung
  - Vorlast und pulmonal-arterieller Druck sinkt
  - Besserer Einsatz der Atemhilfsmuskulatur
  - Keine Kompression und Bewegungseinschränkung des Zwerchfells
- Hypertensives Lungenödem → Oberkörperhochlagerung
- Arterieller Verschluss → Tieflagerung der Extremität
  - Unterstützung einer minimalen Perfusion
  - Schmerzen verschlimmern sich unter Umständen
  - Extremität abpolstern
- Venöser Verschluss, Thrombose → 15° Hochlagerung
  - Schmerzreduktion durch Abnahme der venösen Stauung
- Schädel-Hirn-Trauma, Schlaganfall → 30° Oberkörperhochlagerung, gerade Kopfposition
  - Abnahme des ICP durch besseren venösen Abfluss
  - **Cave:** Aspirationsgefahr beim wachen Patienten
- Vaginale Blutung → Fritsche-Lagerung
  - Ausschließlich zum Abschätzen des Blutverlustes
  - Keine sichere Blutstillung
  - Kombinierbar mit z. B. Linksseitenlage
- Schwangerschaft, Vena-cava-Kompressionssyndrom → Linksseitenlage

11.8.2 Transportmittel

Tragestuhl

- Einsatzindikation: z. B. Krankentransport
- Unterschiedliche Systeme, aber fast überall vorhanden
- Sicherer und einfacher Transport von (Notfall-)Patienten ohne Immobilisationsindikation
- Nicht gehfähige Patienten im Notfalleinsatz oder Krankentransport
- Patienten, die aufgrund ihres Krankheits- oder Notfallbilds nicht mehr laufen sollen
- Sehr gutes Transportmittel für den Transport durch Treppenhäuser, unwegsames Gelände
- Deutlich einfacherer Transport als mit der Fahrtrage
- **Häufige Fehler/Nachteile:**
  - Transport von vigilanzgeminderten Patienten nicht möglich.
  - Patient nicht gesichert (Gurte!).
  - Mangelhafte Patientenaufklärung (nicht festhalten usw.).
  - Notfallpatienten müssen im Rettungswagen (RTW) auf die Trage umgelagert werden: Ein Notfallpatient wird nicht sitzend auf dem Tragestuhl transportiert.
- **Heben und Tragen:** rückenschonendes Arbeiten mit dem Tragestuhl
  - Beide Helfer müssen sich abstimmen und kommunizieren.
  - Der größere der beiden Helfer sollte immer die untere Seite des Stuhls tragen, um Größenverhältnisse auszugleichen.
  - Beim Anheben wird ausschließlich aus den Beinen und mit angespannter Gesäßmuskulatur angehoben, der Rücken soll gerade bleiben.

Rettungs- oder Tragetuch

- Einsatzindikation: z. B. Schlaganfallpatient im Lysefenster
- Sicherer und einfacher Transport von (Notfall-)Patienten ohne Immobilisationsindikation.
- Bis zu sechs Personen können tragen und unterstützen.
- Der Patient kann aus vielen Positionen schnell und gut auf das Tuch gelagert werden.
- Gute Umlagerungshilfe.
- Hohe Flexibilität bei räumlicher Enge.
- **Häufige Fehler/Nachteile:**
  - Erhöhte Sturzgefahr
  - Patientenkomfort eingeschränkt
  - Eingeschränkte Sicht auf den Fußboden
  - Patientenbeurteilbarkeit oft eingeschränkt
- **Heben und Tragen:** rückenschonendes Arbeiten mit dem Tragetuch
  - Hohe Belastung der Wirbelsäule durch häufiges seitliches Gehen und Verdrehen im Oberkörper

   - Wenn möglich, Alternativen nutzen
   - Aus den Beinen anheben, Muskulatur anspannen und Verwindungen im Oberkörper vermeiden
   - Bei schweren Patienten Tragehilfe in Betracht ziehen

Schaufeltrage

- Einsatzindikation: z. B. Schenkelhalsfraktur
- Einsatz bei allen Patienten, die möglichst schonend und achsengerecht gerettet werden sollen
- Standard auf allen Rettungswagen
- Geringes Gewicht
- Gut geeignet zum Transport und zur Immobilisation instabiler Patienten
- Reduziert seitliche Fliehkräfte bei Belassen unter dem Patienten auf dem Transport
- Kopffixierung möglich
- Platzsparend im Fahrzeug untergebracht
- Schonend und schnell unter den Patienten zu bringen
- Längenanpassung bei zusammengebauten System
- **Häufige Fehler/Nachteile:**
  - Längenverstellung nur bis etwa 190 cm möglich
  - Verschlüsse am Kopf- und Fußteil klemmen oft
  - Kann nur am liegenden Patienten eingesetzt werden
  - Bei unebenen Untergründen Schwierigkeiten bei der Lagerung
  - Erhöhter Zeitbedarf
  - Darf auch für kurze Strecken nur mit Gurten eingesetzt werden
  - Material häufig kalt und für den Patienten unangenehm – Hypothermie
  - Einschränkung der Ventilation möglich
  - Nicht oder nur eingeschränkt röntgendurchlässig
  - Hygiene und Reinigung schwierig (Verschlusssysteme)
  - Zur Rettung aus dem Kraftfahrzeug bauartbedingt nur eingeschränkt nutzbar
  - Einsatz bei kritischen Patienten häufig zeitintensiver als z. B. Spineboard (➤ Kap. 11.7.1)
  - Für kritische Patienten oder kurze Transportwege auch als alleiniges Medium nutzbar, jedoch sollte der Patient in der Regel auf der Vakuummatratze gelagert werden

11.9 Alternative Zugangswege

11.9.1 Sublinguale (s. l.) Applikation

- **Vorteile:**
  - Schnell und einfach durchführbar
  - Zeitnaher Wirkungseintritt
  - First-Pass-Effekt entfällt und wird direkt in den Kreislauf aufgenommen
- **Nachteile:**
  - Wenige Medikamente für diese Anwendung zugelassen
  - Dosierung nicht exakt möglich
  - Kooperation des Patienten nötig
  - Verständnis und Erklärung der Anwendung in der Akutsituation
- **Medikamente** für die sublinguale Anwendung (Auswahl):
  - Nitrolingual-Spray bei akutem Koronarsyndrom (ACS)
  - ASS-Kautablette beim ACS
  - Bayotensin akut bei Hypertonie
- **Anwendung:** Medikament vorbereiten, Mund öffnen lassen, Zunge an den Gaumen, Medikament applizieren

11.9.2 Nasale Applikation via MAD®

- **Vorteile:**
  - Schneller Wirkungseintritt
  - Zugangsweg ist immer und schnell erreichbar
  - Geringer technischer Aufwand
  - First-Pass-Effekt entfällt
- **Nachteile:**
  - Meist Off-Label-Use
  - Stoffaufnahme und Wirkungseintritt abhängig von Zustand der Schleimhaut und anderen Einflüssen (z. B. Sekrete beim weinenden Kind)
  - Nur geringe Mengen an Flüssigkeit möglich – 1 ml pro Nasenloch – Medikamente in hohen Konzentrationen müssen ggf. zusätzlich vorgehalten werden
  - 2- bis 3-fache i. v.-Dosis, da nur etwa 50 % Bioverfügbarkeit
- **Medikamente** für die nasale Anwendung (Auswahl):
  - Midazolam 5 mg/1 ml bei Krampfanfall oder zur Sedierung
  - Naloxon bei Opiatintoxikation
  - Analgetika (z. B. Ketamin, Morphin, Fentanyl)
- **Anwendung und Besonderheiten:**
  - Nase möglichst sekretfrei
  - Medikament in Luer-Lock-Spritze aufziehen
  - MAD® anschrauben
  - Patienten aufklären

- Ab 1 ml Lösung auf beide Nasenlöcher verteilen
- Nicht mehr als 1 ml pro Nasenloch applizieren

11.9.3 Intramuskuläre (i. m.) Applikation

- **Vorteile:**
  - Schnell und einfach durchführbar
  - Zeitnaher Wirkungseintritt
  - First-Pass-Effekt entfällt, Substanz wird direkt in den Kreislauf aufgenommen
- **Nachteile:**
  - Nur geringe Flüssigkeitsgabe möglich
  - In der Akutmedizin bis auf wenige **wichtige** Ausnahmen keine Relevanz
  - Wirkungseintritt leicht verzögert und abhängig von der Muskelperfusion
- **Medikamente** für die intramuskuläre Anwendung (Auswahl):

ACHTUNG
Adrenalingabe bei der schweren Anaphylaxie!

  - Schmerztherapie bei fehlendem i. v. Zugang (z. B. Ketamin)
  - Krampfdurchbrechung bei Krampfanfall (z. B. Midazolam)
  - Nicht kooperativer Patient zur Sedierung (z. B. Haloperidol)
- **Anwendung und Besonderheiten:**
  - Medikamente vorbereiten. **Achtung:** höhere Dosierungen (2- bis 3-fache i. v. Dosierung) nötig!
  - Punktionsort aufsuchen (meist mittleres Oberschenkeldrittel, Oberschenkel anterolateral [M. vastus lateralis], M. deltoideus)
  - Nach Punktion ggf. aspirieren und versehentliche i. v. Punktion ausschließen
  - Medikament langsam applizieren
  - Nadel entfernen und Wundschnellverband aufbringen

ACHTUNG
- Bei Lungenarterienembolie (LAE), akutem Koronarsyndrom (ACS), Schlaganfall sowie Gefäßverschlüssen darf keine Injektion intramuskulär durchgeführt werden!
- Keine Punktion in entzündete, ödematöse oder vernarbte Haut!

11.9.4 Intraossärer (i. o.) Zugang mit der EZ-IO®

- **Vorteile:**
  - Technisch einfach zu erlernen.
  - Technisch einfach anzulegen.
  - Alle üblichen Notfallmedikamente können gegeben werden.
  - Wirkungseintritt vergleichbar mit i. v. Gabe.
  - Blutentnahme möglich.

- **Nachteile:**
  - Training nötig.
  - Punktionsorte (sog. Landmarken) müssen sicher identifiziert werden.
  - „Durchbohren" des kompletten Knochens insbesondere bei Neugeborenen und Säuglingen bei unsachgemäßer Anwendung.
  - Auswahl der falschen Nadelgröße.
  - Volumengabe nur eingeschränkt möglich (Druckinfusion!).
- **Zugelassene Punktionsorte:**
  - Proximale Tibia
  - Distale Tibia
  - Distaler Femur bei Kindern im Alter von 0–6 Jahren
  - Proximaler Humerus (Erwachsene)
- **Indikationen:**
  - Innerhalb akzeptabler Zeit kein i. v. Zugang möglich.
  - Kinder mit Herz-Kreislauf-Stillstand oder hämodynamischer Instabilität sollen sofort einen i. o. Zugang erhalten, sofern kein i. v. Zugang existiert.
  - Nach zwei erfolglosen Punktionsversuchen bzw. nach 90–120 Sekunden wird die Indikation zum i. o. Zugang gestellt.
- **Kontraindikationen:**
  - Fraktur des zu punktierenden Knochens
  - Erkrankungen des Knochens, z. B. Osteomyelitis oder Glasknochenerkrankung
  - Vorangegangene Punktion oder Punktionsversuch am selben Knochen
- **Anwendung:**
  - Punktionsort aufsuchen, anatomische Landmarken identifizieren
  - Desinfektion
  - Punktion im 90-Grad-Winkel bzw. 45-Grad-Winkel bei Humeruspunktion zur Hautoberfläche bis Knochenkontakt
  - Nadelgröße auswählen und auf 5-mm-Markierung nach Punktion der Haut und Kontakt mit dem Knochen achten; 5-mm-Markierung muss sichtbar sein, sonst nächstgrößere Nadel wählen
  - Keinen oder nur minimalen Druck aufwenden, der Bohrer macht die Arbeit
  - Ohne Unterbrechung bohren
  - Bei Widerstandsverlust Bohrung beenden und Nadel mit der Hand fixieren
  - Bohrer entfernen, Trokar der Nadel entfernen
  - Flush applizieren: Kinder 5 ml Vollelektrolytlösung (VEL), Erwachsene 10 ml VEL
  - Fixieren
  - Anschließen von entlüftetem System mit Drei-Wege-Hahn
  - Auf Extravasation achten
  - Therapie beginnen
  - **Lagekontrolle:**
    - Widerstandsverlust
    - Keine Extravasation
    - Aspiration oder Aufstieg von Knochenmark/Blut (nicht zwingend)

11.9.5 Inhalative Applikation via Verneblermaske

- **Vorteile:**
  - Systemische Wirkung minimal
  - Wirkort wird direkt erreicht
- **Nachteile:**
  - Kooperation des Patienten erforderlich
  - Adäquate Ventilation nötig
  - Anwendung in der Regel nur am sitzenden Patienten möglich
- **Medikamente** für die inhalative Anwendung (Auswahl):
  - Salbutamol bei obstruktivem Atemweg
  - Ipratropiumbromid bei obstruktivem Atemweg
  - Adrenalin bei obstruktivem Atemweg und/oder Schwellung des oberen Atemwegs
  - Esketamin zur Schmerztherapie
- **Besonderheiten und Anwendung:**
  - Bei den üblicherweise verwendeten Systemen ist ein Flow von mindestens 6 l/min nötig.
  - Maske muss dicht sitzen.
- **Ultraschallvernebler immer häufiger vorhanden:**
  - Verwendung von Gesichtsmasken und Beatmungseinheiten möglich
  - Bei Gesichtsmasken muss mindestens 1 L/min Sauerstoffflow laufen
  - Auf richtige Konnektionsrichtung achten
  - Medikament in die vorgesehene Kammer geben und wieder verschließen

11.9.6 Bukkale Applikation

- Medikamentenapplikation auf die Mund- und Zungenschleimhaut (meist auch bei sublingualer Applikation)
- Schnelle Resorption und schnelle systemische Wirkung
- Umgehung des First-pass-Effect
- Anwendung z. B. epileptischer Krampfanfall (Midazolam Buccalam, oder Tavor expidet)

11.9.7 Rektatle Appliaktion

- Hat eine geringere Resorption als über andere Applikationswege
- Anwendung von Suppositorien und Rektaltuben (z. B. Ibuprofen, Paracetamol, Esketamin, Kortikoide, Diazepam)
- Je nach Einführtiefe und Ort der Auflösung der Suppositorien kommt es zu unterschiedlich schnellen Wirkeintritten
- Aufnahme über die untere Hämorrhoidalvenen führt zur Umgehung des First-Pass-Effect
- Bei der Aufnahme über die obere Hämorrhoidalvenen wird der Wirkstoff über die Pfortader zur Leber transportiert und unterliegt hier dem First-Pass-Effect

- Anwendung Suppositorien:
  - Aus der Verpackung nehmen, ggf. etwas in der Hand anwärmen oder gleitfähig machen
  - Mit der stumpfen Seite voran einführen
  - Gesäßbacken zusammendrücken, um ein Herausrutschen zu verhindern
- Anwendung Rektaltuben:
  - Verschlusskappe der Tube entfernen und Tubenspitze in den Analkanal einführen
  - Flüssigkeit aus der Tube mit Druck herausdrücken
  - Druck aufrechterhalten und Tube aus dem Analkanal entfernen, um ein Einsaugen der Flüssigkeit zu verhindern
  - Gesäßbacken zusammendrücken, um ein Herauslaufen der Flüssigkeit zu verhindern
- Anwendung von Spritze mit abgeschnittenem Absaugschlauch:
  - Verwendung einer 5 ml Spritze und einem abgeschnittenen Absaugkatheter (ca. 5 cm lang)
  - Medikament (z. B. Esketamin zur Analgesie) in die Spritze aufziehen und Absaugkatheter aufsetzen und den Rest der Spritze mit Luft befüllen
  - Absaugkatheter in den Analkanal einführen, Spritze nach unten halten, so dass das Medikament als erstes in den Absaugkatheter gelangt, dann die Luft applizieren, um den Schlauch zu entleeren
  - Absaugkatheter entfernen und Gesäßbacken zusammendrücken

11.10 Thoraxdekompression

- **Lebensrettende Maßnahme** bei Spannungspneumothorax.
- Weitere Indikation ist die Reanimation des Traumapatienten.
- Anlage nur bei **Verdacht auf Spannungspneumothorax** mit:
  - massiver Tachypnoe oder Apnoe
  - Auskultationsbefund
  - massiver hämodynamischer Instabilität
- Punktionsort 4. oder 5. Interkostalraum (ICR) in der vorderen Axiliarlinie (Bülau-Position)
- Als Alternative kann auch die Monaldi-Position im 2. ICR der Medioclavicularlinie verwendet werden.
- Punktion erfolgt im 90-Grad-Winkel zur Hautoberfläche mit einer großlumigen Hohlnadel, die speziell für diese Zwecke entwickelt wurde.
- Die Nadel sollte eine Länge von etwa 8 cm haben. Wissenschaftliche Daten besagen, dass die häufig verwendete großlumige Venenverweilkanüle (mindestens 16 G) häufig zu kurz ist, um den Brustmuskel zu durchdringen und die Pleurahöhle zu erreichen.
- Nach Punktion sollte spätestens nach Entfernen des Stahlmandrins hörbar Luft entweichen.

- Kanüle sicher fixieren.
- Regelmäßige Re-Evaluation nötig, um Dislokation und erneuten Spannungspneumothorax zu erkennen.
- Ggf. erneute Punktion
- Minithorakotomie nach zwei Nadeldekompressionen
- Nur eine Übergangsmaßnahme bis zur definitiven Anlage einer Drainage.

11.11 Blutdruckmessung

Nichtinvasive Blutdruckmessung (NIBP)

- Patient soll immer sitzen oder liegen.
- Messarm sollte in Herzhöhe liegen.
- An Shunt-Armen, z. B. bei Dialysepatienten sollte nicht gemessen werden.
- An Extremitäten mit Parese sollte nach Möglichkeit nicht gemessen werden.
- Die Manschettengröße sollte etwa ⅔ des Oberarms bedecken und nicht zu groß oder zu klein gewählt werden.
  - Manschette zu groß = zu niedrige Blutdruckwerte
  - Manschette zu klein = zu hohe Blutdruckwerte
- Die Manschette soll eng anliegen.
- Es wird nicht über Kleidung gemessen. Hochgeschobene Kleidungsstücke können ebenfalls das Messergebnis beeinflussen.

MERKE

- Bei jedem Einsatz sollte mindestens ein Blutdruck (als Referenzwert) auskultatorisch gemessen werden.
- Ablassgeschwindigkeit soll etwa 2–3 mmHg pro Sekunde betragen, um Messergebnisse nicht zu verfälschen.

Palpatorische Messung

Die palpatorische Messung ist ausschließlich ein Kompromiss und liefert schnell ein erstes Bild des systolischen Blutdrucks.

Oszillometrische Messung

Die oszillometrische Messung ist mittlerweile rettungsdienstlich etabliert.

- **Fehlerquellen** müssen jedoch bekannt sein:
  - Manschette über Kleidung verfälscht das Messergebnis
  - Geräte reagieren sehr empfindlich auf Bewegung, Vibrationen
  - Messen über Kleidung
  - Falsche Manschettengröße oder zu lockere Anlage
  - Manipulation am Schlauchsystem

- **Vorteile** der oszillometrischen Messung:
  - Dauerhafte, vom Helfer unabhängige und automatische Kontrolle möglich
  - Ermittelt in der Regel den mittleren arteriellen Druck (MAD)
  - Hände der Helfer sind frei und ein Trend lässt sich u. U. schnell erkennen
- **Nachteile** der oszillometrischen Messung:
  - Störanfällig durch oben beschriebene Probleme
  - Bei niedrigen Blutdruckwerten oft keine Messung möglich
  - Oft kein manuell und auskultatorischer „erster" Blutdruck

Intraarterielle Blutdruckmessung

Rettungsdienstliche Relevanz im Intensivtransport luft- oder bodengebunden.

- **Indikationen:**
  - Zum Beispiel alle kritisch kranken Patienten, die regelmäßige Kreislaufüberwachung benötigen
  - Alle Schockformen
  - Oxygenierungs-/Ventilationsstörungen
  - Regelmäßige Blutgasanalysen
  - Steuerung einer Katecholamintherapie
  - Ggf. unter Reanimation
- Integriert in modernen EKG-Monitor-Defibrillator-Einheiten (meist auch optional nachrüstbar)
- Effektivste Form des hämodynamischen Monitorings in Echtzeit und kontinuierlich

Häufigstes Verfahren zum Etablieren einer intraarteriellen Kanüle:

- **Seldinger-Technik**
  - Einbringen eines Führungsdrahts in die Arterie, über den der Verweilkatheter in das Gefäß eingebracht wird. Diese Technik ist insbesondere bei schlecht gefüllten und/oder palpablen sowie z. B. massiv sklerotisch veränderten Radialarterien empfohlen.
  - **Häufigste Anlagelokalisationen:**
    - A. radialis
    - A. femoralis
  - **Seltener und als Reserve:**
    - A. brachialis
    - A. axillares
    - A. dorsales pedes
    - A. tibialis posterior
  - **Risiken:**
    - Blutungen
    - Hämatome
    - Thrombosen
    - Dissektionen
    - Gefäßschaden

  - Ischämie
  - Infektion

Allen-Test vor Punktion der A. radialis:

- Feststellen der ausreichenden Perfusion durch die A. ulnaris nach Punktion der A. radialis
- Beim Allen-Test werden die A. radialis und die A. ulnaris komprimiert und damit die arterielle Blutversorgung der Hand unterbunden. Durch Hochhalten und aktives Schließen und Öffnen der Hand kommt es zum Abblassen der Haut. Dann wird die Kompression der A. ulnaris aufgehoben und die Hautfarbe sollte innerhalb von 6 s wieder wie zuvor sein.
- Der **modifizierte** Allen-Test ist deutlich schneller und besteht aus einem angelegten Pulsoxymeter am Zeigefinger der punktierten Hand und dem Abdrücken der zu punktierenden A. radialis.

Besonderheiten des arteriellen Messsystems

- Das System dient der Spülung und bietet eine kanülennahe Entnahmemöglichkeit für arterielles Blut.
- Enthält die Transducermembran für die Übertragung der ankommenden Schwingungen auf den Transducer.
- Das gesamte Schlauchsystem ist starrer und härter, um die Druckwelle ohne Verluste zum Druckaufnehmer zu leiten.
- Arterielle Messsysteme sind durchgehend oder gestrichelt mit einer roten Linie gekennzeichnet – dies dient der Vermeidung von versehentlich arterieller Injektion.
- **Aufbau** des arteriellen Systems:
  - Kurze Druckmessleitung als Verbindung zum Dreiwegehahn
  - Dreiwegehahn zur Blutentnahme
  - Lange Druckmessleitung als Verbindung zum Druckaufnehmer
  - Dreiwegehahn für den **Nullabgleich**
  - Druckaufnehmer (Transducer)
  - Kontinuierliches Spülsystem
    - Das kontinuierliche Spülsystem besteht aus einem Infusionsschlauch, der von dem Druckwandler aus zu einem mit NaCl 0,9 % gefüllten Infusionsbeutel führt. Dieser Infusionsbeutel wird mit einer Druckmanschette mit ca. 300 mmHg unter Druck gesetzt.
  - Monitor mit Verbindung zum Druckaufnehmer
- **Funktion:**
  - Um Luftembolien und Fehlmessungen zu vermeiden, muss das System komplett luftfrei mit der Trägerlösung gefüllt sein.
  - Der Blutdruck oder die Druckdifferenz in der Arterie wird über die im Gefäß liegende Kanüle aufgenommen und die Schwingungen über den flüssigkeitsgefüllten Schlauch des arteriellen Systems an den Transducer übertragen.
  - Die Membran innerhalb des Transducers ist der wichtigste Bestandteil und reagiert auf den entsprechenden Flüssigkeitsdruck mit einer definierten Verformung.

- Aus dieser Verformung entsteht ein elektrisches Signal, das einem definierten Druck entspricht und via Kabel zu dem Monitorsystem übertragen wird. Dort wird es grafisch und/oder numerisch dargestellt.
- Der Transducer muss auf Herzhöhe positioniert sein.
- Ein **Nullabgleich** ist nach Systemwechsel oder Übernahme zwingend erforderlich:
  - Das System muss über einen am System angebrachten Hahn mit dem Atmosphärendruck abgeglichen werden.
  - Dazu wird das System zum Patienten hin geschlossen und zur Atmosphäre geöffnet.
  - Danach wird am Monitor die Kalibrierung gestartet und das Ende abgewartet.
  - Im Anschluss wird das System zur Atmosphäre geschlossen und zum Patienten wieder geöffnet.
- Die beiden Druckreferenzen sind der Atmosphärendruck und der Referenzpunkt (Transducer auf Herzhöhe, immer gleiche Bedingungen).

11.12 Temperaturmessung

- Temperaturmessung ist Standarddiagnostik im Rettungsdienst.
- Thermometer im Rettungsdienst sollten Messungen im Bereich von 26,0–42,0 °C erlauben.
- Physiologische Schwankungen im Tagesverlauf:
  - Minimum 36,5 °C in den frühen Morgenstunden
  - Maximum am späten Nachmittag 37,0 °C
- Zum Zeitpunkt des Eisprungs der Frau steigt die Temperatur um etwa 0,5 °C an.
- Im rettungsdienstlichen Einsatz werden folgende Messverfahren eingesetzt:
  - Messung im Ohr (tympanale Messung) – sollte bevorzugt werden!
  - Sublinguale Messung
  - Rektale Messung (selten)
  - Ösophageale oder rektale Messung mit Temperatursonde (selten)
- Bei Kindern die Messung evtl. von den Eltern durchführen lassen.
- Weitere Messverfahren sind:
  - Stirnelektrode (sehr gut, annähernd Körperkerntemperatur [KKT])
  - Axillare Messung (ungenau, nicht geeignet, etwa 1 °C Abweichung von KKT)
  - Inguinale Messung (nur Schalentemperatur, nicht geeignet)

MERKE

Quecksilberthermometer sind seit 2009 in Europa verboten!

11.12.1 Indikationen für Temperaturmessung im Rettungsdienst

- Jeder Verdacht auf Schlaganfall
- Akutes Abdomen
- Ertrinkungsunfälle
- Verbrennungen oder Verbrühungen erfordern eine engmaschige Temperaturkontrolle, insbesondere bei längeren Transportzeiten
- Therapeutische Hypothermie oder Target-Temperatur-Management
- Polytrauma
- Neugeborene und Säuglinge
- Fieberkrampf
- Infektionen
- Delir
- Dehydratation
- U. v. m.

11.12.2 Messverfahren

Thympanale Messung

- Etwa 0,25–0,5 °C unter KKT
- **Vorteile:**
  - Gut zugänglich
  - Bequem durchführbar
  - Wenig invasiv
  - Zuverlässige Ergebnisse bei sachgerechter Anwendung
  - Schnelles Verfahren
  - Großer Messbereich (untere Messgrenze bei etwa 20 °C). **Cave**: ungenaue Messung zum Nachweis einer Hypothermie; zur sicheren Diagnosestellung sollte hier die rektale Sondenmessung der KKT erfolgen
- **Nachteile:**
  - Genaue Positionierung des Messkopfes erforderlich
  - Häufige Fehlmessung durch unsachgemäße Position
- **Anwendung und Positionierung des Ohrs:**
  - Gerät mit Messkappe versehen und überprüfen, ob Gerät bereit
  - Position des Ohrs bei Kindern < 1 Jahr → Ohr gerade nach hinten ziehen
  - Position bei Kindern und Erwachsenen → Ohr schräg nach hinten und oben ziehen
  - Messsonde korrekt und tief in den Gehörgang einführen und Messung starten
  - Auf Signalton zum Ende der Messung warten
  - Messung beenden und dokumentieren

Sublinguale Messung

- **Vorteile:**
  - Wenig invasiv
  - Gut ablesbar
- **Nachteile:**
  - Messbereich eingeschränkt (z. B. 32–42,9 °C), somit ungeeignet für Hypothermie
  - Messung dauert länger
  - Patient muss kooperieren
- **Anwendung:**
  - Schutzhülle verwenden
  - Thermometer im Mund und unter der Zunge platzieren
  - Mund muss die gesamte Messdauer geschlossen bleiben!
  - Ggf. das Thermometer festhalten und auf korrekte Lage und Anwendung achten
  - Messung dokumentieren

Rektale Messung

- **Vorteile:**
  - Schnelles Messverfahren
  - Bei Sondenanwendung (z. B. bei Corpuls C3®) kontinuierliches Monitoring
  - Zuverlässige Messergebnisse
- **Nachteile:**
  - Eingriff in die Intimsphäre
  - Erschwerter Zugang
  - Hohe Kooperation des Patienten nötig
  - Messbereich eingeschränkt (z. B. 32–42,9 °C)
- **Anwendung und Platzierung:**
  - Sonde oder Thermometer mit Schutzhülle verwenden
  - Gleitfähig machen
  - Sonde oder Thermometer ohne Gewalt und sanft in das Rektum einführen
  - Bei Thermometer ggf. festhalten
  - Dokumentieren

Einen Überblick über die physiologische Körpertemperatur an verschiedenen Messorten gibt ➤ Tab. 11.1.

Tab. 11.1 Physiologische Körpertemperatur und Messorte

Messort	Temperatur (°C)
Ohr	35,8–37,0
Sublingual	35,5–36,7
Rektal/ösophageal	36,6–37,0

11.13 Sauerstoffapplikation

- Die Sauerstoffgabe in der Akutmedizin ist eine Basismaßnahme und hat trotz vieler Diskussionen einen hohen Stellenwert bei allen kritisch kranken Patienten!
- Der differenzierte Umgang und die Adaption an den Patienten ist eine Kernaufgabe des Notfallsanitäters.
- Nasenbrillen mit einem Flow von > 4 l/min führen nur theoretisch zu einer Erhöhung der FiO_2, da der Patient nie vollständig durch die Nase und selten normfrequent atmet.
- Bei Notfallpatienten mit schwerer Dyspnoe sollen immer Masken mit Reservoir zum Einsatz kommen.
- Bei Verwendung von High-Flow-Masken mit Reservoir ist darauf zu achten, dass sie mit einem Flow von mindestens 6 l/min betrieben werden, da es sonst evtl. zu einer Co_2-Retention des Patienten über das Reservoir kommt.
- Bei Verwendung von High-Flow-Masken mit Reservoir ist vor Anlage der Maske an den Patienten das Reservoir mit einem Gasfluss von 15 l/min zu füllen; dazu muss das Ventil am Boden der Maske mit dem Finger zugehalten werden.

In ➤ Tab. 11.2 sind verschiedene Applikationstechniken unter Berücksichtigung von Sauerstoffapplikation und -konzentration angegeben.

Tab. 11.2 Sauerstoffapplikation und -konzentrationen in der Inspirationsluft bei Verwendung verschiedener Applikationstechniken

Applikationsart	Flow in l/min	O_2-Konzentration in der Inspirationsluft
Nasenbrille	Max. 4	25–45 %
Sauerstoffmaske	6–10	40–60 %
Sauerstoffmaske mit Reservoir	10–15	60–95 %
Beatmungsbeutel	15	40–60 %
Beatmungsbeutel mit Reservoir	15	95 %
Beatmungsbeutel + Demand-Ventil	Während Inspiration Atemzugvolumen (AZV)	100 %

11.14 Pulsoxymetrie

- **Beeinträchtigungen der Messung und Messfehler:**
  - Lackierte, künstliche oder stark verschmutzte Fingernägel
  - Kohlenmonoxidvergiftung (falsch positives Ergebnis!)
  - Minderperfusion
  - Lichteinstrahlungen

- Dislokation
- Bewegung
- RR- oder NIPB-Messung am Messarm

- **Messorte** in der Notfallmedizin:
  - Finger
  - Ohrläppchen
  - Nasenrücken
  - Stirn
  - Hand oder Fuß (häufig bei Neugeborenen und Säuglingen)
- **Messverfahren/Technik:**
  - Messsonde mit Lichtquelle und Sensor.
  - Licht durchströmt in zwei unterschiedlichen Wellenlängen den Messort (z. B. Fingerkuppe).
  - Hämoglobin mit Sauerstoffbindung ändert seine Farbe.
  - Sensor misst die Absorptionsrate im Messbereich/Kapillargebiet.
  - Gerät errechnet aus der Absorptionsrate die Sauerstoffsättigung.
- **Präduktale Sauerstoffsättigung:**
  - Begriff aus der Neonatologie.
  - Bezogen auf den Ductus arteriosus im fetalen Kreislauf.
  - Kann und muss beim Neugeborenen ausschließlich an der rechten oberen Extremität gemessen werden.
  - Gefäßversorgung der rechten oberen Extremität entspringt deutlich vor dem Ductus arteriosus und verhindert ein Vermischen mit ggf. Shunt-Volumen bei offenem Ductus.
  - Ausschließlich arterialisiertes Blut und somit ein valides Messergebnis.
  - Differenzen im Vergleich zu anderen Messorten kann ein Zeichen für einen offenen Ductus sein.

11.15 Blutzucker-Messung

- Bei allen bewusstseinsgestörten Patienten Pflicht
- Obsolet bei bekannter Stoffwechselstörung, die eine Veränderung des Blutzuckerwertes mit sich bringt (z. B. Diabetes mellitus)
- Kann als Standardmaßnahme bezeichnet werden

MERKE

- Normwerte: 70–120 mg/dl (3,85-6,6 mmol/l)
- Umrechnung mmol/l in mgZdl: BZ in mmol/l x 18,0182 = Bz in mg/dl
- Umrechnung mg/dl in mmol/l: BZ in mg/dl x 0,055 = BZ in mmol/l

- Durchführung:
  - Patienten informieren
  - Selbst Handschuhe anziehen, da Kontakt mit Blut möglich ist
  - Reagenzstäbchen in das Testgerät (sog. Glukometer) stecken

- Punktionsort (Fingerbeere, Ohrläpchen) NICHT desinfizieren und mit einer Lanzette punktieren
- Ersten Blutstropfen abwischen (kann Zellmaterial enthalten, welches den Wert verfälschen könnte)
- Nächster Blutstropfen wird auf das Testfeld des Reagenzstäbchens gebracht, dieses muss voll benetzt sein
- Abwarten, bis das Ergebnis angezeigt wird
- Aufgrund von einer möglichen Verletzungsgefahr sollte die BZ-Messung aus dem Stahlmandrin vermieden werden
- Venöse Blutzuckerbestimmung aus einer Verweilkanüle, vor der Gabe von Medikamenten oder Flüssigkeiten

11.16 Pulsmessung

- Beim Puls tasten kann neben der Frequenz gleichzeitig die Qualität und die Regelmäßigkeit des Pulses ermittelt werden
- Hierbei kann bereits eine Patientenbeurteilung stattfinden (fadenförmiger Puls, katschweißige Haut, blasse Haut etc.)
- In Kombination mit einem EKG ist die Ermittlung eines Pulsdefizites möglich (z. B. bei Vorhofflimmern)
- Wichtigste Palpationspunkte:
  - Zentral: A. carotis communis und A. femoralis
  - Peripher: A. radialis und A. brachialis
- Weitere Palpationspunkte:
  - A. remporalis superficialis, A. poplitea, A. tibialis posterior, A. dorsalis pedis

LITERATUR

American Heart Association (AHA). Leitlinien für CPR und kardiovaskuläre Notfallmedizin. 2025. https://cpr.heart.org/-/media/cpr-files/cpr-guidelines-files/highlights/hghlghts_2020eccguidelines_german.pdf (letzter Zugriff: 13.9.2021).

Deutsche Gesellschaft für Anästhesiologie und Intensivmedizin (DGAI). S1-Leitlinie: Prähospitales Atemwegsmanagement. 2019. www.awmf.org/leitlinien/detail/ll/001-040.html (letzter Zugriff: 13.9.2021).

European Resuscitation Council. ERC-Leitlinien. 2025. www.guidelines2021.com (letzter Zugriff: 13.9.2021).

ERC-Reanimationsleitlinien 2021. Notfall + Rettungsmedizin 2021; 24 (4): 271–772. https://link.springer.com/journal/10049/volumes-and-issues/24-4 (letzter Zugriff: 13.9.2021).

Hoffman JR et al. Selective cervical spine radiography in blunt trauma: methodology of the National Emergency X-Radiography Utilization Study (NEXUS). Ann Emerg Med 1998; 32 (4): 461–469.

Jahn, Löwe und Praetz. EKG für Rettungsdienst und Notfallmedizin. 2.A. München: Elsevier, 2024.

WEITERFÜHRENDE LITERATUR

BAND-Statement zur intranasalen Medikamentenapplikation in der prähospitalen Notfallmedizin. Der Notarzt 2019; 35(05): 252–253.
Bernhard M et al. Notfallnarkose beim Erwachsenen. Deutsche Gesellschaft für Anästhesiologie und Intensivmedizin (DGAI). 2015. www.awmf.org/uploads/tx_szleitlinien/001-030l_S1_Praehospitale_Notfallnarkose_Erwachsene_2015-03-verlaengert.pdf (letzter Zugriff: 13.9.2021).
Deutsche Gesellschaft für Unfallchirurgie (DGU). S3-Leitlinie: Polytrauma/Schwerverletzten-Behandlung. www.awmf.org/leitlinien/detail/ll/012-019.html (letzter Zugriff: 13.9.2021).
Deutsche Gesellschaft für Pneumologie und Beatmungsmedizin (DGP). S3-Leitlinie: Nichtinvasive Beatmung als Therapie der akuten respiratorischen Insuffizienz. 2015. www.awmf.org/leitlinien/detail/ll/020-004.html (letzter Zugriff: 13.9.2021).
Flake F, Runggaldier K. Arbeitstechniken A–Z für den Rettungsdienst. Bildatlas Rettungsdienst. 2. Aufl. München: Elsevier, 2012.
Hoffmann F et al. Interdisziplinär konsentierte Stellungnahme: Atemwegsmanagement mit supraglottischen Atemwegshilfen in der Kindernotfallmedizin. Anästh Intensivmed 2016; 57: 377–386.
i-gel® Resus Pack. www.intersurgical.de/info/igel-notfallmedizin (letzter Zugriff: 13.9.2021).
Knapp J et al. Invasive Blutdruckmessung – Schritt für Schritt. Notfallmedizin up2date 2017; 12 (1): 7–14.
Luxem J et al. Notfallsanitäter Heute. 8. Aufl. München: Elsevier 2024.
NAEMT Advanced Medical Life Support. Präklinisches und klinisches Notfallmanagement. München: Elsevier, 2013.
Timmermann A et al. Handlungsempfehlung für das präklinische Atemwegsmanagement. Für Notärzte und Rettungsdienstpersonal. Anästh Intensivmed 2012; 53: 294–308.
Timmermann A, Cremer S. Larynxmasken – Indikationen und Kontraindikationen. Aktuelles Wissen für Anästhesisten. Refresher-Kurs Nr. 40. Mai 2014. www.ai-online.info/abstracts/pdf/dacAbstracts/2014/2014-xxx-RCxxx.pdf (letzter Zugriff: 13.9.2021).
https://www.anandic.com/fileadmin/files/product/Aerogen_Kurzanleitung.pdf.
Deutsche Gesellschaft für Unfallchirurgie e.V.: S3-Leitlinie Polytrauma/Schwerverletzten-Behandlung (AWMF Registernummer 187-023), Version 4.0 (31.12.2022), verfügbar unter https://www.awmf.org/leitlinien/detail/ll/187-023.html. Zugriff am [24.2.25].
https://www.europarl.europa.eu/RegData/presse/pr_info/2007/DE/03A-DV-PRESSE_IPR(2007)07-06(08897)_DE.pdf.

KAPITEL

12 Recht

Guido Kaiser

- Rechtliche Regelungen finden sich in den staatlichen Gesetzen und in den unterschiedlichen anderen **staatlichen** (z. B. Rechtsverordnungen, Erlasse, Dienstvorschriften) und **nichtstaatlichen** (z. B. Verträge, Vereinssatzungen) **Rechtsquellen:**
  - Die **Verfassung** ist das grundlegende Rechtsdokument eines Staats und regelt den Aufbau und die Funktionsweise des Staats. In Deutschland haben sowohl die Bundesrepublik als auch jedes einzelne Bundesland eine eigene Verfassung. Die Verfassung der Bundesrepublik Deutschland heißt **Grundgesetz.**
  - **Gesetze** werden in einem festgelegten Gesetzgebungsverfahren von den Parlamenten verabschiedet. Das Parlament des Bundes heißt **Bundestag,** die Parlamente der meisten Bundesländer **Landtag.**
  - **Rechtsverordnungen** werden von den **Regierungen** bzw. den Ministerien erlassen und regeln die Details, wie bestimmte Gesetze auszuführen sind.
  - **Satzungen** werden von **Körperschaften** (z. B. Kommunen, Universitäten, Vereine) erlassen und regeln die eigenen Angelegenheiten innerhalb der Körperschaft, z. B. die Beitragszahlungen.
  - **Verträge** werden zwischen mehreren Beteiligten geschlossen und enthalten **gemeinsame Regeln,** auf die sich die Beteiligten geeinigt haben.
- **EU-Verordnungen** sind gesetzesähnliche Vorschriften, die von der **Europäischen Union** (EU) erlassen werden und unmittelbar in allen Mitgliedsstaaten gelten.
- **EU-Richtlinien** sind Vorschriften, die von der EU verabschiedet werden und von den einzelnen Ländern in **nationales Recht** umgesetzt werden müssen.
- Auch **ungeschriebene Regeln** können rechtlich bindend sein, wenn eine Gewohnheit so gefestigt ist, dass sie von allen Beteiligten als Recht angesehen wird. Man spricht dann von **Gewohnheitsrecht.**

12.1 Grundlagen des Rechtssystems

- Wichtige Grundlagen des deutschen Rechtsstaats sind im **Grundgesetz** (GG) festgelegt.
- Artikel 1 GG verpflichtet den Staat zum Schutz der **Menschenwürde.** Der erste Absatz lautet: „Die Würde des Menschen ist unantastbar".

- Artikel 20 GG legt die Grundprinzipien der staatlichen Ordnung in Deutschland fest:
  - **Demokratie:** Die Staatsgewalt geht vom Volk aus.
  - **Sozialstaat:** Der Staat ist verpflichtet, nach sozialen Gesichtspunkten zu handeln.
  - **Rechtsstaat:** Die Staatsorgane sind an das geltende Recht gebunden.
  - **Bundesstaat:** Die Bundesrepublik besteht aus teilselbständigen Bundesländern.
  - Prinzip der **Gewaltenteilung:** Die Staatsgewalt besteht aus den drei voneinander unabhängigen Teilen:
    - gesetzgebende Gewalt **(Legislative)**
    - gesetzesausführende Gewalt **(Exekutive)**
    - rechtsprechende Gewalt **(Judikative)**
  - Das Recht des Bundes steht über dem Recht der Länder. Es gilt der Grundsatz: **„Bundesrecht bricht Landesrecht“.**
- Es werden zwei Hauptrechtsgebiete unterschieden:
  - **Öffentliches Recht:** regelt die Rechtsverhältnisse zwischen Bürgern und Staat (dazu gehört auch das Strafrecht; ➤ Kap. 12.2, ➤ Kap. 12.3)
  - Privat- oder **Zivilrecht:** regelt die Beziehungen der Bürger untereinander (➤ Kap. 12.4)

12.2 Öffentliches Recht

12.2.1 Rettungsdienstgesetze

- Rettungsdienst und Krankentransport fallen in die Regelungskompetenz der Bundesländer **(Landesrecht).**
- Die Bundesländer haben teilweise separate **Rettungsdienstgesetze** erlassen, teilweise aber auch mit Brandschutz, technischer Hilfeleistung oder Katastrophenschutz in einem Gesetz vereint (z. B. Sachsen).
- In den **Landesrettungsdienstgesetzen** sind typischerweise geregelt:
  - Sicherstellungsauftrag (Hilfsfristen und Erreichungsgrade)
  - Trägerschaft des Rettungsdienstes
  - Ermittlung und Planung des Bedarfs an Rettungswachen und Rettungsmitteln
  - Anforderungen an das Personal im Rettungsdienst (Anzahl, Qualifikation, Fortbildung)
  - Mitwirkung von privaten Organisationen im Rettungsdienst (Beauftragung)
  - Genehmigung und Betrieb von privaten Krankentransportunternehmen
  - Finanzierung des Rettungsdienstes (Kostenerhebung)

12.2.2 Straßenverkehrsordnung

- In § 1 der Straßenverkehrsordnung (StVO) sind **Grundpflichten** festgelegt, die für alle Verkehrsteilnehmer gelten und auch bei Einsatzfahrten zu beachten sind:
  - Ständige Vorsicht
  - Gegenseitige Rücksicht
  - Niemanden schädigen oder gefährden
  - Andere Verkehrsteilnehmer nicht mehr als nach den Umständen unvermeidbar behindern oder belästigen

Sonder- und Wegerechte

- § 35 StVO räumt Fahrzeugen bestimmter Organisationen **Sonderrechte** ein:
  - Für Bundeswehr, Bundespolizei, Feuerwehr, Katastrophenschutz, Polizei und Zoll, wenn dies zur Erfüllung **hoheitlicher Aufgaben** erforderlich ist.
  - Für **Rettungsdienstfahrzeuge,** wenn höchste Eile geboten ist, um Menschenleben zu retten oder schwere gesundheitliche Schäden abzuwenden.
- Die Sonderrechte nach § 35 StVO bestehen darin, dass diese Fahrzeuge von den Vorschriften der StVO (z. B. Höchstgeschwindigkeit, Halteverbot, Rotlicht einer Ampel, Einbahnstraße) befreit sind, d. h. diese Fahrzeuge dürfen Dinge tun (aktiv), die andere nicht dürfen.
- Ob ein Rettungsdienstfahrzeug Sonderrechte in Anspruch nehmen darf, hängt nur von dem **aktuellen Einsatz** ab (Voraussetzung: zur Lebensrettung oder Abwendung schwerer gesundheitlicher Schäden), nicht von der Verwendung von blauem Blinklicht oder Einsatzhorn.
- Trotz Sonderrechten müssen Vorschriften eingehalten werden, deren Nichtbeachtung unverhältnismäßige Gefahren hervorrufen würden (z. B. Gewichtsbeschränkungen auf Brücken, Geschwindigkeitsbegrenzungen in engen Kurven, Fahrtrichtung auf Autobahnen).
- § 38 StVO räumt Fahrzeugen, die mit blauem Blinklicht und Einsatzhorn ausgerüstet sind, ein **Wegerecht** ein.
- Das (passive) Wegerecht bedeutet, dass alle anderen Verkehrsteilnehmer diesen Fahrzeugen sofort freie Bahn schaffen müssen.
- Das Wegerecht ist nur wirksam, wenn **Blaulicht und Einsatzhorn** eingeschaltet sind.
- Fahrzeuge dürfen nur dann das Wegerecht in Anspruch nehmen, wenn höchste Eile geboten ist, um
  - Menschenleben zu retten,
  - schwere gesundheitliche Schäden abzuwenden,
  - eine Gefahr für die öffentliche Sicherheit oder Ordnung abzuwenden,
  - flüchtige Personen zu verfolgen oder
  - bedeutende Sachwerte zu erhalten.

- **Blaulicht allein** (ohne Einsatzhorn) darf zur Warnung der anderen Verkehrsteilnehmer verwendet werden:
  - Von stehenden Fahrzeugen an einer Einsatz- oder Gefahrenstelle
  - Auf Einsatzfahrten (um anzuzeigen, dass sich das Einsatzfahrzeug anders verhält als üblich)
  - Zur Kennzeichnung eines geschlossenen Verbands (der aus mehreren Fahrzeugen besteht, die aber wie ein einziges Fahrzeug gelten)
- Die Entscheidung, ob Sonder- oder Wegerecht in Anspruch genommen wird, trifft der **Fahrer des Einsatzfahrzeugs.**
- Auf der **Anfahrt zu einem Einsatz** muss sich die Entscheidung, ob die Voraussetzungen für Sonder- oder Wegerecht vorliegen, nach der Einschätzung der **Einsatzleitstelle** richten, da diese einen Wissensvorsprung hat.

Ladungssicherung

- Alle Gegenstände, die in einem Rettungsdienstfahrzeug befördert werden, aber nicht dauerhaft fest mit dem Fahrzeug verbunden sind, gelten als **Ladung** (§ 22 StVO).
- Ladung ist so zu **verstauen** und zu **sichern,** dass sie – selbst bei Vollbremsung oder plötzlicher Ausweichbewegung – nicht
  - verrutschen,
  - umfallen,
  - hin- und herrollen,
  - herabfallen oder
  - vermeidbaren Lärm erzeugen kann.
- Diese Regeln gelten unabhängig davon, ob es sich um Gegenstände handelt, die zur Ausstattung des Fahrzeugs gehören (z. B. Schaufeltrage, Notfallkoffer) bzw. medizinischen Zwecken dienen (z. B. Gehhilfen, Heimbeatmungsgeräte) oder nicht (z. B. Patientengepäck).

Pflichten als Unfallbeteiligter

- Bei einem Verkehrsunfall gilt nach § 34 StVO jede Person, deren Verhalten zum Unfall beigetragen haben kann, als **Unfallbeteiligter.**
- Alle Unfallbeteiligten haben folgende **Pflichten:**
  - Unverzüglich anhalten.
  - Den Verkehr absichern.
  - Bei geringfügigem Schaden unverzüglich beiseite fahren.
  - Sich über die Unfallfolgen vergewissern.
  - Verletzten helfen.
  - Gegenüber den anderen Beteiligten und Geschädigten:
    - sich als Unfallbeteiligter zu erkennen geben
    - auf Verlangen den eigenen Namen und die eigene Anschrift nennen
    - den eigenen Führerschein und den Fahrzeugschein vorzeigen

  - nach bestem Wissen Angaben über die Haftpflichtversicherung machen
- So lange am Unfallort bleiben, bis die Pflichten gegenüber den anderen Beteiligten und Geschädigten erfüllt wurden.
- Wenn die Geschädigten zum Unfallzeitpunkt nicht anwesend sind, eine angemessene Zeit warten und am Unfallort den eigenen Namen und die eigene Anschrift hinterlassen.
- Wenn sich Unfallbeteiligte nach einer angemessenen Wartezeit oder aus einem wichtigen Grund (z. B. aufgrund eines unaufschiebbaren Rettungsdiensteinsatzes) vom Unfallort entfernt, ohne dass Kontakt zu den Geschädigten hergestellt werden konnte, müssen sie unverzüglich den anderen Beteiligten und Geschädigten oder einer nahegelegenen Polizeidienststelle eine Mitteilung machen über:
  - die eigene Beteiligung am Unfall
  - die eigene Anschrift
  - das Kennzeichen des eigenen Fahrzeugs
  - den eigenen Aufenthaltsort und den Standort des Fahrzeugs
- **Unfallspuren** dürfen nicht beseitigt werden, bevor die notwendigen Feststellungen durch die Beteiligten selbst oder die hinzugezogene Polizei getroffen worden sind.
- Eine **Verletzung der Pflichten** aus § 34 StVO kann mit einem Bußgeld geahndet bzw. als Unfallflucht (§ 142 StGB) oder unterlassene Hilfeleistung (§ 323c StGB) mit Geld- oder Freiheitsstrafe bestraft werden.

12.2.3 Arzneimittelgesetz

- Das Arzneimittelgesetz regelt
  - Entwicklung,
  - Herstellung,
  - Zulassung,
  - Kennzeichnung,
  - Überwachung und
  - Handel von bzw. mit Arzneimitteln.
- Wichtige Einschränkungen des Handels mit Medikamenten sind die Apotheken- und die Verschreibungspflicht.
- **Apothekenpflichtige Medikamente** dürfen nur durch Apotheken an Endverbraucher abgegeben werden.
- **Verschreibungspflichtige Medikamente** dürfen von Apotheken nur bei Vorliegen einer ärztlichen, zahnärztlichen oder tierärztlichen Verschreibung an Verbraucher abgegeben werden.
- In der **Arzneimittel-Verschreibungsverordnung** ist aufgeführt, welche Medikamente der Verschreibungspflicht unterliegen und welche Angaben die Verschreibung (Rezept) enthalten muss.
- Arzneimittel dürfen nach Ablauf des **Verfalldatums** nicht mehr verkauft oder an andere weitergegeben werden.

- Arzneimittel dürfen auch für andere Zwecke (Indikationen) und auf andere Art und Weise (z. B. Dosierung) als vom Hersteller angegeben verwendet werden (sogenannter **„Off-Label-Use"**). Dann haftet jedoch der Hersteller des Arzneimittels in der Regel nicht für eventuell auftretende Schäden.

12.2.4 Betäubungsmittelgesetz

- Das Betäubungsmittelgesetz (BtMG) regelt u. a.:
  - Welche Stoffe und Zubereitungen als **Betäubungsmittel** gelten
  - Welche Betäubungsmittel
    - **nicht verkehrsfähig** sind, d. h. für jegliche Verwendung verboten,
    - **verkehrsfähig,** aber nicht verschreibungsfähig sind, d. h. für die medizinische Verwendung verboten,
    - verkehrsfähig und **verschreibungsfähig** sind.
  - Dass alle Betäubungsmittel der **Verschreibungspflicht** unterliegen
  - Die erforderlichen **Sicherungsmaßnahmen** gegen unbefugten Zugriff
  - Die ordnungsgemäße **Vernichtung** von Betäubungsmitteln
  - **Straftaten** bei Verstoß gegen die Vorschriften des BtMG
- Betäubungsmittel dürfen nur angewendet werden, wenn die beabsichtigte Schmerzbekämpfung nicht auf andere Weise erreicht werden kann (Erforderlichkeit).
- Betäubungsmittel dürfen grundsätzlich nur nach ärztlicher Verschreibung oder „im Rahmen einer ärztlichen Behandlung" verabreicht werden. Seit Juli 2023 enthält das BtMG aber eine **Ausnahmeerlaubnis für den Rettungsdienst:** Notfallsanitäter dürfen Betäubungsmittel auch **ohne vorherige ärztliche Anordnung** anwenden, wenn
  - sie nach **standardisierten ärztlichen Vorgaben** (SOP's) handeln,
  - das Eintreffen eines Arztes nicht abgewartet werden kann (**Dringlichkeit**) und
  - die Verabreichung **erforderlich** ist, um Gefahren für die Gesundheit abzuwehren oder **erhebliche Beschwerden** zu lindern.
- Betäubungsmittel müssen **gesondert aufbewahrt** und gegen unbefugte Entnahme **gesichert** werden.
- Unbrauchbar gewordene Betäubungsmittel sind zu **vernichten.** Dabei ist zu beachten:
  - Eine Wiedergewinnung (auch teilweise) des Betäubungsmittels muss ausgeschlossen sein.
  - Die Vernichtung muss in Gegenwart von **zwei Zeugen** erfolgen.
  - Die Vernichtung muss **dokumentiert** und das Dokument **3 Jahre** aufbewahrt werden.
- Die **Betäubungsmittel-Verschreibungsverordnung** (BtMVV) schreibt u. a. vor:
  - Betäubungsmittel dürfen nur mittels dreiteiliger amtlicher Betäubungsmittelrezepte (für Patienten) oder **Betäubungsmittelanforderungsscheine** (für Stationen und Rettungsdienste) verschrieben werden.

- Jeder Rettungsdienst muss für die Belieferung mit Betäubungsmitteln einen Vertrag mit einer **Apotheke** schließen.
- Die Vertragsapotheke **überprüft zweimal jährlich** die Betäubungsmittelvorräte und deren ordnungsgemäße und sichere Aufbewahrung.
- Der Bestand an Betäubungsmitteln, Zugänge (Lieferungen) und Abgänge (Verbrauch, Vernichtung) sind lückenlos und aktuell zu dokumentieren **(Betäubungsmittelbuch).**
- Das Betäubungsmittelbuch und die Betäubungsmittelvorräte sind **monatlich zu überprüfen.**
- Die **Verschreibung** von Betäubungsmitteln für einen Rettungsdienst ist Aufgabe einer damit beauftragten ärztlichen Person.
- Die **Dokumentation** des Verbrauchs von Betäubungsmitteln ist Aufgabe der verabreichenden Person.

• **Straftaten,** die bei unsachgemäßem Umgang mit Betäubungsmitteln im Rettungsdienst begangen werden können, sind insbesondere:
  - unerlaubter Besitz
  - unerlaubte Abgabe
  - unerlaubte Verschreibung
  - unerlaubte Verabreichung

• **Ordnungswidrigkeiten,** die bei unsachgemäßem Umgang mit Betäubungsmitteln im Rettungsdienst begangen werden können, sind insbesondere:
  - nicht vorschriftsmäßige Vernichtung von Betäubungsmitteln oder nicht vorschriftsmäßige Dokumentation der Vernichtung
  - Verwendung nicht zugelassener Betäubungsanforderungsscheine
  - Unterlassen der Sicherung von Betäubungsmittelanforderungsscheinen gegen Entwendung
  - Nichtanzeige des Verlustes von Betäubungsmittelanforderungsscheinen

12.2.5 Medizinprodukterecht-Durchführungsgesetz (MPDG)

• Das Medizinprodukterecht-Durchführungsgesetz (MPDG) hat bis zum Jahr 2022 das vorherige Medizinproduktegesetz (MPG) abgelöst und regelt u. a.:
  - welche Produkte rechtlich als Medizinprodukte gelten (Definition)
  - dass Medizinprodukte nicht angewendet werden dürfen, wenn dadurch eine Gefährdung für Patienten, Anwender oder Dritte entsteht oder das Verfalldatum überschritten ist

• Die **Medizinprodukte-Betreiberverordnung** (MPBetreibV) regelt u. a.:
  - Medizinprodukte dürfen nur für die vom Hersteller angegebenen Zwecke und unter Berücksichtigung der Vorschriften des Herstellers verwendet werden.
  - Alle Medizinprodukte dürfen nur von Personen angewendet werden, die die dafür erforderliche Kenntnis und Erfahrung besitzen.

- Sogenannte **aktive Medizinprodukte** dürfen nur von Personen, die eine Einweisung durch den Hersteller (oder durch eine vom Hersteller beauftragte Person) erhalten haben, angewendet werden.
  - Aktive Medizinprodukte sind in der **Anlage 1 der MPBetreibV** beschrieben. Im Rettungsdienst verwendete aktive Medizinprodukte sind z. B.:
    Defibrillatoren
    Spritzenpumpen
    Beatmungsgeräte
    Säuglingsinkubatoren und Geräte zur aktiven Kühlung des Körpers
- **Medizinprodukte mit Messfunktion** müssen in regelmäßigen Abständen einer messtechnischen Kontrolle unterzogen werden.
  - Medizinprodukte mit Messfunktion sind in der **Anlage 2 der MPBetreibV** aufgeführt oder vom Hersteller als solche deklariert. Im Rettungsdienst verwendete Medizinprodukte mit Messfunktion im Sinne der MPBetreibV sind z. B.:
    Elektrisch betriebene Thermometer
    Blutdruckmessgeräte
- Für jedes Medizinprodukt der Anlagen 1 und 2 ist ein **Medizinproduktebuch** zu führen, in das alle wichtigen Angaben zu dem Gerät eingetragen werden. Dazu gehören u. a.:
  - Eingewiesene Personen
  - Fristen und Daten vorgeschriebener Kontrollen und Instandhaltungen
  - Vertragsfirma, die Kontrollen und Instandhaltungsmaßnahmen durchführt
  - Aufgetretene Funktionsstörungen und Bedienungsfehler
- Medizinproduktebücher und Gebrauchsanweisungen für aktive Medizinprodukte sind so aufzubewahren, dass sie von den Anwendern jederzeit eingesehen werden können.
- Treten bei der Anwendung von Medizinprodukten **Funktionsstörungen** auf, die zur Schädigung eines Patienten geführt haben oder hätten führen können, muss eine **Meldung** an das Bundesinstitut für Arzneimittel und Medizinprodukte (BfArM) erfolgen.
- **Verstöße** gegen die Pflichten nach dem MPG können als Straftaten, nach der MPBetreibV als Ordnungswidrigkeiten geahndet werden.

12.2.6 Psychischkrankengesetze

- Aufgrund der jeweiligen Gesetze der Bundesländer können psychisch Kranken **Hilfen** und **Schutzmaßnahmen** gewährt werden.
- Unter bestimmten Voraussetzungen können Maßnahmen auch gegen den Willen der Patienten (also unter Anwendung von Zwang) erfolgen.
- Voraussetzungen für die **Zwangsunterbringung** in der geschlossenen Abteilung eines psychiatrischen Krankenhauses sind i. d. R.:
  - Diagnose einer psychischen Krankheit
  - Vorliegen einer erheblichen Eigen- oder Fremdgefährdung

  - Erforderlichkeit der Zwangsunterbringung (die Gefahr kann nicht anders – also ohne Freiheitsentzug – abgewendet werden)
- Das Verfahren zur Zwangsunterbringung wird – je nach Bundesland – von der zuständigen Gesundheits-, Polizei- oder Ordnungsbehörde durchgeführt.
- Die Zwangsunterbringung muss von einem **Gericht** genehmigt werden. In Eilfällen kann die richterliche Genehmigung bis zum Ablauf des folgenden Tages nachgeholt werden.
- Unmittelbarer Zwang darf nur von Personen ausgeübt werden, die von der Behörde eine Ernennungsurkunde zum **Vollzugsbeamten** erhalten haben.

12.2.7 Bestattungsgesetze

- Die Bestattungsgesetze der Bundesländer regeln üblicherweise
  - die Leichenschau,
  - die amtliche Todesbescheinigung,
  - die Aufbewahrung und Beförderung von Leichen und
  - die Bestattung und den Betrieb von Friedhöfen.
- Für die Tätigkeit des Rettungsdienstes wichtige Grundsätze, die in den meisten Bundesländern gelten, sind:
  - Jeder, der beim Tod eines Menschen anwesend ist oder eine Leiche auffindet, ist verpflichtet, unverzüglich dafür zu sorgen, dass die Leiche ärztlich untersucht wird **(Leichenschau)** oder die Polizei zu benachrichtigen.
  - Bis zur Durchführung der vollständigen ärztlichen Leichenschau bzw. bis zum Eintreffen der Polizei sollen **keine Veränderungen** an der Leiche und der unmittelbaren Umgebung vorgenommen werden. Notwendige Veränderungen müssen **dokumentiert** werden.
  - Bei der **ärztlichen Leichenschau** sind festzustellen,
    - dass der Tod eingetreten ist,
    - der Todeszeitpunkt (Datum, Uhrzeit),
    - die Todesart (natürlich, nicht natürlich oder ungeklärt) und
    - die Todesursache (Erkrankung oder Verletzung, die zum Tod geführt hat).
  - **Notärzte im Rettungseinsatz** können sich auf die Feststellung des Todes und des Auffindezeitpunkts beschränken. Sie müssen dann unverzüglich
    - eine „beschränkte Todesbescheinigung“ ausstellen und
    - einen anderen Arzt oder die Polizei benachrichtigen.
  - Für die Durchführung der Leichenschau gilt:
    - Sie ist unverzüglich und sorgfältig durchzuführen.
    - Die Leiche ist vollständig zu entkleiden und alle Körperregionen sind zu untersuchen.
    - Die Untersuchung soll nach Möglichkeit an dem Ort durchgeführt werden, an dem die Leiche aufgefunden wurde.

- Die Leichenschau muss unterlassen bzw. abgebrochen und die **Polizei benachrichtigt** werden, wenn
  - Anzeichen für einen nicht natürlichen Tod festgestellt werden,
  - die Todesursache nicht geklärt werden kann oder
  - die Leiche nicht identifiziert werden kann.
- Die ärztliche **Todesbescheinigung** ist unverzüglich nach der Leichenschau auf dem amtlichen Vordruck auszustellen.
- Die Leiche darf am Auffindeort verbleiben (je nach Bundesland 24 bis 48 Stunden), bis sie in eine **Leichenhalle** überführt werden muss.
- Leichen dürfen nur in hierfür bestimmten **Leichenwagen** transportiert werden. Tritt der Tod im Rettungswagen ein, darf die Leiche aber zu einem geeigneten Aufbewahrungsort weiterbefördert werden.

12.3 Strafrecht

- Das Strafrecht regelt die Bestrafung von Bürgern durch den Staat bei schwerwiegenden Verstößen gegen Rechtsvorschriften **(Straftaten).** Weniger schwerwiegende Verstöße werden als **Ordnungswidrigkeit** bezeichnet und statt mit einer Strafe mit einer Geldbuße sanktioniert.
- Mögliche Strafen sind in Deutschland Freiheitsstrafe (Gefängnis) und Geldstrafe, im Jugendstrafrecht auch Erziehungs- und Zuchtmaßnahmen (z. B. gemeinnützige Arbeit).
- Zusätzlich zur Strafe können bei einer Verurteilung **Nebenfolgen** eintreten, z. B. ein Berufs- oder Fahrverbot.
- Das Strafrecht ist von einigen besonders **strengen Grundsätzen** gekennzeichnet, die im Zivil- und Verwaltungsrecht nicht gelten, z. B.:
  - „Keine Strafe ohne Gesetz." (Gerichte dürfen keine Straftatbestände erfinden; bei Inkrafttreten eines neuen Strafgesetzes dürfen keine Taten „rückwirkend" bestraft werden.)
  - „Jeder gilt so lange als unschuldig, bis seine Schuld bewiesen ist" (Unschuldsvermutung).
  - „Im Zweifel für den Angeklagten." (Können berechtigte Zweifel an der Strafbarkeit nicht ausgeräumt werden, muss das Gericht den Angeklagten freisprechen.)
- Zuständig für die Verfolgung von Straftaten sind die Staatsanwaltschaften, die dabei durch die Polizei unterstützt werden. Die Verhängung der Strafe erfolgt je nach Schwere der Straftat durch ein Amts- oder Landgericht.
- Das wichtigste Gesetz im Strafrecht ist das **Strafgesetzbuch** (StGB) des Bundes. Viele weitere Gesetze enthalten zusätzliche spezielle Strafvorschriften (z. B. Betäubungsmittelgesetz [➤ Kap. 12.2.4], Medizinproduktegesetz [➤ Kap. 12.2.5]).
- Für eine Straftat können bestraft werden:
  - Die Täter, die die Tathandlung selbst ausgeführt haben
  - Wer die Täter zu ihren Handlungen veranlasst hat (Anstiftung)

- Diejenigen, die einen Beitrag dazu geleistet haben, dass die Täter ihre Taten ausführen konnten (Beihilfe)
- Wer die Straftat bzw. deren Folgen nicht verhindert hat (Unterlassung)
- **Voraussetzungen** für eine strafrechtliche Verurteilung sind:
  - Tatbestandsmäßigkeit: vorsätzliches oder fahrlässiges Begehen einer laut Gesetz strafbaren Tat
  - Rechtswidrigkeit: Fehlen von Rechtfertigungsgründen (z. B. einer gesetzlichen Erlaubnis oder eines rechtfertigenden Notstands)
  - Schuld: persönliche Vorwerfbarkeit des begangenen Unrechts (Einsichtsfähigkeit und Freiheit bei Begehung der Tat)
- **Vorsätzlich** handelt, wer eine Straftat absichtlich begeht oder weiß, dass sein Handeln einen Straftatbestand verwirklichen kann und es billigend in Kauf nimmt.
- **Fahrlässig** handelt, wer die erforderliche Sorgfalt bei seinem Handeln außer Acht lässt (z. B. Nichtbeachtung von Sicherheitsvorschriften).

12.3.1 Rechtfertigungs- und Schuldausschließungsgründe

Notwehr

- Wer in Notwehr eine strafbare Handlung begeht, handelt gemäß § 32 StGB nicht rechtswidrig und wird daher nicht bestraft.
- Notwehr ist die **Verteidigung gegen einen Angriff** auf sich selbst oder eine andere Person.
- Voraussetzungen der Notwehr:
  - Der Angriff muss **rechtswidrig** sein (z. B. ist die rechtmäßige Festnahme durch Polizeibeamte kein Angriff, gegen den man sich zur Wehr setzen dürfte).
  - Der Angriff muss **gegenwärtig** sein, also zum Zeitpunkt der Notwehr stattfinden.
  - Die Verteidigung muss **erforderlich** sein, also der Angriff darf nicht auf andere, „mildere" Weise abgewendet werden können.

Rechtfertigender Notstand

- Wer eine strafbare Handlung begeht, um dadurch eine Gefahr für ein anderes Rechtsgut abzuwenden, handelt gemäß § 34 StGB nicht rechtswidrig und wird daher nicht bestraft.
- Voraussetzungen des **rechtfertigenden Notstands:**
  - Das **geschützte Interesse** (Rechtsgut) muss wesentlich höherwertiger sein als das durch die Tat verletzte (Verhältnismäßigkeit).
  - Die Handlung muss **erforderlich** sein, also die Gefahr darf nicht auf andere, „mildere" Weise abgewendet werden können.
  - Die Handlung muss ein **angemessenes Mittel** zur Abwendung der Gefahr sein, also z. B. vom Handelnden beherrscht werden und keine unverhältnismäßig großen neuen Gefahren verursachen.

Schuldunfähigkeit

- **Kinder unter 14 Jahren** sind schuldunfähig.
- Wer bei Begehung einer Tat wegen einer schweren psychischen Störung **nicht einsichtsfähig** ist, handelt ohne Schuld.
- Wer im **Alkohol**- oder **Drogenrausch** eine Straftat begeht, kann nach § 323a StGB bestraft werden, wenn er sich vorsätzlich oder fahrlässig in den Rausch versetzt hat.
- Gegen Straftäter, die wegen Schuldunfähigkeit nicht bestraft werden, können **Maßregeln der Besserung und Sicherung** (z. B. Unterbringung in einem psychiatrischen Krankenhaus, Sicherungsverwahrung) angeordnet werden.

12.3.2 Schweigepflicht

Verletzung von Privatgeheimnissen („medizinische Schweigepflicht")

- Wer einen **staatlich geregelten Heilberuf** ausübt, ist verpflichtet, über fremde Geheimnisse, die ihm im Rahmen seiner Berufstätigkeit bekannt geworden sind, zu schweigen (§ 203 StGB).
- Ein **Geheimnis** ist jede Tatsache, die nur einem beschränkten Personenkreis bekannt ist und an deren Geheimhaltung die betroffene Person ein schutzwürdiges Interesse hat.
- Die Schweigepflicht gilt auch für weitere Berufe (z. B. Rechtsanwälte, Steuerberater) und für nichtmedizinische Beschäftigte im öffentlichen Dienst.
- Auch **nichtmedizinische Sachverhalte** fallen unter die Schweigepflicht, z. B. Daten über persönliche Verhältnisse, Informationen über das Innere der Wohnung und Äußerungen von Patienten während der Behandlung.
- Die Schweigepflicht gilt prinzipiell auch gegenüber anderen Ärzten, Kollegen, Behörden, Gerichten und der Polizei.
- Geheimnisse dürfen jedoch weitergegeben werden, wenn:
  - die betroffene Person einwilligt (Entbindung von der Schweigepflicht)
  - die Weitergabe an Personen, mit denen bei der beruflichen Tätigkeit zusammengearbeitet wird, erforderlich ist
  - eine **gesetzliche Meldepflicht** besteht (z. B. bei Geburten und Todesfällen, meldepflichtigen Infektionskrankheiten, zur Verhinderung schwerer Straftaten)

Amtsverschwiegenheit

- Wer im **öffentlichen Dienst** tätig ist und ohne Genehmigung des Dienstherrn Geheimnisse, die ihm im Rahmen seiner Tätigkeit bekannt geworden sind, weitergibt, kann ebenfalls bestraft werden **(Verletzung des Dienstgeheimnisses).**

- Zu den Dienstgeheimnissen gehören sowohl Tatsachen, die den Dienstbetrieb betreffen, als auch persönliche Geheimnisse von betroffenen Bürgern.

Verletzung der Vertraulichkeit des Wortes

- Nach § 201 StGB wird bestraft, wer gesprochene Worte eines anderen mit einem **technischen Gerät** aufnimmt oder abhört, wenn diese **nicht öffentlich** gesprochen wurden, wobei auch der bloße Versuch strafbar ist.
- Genauso wird bestraft, wer eine solche Tonaufnahme verwendet, einem Dritten übergibt oder den wesentlichen Inhalt der aufgenommenen oder abgehörten Worte öffentlich macht.
- Die Tat wird höher bestraft, wenn sie im Rahmen einer Tätigkeit im oder für den öffentlichen Dienst begangen wird.

Persönlichkeitsverletzung durch Bildaufnahmen

- Nach § 201a StGB wird bestraft, wer den höchstpersönlichen Lebensbereich einer Person verletzt, indem er oder sie ohne deren Erlaubnis
  - die Person fotografiert, während sie sich in einer Wohnung oder in einem gegen Blicke geschützten Bereich befindet,
  - die Person in hilfloser Lage fotografiert oder
  - ein solches Foto gebraucht oder einer anderen Person zugänglich macht.

12.3.3 Unterlassene Hilfeleistung

- § 323c StGB enthält die Verpflichtung, den Betroffenen von Unglücksfällen (Unfall oder plötzliche schwere Erkrankung) oder akuten Gefahren- und Notsituationen Hilfe zu leisten.
- Wegen unterlassener Hilfeleistung wird bestraft, wer keine Hilfe leistet, obwohl die Hilfe erforderlich und zumutbar war.
- **Unzumutbar ist eine Hilfeleistung** insbesondere dann, wenn:
  - eine erhebliche Eigengefährdung bestehen würde (z. B. ist es nicht zumutbar, ohne Atemschutz eine Person aus einem brennenden Gebäude zu retten)
  - andere wichtige Pflichten verletzt würden (z. B. ist es nicht zumutbar, Kleinkinder unbeaufsichtigt zu lassen, um anderen Hilfe zu leisten)
- Nach § 323c StGB wird ebenso bestraft, wer hilfeleistende Personen behindert.

12.3.4 Garantenstellung

- Wer aufgrund einer besonderen Stellung verpflichtet ist, ein bestimmtes Rechtsgut zu schützen, hat eine sog. „Garantenstellung".

- Aufgrund von § 13 StGB kann ein „Garant“ auch dann bestraft werden, wenn er einen Schaden nicht selbst verursacht hat, sondern durch Untätigkeit nicht verhindert hat („Begehen durch Unterlassen“).
- Der Garant kann für sein Unterlassen genauso bestraft werden wie ein Täter, der die entsprechende Rechtsgutverletzung aktiv verursacht hat. Andere, die keine Garantenstellung innehaben, können bei Nichtstun höchstens wegen unterlassener Hilfeleistung (➤ Kap. 12.3.3) bestraft werden (geringeres Strafmaß).

MERKE

Notfallsanitäter haben im Dienst eine **Garantenstellung für das Leben und die körperliche Unversehrtheit** ihrer Patienten. Kommt ein Patient zu Schaden, weil der Notfallsanitäter eine notwendige Überwachungs- oder Behandlungsmaßnahme nicht durchgeführt hat, kann er wegen Körperverletzung durch Unterlassen bestraft werden.

12.3.5 Arztvorbehalt bei Ausübung der Heilkunde

- Das **Heilpraktikergesetz** (HeilprG) stellt die Ausübung der Heilkunde durch Nichtärzte prinzipiell unter Strafe (§ 5).
- Der Begriff „Heilkunde“ ist im HeilprG sehr weit gefasst („*jede berufs- oder gewerbsmäßig vorgenommene Tätigkeit zur Feststellung, Heilung oder Linderung von Krankheiten*“).

BESONDERHEITEN

Ob das HeilprG überhaupt auf die berufliche Tätigkeit von Notfallsanitätern anzuwenden ist, ist in der Rechtswissenschaft schon seit langer Zeit umstritten.

- Der Gesetzgeber hat im Jahr 2021 klargestellt, dass die Ausübung der Heilkunde im Rahmen der Notfallversorgung durch Notfallsanitäter zulässig ist. Der neue § 2a des Notfallsanitätergesetzes (NotSanG) legt dafür Voraussetzungen fest, die der früheren „Notkompetenzregelung“ für Rettungsassistenten entsprechen: Die Maßnahmen müssen
  - in der Ausbildung erlernt worden sein,
  - tatsächlich beherrscht werden und
  - erforderlich sein, um Lebensgefahr oder wesentliche Folgeschäden abzuwenden.

12.3.6 Körperverletzung

- Wegen Körperverletzung (§ 223 StGB) wird bestraft, wer den Körper einer anderen Person verletzt, ihre Gesundheit schädigt oder ihr Schmerzen zufügt.
- Erfolgt die Körperverletzung mit besonders gefährlichen Mitteln (z. B. Gift, Waffen, gefährlichen Werkzeugen) oder auf besonders gefährliche

Weise (z. B. hinterlistig, mit mehreren Tätern), wird die Strafe erhöht **(gefährliche Körperverletzung).**

- Verursacht die Körperverletzung einen besonders schweren Schaden (z. B. Blindheit, Schwerbehinderung, Verlust eines Körperteils), wird die Strafe nochmals erhöht **(schwere Körperverletzung).**
- Eine Körperverletzung ist nicht rechtswidrig, wenn die betroffene Person in die Handlung eingewilligt hat (§ 228 StGB).

MERKE

Viele medizinische Behandlungen, vor allem **invasive Maßnahmen,** sind **Körperverletzungen.** Sie sind somit strafbar, wenn der Patient nicht wirksam in die Maßnahme eingewilligt hat.

- Voraussetzungen für eine **wirksame Einwilligung** in medizinische Maßnahmen:
  - Die behandelte Person muss ihrem Geisteszustand nach **einwilligungsfähig** sein (Einsichts- und Urteilsfähigkeit).
  - Sie muss ausreichend über die Maßnahme informiert sein (Zweck, Durchführung, mögliche Folgen). In der Regel muss der Patient daher **aufgeklärt** werden.
  - Die Einwilligung muss von der behandelten Person **selbst erklärt** werden. Dies kann mündlich, schriftlich, durch Zeichen (z. B. Kopfnicken) oder durch schlüssiges Verhalten (z. B. Freimachen/Hinhalten des Arms zur Venenpunktion) geschehen.
- Bei **nicht einwilligungsfähigen Patienten** bestehen folgende Möglichkeiten der wirksamen Einwilligung:
  - Einwilligung durch Dritte (Erziehungsberechtigte, gerichtlich bestellte Betreuer)
  - Mutmaßliche Einwilligung (in Notfällen bei Bewusstlosen)

12.3.7 Totschlag und Mord

- Wer den Tod eines Menschen verursacht, wird mit Freiheitsstrafe bis zu 15 Jahren, in besonders schweren Fällen mit lebenslanger Freiheitsstrafe bestraft **(Totschlag).**
- Wer aus besonders verwerflichen Motiven (z. B. Habgier, Verdeckung einer Straftat) oder auf besonders verwerfliche Weise (z. B. heimtückisch, grausam) den Tod eines Menschen verursacht, wird mit lebenslanger Freiheitsstrafe bestraft **(Mord).**
- Die Tötung eines Menschen ist auch dann strafbar, wenn die oder der Betroffene eingewilligt oder die Tötung sogar verlangt hat **(Tötung auf Verlangen),** z. B. bei der sog. aktiven Sterbehilfe.

12.3.8 Freiheitsberaubung

- Wegen Freiheitsberaubung wird bestraft, wer einen Menschen einsperrt, festhält, fesselt oder ihm auf andere Weise seine (Bewegungs-)Freiheit nimmt.
- Eine Freiheitsberaubung gegen den Willen des Patienten ist nur zulässig, wenn ein **Erlaubnis- oder Rechtfertigungstatbestand** vorliegt, z. B.:
  - Auf richterliche Anordnung
  - Bei der Ausübung von unmittelbarem Zwang durch Polizei- bzw. Vollzugsbeamte
  - Auf Anordnung eines gerichtlich bestellten Betreuers (mit richterlicher Genehmigung)
  - Bei Vorliegen einer Notwehrsituation
  - Bei Vorliegen eines rechtfertigenden Notstands (➤ Kap. 12.3.1)

12.3.9 Aussetzung

- Wegen Aussetzung wird bestraft, wer einen Menschen in eine hilflose Lage versetzt oder in einer hilflosen Lage im Stich lässt, wenn
  - er oder sie die hilflose Person zuvor in Obhut hatte oder verpflichtet war, für sie zu sorgen **(Beistandspflicht)** und
  - die Person dadurch in **Lebensgefahr** oder in die Gefahr einer **schweren Gesundheitsschädigung** bringt.

12.3.10 Urkundenfälschung

- Wegen Urkundenfälschung wird bestraft, wer einen anderen dadurch täuscht, dass er oder sie
  - eine echte Urkunde **verändert** (verfälscht),
  - eine unechte Urkunde **herstellt** oder
  - eine unechte oder verfälschte Urkunde **gebraucht.**
- Als **Urkunde** kann jedes Schriftstück angesehen werden, das einen Sachverhalt oder eine Erklärung des Ausstellers rechtssicher dokumentieren soll.
- Wichtige Urkunden im Rettungsdienst sind z. B.:
  - Einsatzprotokolle
  - Fahrtenbücher
  - Ärztliche Verordnungen (Transportscheine und Rezepte)
  - Stundenzettel, Abrechnungen, Antragsformulare
- **Fehler** in Dokumenten, die Urkundencharakter haben, müssen so berichtigt werden, dass nachvollziehbar bleibt:
  - **was** verändert wurde (sauber durchstreichen, nicht ausradieren oder mit Korrekturflüssigkeit löschen bzw. überkleben)
  - **von wem** es verändert wurde (Unterschrift/Namenszeichen und ggf. Datum neben der Änderung vermerken)

- Genauso wird bestraft, wer Aufzeichnungen von technischen Geräten, die Daten, Mess- oder Rechenwerte, Zustände oder Geschehensabläufe dokumentieren sollen, verändert **(Fälschung technischer Aufzeichnungen).**

12.3.11 Gewalttätigkeiten gegen Rettungskräfte

- Wer Widerstand gegen Vollstreckungspersonen (Polizisten, Vollzugsbeamte, Soldaten) leistet oder diese tätlich angreift, wird bestraft.
- Genauso wird bestraft, wer Einsatzkräfte der Feuerwehr, des Katastrophenschutzes oder eines Rettungsdienstes bei einer Hilfeleistung durch Gewalt oder durch Drohung mit Gewalt behindert oder sie tätlich angreift (§ 115 StGB).

12.3.12 Missbrauch von Notrufen und Hilfeleistungsmitteln

- Es macht sich ebenfalls strafbar, wer absichtlich oder wissentlich:
  - Notrufe oder Notrufeinrichtungen gebraucht, ohne dass ein Notfall vorliegt
  - einen Notfall vortäuscht
  - Warn- oder Verbotszeichen, die Unfälle verhindern sollen, beseitigt oder ihre Funktionsfähigkeit vermindert
  - Schutzvorrichtungen, die Unfälle verhindern sollen, beseitigt oder ihre Funktionsfähigkeit vermindert
  - Rettungsgeräte oder andere Sachen, die zur Hilfeleistung bei Notfällen dienen, beseitigt oder ihre Funktionsfähigkeit vermindert

12.4 Zivilrecht

- Das Zivilrecht **(bürgerliches Recht/Privatrecht)** regelt die Rechtsverhältnisse der Bürger untereinander.
- Die Bürger sind grundsätzlich frei, miteinander rechtliche Verhältnisse (insbesondere gegenseitige Verträge) einzugehen.
- Das grundlegende Gesetz im Bereich des Zivilrechts ist das **Bürgerliche Gesetzbuch** (BGB).
- Wichtige zivilrechtliche Rechtsverhältnisse bzw. **Rechtsgeschäfte** sind z. B.:
  - Kaufen und Verkaufen
  - Mieten und Vermieten
  - Dienstleistungen und Arbeitsverhältnisse
  - Leistung von Schadenersatz

12.4.1 Arbeitsrecht

- Grundlage eines zivilrechtlichen Arbeitsverhältnisses ist der Arbeitsvertrag zwischen Arbeitgeber und Arbeitnehmer, in dem die Rechte und Pflichten beider Vertragsparteien geregelt werden.
- Für die Dienstverhältnisse von Beamten, Soldaten und Richtern gilt nicht das zivile Arbeitsrecht, sondern das **öffentliche Dienstrecht.** Diese Staatsbediensteten schließen keinen Arbeitsvertrag ab, sondern erhalten von ihrem Dienstherrn eine Ernennungsurkunde.
- In der Regel werden nicht alle Angelegenheiten des Arbeitsverhältnisses im Arbeitsvertrag niedergelegt, sondern auf die Regeln eines **Tarifvertrags,** der zwischen Arbeitgeberverbänden und Gewerkschaften ausgehandelt wird, Bezug genommen.
- Arbeitgeber sind verpflichtet, ihre Beschäftigten an der Organisation der Arbeitsbedingungen im Betrieb zu beteiligen **(betriebliche Mitbestimmung).** Hierzu wählen die Beschäftigten in Privatunternehmen Betriebsräte, im öffentlichen Dienst Personalräte und in kirchlichen Betrieben eine Mitarbeitervertretung.
- Im Kampf um die Aushandlung eines Tarifvertrags dürfen die Gewerkschaften die Arbeitnehmer zu **Streiks** aufrufen.
- Die **Arbeitsniederlegung** im Rahmen der Teilnahme an einem gewerkschaftlich organisierten Streik ist erlaubt und darf von Arbeitgeberseite nicht mit Abmahnungen oder Kündigungen sanktioniert werden. **Beamte** dürfen nicht streiken; dasselbe gilt für Arbeitnehmer, solange sie vereinbarte **Notdienste** wahrnehmen.
- Wichtige Angelegenheiten, die in Arbeits- und Tarifverträgen geregelt werden, sind z. B.:
  - Zahlung von Arbeitslohn, Urlaubs- oder Weihnachtsgeld
  - Arbeitszeit und Urlaubsanspruch
  - Probezeit und Kündigungsfristen
- Auch ohne vertragliche Regelung sind bei der Kündigung von Arbeitsverträgen sowohl von Arbeitgebern als auch Arbeitnehmern die vom BGB vorgeschriebenen **Kündigungsfristen** einzuhalten. Beide Seiten können bei Vorliegen eines „wichtigen Grunds" (z. B. schwere Pflichtverletzungen des anderen Vertragspartners) ohne Einhaltung einer Frist kündigen (**„fristlose Kündigung"**).
- Bei erstmaligem Verstoß gegen arbeitsvertragliche Pflichten wird eine **Abmahnung** ausgesprochen. Wiederholte Pflichtverstöße trotz Abmahnung sind ein **Kündigungsgrund.**
- Beschäftigte sind verpflichtet, bei ihrer Arbeit die Anweisungen von weisungsbefugten Personen (Vorgesetzten) zu befolgen. Dem Rettungsdienstpersonal weisungsbefugt sind **Führungskräfte** (z. B. die Rettungswachenleitung außerhalb des Einsatzes, im Einsatz die Organisatorische Leitung Rettungsdienst) und **Notärzte** bei der Versorgung von Patienten.
- Beschäftigte sind aber verpflichtet, **Anweisungen auf ihre Richtigkeit** zu überprüfen:

  - Haben Beschäftigte Zweifel an der Zweckmäßigkeit oder Rechtmäßigkeit einer Anweisung, müssen sie die Vorgesetzten darauf aufmerksam machen.
  - Bestätigt der oder die Vorgesetzte danach die Anweisung, muss diese befolgt werden und der oder die Vorgesetzte übernimmt die volle Verantwortung für deren Richtigkeit.
  - Wenn die Ausführung der Anweisung nicht dringend ist (außerhalb des Einsatzes), muss zuvor der oder die nächsthöhere Vorgesetzte um Entscheidung gebeten werden.
- Anweisungen, deren Ausführung **offensichtlich eine Straftat** darstellen würde, dürfen nicht befolgt werden.

12.4.2 Arbeitsschutzrecht

- Eine wichtige Grundpflicht jedes Arbeitgebers ist der Schutz der Beschäftigten vor Schäden.
- Der Staat regelt den Schutz von Beschäftigten durch verschiedene allgemeine **Schutzgesetze,** z. B.:
  - Arbeitsschutzgesetz (Sicherheit und Gesundheitsschutz bei der Arbeit)
  - Entgeltfortzahlungsgesetz (finanzielle Absicherung im Krankheitsfall)
  - Kündigungsschutzgesetz (Schutz vor ungerechtfertigtem Verlust des Arbeitsplatzes)
  - Arbeitszeitgesetz (Höchstarbeitsdauer, Ruhepausen, Nacht- und Feiertagsruhe)
  - Bundesurlaubsgesetz (Sicherstellung eines Mindestanspruchs auf Erholungsurlaub)
  - Bildungsurlaubsgesetze (Anspruch auf bezahlten Urlaub zu Bildungszwecken)
- Den Schutz besonders gefährdeter Personen im Berufsleben regeln spezielle Schutzgesetze, z. B.:
  - Mutterschutzgesetz (Beschränkungen und Maßnahmen zum Schutz der Gesundheit von Müttern und Kindern während der Schwangerschaft, nach der Entbindung und in der Stillzeit)
  - Jugendarbeitsschutzgesetz (Beschränkungen zum Schutz der Gesundheit und Entwicklung von arbeitenden Kindern und Jugendlichen)
  - Schwerbehindertengesetz (Eingliederung von Schwerbehinderten in das Arbeits- und Berufsleben)
  - Atomgesetz (Schutz von beruflich strahlenexponierten Personen)

12.4.3 Patientenrechte

- Die Freiheitsrechte aus Artikel 2 des Grundgesetzes umfassen auch die **„Freiheit zur Krankheit“,** also die freie Entscheidung, ob das Recht auf eine medizinische Behandlung in Anspruch genommen wird oder nicht.

- Patienten dürfen daher auch medizinisch gebotene Behandlungsmaßnahmen oder den Transport in ein Krankenhaus ablehnen.

MERKE

Behandlung oder Transport **gegen den Willen** einer einsichtsfähigen Person ist daher **nicht zulässig** und kann eine Straftat (Körperverletzung, Freiheitsberaubung) darstellen.

- Lehnen Patienten Behandlung oder Transport ab, muss das Rettungsdienstpersonal sie ausdrücklich und verständlich **aufklären** über
  - die festgestellten Befunde,
  - die aus medizinischer Sicht erforderlichen Maßnahmen,
  - die (schlimmst-)möglichen Folgen, wenn keine Behandlung bzw. Krankenhauseinweisung durchgeführt wird.
- Die Aufklärung und die (danach erklärte) Ablehnung durch die betroffene Person müssen **vollständig dokumentiert** werden und sollten nach Möglichkeit vom Patienten selbst oder einem unabhängigen Zeugen unterzeichnet werden.
- Ist die betroffene Person nicht einsichtsfähig, muss die Entscheidung einer sorgeberechtigten Person (z. B. Betreuer), des zuständigen Gerichts oder der Polizei herbeigeführt werden.

MERKE

Auch nichtinvasive Maßnahmen (z. B. Anlegen eines Verbands) gegen den Willen des Patienten sind strafbar, wenn sie mit Gewalt oder Drohung erzwungen werden **(Nötigung).**

- Ist eine Person vorübergehend oder dauerhaft nicht in der Lage, freie Willensentscheidungen zu bilden und zu äußern, bestellt das zuständige Gericht einen **Betreuer.**
- Sie haben die Pflicht, für das Wohl der betreuten Person zu sorgen und an ihrer Stelle Willenserklärungen abzugeben. Dabei müssen sie sich an dem mutmaßlichen Willen der betreuten Person orientieren bzw. die in einer Patientenverfügung enthaltenen Willenserklärungen berücksichtigen.
  - Ein Betreuer kann in eine medizinische Behandlung einwilligen, wenn ihm vom Gericht der Aufgabenbereich **„Gesundheitssorge"** übertragen wurde.
  - Ein Betreuer kann in einen Transport einwilligen, wenn ihm vom Gericht der Aufgabenbereich „**Bestimmung des Aufenthaltsorts**" übertragen wurde.
- Grundsätzlich hat ein Patient zu jedem Zeitpunkt vor und während einer medizinischen Behandlung ein **Recht auf Information** über alle wesentlichen Umstände ihres gesundheitlichen Zustands und der Behandlung.
- Patienten haben grundsätzlich das Recht, jederzeit **Einsicht** in ihre Patientenakten und Behandlungsdokumentationen (z. B. Einsatzprotokoll des Rettungsdienstes) zu nehmen und **Kopien der Dokumente** anzufordern.

MERKE

Medizinisch indizierte Maßnahmen und Untersuchungen, die **nicht dokumentiert** wurden, gelten aus rechtlicher Sicht als **nicht durchgeführt.** Die Verantwortung für evtl. Konsequenzen trägt die behandelnde Person.

- In einer **Patientenverfügung** kann schriftlich festgehalten sein, welche Behandlung eine Person wünscht (oder ablehnt), falls sie sich krankheitsbedingt nicht mehr selbst äußern kann.
- Tritt der beschriebene Fall ein, ist der in der Patientenverfügung geäußerte Wille maßgeblich für die medizinische Behandlung.
- Eine Patientenverfügung ist für die medizinische Versorgung **verbindlich,** wenn sie:
  - **schriftlich** vorliegt
  - den **aktuellen Willen** der betreffenden Person **zuverlässig** ausdrückt, d. h. verfasst bzw. unterschrieben worden ist von ihr persönlich, vor nicht zu langer Zeit und in einwilligungsfähigem Zustand
  - klar und unmissverständlich formuliert ist, d. h. auf die **vorliegende Situation** zutrifft und die gewünschten bzw. abgelehnten **Maßnahmen** genau benennt
- Wenn **zweifelsfrei** feststeht, dass die Voraussetzungen vorliegen, sind die enthaltenen Willensäußerungen auch vom Rettungsdienstpersonal zu beachten.
- Ist eine eindeutige Feststellung in einer **Notfallsituation** nicht möglich, muss der Rettungsdienst zunächst die erforderlichen lebenserhaltenden Maßnahmen einleiten.
- Stellt sich **nach intensiver Prüfung** der Patientenverfügung (z. B. durch ärztliches Personal oder im Krankenhaus) heraus, dass lebenserhaltende Maßnahmen dem Patientenwillen widersprechen, können diese auch zu einem späteren Zeitpunkt wieder eingestellt werden.

12.4.4 Schadenersatz

- Grundsatz der zivilrechtlichen **Haftung:** Wer eine Pflicht verletzt und dadurch einem anderen einen Schaden zufügt, muss für den Schaden aufkommen.
- Haftungsbegründende Pflichtverletzung kann ein Verstoß gegen **vertragliche** Pflichten oder gegen **gesetzliche** Regeln, die dem Schutz vor Schäden dienen (z. B. StVO, StGB), sein.
- Entsteht ein materieller Schaden (Sachschaden), muss der Verursacher den Geldbetrag zahlen, der erforderlich ist, um die beschädigten Sachen wiederherzustellen **(Schadenersatz).**
- Entsteht ein immaterieller Schaden (z. B. Schmerzen, körperliche Beeinträchtigungen, seelische Belastungen), muss der Verursacher einen angemessenen Geldbetrag zum Ausgleich des erlittenen Leids zahlen (**„Schmerzensgeld“**).

- Im **Privatrecht** muss grundsätzlich diejenige Person den Schadenersatz zahlen, die den Schaden durch ihr pflichtwidriges Handeln verursacht hat. Die Haftung ist unbegrenzt, d. h. es gibt keine Höchstgrenze für den zu zahlenden Betrag.
- Da der Rettungsdienst eine staatliche Aufgabe ist, gilt in der Regel der **Amtshaftungsgrundsatz** des öffentlichen Rechts: Die Schadenersatzpflicht trifft den Aufgabenträger (Rettungsdienstträger oder Rettungsdienstunternehmen).
- Muss ein Arbeitgeber Schadenersatz für einen Schaden leisten, den ein Beschäftigter **vorsätzlich oder fahrlässig** verursacht hat, kann der Arbeitgeber einen Teil des Geldbetrags von dem Beschäftigten zurückfordern **(Regress).** Die Höhe der Regressforderung hängt vom Ausmaß des Verschuldens ab: Bei Vorsatz kann der volle Betrag, bei Fahrlässigkeit in der Regel bis zu drei Bruttomonatsgehälter, bei grober Fahrlässigkeit bis zu einem Jahresgehalt verlangt werden.

MERKE

- Durch den Abschluss einer **Berufshaftpflichtversicherung** können sich Beschäftigte gegen Schadenersatz- und Regressforderungen absichern.
- **Bußgelder** oder **Geldstrafen** können nicht versichert werden und müssen immer selbst gezahlt werden.

KAPITEL

13 Hygiene

Matthias Thöle

Hygiene ist die Lehre von der Verhütung der Krankheiten und der Erhaltung, Förderung und Festigung der Gesundheit. Insbesondere die Auswirkungen der COVID-19-Pandemie (Corona Virus Disease 2019) haben gezeigt, wie wichtig ein hygienisches Arbeiten im Rettungsdienst ist.

13.1 Mikrobiologische Grundlagen

Die medizinische Mikrobiologie ist die Lehre von den **Mikroorganismen** (Bakterien, Viren, Pilze und Parasiten). Verschiedene Mikroorganismen sind in der Lage, Infektionskrankheiten bei einem Menschen auszulösen. Die Bandbreite der möglichen Infektionserkrankungen reicht von harmlosen Infektionen, wie einem Infekt der oberen Atemwege (Schnupfen), bis hin zu schweren Infektionserkrankungen, wie Ebola oder Tuberkulose.

Neben Bakterien, Viren und Pilzen können diverse Parasiten Infektionserkrankungen wie Wurmbefall im Darm hervorrufen. Außerdem können Prionen (pathogene Proteinketten) schwere Krankheiten, z. B. die Creutzfeldt-Jakob-Krankheit, auslösen.

13.1.1 Bakterien

- Bakterien gehören zu den größten Mikroorganismen.
- Bakterien sind einzellige Lebewesen, die aber nicht über einen echten Zellkern verfügen (Prokaryonten).
- Bakterien vermehren sich über Zellteilung (Mitose).
- Bakterien benötigen Nahrung und entsprechende Temperatur für die Vermehrung.
- Bakterien können für den Körper pathogen sein (z. B. *Mycobacterium tuberculosis,* ➤ Kap. 13.7.6).
- Bakterien gehören zur Physiologie des Menschen (z. B. Kolibakterien im Darm).
- Bakterien können mit Antibiotika bekämpft werden.
- Bakterien lassen sich relativ einfach desinfizieren.
- Bakterien können Geißeln haben.
- Bakterien können sich zur Unterscheidung einfärben lassen (Gram-Färbung).

- Bakterien können umweltresistente Endosporen bilden.
- Bakterien haben Hüllen oder Kapseln.
- Impfung gegen einige pathologische Bakterien ist möglich.

13.1.2 Viren

- Viren sind besonders kleine Mikroorganismen.
- Viren haben keinen eigenen Stoffwechsel.
- Viren vermehren sich über eine Wirtszelle. Ein Virus dockt an eine Zelle an und dringt in die Zelle ein. Die DNS bzw. RNS des Virus befällt den Zellkern und die Zelle produziert neue Viren. Die neuen Viren reifen in der Zelle heran und werden ausgeschleust. Die befallene Zelle stirbt bei diesem Vorgang ab.
- Viren sind grundsätzlich pathologisch.
- Viren sind in der Lage zu mutieren (z. B. Grippeviren, Coronaviren).
- Es existieren einige Impfungen gegen Viren.

13.1.3 Pilze

- Pilze haben einen Zellkern und gehören zu den Eukaryonten. Als Eukaryonten werden Lebewesen bezeichnet, die einen echten Zellkern besitzen. Sie entwickeln sich immer aus einer zellkernhaltigen Ausgangszelle.
- Die Vermehrung erfolgt geschlechtlich und ungeschlechtlich über Sporen.
- Pilze benötigen Nahrung in ihrer Umgebung.
- Pilze haben Chitin in ihrer Zellwand.
- Pilze können neben Hautinfektionen auch die Lunge befallen und dort eine Pneumonie auslösen.

13.1.4 Aerobe Sporenbildner

- Sporen sind Dauerformen mit erhöhter Resistenz gegenüber Umwelteinflüssen.
- Aerobe Sporen benötigen Sauerstoff zum Überleben.
- Sporen können durch Hitze und Trockenheit kaum zerstört werden.
- Extreme und dynamische Anpassungsfähigkeit unter ständiger Wahrnehmung der Umwelt.
- *Bacillus anthracis* (Milzbrand) ist der bekannteste aerobe Sporenbildner.

13.1.5 Anaerobe Sporenbildner/Clostridien

- Clostridien sind grampositive, obligat anaerobe, Sporen bildende Bakterien.
- Die Bakterien bzw. Sporen kommen überall vor (ubiquitär), v. a. in Böden und im Verdauungstrakt höherer Lebewesen.

- Die Sporen sind hitzeresistent und können in siedendem Wasser viele Stunden – einige bei 110 °C – etwa eine Stunde überleben.
- Clostridien lassen sich sehr schwer desinfizieren.
- *Clostridium botulinum* verursacht Botulismus.
- *Clostridium tetani* verursacht Tetanus.
- *Clostridium perfringens* (Gasbrand).
- *Clostridium difficile* verursacht eine pseudomembranöse Kolitis.
- Die Toxine, die die Clostridien produzieren, sind für die Erkrankungen verantwortlich.

13.2 Allgemeine Infektionsprävention

Zum Schutz vor möglichen Ansteckungen ist es wichtig, die Übertragungswege zu kennen, um eine gezielte Erweiterung der persönlichen Schutzausrüstung (PSA) vornehmen zu können (➤ Kap. 13.4.1).

13.2.1 Übertragungswege

- **Direkte** Übertragungswege:
  - Tröpfcheninfektion
  - Kontaktinfektion
  - Schmierinfektion
  - Vertikale Infektion (Übertragung von der Mutter auf das Kind)
- **Indirekte** Übertragungswege:
  - Kontaminierte Lebensmittel
  - Kontaminierte Instrumente
  - Aerosole
  - Stäube (Hantavirus)
  - Zeckenbisse (Frühsommer-Meningoenzephalitis [FSME])
  - Insektenstiche

13.2.2 Persönliche Hygiene im Rettungsdienst

- Keinen Schmuck oder Uhren tragen.
- Gute individuelle Körper- und Mundhygiene.
- Tägliches Wechseln der Dienstkleidung oder bei sichtbaren Verschmutzungen.
- Für eine ausreichende Verfügbarkeit von Wechselwäsche sorgen (Poolwäsche).
- Fingernägel müssen kurz und rund geschnitten sein. Nagellack ist nicht zulässig.
- Gute Händehygiene (waschen und desinfizieren).

- Haare, wenn nötig, zusammengebunden tragen oder Kopfhaube.
- Bei Bedarf (Infektionstransport; ➤ Kap. 13.4) die PSA erweitern.
- Rücksprache mit dem Betriebsarzt bei Hauterkrankungen (z. B. Schuppenflechte) oder Parasitenbefall.

13.2.3 Immunisierung

- **Aktive** Immunisierung:
  - Bei einer aktiven Immunisierung werden dem Körper abgeschwächte oder abgetötete Erreger injiziert.
  - Der Körper muss daraufhin aktiv Antikörper bilden.
  - Anzahl der Impfungen ist abhängig vom Erreger.
  - Bei vielen Erregern besteht über mehrere Jahre Immunität.
  - Die Bildung der Antikörper kann sich über mehrere Wochen hinziehen.
  - Aktive Impfungen sind z. B. Impfungen gegen Hepatitis A und B.
  - Einige Menschen bilden trotz Impfung keine Antikörper.
  - Status der Antikörper wird im Rahmen einer Titerbestimmung durchgeführt.
  - Die ständige Impfkommission (STIKO) veröffentlicht Impfempfehlungen.
- **Passive** Immunisierung:
  - Bei einer passiven Immunisierung werden dem Körper bereits fertig hergestellte Antikörper verabreicht.
  - Diese Antikörper wirken dann sofort gegen die bereits aufgenommenen Krankheitserreger.
  - Postexpositionsprophylaxe ist mit passiver Impfung möglich.
  - Impfschutz besteht nur für einige Tage oder Wochen.
- DNA- und mRNA-Wirkstoffe:
  - Diese Impfstoffe wurden erstmals während der COVID-19-Pandemie am Menschen großflächig eingesetzt.
  - Diese Impfstoffe schleusen nur den gentechnischen Bauplan für Erregerantigene in den menschlichen Körper.
  - In der Folge wird die Produktion des Antigens direkt in den menschlichen Zellen ausgelöst.
  - Auf diese Weise wird die im Labor aufwendige Gewinnung der Antigene in die menschlichen Zellen verlagert.

13.2.4 Verhaltensgrundlagen in der Hygiene

- Händedesinfektion vor und nach jedem Patientenkontakt.
- Hände bei sichtbaren Verschmutzungen und bei einigen Infektionskrankheiten (z. B. durch *Clostridium difficile*) waschen.
- Hautschutz und Hautpflege durchführen.
- Tägliche Desinfektion der Kontaktfläche im Rettungsmittel.
- Wöchentliche Desinfektion des kompletten Innenraums des Rettungsmittels.

- Trennung zwischen Diensträumen (Desinfektionsraum) und Aufenthaltsraum mittels einer Schleuse.
- Reinigung und Desinfektion gemäß Hygieneplan durchführen.
- Dienstkleidung und PSA nutzen.
- Arbeitsmedizinische Vorsorgeuntersuchungen durchführen lassen.
- Hilfsmittel wie Dosierautomaten nutzen.
- Trennung von Dienstkleidung und privater Kleidung im Schrank.

13.2.5 Desinfektion

Abtötung oder weitgehende Reduzierung der Zahl pathogener Keime, sodass eine Infektion nicht mehr zu befürchten ist.
- Sinner-Kreis der Desinfektion: Chemie, Temperatur, Mechanik und Zeit.
- Anwendung von chemischen Substanzen, die in der Lage sind, Mikroorganismen zu töten (Aldehyde, Alkohol, Oxidanzien usw.).
- Anwendung von hohen Temperaturen, um Mikroorganismen abzutöten.
- Scheuer- bzw. Wischdesinfektion mittels mechanischer Einwirkung.

ACHTUNG

Sprühdesinfektion von Flächen ist aufgrund der Aerosolbildung und der möglichen Brandgefahr bei alkoholischen Flächendesinfektionsmitteln nicht mehr zulässig.

- Einwirkzeit (EWZ) beachten.
- Je höher die Konzentration der Desinfektionsmittellösung, desto geringer ist die Einwirkzeit.
- Vor der Desinfektion muss der Gegenstand makroskopisch sauber sein.
- Bei einigen Desinfektionsmitteln besteht die Gefahr der Eiweißfehler.
- Desinfektionsmittel nicht mit Seifen mischen (Seifenfehler).
- Desinfektionsmittel können giftig sein.
- Sicherheitsdatenblätter müssen vorhanden sein.
- Scheuer- bzw. Wischdesinfektion nach Möglichkeit mit Einmalwischlappen durchführen.
- Desinfektionsmittellösungen nur mit kaltem Wasser ansetzen (Aerosolvermeidung).
- Zuerst Wasser in den Eimer und dann das Desinfektionsmittelkonzentrat dazugeben.
- Schutzkleidung verwenden (Schutzbrille, Handschuhe).
- Unterschiedliche Desinfektionsarten wie laufende Desinfektion, Schlussdesinfektion und behördlich angeordnete Desinfektion gemäß Infektionsschutzgesetz (IfSG; ➤ Kap. 13.3).
- Dokumentation der Desinfektionen gemäß Qualitätsmanagement (QM; ➤ Kap. 14.5).

Laufende Desinfektion

- Routinedesinfektion (Fahrzeug täglich).
- Wöchentliche Desinfektion.
- Desinfektion bei lokaler Kontamination (z. B. ein Blutfleck auf der Arbeitsfläche).
- Diese Desinfektionsmaßnahmen müssen nicht gesondert dokumentiert werden.
- Dokumentation im Wachbuch nach QM (➤ Kap. 14.5) ist erforderlich.
- Die EWZ muss nicht eingehalten werden.
- Mittel aus VAH-Liste (Verbund für Angewandte Hygiene e. V.) reichen aus.

Schlussdesinfektion

- Desinfektion nach einem Infektionstransport.
- Maßnahmen müssen im Desinfektionsplan bzw. auf den Anweisungskarten geregelt sein und so durchgeführt werden.
- Die EWZ muss eingehalten werden.
- Dokumentation muss gesondert durchgeführt werden (Hygienehandbuch bzw. Hygieneordner).
- Patientenname, Infektion, Maßnahmen, Zeit, Einsatznummer müssen dokumentiert werden.
- Behördlich angeordnete Schlussdesinfektion mit Mittel und EWZ gemäß RKI-Liste (Robert Koch-Institut).

Wirkungsbereiche

Bei der Auswahl eines geeigneten Desinfektionsmittels bei einer Schlussdesinfektion muss darauf geachtet werden, ob das Desinfektionsmittel den entsprechenden Wirkungsbereich abdeckt.

- A: Inaktivierung von Bakterien, Mykobakterien und Pilze
- B: Inaktivierung von Viren
- C: Inaktivierung von aeroben Sporen: Sporen des Milzbranderregers
- D: Inaktivierung von anaeroben Sporen: Sporen des Gasbranderregers

13.2.6 Sterilisation

Bei einer Sterilisation wird ein Gegenstand so behandelt, dass er frei von sämtlichen Mikroorganismen und Sporen ist.

- Dampfsterilisation (Autoklavierung)
- Hitzesterilisation
- Chemische Sterilisation
- Steril verpackte Gegenstände haben ein Verfallsdatum.
- Sterile Gegenstände dürfen nicht kontaminiert werden.

- Lagerung von steril verpackten Gegenständen im Einbahnstraßenprinzip.
- Steril verpackte Gegenstände vor Sonneneinstrahlung schützen.

Nur wenige Rettungsdienste verfügen über eine eigene Sterilisationsabteilung, da der Aufwand für solch eine Abteilung zu groß ist. Daher wird im Rettungsdienst vornehmlich Einmalmaterial angewendet.

13.2.7 Wirksamkeitskontrolle

- Wirksamkeitskontrolle in regelmäßigen Abständen durchzuführen.
- Wirksamkeitskontrolle mittels UV-Stift möglich.
- Wirksamkeitskontrolle mit **Abklatschproben** sind sinnvoll.
- Die Proben werden von einem Labor ausgewertet und befundet.
- Sinn und Zweck von Abklatschproben:
  - Erhebung von Kennzahlen
  - Lückenlose Dokumentation
  - Dient zur Vorlage bei QM-Audits oder Kontrollen durch das Gesundheitsamt
  - Für Schulungszwecke unter den Mitarbeitern
- Durchführung einer Abklatschprobe:
  - Im Rahmen einer Wachenbegehung durch den Desinfektor
  - Unangemeldet und anonymisiert, damit kein Mitarbeiter bestraft werden kann
  - Mindestens einmal im Jahr
  - Festgelegte Orte der Abklatschprobe
  - I. d. R. drei Proben pro Fahrzeug
  - Kosten etwa 18 Euro pro Abklatsch einschließlich Befund

13.3 Infektionsschutzgesetz

Zweck des Gesetzes ist, übertragbaren Krankheiten beim Menschen vorzubeugen, Infektionen frühzeitig zu erkennen und ihre Weiterverbreitung zu verhindern. Während der COVID-19-Pandemie wurde das Infektionsschutzgesetz (IfSG) mehrfach angepasst und erweitert.

- § 4: Das Robert Koch-Institut (RKI) in Berlin ist damit beauftragt, Konzeptionen zur Vorbeugung übertragbarer Krankheiten sowie zur frühzeitigen Erkennung und Verhinderung der Weiterverbreitung von Infektionen zu entwickeln. Eine wichtige Aufgabe während der COVID-19-Pandemie war das Zusammenstellen und Präsentieren verlässlicher Zahlen zum Infektionsgeschehen.
- § 6: Meldepflichtige Krankheiten, die namentlich an das zuständige Gesundheitsamt gemeldet werden müssen.
- § 7: Meldepflichtige Krankheiten bei Erregernachweis.

- § 8: Zur Meldung verpflichtete Personen sind im Normalfall die behandelnden Ärzte. Im Absatz 2 wird darauf hingewiesen, dass Rettungsdienstpersonal nicht zur Meldung verpflichtet ist, wenn der Patient unverzüglich in eine ärztlich geleitete Einrichtung transportiert wird.
- § 18: Behördlich angeordnete Maßnahmen zur Desinfektion und zur Bekämpfung von Gesundheitsschädlingen. Sollte es zu einer behördlich angeordneten Desinfektion kommen, müssen die Mittel und die Konzentrationen mit entsprechender Einwirkzeit angewendet werden, die auf der RKI-Liste hinterlegt sind.
- Die §§ 28a, 28b und 28c wurden im Rahmen der COVID-19-Pandemie ins IfSG aufgenommen (www.gesetze-im-internet.de/ifsg/__28.html).
- § 28a: Besondere Schutzmaßnahmen zur Verhinderung der Verbreitung von COVID-19.
- § 28b: Bundesweit einheitliche Schutzmaßnahmen zur Verhinderung der Verbreitung von COVID-19 bei besonderem Infektionsgeschehen, Verordnungsermächtigung.
- § 28c: Verordnungsermächtigung für besondere Regelungen für Geimpfte, Getestete und vergleichbare Personen.
- § 36: Infektionsschutz bei bestimmten Einrichtungen, Unternehmen und Personen; Verordnungsermächtigung. Hierbei geht es darum, dass diverse Einrichtungen und Unternehmen (auch der Rettungsdienst) einen Hygieneplan erstellen müssen.

13.4 Infektionstransport

Das Ziel eines Infektionstransports ist, die Infektionskette zu unterbrechen oder zu verhindern.

- **Bekannter** Infektionstransport: Bereits bei der Alarmierung steht fest, dass es sich um einen Infektionstransport handelt.
- **Unbekannter** Infektionstransport: Feststellung im Rahmen der Ersteinschätzung und Untersuchung des Patienten aufgrund der erhobenen Befunde.

13.4.1 Persönliche Schutzausrüstung (PSA)

Bei einem Infektionstransport (➤ Kap. 15.4.3) muss je nach Übertragungsweg die PSA erweitert werden. In der Regel existieren sog. **Infektionsschutzsets,** in denen das zusätzliche Material zusammengestellt wurde. Jedes Rettungsmittel muss mindestens drei Infektionsschutzsets vorhalten, da der Fahrer des Rettungsmittels sich am Zielort nochmals die erweiterte PSA anlegen muss.

- 1 Schutzanzug (mit Füßlingen und Haube)
- 1 Atemschutz (FFP 2; FFP 3)
- 2 Paar Schutzhandschuhe

- 1 Schutzbrille
- 1 Entsorgungsbeutel
- Klebeband

Bei besonders gefährlichen Virusinfektionen (Ebola) werden **spezielle Schutzanzüge** verwendet. Je nach regionalen Protokollen werden diese Anzüge bei Bedarf durch die Feuerwehr zur Einsatzstelle gebracht. Bei der Dekontamination muss ein strenges Protokoll eingehalten werden.

Bekannter Infektionstransport

Bei einem bekannten Infektionstransport hat der Leitstellendisponent bereits erfahren, dass es sich um einen infektiösen Patienten handelt. Bei der Auswahl des Einsatzstichworts wird der Leitstellendisponent ein Einsatzstichwort mit der Information „Infektion" auswählen (z. B. KT_Infekt_MRSA).

- Das Fahrzeug kann bis auf die DIN-mäßige Ausstattung abgerüstet werden.
- Einsatz entgegennehmen und Desinfektionsplan/Anweisungskarte durchlesen.
- Besondere Schutzmaßnahmen vornehmen bzw. PSA anlegen, wenn es nötig sein sollte.
- Patienten begrüßen und über den Infektionstransport informieren.
- Sollte es nötig sein, wird auch dem Patienten Schutzkleidung angelegt.
- Patienten umlagern und auf direktem Weg zum Fahrzeug gehen.
- Fahrer zieht die PSA aus und desinfiziert sich die Hände.
- Kürzesten Weg zum Zielort fahren.
- Zielort über genaue Ankunftszeit informieren.
- Am Zielort zieht sich der Fahrer wieder neue PSA an.
- Patienten an das aufnehmende Personal übergeben.
- Schutzanzüge ausziehen und nach Möglichkeit vor Ort entsorgen lassen.
- Vor der Rückfahrt noch eine Händedesinfektion durchführen.
- Rettungsmittel bei der Leitstelle abmelden (Status 6).
- Auf direktem Weg zur Desinfektionsstätte fahren.
- An der Desinfektionsstätte die Schlussdesinfektion mit entsprechender EWZ und Dokumentation durchführen.
- Nach der EWZ das Rettungsmittel wieder einsatzbereit melden.

Unbekannter Infektionstransport

Wenn sich bei der Untersuchung eines Patienten an der Einsatzstelle herausstellen sollte, dass es sich um einen infektiösen Patienten handelt, muss wie folgt vorgegangen werden:

- Erweiterung der PSA gemäß Desinfektionsplan/Anweisungskarte
- Rückmeldung an die Leitstelle
- Durchführung des Infektionstransports in die Zielklinik mit Voranmeldung

- Übergabe an das aufnehmende Personal in der Zielklinik
- Ggf. bereits Einnahme der Postexpositionsprophylaxe in der Zielklinik
- PSA nach Möglichkeit in der Zielklinik entsorgen
- Händedesinfektion durchführen
- Einrücken zur Desinfektionsstätte im Status 6
- Durchführung der Schlussdesinfektion gemäß Desinfektionsplan
- Dokumentation der Desinfektion
- Bei Bedarf Aufsuchen des Betriebsarztes zur Abklärung einer nötigen Postexpositionsprophylaxe

13.4.2 Umkehrisolation

Bei einer Umkehrisolation wird der Patient vor möglichen Keimen aus dem Rettungsmittel und dem Rettungsdienstpersonal geschützt.

- Isolation, um den Patienten vor der Umwelt zu schützen.
- Umkehrisolation bei Patienten mit geschwächtem Immunsystem indiziert (Chemotherapie, AIDS, Verbrennungen usw.).
- Ausschlaggebend ist die Leukozytenzahl (Leukozytopenie).
- Patienten über den Sinn und Zweck der Maßnahme aufklären.
- Information an aufnehmende Klinik ist zwingend erforderlich.
- Patienten am besten direkt ins Zimmer bringen und nicht in die Notaufnahme.
- Mundschutz für den Patienten, wenn es die Atmung zulässt.
- Schlussdesinfektion ist nicht nötig.
- Dokumentation nach regionalen Protokollen.

13.5 Patient mit multiresistenten Keimen

Patienten mit multiresistenten Keimen gehören inzwischen zum Alltag im Rettungsdienst. Diese Keime gehören zu den **nosokomialen Infektionen,** d. h., dass die Infektion in einem kausalen Zusammenhang mit einem Krankenhausaufenthalt steht.

Es gibt viele unterschiedliche resistente Erreger. Aufgrund der erworbenen Resistenz gegen Antibiotika können diese Bakterien dramatische Folgen für die Patienten haben. In Deutschland sterben Schätzungen zufolge jährlich fast 10.000 Menschen an den Folgen einer Infektion mit multiresistenten Erregern.

13.5.1 Antibiotikaresistente Erreger im Rettungsdienst

- MRSA (methicillinresistenter *Staphylococcus aureus;* ➤ Kap. 13.7.8)
- 3MRGN bzw. 4MRGN (multirestente gramnegative Erreger, die gegen drei bzw. vier Antibiotikagruppen eine Resistenz entwickelt haben)

- ESBL (Extended-Spectrum-Betalaktamase)
- VRE (vancomycinresistente Enterokokken)
- *Pseudomonas aeruginosa*
- CDAD (*Clostridium-difficile*-assoziierte Diarrhö; ➤ Kap. 13.7.7)
- *Acinetobacter baumannii*

Ursachen der Antibiotikaresistenz

- Unzuverlässige Medikamenteneinnahme (Compliance) des Patienten bei einer Antibiotikatherapie.
- Vorzeitiges Absetzen der verordneten Antibiotikatherapie.
- Zu häufiger und ungezielter Einsatz von Antibiotika in der Klinik oder beim Hausarzt.
- Anwendung eines Breitbandantibiotikums ohne Erregernachweis (Antibiogramm).
- Mangelnde Hygiene in den Kliniken bzw. bei den Rettungsdiensten begünstigen die Übertragung antibiotikaresistenter Erreger.
- Einsatz von Antibiotika in der Nutztierhaltung.

13.5.2 Erkrankungen durch multiresistente Erreger

Je nach Erreger und Besiedelungsort kommt es zu unterschiedlichen Erkrankungen und Symptomen bei den Patienten. Es muss unterschieden werden, ob es sich um eine **Besiedelung** oder um eine **Infektion** handelt. Sollte es bei einem Transport eines MRSA-positiven Patienten zu einer Übertragung auf einen Rettungsdienstmitarbeiter gekommen sein, ist davon auszugehen, dass das Immunsystem des Rettungsdienstmitarbeiters die resistenten Bakterien abtötet und es nicht zu einer Infektion kommt. Bei Patienten mit einem geschwächten Immunsystem oder einer offenen Wunde könnte aber aus der Besiedelung eine Infektion entstehen.
Symptome bei Infektion durch resistente Erreger, z. B.:

- CDAD: massive Durchfälle, Hypovolämie
- *Pseudomonas aeruginosa:* schwere Pneumonien
- MRSA: Wundheilungsstörungen, Pneumonien
- VRE: Beschwerden im Magen-Darm-Trakt

13.5.3 Hygienemaßnahmen im Rettungsdienst

Je nach Erreger oder Besiedelungsort und möglichem Übertragungsweg müssen die Hygienemaßnahmen beim Transport eines Patienten mit einem nosokomialen Erreger angepasst werden. Allerdings existieren einige allgemeine Regeln im Umgang mit diesen Patienten im Rettungsdienst.

- Tragen der PSA. Je nach Übertragungsweg muss die PSA entsprechend angepasst und/oder erweitert werden.

- Bei einer Besiedelung der Atemwege dem Patienten einen Mundschutz anlegen, wenn es aufgrund der respiratorischen Situation des Patienten vertretbar ist.
- Händehygiene.
- Schlussdesinfektion je nach Besiedelungsort und Desinfektionsplan.
- Sollte es sich um multiresistente Bakterien handeln, sind alkoholische Desinfektionsmittel oft ausreichend.
- Bei der Übergabe in der aufnehmenden Klinik darauf hinweisen, dass der Patient an einer nosokomialen Infektion leidet.

ACHTUNG

Sollte ein Mitarbeiter mit einem multiresistenten Erreger besiedelt sein, darf er bis zur erfolgreichen Sanierung keine Transporte durchführen.

13.6 Technische Regeln für biologische Arbeitsstoffe

Die technischen Regeln für biologische Arbeitsstoffe (TRBA) geben den Stand der Technik, Arbeitsmedizin und Arbeitshygiene sowie sonstige gesicherte wissenschaftliche Erkenntnisse für Tätigkeiten mit biologischen Arbeitsstoffen wieder. Die **TRBA 250** „Biologische Arbeitsstoffe im Gesundheitswesen und in der Wohlfahrtspflege" konkretisiert im Rahmen ihres Anwendungsbereichs die Anforderungen der **Biostoffverordnung.** Bei Einhaltung der technischen Regeln kann der Arbeitgeber davon ausgehen, dass die entsprechenden Anforderungen der Verordnung erfüllt sind.

13.6.1 Inhalte der TRBA 250

1. Anwendungsbereich
2. Begriffsbestimmungen
3. Beurteilung der Arbeitsbedingungen
4. Schutzmaßnahmen
5. Spezifische Arbeitsbereiche und Tätigkeiten – besondere und zusätzliche Schutzmaßnahmen
6. Verhalten bei Unfällen
7. Betriebsanweisung und Unterweisung der Beschäftigten
8. Erlaubnis-, Anzeige-, Aufzeichnungs- und Unterrichtungspflichten
9. Zusammenarbeit Beschäftigter verschiedener Arbeitgeber – Beauftragung von Fremdfirmen
10. Arbeitsmedizinische Vorsorge

13.6.2 Anhänge der TRBA 250

- Anhang 1: Sonderisolierstationen (Schutzstufe 4; ➤ Kap. 13.6.4)
- Anhang 2: Hinweise für die Erstellung eines Hygieneplans
- Anhang 3: Handlungsanleitung zum Einsatz von Praktikantinnen und Praktikanten
- Anhang 4: Erfahrungen beim Einsatz von Sicherheitsgeräten
- Anhang 5: Beispiel für ein Muster „Interner Rücklaufbogen – Evaluierung Sicherheitsgeräte"
- Anhang 6: Beispiel für einen „Erfassungs- und Analysebogen Nadelstichverletzung"
- Anhang 7: Informationen zum korrekten Sitz, zur Tragedauer von FFP-Masken (Filtering Face Piece), zum Unterschied von MNS- (Mund-Nasen-Schutz) und FFP-Masken sowie zu Partikelgrößen in infektiösen Aerosolen
- Anhang 8: Abfallschlüssel für Einrichtungen zur Pflege und Behandlung von Menschen und Tieren entsprechend der LAGA-Vollzugshilfe (Bund/Länder-Arbeitsgemeinschaft Abfall)
- Anhang 9: Beispiel einer Betriebsanweisung nach § 14 Biostoffverordnung
- Anhang 10: Vorschriften und Regeln, Literatur

13.6.3 Risikostufen

- Die wissenschaftliche Bewertung biologischer Arbeitsstoffe und deren Einstufung erfolgt in Risikogruppen.
- Laut § 3 der Biostoffverordnung (BioStoffV) werden biologische Arbeitsstoffe nach dem von ihnen ausgehenden Infektionsrisiko in vier Risikogruppen eingeteilt.
- Die Risikogruppen werden in den technischen Regeln für biologische Arbeitsstoffe (TRBA) erläutert.
- Je höher das Risiko bzw. je gefährlicher der Erreger für Mitarbeiter und die Bevölkerung ist, desto höher die Risikostufe.
- Arbeitsstoffe, die in der Lebensmittelindustrie verwendet werden (z. B. die Bäckerhefe), gehören zur Risikostufe 1.
- Arbeitsstoffe oder Erreger (wie z. B. das Ebola-Virus) sind der Risikostufe 4 zugeordnet.

13.6.4 Schutzstufen

- Tätigkeiten in Einrichtungen des Gesundheitsdienstes im Sinne der BioStoffV sind hinsichtlich ihrer Infektionsgefährdung einer Schutzstufe zuzuordnen.
- Hierzu zählen Arbeitsstätten, in denen Menschen stationär medizinisch untersucht, behandelt oder gepflegt werden oder ambulant medizinisch untersucht und behandelt werden (siehe § 2 Absatz 14 BioStoffV).

- **Schutzstufe 1:** Tätigkeiten, bei denen kein Umgang oder sehr selten ein geringfügiger Kontakt mit potenziell infektiösem Material zustande kommt.
- **Schutzstufe 2:** Tätigkeiten, bei denen es regelmäßig und nicht nur in geringfügigem Umfang zum Kontakt mit potenziell infektiösem Material, wie Körperflüssigkeiten, -ausscheidungen oder -gewebe, kommen kann.
- **Schutzstufe 3:** Es liegen biologische Arbeitsstoffe der Risikogruppe 3 vor und es werden Tätigkeiten durchgeführt, die eine Übertragung möglich machen.
- **Schutzstufe 4:** Tätigkeiten im Rahmen der Untersuchung, Behandlung und Pflege von Patienten, die mit einem hochkontagiösen lebensbedrohlichen Krankheitserreger (biologischer Arbeitsstoff der Risikogruppe 4) infiziert sind.

13.6.5 Nadelstichverletzung

Mit Nadelstichverletzung im engeren Sinne wird die Verletzung von in erster Linie medizinischem Personal mit einer Kanüle bezeichnet, die zuvor bei einem ggf. infektiösen Patienten zur Blutentnahme, Medikamenteninjektion oder sonstigen diagnostischen oder therapeutischen Zwecken eingesetzt wurde.

- Einstichstelle ausbluten lassen
- Einstichstelle desinfizieren
- Sterile Wundabdeckung
- Patienten befragen, ob eine Infektionskrankheit vorliegt (HIV, Hepatitis)
- Konsultation eines Durchgangsarztes (D-Arzt; Arbeitsunfall)
- Erhebung des Impfstatus
- Ggf. Postexpositionsprophylaxe
- Blutentnahme
- Dokumentation bzw. Unfallbericht für die Berufsgenossenschaft
- Kontrollblutentnahmen nach 3 bzw. 6 Monaten

13.6.6 Postexpositionsprophylaxe

Als Postexpositionsprophylaxe (PEP) bezeichnet man eine medizinische Maßnahme, die ergriffen werden kann, wenn ein Mitarbeiter sich bei einem Patienten angesteckt haben könnte (z. B. Nadelstichverletzung mit HI-Viren kontaminierter Injektionsnadel). Sie soll verhindern, dass der Mitarbeiter an der Infektionskrankheit erkrankt.

- Medikamentöse Therapie
- Ggf. Antibiotika (z. B. bei Kontakt zu Meningokokken ohne PSA)
- Antivirale Therapie bei massiver Inokulation (> 1 ml) von Blut eines HIV-positiven Patienten
- Passive Immunisierung (z. B. Hepatitis A und B)
- Zeitnahe Einnahme der Postexpositionsprophylaxe 1–2 Stunden nach Exposition empfohlen, später aber noch möglich

- Serologische Kontrolluntersuchungen nach mehreren Wochen
- Kostenübernahme bei Arbeitsunfall durch die Berufsgenossenschaft (BG)

13.7 Infektionskrankheiten

Es gibt viele Patienten mit Infektionskrankheiten, die vom Rettungsdienst transportiert werden. Je nach Infektionskrankheit und Übertragungsweg müssen die entsprechenden Schutzmaßnahmen durchgeführt werden.

13.7.1 Hepatitis

Hepatitis A

- Erreger: RNS-Virus
- Vorkommen/Reservoir: weltweit/Mensch
- Übertragungsweg: fäkal-oral (Lebensmittel/Trinkwasser)
- Inkubationszeit: 15–50 Tage
- Infektiosität: entspricht der Dauer der Ausscheidung des Hepatitis-A-Virus im Stuhl (2 Wochen vor bis 2 Wochen nach Krankheitsbeginn bzw. 1 Woche nach Auftreten eines evtl. Ikterus)
- Symptome: unspezifische gastrointestinale Symptome (Übelkeit, Fieber, Schmerzen, evtl. Ikterus)
- Impfung ist möglich (aktive Immunisierung)
- Meldepflichtige Erkrankung

Hepatitis B

- Erreger: umhülltes DNS-Virus
- Vorkommen/Reservoir: weltweit/Mensch
- Übertragungsweg: parenteral, sexuell, perinatal
- Infektiosität: sehr hoch, bereits vor Krankheitsausbruch
- Inkubationszeit: 30–180 Tage (bis 6 Monate)
- Symptome: unklare Abdominalbeschwerden, Ikterus, Juckreiz, Gelenkbeschwerden, Hepatomegalie
- Impfung ist möglich (aktive Immunisierung)
- Meldepflichtige Erkrankung

Hepatitis C

- Erreger: umhülltes RNS-Virus
- Vorkommen/Reservoir: weltweit/Mensch

- Übertragungsweg: parenteral (z. B. Blut, Sperma, Speichel usw.)
- Infektiosität: relativ gering (2–3 % der Stichverletzungen)
- Inkubationszeit: 6–9 Wochen, in Ausnahmefällen 2–26 Wochen
- Symptome: Grippesymptomatik, Abdominalbeschwerden, Transaminasen erhöht, Gefahr eines chronischen Verlaufs bis hin zur Leberzirrhose
- Impfung nicht möglich
- Seit 2013 sind einige Medikamente zugelassen, mit deren Hilfe eine Hepatitis C geheilt werden kann
- Meldepflichtige Erkrankung

13.7.2 Masern

Die Masern galten in Deutschland bereits als so gut wie ausgerottet. Seit 2011 sind wieder weit über 1.000 Menschen in Deutschland an Masern erkrankt
- Erreger: RNS-Virus
- Vorkommen: weltweit (seit 2011 auch wieder in Deutschland)
- Übertragungsweg: Tröpfcheninfektion
- Infektiosität: hoch kontagiös
- Inkubationszeit: 8–10 Tage bis zum Beginn der Prodromi, 14 Tage bis zum Beginn des Exanthems
- Symptome und Verlauf:
  - Prodromi: Rhinitis, Konjunktivitis, Fieber, Husten, Lichtscheu, Exanthem plus „Koplik-Flecken"
  - Exanthem: großfleckig, konfluierend
  - Fieber
  - Rekonvaleszenz
- Komplikationen: Mittelohrentzündung, Bronchopneumonie, postinfektiöse Enzephalitis (tödlich)
- Impfung ist möglich und sollte auch dringend durchgeführt werden
- Seit 01.03.2020 Masern-Impfpflicht für Mitarbeitende im Rettungsdienst
- Meldepflichtige Erkrankung

13.7.3 Influenza/Respiratorisches Synztial Virus (RSV)

Bei einer Grippe (Influenza) muss unterschieden werden, ob es sich um einen bakteriellen Infekt handelt oder um eine „echte" Grippe, die durch Viren verursacht wird.
- Erreger: RNS-Virus
- Vorkommen: weltweit, Pandemie, Epidemie
- Übertragungsweg: Tröpfcheninfektion
- Infektiosität: hoch, auch wenn noch keine Symptome vorhanden sind
- Inkubationszeit: 1–3 Tage
- Symptome: plötzlicher Krankheitsbeginn, Fieber, Frösteln, Laryngitis, Bronchitis, Rhinitis, Kopf-, Glieder-, Muskelschmerzen, gastrointestinale Beschwerden, schweres Krankheitsgefühl

- Impfung: Jedes Jahr wird ein Grippeimpfstoff hergestellt (aktive Immunisierung); für bestimmte Patientengruppen (z. B. multimorbide Patienten) dringend empfohlen
- RSV- Erkrankungen treten i. d. R. gehäuft im Herbst auf.
- Das RSV wird über Tröpfchen übertragen und verursacht eine Atemwegsinfektion.
- Schwere Verläufe bis hin zur pneumogenen Sepsis möglich, v. a. bei Risikogruppen wie Neugeborenen/Säuglingen, aber auch Erwachsenen mit erhöhtem Risiko (Alter/Vorerkrankungen).
- Impfempfehlung gemäß STIKO für Neugeborene/Säuglinge und für Erwachsene über 75 Jahre und Erwachsene über 60 Jahren mit erhöhtem Risiko aufgrund chronischer Erkrankungen, z. B. COPD, KHK und Nierenerkrankungen.

13.7.4 Norovirus-Gastroenteritis

Das Norovirus kann der Auslöser für eine plötzlich eintretende **Gastroenteritis** sein.

- Erreger: RNS-Virus, wurde früher als Norwalk-Like-Virus bezeichnet
- Übertragungsweg: Tröpfchen- und Schmierinfektion
- Vorkommen: weltweit, v. a. in den Wintermonaten
- Infektiosität: sehr hoch, Ansteckungsfähigkeit evtl. in der Inkubationszeit, sicher während der Symptome und mindestens 2 Tage, evtl. bis 2 Wochen nach deren Abklingen
- Inkubationszeit: 1–3 Tage
- Symptome: akute, starke Durchfälle und Erbrechen, Krankheitsgefühl, Bauchschmerzen, Kopfschmerzen, Schwäche, evtl. erhöhte Temperatur, selten Fieber. Die Symptome halten 12–72 Stunden an (i. d. R. 36 Stunden).
- Keine Impfung möglich.

13.7.5 Meningokokken-Meningitis

Die Meningokokken-Meningitis kann sich im Verlauf zu einem **Waterhouse-Friderichsen-Syndrom** entwickeln und eine hohe Letalität verursachen.

- Erreger: gramnegative Diplokokken (Bakterien)
- Vorkommen: weltweit
- Übertragungsweg: Tröpfcheninfektion, direkter Kontakt
- Infektiosität: hoch
- Inkubationszeit: 2–10 Tage
- Symptome: plötzliches Fieber, Kopfschmerzen, Nackensteifigkeit, Erbrechen, Lichtempfindlichkeit, Gliederschmerzen, Vigilanzminderung
- Bei Kontakt ohne Schutzkleidung ist eine Postexpositionsprophylaxe mit Antibiotika möglich
- Impfung ist möglich
- Meldepflichtige Erkrankung

13.7.6 Offene Lungentuberkulose

Bei einer Lungentuberkulose muss zwischen einer **offenen** (Tröpfcheninfektion) und einer **geschlossenen** Lungentuberkulose (Übertragung durch Blut) unterschieden werden.

- Erreger: *Mycobacterium tuberculosis*
- Vorkommen: weltweit, hauptsächlich in Afrika und Osteuropa
- Übertragung: Tröpfcheninfektion
- Infektiosität: mittelgradig bis hoch
- Inkubationszeit: 6–8 Wochen
- Symptome: Husten, blutiger Husten, Nachtschweißigkeit, leichtes Fieber, Gewichtsverlust, Dyspnoe, Thoraxschmerzen
- Impfung ist möglich, wird aber nicht als Standardimpfung empfohlen
- Meldepflichtige Erkrankung

13.7.7 *Clostridium-difficile*-assoziierte Diarrhö

Es handelt sich um eine Durchfallerkrankung bei Patienten, bei denen aufgrund einer langen Antibiotikatherapie die physiologischen Darmbakterien abgetötet wurden.

- Erreger: anaerober Sporenbildner *Clostridium difficile*
- Vorkommen: weltweit, nosokomiale Infektion
- Übertragung: Schmierinfektion
- Infektiosität: ist abhängig von der Vorgeschichte des Patienten und der vorausgegangenen Antibiotikatherapie
- Inkubationszeit: einige Tage bis einige Wochen
- Symptome: Durchfall ohne Erbrechen, Kot riecht faulig-süßlich, Bauchschmerzen, evtl. Fieber
- Impfung ist nicht möglich
- Händedesinfektionsmittel wirken nicht, daher müssen die Hände gewaschen werden

13.7.8 Methicillinresistenter *Staphylococcus aureus* (MRSA)

Patienten mit MRSA (nosokomiale Infektion) werden im Rettungsdienst am häufigsten transportiert. Gesunde Menschen werden aber nicht infiziert, weil das Immunsystem die Erreger innerhalb kurzer Zeit abtötet.

- Erreger: methicillinresistenter *Staphylococcus aureus* mit den Varianten C, H oder La-MRSA
- Vorkommen: weltweit
- Übertragung: je nach Besiedelungsort (Tröpfchen-/Kontaktinfektion)
- Inkubationszeit: abhängig von der Anzahl der aufgenommenen Erreger
- Infektiosität: keine genauen Angaben möglich

- Symptome: Wundheilungsstörungen, Pneumoniesymptome, Symptome eines Harnwegsinfekts
- Impfung ist nicht möglich

WEITERFÜHRENDE INFORMATIONEN

Gesetz zur Verhütung und Bekämpfung von Infektionskrankheiten beim Menschen (Infektionsschutzgesetz). www.gesetze-im-internet.de/ifsg/index.html (letzter Zugriff: 21.9.2021).

Gesetz zur Verhütung und Bekämpfung von Infektionskrankheiten beim Menschen (Infektionsschutzgesetz). § 28: Schutzmaßnahmen. www.gesetze-im-internet.de/ifsg/__28.html (letzter Zugriff: 21.9.2021).

Robert Koch-Institut. www.rki.de (letzter Zugriff: 21.9.2021).

TRBA 250: Biologische Arbeitsstoffe im Gesundheitswesen und in der Wohlfahrtspflege www.baua.de/DE/Angebote/Rechtstexte-und-Technische-Regeln/Regelwerk/TRBA/TRBA-250.html (letzter Zugriff: 21.9.2021).

KAPITEL

14 Qualitätsmanagement

Matthias Thöle

Qualitätsmanagement (QM) bezeichnet alle organisatorischen Maßnahmen, die zur Verbesserung von Produkten oder Dienstleistungen führt. Da es sich beim Rettungsdienst um eine Dienstleistung handelt, dient das QM dazu, diese Dienstleistung zu verbessern und eine gewisse Transparenz gegenüber den interessierten Parteien (Patient, Krankenkasse, Landkreis) herzustellen.

14.1 Grundlagen des Qualitätsmanagement-systems

Viele Rettungsdienste haben inzwischen ein QM-System installiert. Die Installation eines QM-Systems ist notwendig, um an Ausschreibungen teilnehmen zu können. Der Aufbau und die Pflege eines QM-Systems sind primär sehr teuer, aber im Laufe der Zeit kann ein funktionierendes QM-System auch dazu dienen, dass die Organisation Geld spart. Inzwischen haben auch einige Rettungsleitstellen ein QM-System eingeführt, um die Qualität der Disposition der Fahrzeuge und die Annahme eines Notrufs zu verbessern.

14.1.1 Begrifflichkeiten im Qualitätsmanagementsystem

- **Audit:** eine Untersuchung/Prüfung des QM-Systems durch einen Prüfer/Auditor
- **Dienstleistung:** Ausübung einer entgeltlichen Tätigkeit
- **Verfahrensanweisung:** Dokumentation eines betrieblichen Ablaufs
- **Lieferant:** ein Unternehmen, das dem Kunden ein Produkt verkauft
- **Kennzahlen:** dienen dazu, einen Prozess analysierbar/auswertbar zu machen
- **Oberste Leitung:** i. d. R. die Geschäftsführung eines Unternehmens
- **Qualitätsziel:** oberste Leitung legt Ziele des QM fest
- **Qualitätspolitik:** Zielsetzung der Organisation zur Qualität
- **Kunde:** der Empfänger einer Dienstleistung
- **Interessierte Parteien:** Parteien, die an der Umsetzung einer Dienstleistung ein begründbares Interesse haben
- **Qualität:** Grad, in dem ein Satz inhärenter Merkmale Anforderungen erfüllt

- **Hauptprozess:** ein Prozess, der die eigentliche Dienstleistung einer Organisation beschreibt
- **Nebenprozess:** ein Prozess, der benötigt wird, um den eigentlichen Hauptprozess gewährleisten zu können
- **Hauptabweichung:** Verstoß gegen ein Gesetz oder fehlerhafte Umsetzung eines Hauptprozesses
- **Qualitätsmanagementbeauftragter (QMB):** Person, die von der obersten Leitung beauftragt wurde, das QM-System aufzubauen und zu pflegen
- **Qualitätsmanagementhandbuch (QMH):** ein Dokument, in dem die Qualitätspolitik einer Organisation beschrieben ist
- **Organigramm:** Diagramm, aus dem hervorgeht, welcher Mitarbeiter für welche Bereiche verantwortlich ist

14.1.2 Allgemeine Anforderungen an das QM-System

- Festlegen der erforderlichen Prozesse und ihre Anwendung
- Festlegen der Abfolge und Wechselwirkung dieser Prozesse
- Festlegen der erforderlichen Kriterien und Methoden für die Durchführung und Lenkung der Prozesse
- Sicherstellen von Ressourcen und Informationen für die Durchführung und Überwachung der Prozesse
- Überwachen, Messen und Analysieren der Prozesse
- Treffen von Maßnahmen zur ständigen Verbesserung der Prozesse

14.1.3 Qualitätsmanagement in der Praxis

- Qualität der Patientenversorgung hat Auswirkungen auf das Ergebnis.
- Veränderung der Dienstleistung vom reinen Patiententransport zum qualifizierten Krankentransport bzw. Rettungsdienst mit entsprechender notfallmedizinischer Versorgung durch die Notfallsanitäter.
- Ein QM-System ist bei Ausschreibungen zwingend erforderlich.
- Hoher Stellenwert der Kunden- und Mitarbeiterorientierung.
- Grundvoraussetzung ist eine qualitätsorientierte Unternehmensstruktur.
- Ein QM-System soll nicht von der obersten Leitung am grünen Tisch entwickelt werden.
- Mitarbeiter sollen/müssen sich aktiv einbringen, damit das QM-System funktioniert.
- Mitarbeiter entwickeln in Qualitätszirkeln entsprechende praxisnahe Prozesse.
- QMB oder oberste Leitung fungiert als Moderator bei den Qualitätszirkeln.
- Zufriedenheit der Mitarbeiter wird in Mitarbeiterbefragungen analysiert.
- Mitarbeiter können Verbesserungsvorschläge einreichen.

14.1.4 Vorteile von QM im Rettungsdienst

- Einheitliche Steuerbarkeit von Arbeitsabläufen in den Rettungswachen
- Sicherstellung einheitlicher Qualität
- Einheitliche Beschaffung von Material/Medizinprodukten
- Einheitliche Ausstattung der Fahrzeuge
- Einhaltung der gesetzlichen Vorgaben
- Erleichterung der Einarbeitung neuer Mitarbeiter
- Prozessbeschreibungen sind allen Mitarbeitern bekannt
- Verbesserungsvorschläge durch die Mitarbeiter können besser umgesetzt werden
- Mehr Sicherheit für den Patienten und die Mitarbeiter
- Herstellung von Transparenz der Arbeitsabläufe für interessierte Parteien
- Bessere Nutzung von Ressourcen
- Kosteneinsparung
- Klare Zuständigkeiten durch Organigramm

14.1.5 Nachteile von QM im Rettungsdienst

- Einführung eines QM-Systems ist kostenintensiv.
- Einführung eines QM-Systems ist zeitaufwendig.
- Schulungen sind nötig.
- Gefühlte Mehrarbeit für die Mitarbeiter.
- Hoher Papierverbrauch.
- Audits sind sehr zeitaufwendig.

14.2 Qualitätsmerkmale

Wenn im Rettungsdienst die Qualität definiert werden soll, geht es – neben anderen Punkten – um die angemessene und zeitgerechte Versorgung von Notfallpatienten, die kosteneffizient durchgeführt werden soll.
- Vorgaben durch Bundesgesetze, z. B. Medizinproduktegesetz (MPG; ➤ Kap. 12.2.5), Betäubungsmittelgesetz (BtMG; ➤ Kap. 12.2.4).
- Gesetzliche Vorgaben der Bundesländer wie Qualität der Fahrzeugbesatzung oder Hilfsfrist.
- Landesrettungsdienstgesetze (➤ Kap. 12.2.1) der Bundesländer sind unterschiedlich.
- Vorhaltezeiten der Rettungsmittel durch den Landkreis.
- Medizinische Versorgungsvorgaben bzw. Algorithmen durch den ärztlichen Leiter Rettungsdienst (ÄLRD).
- Regionale Besonderheiten wie MANV-Pläne (Massenanfall von Verletzten) der entsprechenden Landkreise.

- Viele Qualitätsmerkmale kann der Leistungserbringer (Hilfsorganisation) nicht beeinflussen und muss sie als gegeben akzeptieren, z. B. Vorhaltezeiten der Rettungsmittel.

14.2.1 Qualitätsmerkmale im Rettungsdienst

- **Sicherstellung:** Vernetzung mit anderen Diensten wie der Bergwacht
- **Zugänglichkeit:** Erreichbarkeit über zeitgemäße Alarmierungsmöglichkeiten (digitaler Funkmeldeempfänger, Fax, Telefon)
- **Menschliche, anteilnehmende Betreuung:** Erhebung der Patientenzufriedenheit mittels Patientenbefragungen
- **Angemessenheit:** Patientenversorgung gemäß aktueller Leitlinien und Vorgaben des ÄLRD
- **Zeitgerechtes Handeln:** Eine effiziente Notfallbehandlung muss zeitnah erfolgen. Eine Auswertung der Effizienz ist anhand von Eintreffzeiten aus der Dokumentation möglich.
- **Gleichmäßigkeit:** Egal, ob ein Patient auf dem Land oder in der Großstadt lebt – jeder hat ein Recht auf die gleiche Notfallbehandlung.
- **Kosteneffektivität:** Finanzielle Mittel müssen sinngemäß eingesetzt werden.
- **Besseres Patienten-Outcome:** Durch Vorhaltung und Nutzung des Rettungsdienstes müssen die Patienten eine messbare höhere Überlebenswahrscheinlichkeit haben.

Auswirkung auf die Strukturqualität

- Schaffung eines Rahmens, der einen geordneten Betriebsablauf ermöglicht
- Aufbau- und Ablauforganisation
- QM-Systeme haben Einfluss auf diese Strukturen:
  - Bautechnische Aspekte bei einer Rettungswache
  - Ausstattung der Rettungswache
  - Räumliche Aufteilung der Rettungswache
  - Gestaltung der Fahrzeughalle
  - Ausstattung eines Desinfektionsraums
  - Umkleideräume
  - Schulungen der Mitarbeiter (medizinisch/QM-System)
  - Berufskleidung
  - Schutzkleidung
  - Wäscheaufbereitung

MERKE

Für viele dieser Punkte existieren gesetzliche Vorgaben, aber einige dieser Strukturen werden durch ein QM-System geregelt.

Auswirkung auf die Prozessqualität

Prozesse werden genutzt, um betriebliche Abläufe zu dokumentieren. Dabei wird zwischen Kern- und Unterstützungsprozessen (auch Nebenprozesse genannt) unterschieden.

- **Kernprozesse** betreffen die eigentliche Dienstleistung. In diesen Prozessen wird beschrieben, wie die Notfall- und Krankentransporte abgearbeitet werden. Diese Prozesse müssen klar definiert sein, damit keine Fehler auftreten.
- **Unterstützungsprozesse** sind Prozesse, die dazu dienen, die eigentliche Dienstleistung durchführen zu können, z. B. Führungsprozesse oder Materialbeschaffung.

Auswirkung auf die Ergebnisqualität

- Ergebnis aus der Struktur und den Prozessen.
- Analysierung und Messbarkeit sind im Rettungsdienst oft schwierig.
- Behandlungsrichtlinien können anhand der Dokumentation gemessen werden.
- Einhaltung der Hilfsfrist ist messbar. Bei Nichteinhaltung muss der Bedarfsplan angepasst werden.

14.3 Qualitätsmanagementsysteme

Es existieren einige QM-Systeme, die für den Rettungsdienst infrage kommen, z. B. die DIN EN ISO 9000 ff. oder die ISO 9001, die in der Industrie und im Gesundheitswesen häufig angewendet wird. Am häufigsten wird die ISO 9001:2015 verwendet. Auf QM-Systeme wie das European Foundation for Quality Management (EFQM) wird im Rettungsdienst nicht zurückgegriffen, weil die Kosten zu hoch sind.

- DIN = Deutsches Institut für Normung
- EN = Europäische Norm
- ISO = Internationale Standardisierungs-Organisation (ISO 9001)
- 2015 bei der ISO 9001:2015 steht für das Erscheinungsjahr.
- Diese Normen sind sehr allgemein gehalten und nicht branchenspezifisch.
- Eine spezielle Norm für den Rettungsdienst existiert nicht.
- Hauptaugenmerk wird auf die Organisation des Betriebs gerichtet.
- Korrektur und Vorbeugemaßnahmen und das Fehlermanagement werden festgelegt.

14.3.1 ISO 9001:2015

- Maßgeschneidertes Modell, um die Bedürfnisse der interessierten Parteien (Kunde, Patient, Krankenkasse usw.) zu gewährleisten.
- Neue Version soll im Jahr 2026 erscheinen.

- Ergänzung zum Klimaschutz liegt seit 2024 vor.
- Verantwortung der Leitung:
  - Erstellung eines Leitbilds
  - Erarbeitung von Zielen
  - Analyse der Zielerreichung
  - Interne Kommunikation
- Ressourcenmanagement:
  - Mittel zur Erbringung der Dienstleistung müssen vorhanden sein (Personal)
  - Mitarbeiterschulung
  - Bereitstellung der Ausrüstung, um die Dienstleistung zielgerichtet zu erbringen
- Dienstleistungsdarstellung:
  - Marktanalyse
  - Planung und Vorbereitung
  - Alarmierung
  - Auswahl und Einsatz geeigneter Rettungsmittel
  - Durchführung des Einsatzes
  - Wiederherstellung der Einsatzbereitschaft
  - Feststellung von Abweichungen
  - Maßnahmen zur ständigen Verbesserung
- Messung, Analyse und Verbesserung:
  - Kontinuierlicher Verbesserungsprozess (KVP)
  - Analyse innerbetrieblicher Abläufe
  - Erhebung von Kennzahlen
  - Messung der Kundenzufriedenheit
  - Durchführung von internen und externen Audits
  - Bewertung der Wirksamkeit der Qualitätsbemühungen

14.3.2 Kooperation für Transparenz und Qualität im Gesundheitswesen (KTQ)

- Dieses QM-System ist noch recht jung (2011).
- Entwickelt von Praktikern aus dem Gesundheitswesen.
- Ganzheitliches QM-System durch Total Quality Management (TQM).
- Hauptaugenmerk liegt auf dem KVP.
- Patient steht im Vordergrund.
- Primär wird eine Eigenbewertung durchgeführt.
- Schwachstellen werden abgeschafft.
- Fremdbewertung durch KTQ-Zertifizierungsstelle anhand des KTQ-Katalogs.
- Fünf Bewertungsdimensionen:
  - Patientenorientierung
  - Mitarbeiterorientierung
  - Sicherheit
  - Kommunikationswesen
  - Führung

MERKE
Das KTQ-System ist weniger einschränkend als die ISO 9001.

14.3.3 DIN EN 1789

In der DIN EN 1789 ist die Ausstattung eines Rettungswagens (RTW) genau aufgeführt. Ein RTW muss mindestens so ausgestattet sein, wie die DIN es vorschreibt. Neben vielen anderen Ausrüstungsgegenständen gehören gemäß DIN EN 1789 die folgenden Gegenstände zur Ausstattung eines RTW:
- Funkgerät (digital/analog)
- Taschenlampe
- Kühlfach für Medikamente
- Signalanlage und Einsatzhorn
- Tragetisch für die Fahrtrage
- Beleuchtung (innen und außen)
- Brecheisen
- Axt
- Feuerlöscher
- Navigationsgerät und Straßenkarten
- Warndreieck und Warnweste
- Feuerwehrhelm
- Seitenschneider

Im Jahr 2020 wurde die DIN EN 1789 erneuert bzw. geändert. In der aktuellen Version wurden Punkte wie z. B. das Vorhandensein eines 12-V-Anschlusses im Patientenraum für Medizinprodukte oder die Anforderungen und Prüfungen für die Halte-, Befestigungs- und Rückhaltesysteme entsprechend überarbeitet.

14.3.4 Audit

Ein Audit ist eine geplante, systematische Prüfung im Unternehmen mit dem Ziel, die QM-Einführung auf ihre Normenkonformität und Wirksamkeit hin zu kontrollieren.
- **Internes Audit:**
  - Betriebsinterne Prüfung
  - Speziell geschulte Mitarbeiter/Auditoren führen das Audit durch
  - Dient als Vorbereitung für ein externes Audit
  - Muss vorher angekündigt sein
  - Abweichungen und/oder Fehler werden erkannt und dokumentiert
  - Keine Auswirkung auf eine Zertifizierung
- **Externes Audit:**
  - Zertifizierungs- bzw. Überwachungsaudit
  - Durch eine Zertifizierungsgesellschaft (TÜV, DEKRA, DQS usw.)
  - Auditor ist unabhängig
  - Bei Bestehen wird das Zertifikat gemäß der DIN ISO EN erteilt bzw. erneuert

  - Bei Nichtbestehen kann das Zertifikat entzogen werden
  - Bei Abweichungen von der Norm kann zu einem späteren Zeitpunkt ein Überwachungsaudit durchgeführt werden

14.4 PDCA-Zyklus

Um das QM-System in der Praxis anzuwenden, ist es wichtig, einen Problemlösungszyklus zu benutzen. Hierfür hat sich der sog. PDCA-Zyklus (PDCA = Plan, Do, Check, Act) als sehr praktikabel erwiesen.

- Der PDCA-Zyklus wird auch Deming-Kreis genannt.
- Anwendung bei jeder Prozessveränderung.
- Anwendbar auf Kern- und Unterstützungsprozesse.
- Wird i. d. R. vom QMB durchgeführt oder in Auftrag gegeben.
- **Plan** (planen):
  - Bestimmung des Problems
  - Beschreibung des derzeitigen Prozesses
  - Sammeln und Analysen von Daten (Kennzahlenerhebung)
  - Ursachenbestimmung
  - Erarbeitung der Ziele für die Verbesserung
- **Do** (tun): Umsetzung in die Praxis anhand der Prozessbeschreibung
- **Check** (prüfen):
  - Überprüfung und Beurteilung des Ergebnisses
  - Erhebung von Kennzahlen zur Analyse
  - Vergleich mit den Daten/Kennzahlen aus der Planungsphase
- **Act** (handeln):
  - Definieren von Vorbeugemaßnahmen und Monitoring-Methoden
  - Suche nach weiteren Verbesserungsmöglichkeiten
  - Wiederholung des Zyklus, bis das gewünschte Ziel erreicht ist

14.5 Dokumentationsmanagement

Bei der Anwendung eines funktionierenden QM-Systems existiert eine Vielzahl von Dokumenten. Viele Dokumente müssen gemäß den gesetzlichen Vorgaben ausgefüllt und archiviert werden. Bei anderen Dokumenten darf der QMB oder die oberste Leitung entscheiden, wie diese Dokumente aufgebaut sind und wie sie angewendet und archiviert werden.

14.5.1 Gesetzlich vorgeschriebene Dokumentation

- Einsatzdokumentation (analog oder digital)
- Umgang mit Betäubungsmitten (gemäß BtMG; ➤ Kap. 12.2.4)

- Medikamentenlieferung (gemäß Arzneimittelgesetz; ➤ Kap. 12.2.3)
- Gerätebuch/Durchführung der Funktionsprüfung (gemäß MPG; ➤ Kap. 12.2.5)
- Stundenzettel (gemäß Arbeitszeitgesetz [ArbZG]; ➤ Kap. 12.4.2)
- Anträge auf Erholungsurlaub (gemäß ArbZG)
- Fahrzeugpapiere (StVO; ➤ Kap. 12.2.2)
- Personalakte
- Fortbildungsbescheinigungen (Notfallsanitätergesetz [NotSanG])
- Unterlagen arbeitsmedizinische Untersuchung (TRBA 250; ➤ Kap. 13.6)
- Einweisung/Unterweisung (Biostoffverordnung, ➤ Kap. 13.6; Gefahrstoffverordnung: ➤ Kap. 15.6.8)
- Behördlich angeordnete Desinfektionen (Infektionsschutzgesetz, ➤ Kap. 13.3)

14.5.2 Dokumente für das Qualitätsmanagementsystem

Dokumente für das Qualitätsmanagement werden von den zuständigen Qualitätszirkeln, dem QMB oder der obersten Leitung entwickelt und freigegeben. Diese Dokumente müssen gemäß der Prozessbeschreibung gelenkt und entsprechend von den Mitarbeitern angewendet werden. Inzwischen werden viele Dokumente auch in digitaler Form vorgehalten.

- QM-Handbuch (kann auch in digitaler Form vorgehalten werden)
- Organigramm
- Checklisten
- Lieferscheine
- Rechnungen
- Vordruck Patientenbeschwerde
- Vordruck Patientenbefragung
- Vordruck Lieferantenbewertung
- Wachbuch
- Routinedesinfektion
- Materialbeschaffung
- Kontrollprotokolle, z. B. Raumtemperatur im Lager
- Vordruck Fehlermeldung
- Vordruck Verbesserungsvorschlag
- Protokollvorlage für Sitzungen
- Auditpläne
- Auditprotokolle

MERKE

- Für die Archivierung der einzelnen Dokumente existiert eine Verfahrensanweisung, an die sich alle Mitarbeiter halten müssen.
- Die Lenkung der Dokumente wird bei einem Audit überprüft und entsprechend bewertet.

14.5.3 Datenschutz

Der Datenschutz spielt bei einem QM-System eine wichtige Rolle.

Rechtliche Grundlagen des Datenschutzes

- Gesetzlich ist der Datenschutz im Bundesdatenschutzgesetz (BDSG) vom 14.8.2009 geregelt. Die aktuelle Fassung dieses Gesetzes gilt seit Mai 2018.
- Es existieren auch zusätzliche Gesetze auf Landesebene.
- Für die Speicherung und Verarbeitung persönlicher Daten im Zuge des Rettungs- und Krankentransportwesens gelten bereichsspezifische Sonderregelungen.
- Personenbezogene Daten sind Bestandteil des Persönlichkeitsrechts § 1 Abs. 1 BDSG.
- Grundrecht auf „informationelle Selbstbestimmung" gemäß Bundesverfassungsgericht.
- Datenschutz steht im Zusammenhang mit der Schweigepflicht.
- Ein Datenschutzbeauftragter muss benannt werden.

MERKE

Verletzungen der Datenschutzvorschriften können Schadensersatzansprüche nach sich ziehen.

Datenschutz im Rahmen eines Qualitätsmanagementsystems

- Verletzung der Datenschutzvorgaben stellt eine Abweichung von der Norm dar.
- Ursachen von Datenschutzverletzungen sollten immer im Detail analysiert werden.
- Schutz vor Cyberkriminalität.
- Diebstahl von Daten.
- Schutz personenbezogener Daten.
- Gilt sowohl für analoge als auch für digitale Daten.
- Wahrung von Betriebsgeheimnissen.
- DIN EN ISO 9001:2015 (➤ Kap. 14.3.1) fordert den Datenschutz.
- Datenerhebung und -verarbeitung sind oft integraler Bestandteil der Unternehmensprozesse.
- Ein Datenschutzbeauftragter sollte eingeführt werden.
- Der Datenschutzbeauftragte hat die Aufsicht über den Prozess Datenerhebung und -verarbeitung.
- Der Datenschutzbeauftrage muss über entsprechende Fachkenntnis verfügen (Schulung).
- Bei großen Unternehmen sind zur Unterstützung des Datenschutzbeauftragten die Einführung von Datenschutzkoordinatoren sinnvoll.

- Um den Datenschutz zu ermöglichen, müssen Ressourcen zur Verfügung gestellt werden:
  - Mitarbeiter
  - Arbeitsplatz/Büro
  - Entsprechende Hardware (Computer/Laptop)
  - Entsprechende Software (Anti-Viren-Programme usw.)
- Es müssen Mechanismen für Lenkungsprozesse und Korrekturmaßnahmen im Fall von Nichtkonformitäten erarbeitet werden.

Datenschutz im Rettungsdienst

- Dokumentation von Art, Umfang, Dauer und Umständen des Einsatzgeschehens
- Diagnosestellung und durchgeführte Maßnahmen
- Erfassung der Personalien der Patienten zu Abrechnungszwecken
- Betriebsgeheimnisse
- Personenbezogene Daten der Mitarbeiter

14.5.4 Einsatzprotokolle

Bei der Erstellung eines Einsatzprotokolls wird ein Tatsachenbericht verfasst. Einsatzprotokolle werden analog (in Papierform) oder digital (mobile Datenerfassung) vom Behandler erstellt.

Allgemeine Fakten zum Einsatzprotokoll

- Das Einsatzprotokoll soll als objektiver Bericht verfasst werden.
- Erstellung während oder direkt nach dem Einsatz.
- Das Original verbleibt beim Patienten.
- Die Kopien/Durchschriften werden entsprechend archiviert.
- Die gesetzliche Archivierungszeit beträgt 10 Jahre.
- Gemäß Patientenrechtegesetz (PRG, ➤ Kap. 12.4.3) ist das Einsatzprotokoll als Patientenakte zu werten.
- Patienten dürfen gemäß PRG das Einsatzprotokoll einsehen.
- Das Einsatzprotokoll dient als Beweisstück bei Gerichtsverhandlungen.
- Nicht dokumentierte Maßnahmen gelten primär als nicht durchgeführt.
- Das weiterbehandelnde Personal benötigt das Protokoll, um eine eigene Einschätzung vornehmen zu können.
- Auf korrekte Grammatik und richtige Auswahl von Fremdwörtern sollte Wert gelegt werden.
- Die Schrift muss auch für Außenstehende lesbar sein.
- Zeitlücken beim Verlaufsprotokoll vermeiden.

- Nachträge müssen entsprechend gekennzeichnet werden. Bei einer digitalen Datenerfassung wird ein sog. Zeitstempel eingefügt, um zu belegen, wann der Eintrag vorgenommen wurde.
- Das Einsatzprotokoll dient als Medium zur Qualitätserhebung.
- Einsatzprotokolle dürfen nicht von unbefugten Personen gelesen werden (Kollegen, die nicht am Einsatz beteiligt waren).
- Anwendung der drei Methoden zur Datensammlung:
  - Beobachtung
  - Befragung
  - Untersuchung
- Erhebung von Daten/Kennzahlen, z. B. NACA-Score (National Advisory Committee for Aeronautics) oder MEES (Mainzer Emergency Evaluation Score).

Inhalte des Einsatzprotokolls

- Personenbezogene Daten des Patienten
- Statusziffern (z. B. 3, 4, 7, 8, 1, 2)
- Namen des Behandlers, Fahrers, Notarztes
- Notfallgeschehen
- ABCDE-Schema
- Anamnese gemäß SAMPLER- und OPQRST-Schema (➤ Kap. 2.4.2)
- Zustand des Patienten sowie Veränderungen während des Transports
- Art und Reihenfolge der durchgeführten Maßnahmen
- Vitalwerte
- Verlaufsbeschreibung
- Übergabe
- Einsatzbeschreibung
- Notfallkategorie
- NACA-Score
- 3-stelliger IVENA-Code (Interdisziplinärer VErsorgungsNAchweis) für die Anmeldung in der Zielklinik (wenn vorhanden)
- Zwischenfälle, Ereignisse und Komplikationen
- Wertsachendokumentation
- Unterschrift des Verfassers

Einsatzprotokolle im Qualitätsmanagement

- Bei analog erstellten Einsatzprotokollen muss die Archivierung im QM-System geregelt sein.
- Es muss gewährleistet sein, dass nur befugte Personen Zugang zu den Protokollen haben.
- Jeder Mitarbeiter muss das Archivierungssystem kennen und nutzen.
- Prozessbeschreibung/Verfahrensanweisung zur Archivierung muss vorhanden sein.

- Bei digitalen Systemen muss die Datensicherheit/Archivierung auf sicheren Servern gewährleistet sein.
- ÄLRD darf zur Qualitätssicherung alle Einsatzprotokolle einsehen.

MERKE

- Die Kontrolle der Einsatzberichte durch die oberste Leitung bzw. den QMB sind aufgrund der Schweigepflicht nicht zulässig.
- Für die Kontrolle der Protokolle ist im Regelfall der ÄLRD zuständig, weil dieser Arzt gemäß der gängigen Landesrettungsdienstgesetze für die medizinische Qualität in seinem Bereich/Landkreis zuständig ist.

14.5.5 Dokumentenlenkung

Der Begriff „Dokumentenlenkung“ beschreibt, auf welche Art und Weise Dokumente innerhalb einer Organisation/Rettungswache erstellt, bearbeitet, geprüft, freigegeben und verteilt werden.

Dokumentenlenkung in der ISO 9001:2015

- Ein Dokument ist Träger einer beliebigen Information.
- Lenkung von Aufzeichnungen.
- Lenkung von Dokumenten.
- Lenkung dokumentierter Information.
- Revisionen müssen eindeutig nachvollzogen und gekennzeichnet werden.
- Das Trägermedium kann über Papier bis hin zur digitalen Festplatte variieren.
- Ein Dokument ist veränderbar.
- Revisionsstände müssen erkennbar sein.
- Verfahrensanweisungen oder Prozessbeschreibungen sind klassische Beispiele für Dokumente.
- Checklisten und Einsatzprotokolle gehören auch zu den Dokumenten.

Ziele der Dokumentenlenkung

- Das richtige Dokument ist in der aktuellen Version zur richtigen Zeit am richtigen Ort.
- Klare Verantwortlichkeit innerhalb der Dokumentenerstellung bzw. Freigabe und Anwendung:
  - Wer das Dokument wann erstellt
  - Wer das Dokument zu welchem Zeitpunkt bearbeitet
  - Durch wen und wann das Dokument geprüft wird
  - An welche Mitarbeiter das Dokument verteilt wurde
- Unterstützung der Anwender/Mitarbeiter, um eine kontinuierliche Verbesserung zu erreichen.

- Konsequente und normgerechte Dokumentation, um das Audit erfolgreich zu bestehen.
- Gute Kommunikation möglicher Änderungen in der Dokumentenlenkung.
- Bereitstellung wichtiger Informationen im Unternehmen.
- Dokumentenlenkung ist im QM-Handbuch zusammengefasst.

MERKE
Dokumente sind eine wichtige Grundlage für eine mögliche Zertifizierung.

Anforderungen und Einsatzbereiche von Dokumenten

- Mitarbeiter müssen standortunabhängig auf die Dokumente zugreifen können.
- Dokumente sollten logisch und einfach aufgebaut sein.
- Dokumente müssen anwenderfreundlich sein.
- Dokumente müssen stets verfügbar bzw. auffindbar sein.
- Dokumentenhistorie muss nachvollziehbar sein.
- Gesetzliche Aufbewahrungsfrist muss eingehalten werden.
- Fortdauernde Lesbarkeit muss garantiert sein.

Schritte der Dokumentenlenkung

Lebenszyklus der Dokumentenlenkung:
1. Bearbeitung/Erstellung eines Dokuments
2. Prüfung/Korrektur
3. Freigabe mit Archivierung der bisher gültigen Version
4. Verteilung an die Mitarbeiter
5. Kenntnisnahme/ggf. Schulung
6. Verwendung

Analoge Dokumentenlenkung

- Keine Anschaffungskosten für entsprechende Hard-/Software
- Hoher Papierverbrauch
- Platzintensive Archivierung
- Fehleranfälligkeit und hoher Zeitaufwand durch manuelle Protokollierung
- Ungültige Versionen eines Dokuments können im Umlauf sein
- Zeitintensive Überarbeitungsschritte und Kenntnisnahmen

Digitale Dokumentenlenkung

- Standortunabhängiger Zugriff auf die Dokumentation möglich
- Hohe Anschaffungskosten für Hard-/Software

- Schnelle und einfache Auffindbarkeit von Dokumenten, Daten oder Revisionsständen
- Modulare Erweiterung des Systems möglich
- Hoher Schulungsbedarf für die Mitarbeiter
- Revisionssicherere, lückenlose Dokumentenhistorie

Checklisten

Gerade im Rettungsdienst ist die Nutzung von Checklisten sehr sinnvoll und wird täglich, z. B. beim Fahrzeugcheck, angewendet und entsprechend dokumentiert und archiviert.

- Checklisten dienen als roter Faden, damit alles überprüft wird.
- Checklisten werden wie Dokumente behandelt.
- Die Checklisten müssen gemäß Verfahrensanweisung ausgefüllt und archiviert werden.
- Eine gesetzliche Aufbewahrungspflicht existiert nicht.
- Felder zum Ausfüllen, z. B. Sauerstoffvorrat im RTW, sollten vorhanden sein.
- Einfacher Aufbau und praktikabler Umgang muss gewährleistet sein.
- Checklisten sollten möglichst nur aus einer Seite bestehen.
- Checklisten haben vielseitige Anwendungen im Rettungsdienst:
  - Fahrzeugcheck bei Dienstbeginn
  - Ablaufkontrolle von Medikamenten
  - Materialkontrolle
  - Ablaufkontrolle von Material
  - Einarbeitung neuer Mitarbeiter
  - Einweisung in die Desinfektion
  - Fahrzeugdesinfektion
  - Beschwerdemanagement
  - Umgang mit defekten Medizinprodukten

14.6 Beschwerde- und Fehlermanagement

In der täglichen Arbeit im Rettungsdienst können Fehler passieren oder Beschwerden über den Einsatz eingehen. Das QM-System sorgt dafür, dass diese Fehler sorgfältig analysiert werden.

14.6.1 Critical Incident Reporting System (CIRS)

- Berichterstattungssystem zur Erfassung von Fehlern bzw. Beinahe-Fehlern.
- Anwendung im Gesundheitswesen.
- Fehler werden erfasst und ausgewertet.

- Mitarbeiter aus dem Gesundheitswesen können ihre Beobachtungen dokumentieren.
- CIRS ist ein Online-Angebot.
- Es existieren Mustervorlagen.
- Veröffentlichte Beiträge sind für jeden einsehbar.
- Ziel ist, dass es zu einem anonymen wechselseitigen Lernen kommt, sodass Fehler im Alltag vermieden werden.
- Lösungsvorschläge und Präventionsmaßnahmen werden online diskutiert.
- Die Qualität im Gesundheitswesen wird dadurch verbessert.

14.6.2 Beschwerdemanagement

Während eines Einsatzes kann es hin und wieder dazu kommen, dass es zu einer Beschwerde kommt. Einige Gründe einer Beschwerde, z. B. unfreundlicher Leitstellendisponent oder Nichteinhaltung der Abholzeit bei einer Terminfahrt im Krankentransport, gehören nicht immer in die Zuständigkeit der Rettungswache, sondern haben Gründe, die nicht vom Personal der Rettungswache zu beeinflussen sind.

- Patienten, Angehörige, Arztpraxen oder andere interessierte Parteien nutzen dieses Werkzeug.
- Umgang mit Beschwerden sind in einer Verfahrensanweisung geregelt.
- Ein einheitlicher Beschwerdebogen muss vorhanden sein.
- Jede Beschwerde oder Kritik muss ernst genommen werden.
- Jede Beschwerde muss in einem kurzen und klar definierten Zeitfenster bearbeitet werden.
- Beschwerden sollen nicht als Strafe empfunden werden.
- Verfasser der Beschwerde wird persönlich kontaktiert.
- Eine wertschätzende Lösung wird angestrebt.
- Transparente Kommunikation von Maßnahmen, die aus der Beschwerde resultieren.
- Beschwerden sollten als Motivation genutzt werden, um sich zu verbessern.

14.6.3 Fehlermanagement

- Fehler müssen erfasst, analysiert und abgestellt werden.
- Bewusster Umgang mit Fehlern muss gewährleistet sein.
- PDCA-Zyklus wird angewendet (➤ Kap. 14.4).
- Mögliche Fehler im QM-System werden erst in der Praxis deutlich.
- Mitarbeiter müssen die Möglichkeit haben, die Fehler an den QMB bzw. die oberste Leitung melden zu können.
- Ein Fehlermeldungssystem sollte vorhanden sein.
- Fehler müssen dokumentiert werden.
- Formulare, Vordrucke und Dokumente zur Fehlermeldung müssen erstellt werden.

- Ein Fehler darf/sollte sich nicht wiederholen.
- Fehler gelten als Lernerfahrung.
- Fehler werden zur Weiterentwicklung und Verbesserung des QM-Systems genutzt.
- Fehler werden öffentlich in der Rettungswache kommuniziert.
- Wer Fehler macht, trägt auch die Verantwortung.
- Der Fehler liegt meist im Prozess und nicht in der Person oder beim Mitarbeiter.
- Auch Vorgesetzte machen Fehler.

14.7 Verfahrensanweisung

Bei einer Verfahrensanweisung handelt es sich um den dokumentierten Ablauf eines Verfahrens. In der notfallmedizinischen Versorgung von Notfallpatienten werden auch externe Verfahrensanweisungen/Standard Operating Procedures (SOP) des ÄLRD verwendet. Der ÄLRD ist für diese Verfahrensanweisungen/SOP und deren Umsetzung am Patienten verantwortlich. Um die unterschiedlichen Verfahrensanweisungen und andere wichtige Dokumente im Bereich Qualitätsmanagement für die Mitarbeiter besser nutzbar zu machen, haben viele Rettungsdienste inzwischen sehr viele Inhalte digitalisiert und auf einer Intranetplattform für ihre Mitarbeiter zugänglich gemacht.

14.7.1 Ziel einer Verfahrensanweisung

- Standardisierung von Abläufen auf der Rettungswache.
- Standardisierung der Einsatzabläufe.
- Personenunabhängige Qualität der Dienstleistung.
- Sicherstellung des Niveaus der Dienstleistung.
- Alle Mitarbeiter kennen und nutzen die Verfahrensanweisung.
- Verfahrensanweisungen müssen von den Mitarbeitern befolgt werden.
- Verfahrensanweisungen sind in Form von Prozessbeschreibungen möglich.

14.7.2 Aufbau einer Verfahrensanweisung

- Flussdiagramm
- Fließtext
- Detaillierter Arbeitsauftrag muss enthalten sein.
- Ein Ziel muss definiert werden.
- Der Geltungsbereich muss klar erkennbar sein.
- Personen, die für die Umsetzung verantwortlich sind, müssen genannt werden.

- Der Autor der Verfahrensanweisung muss erkenntlich sein.
- Die aktuelle Versionsnummer muss enthalten sein.
- Verwendete Begriffe/Abkürzungen müssen erläutert sein.
- Einheitliches Layout, Aufbau und Gliederung.
- Zusätzlich geltende Unterlagen sind aufzuführen.
- Anlagen sind beizufügen.

14.7.3 Verfahrensanweisungen im Rettungsdienst

- SOP des ÄLRD
- Fahrzeugcheck
- Ablauf der Schichtübergabe
- Ablauf der Desinfektion
- Einarbeitung neuer Mitarbeiter
- Umgang mit defektem Material
- Bestellwesen
- Ablaufkontrolle
- Beschaffung von Dienstkleidung
- Archivierung von Dokumenten bzw. Dokumentenlenkung
- Umgang/Bearbeitung von Beschwerden
- Beschaffung von Medizinprodukten/Fahrzeugen

KAPITEL

Matthias Thöle

15 Algorithmen und Einsatzkonzepte

Algorithmen gehören inzwischen zum festen Bestandteil in der rettungsdienstlichen Versorgung in der Bundesrepublik Deutschland.

15.1 Algorithmen

Der ärztliche Leiter Rettungsdienst (ÄLRD) ist gemäß der entsprechenden Landesrettungsdienstgesetze (➤ Kap. 12.2.1) und des Notfallsanitätergesetzes (NotSanG) dazu verpflichtet, Handlungsabläufe (Algorithmen) für die notfallmedizinische Versorgung in seinem Landkreis zu erstellen und zu überwachen.

15.1.1 Sinn und Zweck eines Algorithmus

- Algorithmen sind nach dem Wenn-dann-Prinzip aufgebaut.
- Strukturierte Handlungsanweisung in Form eines Flussdiagramms.
- Handlungsvorgaben als Entscheidungsbaum darstellbar.
- Algorithmen sind logisch aufgebaut.
- Sie können in Stresssituationen dem Anwender Sicherheit geben.
- Gleichbleibende hohe Qualität der notfallmedizinischen Versorgung, unabhängig von Uhrzeit und diensthabenden Kollegen.
- Dient als Grundlage für die Aus-, Fort- und Weiterbildung der Mitarbeiter im Rettungsdienst durch den ÄLRD.
- Aktuelle Leitlinien und Behandlungsempfehlungen können mit ihrer Hilfe visualisiert werden.
- Algorithmen sind als Dienstanweisung zu verstehen.
- Algorithmen sind dynamisch und können bei Bedarf (neue Leitlinien) leicht angepasst werden.
- Diverse medizinische Fachgesellschaften empfehlen die Nutzung von Algorithmen.
- Algorithmen sind nicht dogmatisch.
- Algorithmen können niemals alle Eventualitäten berücksichtigen.

MERKE

Bei Einhaltung der Algorithmen herrscht Rechtssicherheit für das Personal, den Arbeitgeber und den Träger des Rettungsdienstes.

15.1.2 Aufbau und Struktur eines Algorithmus

Algorithmen dienen als Unterstützung der Mitarbeiter im Rettungsdienst. Im Normalfall sind diese Algorithmen in fünf Phasen aufgeteilt.

- **Phase 1:** Eintreffen an der Einsatzstelle und ABCDE-Schema
  - Beurteilung der Einsatzstelle nach möglichen Gefahren (➤ Kap. 2.1)
  - Lagefeststellung
  - Beurteilung der Lage
  - Sicherung oder Wiederherstellung der lebenswichtigen Vitalfunktionen
  - Durchführung der Ersteinschätzung (ABCDE-Schema; ➤ Kap. 2.2)

MERKE

Diese Phase dient der Kategorisierung des Patienten in kritisch oder nicht kritisch.

- **Phase 2:** Kategorisierung (➤ Kap. 2.3)
  - Kategorisierung des Notfallereignisses in eine Kategorie, z. B. pädiatrischer Notfall.
  - Die Kategorisierung erfolgt bereits bei der Disposition durch die Vergabe eines Einsatzstichworts in der Rettungsleitstelle.
  - Die Kategorisierung dient zur Limitierung und Auswahl einer Verdachtsdiagnose.
  - Die Kategorisierung vor Ort kann einen Fehler bei der Vergabe des Einsatzstichworts beheben.
- **Phase 3:** notfallmedizinische Handlungsvorgaben (➤ Kap. 2.4)
  - Abarbeitung von Basismaßnahmen (Lagerung, Sauerstoff usw.).
  - Im Anschluss erweiterte spezielle Maßnahmen (Reposition, transkutaner Schrittmacher usw.).
  - Verabreichung spezieller Notfallmedikamente.
  - Dient zur Optimierung der Teamarbeit (klare Zuordnung der Aufgaben im Team).
  - Phase 3 endet mit der Herstellung der Transportfähigkeit des Patienten.
- **Phase 4:** Transport
  - Sicherstellung einer adäquaten Transportvorbereitung
  - Anmeldung in geeigneter Zielklinik
  - Durchführung des Transports
  - Überwachung des Patienten
  - Durchführung der Dokumentation
- **Phase 5:** Einsatznachbereitung
  - Wiederherstellung der Einsatzbereitschaft
  - Verarbeitung abrechnungsrelevanter Daten
  - Einsatznachbesprechung (Reflexion des Einsatzes)
  - Suche nach Optimierungspotenzialen

15.1.3 Anwendung von Leitlinien im Rettungsdienst

- Leitlinien werden von medizinischen Fachgesellschaften herausgegeben und beschreiben die nach gegenwärtigem Wissensstand besten Handlungsweisen.
- Leitlinien werden aufgrund wissenschaftlicher Studien bzw. Daten erstellt.
- Notfallsanitäter sollten den entsprechenden Leitlinien folgen.
- Abweichungen von einer Leitlinie sind möglich, müssen jedoch gut begründet sein, um dem Vorwurf eines (evtl. strafrechtlich relevanten) Fehlverhaltens vorzubeugen.
- Leitlinien werden in vier verschiedene **Entwicklungsstufen** eingeteilt:
  - **S1:** Die Leitlinie wurde von einer Expertengruppe im informellen Konsens erarbeitet.
  - **S2k:** Eine formale Konsensfindung hat stattgefunden.
  - **S2e:** Eine systematische Evidenzrecherche hat stattgefunden.
  - **S3:** Die Leitlinie hat alle Elemente einer systematischen Entwicklung durchlaufen (Logik-, Entscheidungs- und Ergebnisanalyse, Bewertung der klinischen Relevanz wissenschaftlicher Studien und regelmäßige Überprüfung).

MERKE

Die methodische Qualität einer S3-Leitlinie ist dementsprechend höher als die einer S2- oder S1-Leitlinie.

15.1.4 Anwendung von Richtlinien im Rettungsdienst

- Richtlinien werden von dazu gesetzlich ermächtigten Stellen herausgegeben.
- Es handelt sich hierbei um Handlungs- oder Ausführungsvorschriften.
- Richtlinien müssen im Gegensatz zu Leitlinien befolgt werden.
- Krankentransportrichtlinie des Gemeinsamen Bundesausschusses.

15.2 Alarm- und Ausrückeordnung

Wenn ein Notruf in der Rettungsleitstelle eingeht, können mithilfe der Vergabe eines Einsatzstichworts die entsprechenden Einsatzkräfte gemäß der Alarm- und Ausrückeordnung (AAO) durch den Leitstellendisponenten alarmiert werden. Inzwischen werden auch digitale Abfragesysteme wie z. B. ProQA verwendet und dienen als digitale Stütze bei der strukturierten Notrufabfrage.

15.2.1 Bearbeitung eines Notrufs in der Leitstelle

- Notrufeingang in der Rettungsleitstelle
- Notrufabfrage nach festgelegtem Schema/digitales Abfragesystem durch den Disponenten
- Dateneingabe in den Einsatzleitrechner
- Vergabe eines Einsatzstichworts/Alarmcode durch den Disponenten
- Alarmierungsvorschlag durch den Einsatzleitrechner gemäß AAO
- Überprüfung des Alarmierungsvorschlags durch den Disponenten
- Alarmierung des ausgewählten Rettungsmittels

15.2.2 Einsatzstichwörter

- Einsatzstichwörter sind nicht bundeseinheitlich.
- Jede Leitstelle hat eigene Einsatzstichwörter.
- Im Rahmen der strukturierten und standardisierten Notrufabfrage werden anstatt Einsatzstichwörtern neuerdings sog. Alarmcodes vergeben.
- Einsatzstichwörter werden bei der Alarmierung an die Besatzung der Rettungsmittel übertragen (Melder, Fax oder Navigationsgerät).
- Einsatzstichwörter beinhalten Abkürzungen, z. B. NA für Notarzt.
- Einsatzstichwörter sind kurz und prägnant.
- Anhand der Einsatzstichwörter wissen die Einsatzkräfte, um welche Art von Notfall es sich handelt.

15.2.3 Erstellung der Alarm- und Ausrückeordnung

- Jede Leitstelle verfügt über eine eigene AAO.
- Für die Erstellung der AAO ist der Träger des Rettungsdienstes verantwortlich.
- Im Normalfall übernehmen die Leitstellen die Erstellung der AAO.
- Bei der Erstellung der AAO sind geografische Kenntnisse und Besonderheiten im Einsatzgebiet zwingend erforderlich.
- Die AAO beinhaltet Einsatzmittel der Feuerwehr und des Rettungsdienstes (ggf. Technisches Hilfswerk [THW]).
- Bei der Erstellung der AAO müssen viele Faktoren, z. B. Tagesalarmstärke im Bereich der freiwilligen Hilfskräfte, berücksichtigt werden.
- Bei der Erstellung der AAO für den Rettungsdienst ist der Rettungsmittelbedarfsplan ausschlaggebend.

15.3 Standardeinsatzregeln

Je nach Einsatzstichwort handelt es sich bei einem Einsatz im Rettungsdienst entweder um einen Krankentransport oder einen Notfalleinsatz.

15.3.1 Notfalleinsatz

- Es liegt eine vitale Bedrohung bei dem Patienten vor.
- Schwere gesundheitliche Schäden sind zu befürchten.
- Der Patient hat starke Schmerzen.
- Auf der Anfahrt werden Sonder- und Wegerechte eingesetzt.
- Ein Rettungswagen muss diesen Transport durchführen.
- Die länderspezifische Hilfsfrist gilt bei einem Notfalleinsatz.

15.3.2 Krankentransport

- Es liegt keine vitale Bedrohung oder andere Lagen vor (Notfalleinsatz).
- Eine qualifizierte Betreuung des Patienten ist aber erforderlich.
- Es handelt sich teilweise um geplante Fahrten (Dialyse).
- Eine Hilfsfrist gilt nicht.
- Auf der Anfahrt werden keine Sonder- und Wegerechte eingesetzt.
- Als Transportmittel reicht ein Krankentransportwagen (KTW) aus.
- Ein Transportschein ist für die Abrechnung zwingend erforderlich.

15.3.3 Durchführung eines Standard-/Notfalleinsatzes

- Alarmierung durch die Rettungsleitstelle
- Anfahrt mit Sonder- und Wegerechten
- Patientenversorgung gemäß den gültigen Standard Operating Procedures (SOP)
- Patiententransport in die Zielklinik
- Übergabe an das weiterbehandelnde Team
- Wiederherstellung der Einsatzbereitschaft
- Einsatzende und Einsatzabrechnung

15.3.4 Ersteintreffendes Rettungsmittel bei Großschadenslagen

- Organisatorische Entscheidungen müssen anhand der Einsatzlage getroffen werden.
- Organisatorische Aufgaben sind primär wichtiger als die Patientenversorgung.
- Absicherung der Einsatzstelle.
- Lagemeldung auf Sicht zur Leitstelle.
- Für die erste Rückmeldung das **MELDEN-Schema** verwenden:
  - **M** = Meldender
  - **E** = Einsatzstelle
  - **L** = Lage
  - **D** = durchgeführte Maßnahmen

  - **E** = eingesetzte Kräfte
  - **N** = Nachforderung
- Führungsvorgang verwenden (Lagefeststellung, Planung, Befehlsgebung).

Lagefeststellung

- Allgemeine Lage wie Ort, Wetter, Zeit, Windrichtung und Tageszeit.
- Feststellung der eigenen Lage, indem man sich einen Überblick verschafft, welche Einsatzmittel schon vor Ort sind und welche Einsatzmittel noch benötigt werden oder sich auf der Anfahrt befinden.
- Feststellung, ob ausreichend Material, z. B. Beatmungsgeräte oder ähnliches, vor Ort sind.
- Schadenslage anhand der **Gefahrenmatrix (4A, 1C, 4E).**
- Ist die Lage vor Ort abgeschlossen oder instabil (Einsturzgefahr)?
- Ersteinschätzung bzw. Vorsichtung der Patienten.

Lageerkundung

Um die Lage an der Einsatzstelle gut beurteilen zu können, sollten die vier Phasen der Lageerkundung angewendet werden:
1. Frontalansicht
2. Befragung von beteiligten Personen
3. Zugänge prüfen
4. Rundumsicht um das Schadensobjekt

Planung

- Die Planung besteht aus der Beurteilung und dem Entschluss.
- **Beurteilung,** ob es weitere Gefahren gibt oder welche Aufgaben noch zu erledigen sind.
- Suche nach passenden Lösungsmöglichkeiten.
- Abwägung der Vor- und Nachteile.
- Erarbeitung von Entscheidungskriterien (Aufwand der geplanten Maßnahme).
- Ein **Entschluss** wird gefasst.
- Information der eingesetzten Kräfte über den Entschluss.

Befehlsgebung

- Der Entschluss wird in die Tat umgesetzt.
- Ein neuer Befehl wird erst erteilt, wenn der vorherige Befehl ausgeführt wurde.
- Ein Befehl muss klar definiert sein (wer/was/wie).

- Der Befehlsgeber muss die entsprechende Einsatzeinheit klar ansprechen.
- Der Befehl bzw. Einsatzauftrag muss den Fähigkeiten des Befehlsempfängers entsprechen.
- Grundregeln der Kommunikation müssen berücksichtigt werden (➤ Kap. 16.5).

Gefahrenmatrix

Um an einer Einsatzstelle die Schadenslage beurteilen zu können, ist die Anwendung der sog. Gefahrenmatrix mit der **4A-1C-4E-Regel** hilfreich.

- **A**temgifte
- **A**ngstreaktion
- **A**tomare Gefahren
- **A**usbreitung
- **C**hemische Stoffe
- **E**xplosion
- **E**insturz
- **E**lektrizität
- **E**rkrankung

15.4 Patienten mit besonderen Einsatzkonzepten

Bei einigen Einsätzen ist es zwingend erforderlich, das anzuwendende Einsatzkonzept auf die entsprechende Patientengruppe anzupassen. Diese Konzepte weichen vom Standardregeleinsatz ab.

15.4.1 Schwerlasttransporte

- Die Anzahl der durchgeführten Schwerlasttransporte sind in den letzten Jahren stark angestiegen.
- Die Anzahl der vorgehaltenen Schwerlast-Rettungswagen (S-RTW) ist ansteigend.
- S-RTW kommen zum Einsatz, wenn die höchstzulässige Ladung einer Patiententrage überschritten wird (je nach Bauart ab etwa 200 kg).
- S-RTW verfügen über weitere Spezialausrüstung, z. B. übergroße Tragetücher.
- Technische Hilfsmittel, wie eine Winde, sind in diesen Fahrzeugen eingebaut.
- Diese Rettungsmittel verfügen über eine spezielle Trage.
- Um einen sehr adipösen Patienten sicher in den S-RTW zu verbringen, sind mehr als zwei Personen notwendig.
- In der Regel werden die Feuerwehr oder andere Rettungsmittel zur Tragehilfe gemäß AAO nachgefordert.

15.4.2 Intensivtransporte

- Intensivtransporte werden je nach Vorgaben der Bundesländer i. d. R. durch besondere Rettungsmittel durchgeführt.
- Bodengebundene Intensivtransporte mit einem Intensivtransportwagen (ITW).
- Intensivtransport durch die Luft mittels Intensivtransporthubschrauber (ITH).
- Bei großen Wegstrecken werden auch Ambulanzflugzeuge eingesetzt.
- Bei diesen Transporten handelt es sich i. d. R. um Sekundärtransporte.
- Die bereits eingeleitete intensivmedizinische Versorgung wird während des Transports kontinuierlich fortgeführt.
- Die eingesetzten ITW überschreiten 7,5 Tonnen, weshalb eine entsprechende Fahrerlaubnis nötig ist.
- Die Besatzung besteht aus Notfallsanitätern bzw. Rettungsassistenten – ggf. mit Zusatzausbildung – und einem Notarzt mit entsprechender intensivmedizinischer Erfahrung.
- Bei Transporten mit extrakorporaler Membranoxygenierung (ECMO) muss ein Kardiotechniker den Transport begleiten.
- Die **Ausstattung** eines ITW ist in der **DIN 75076** festgelegt:
  - Intensivtrage (Intensivtransportsystem) muss eine Traglast von mindestens 260 kg haben.
  - ITW müssen über eine geeignete Beladehilfe für die Intensivtrage verfügen.
  - Monitoring von 12-Kanal-EKG, SpO_2, $etCO_2$, 2-Kanäle invasive/nichtinvasive Blutdruckmessung (IBP, NIBP), Körperkerntemperatur.
  - BGA-Gerät (Blutgasanalyse)
  - Sechs Spritzenpumpen inklusive Halterung
  - Zwei transportable Absauggeräte
  - Stationäre Sauerstoffversorgung: mindestens 4.000 l
  - Mobile Sauerstoffversorgung: mindestens 800 l
  - Kühlschrank
  - Halterung/Sicherungssystem für ECMO
- Aufgaben während des Transports:
  - Inspektion der venösen und arteriellen Zugänge
  - Kontrolle der Spritzenpumpen
  - Fixierung des Tubus bzw. der Beatmungsschläuche
  - Überwachung der maschinellen Beatmung/Beatmungsdrücke
  - Durchführung von Blutgasanalysen
  - Überwachung der Kreislaufparameter
  - Dokumentation des Intensivtransports

15.4.3 Der besondere Infektionstransport

Die Versorgung und der Transport eines Patienten mit einer **hochkontagiösen lebensbedrohlichen Erkrankung** (HKLE) gehört zu den besonderen Einsatzlagen im Rettungsdienst. Das Robert Koch-Institut (RKI) hat einen Handlungsablauf zum Umgang mit Patienten, die an einer HKLE, z. B. Ebola, erkrankt sind, herausgegeben. Sollte ein Patient mit den typischen Symptomen (Fieber, Petechien usw.) aufgefunden werden, muss folgender **Handlungsablauf** eingehalten werden:

- Abstand halten (1,5 m).
- Erhebung der Anamnese.
- Erweiterung der persönlichen Schutzausrüstung (PSA; spezielle PSA mit Gummistiefeln usw.; ➤ Kap. 13.4.1).
- Rückmeldung an die Leitstelle.
- Information an das zuständige Gesundheitsamt.
- Transportziel sollte ein Behandlungszentrum mit Sonderisolationsstation sein.
- In Ausnahmefällen darf ein Krankenhaus der Maximalversorgung angefahren werden.
- Der Transport sollte – wenn verfügbar – in einem speziellen Isolations-RTW erfolgen.
- Ein Transport mit einem normalen RTW ist möglich, wenn das Fenster zwischen Patientenraum und Fahrerkabine abgeklebt wird.
- Die Behandlung des Patienten sollte nur von erfahrenem und eingewiesenem Personal durchgeführt werden.
- Patient sollte eine Haube, Kittel und Mund-Nasen-Schutz (nur wenn dieser toleriert wird) tragen.
- Nach der Übergabe in der Zielklinik erfolgt das komplizierte Ablegen der PSA.
- Dekontamination der PSA.
- Desinfektion des Rettungsmittels im Rahmen einer behördlich angeordneten Desinfektion (➤ Kap. 13.2.5).
- Das Desinfektionsmittel muss die Wirkungsbereiche AB abdecken.
- Das Desinfektionsmittel muss RKI-gelistet sein.
- Dokumentation des Transports.

15.5 Zusammenarbeit mit anderen Berufsgruppen

Bei der notfallmedizinischen Versorgung von Patienten kommt es zwangsläufig zum Kontakt mit anderen Berufsgruppen. Um die Zusammenarbeit gut zu gestalten, ist es sinnvoll, die Fähigkeiten und Befugnisse dieser anderen Berufsgruppen zu kennen.

15.5.1 Zusammenarbeit mit Ärzten

Im Rettungsdienst hat man es mit verschiedenen Medizinern in unterschiedlichen Funktionen zu tun.

MERKE
Sämtliche Ärzte (unabhängig von der Fachrichtung) sind dem Rettungsdienstpersonal weisungsbefugt.

- Notärzte:
  - Verfügen über den Fachkundenachweis Rettungsdienst.
  - Haben die Zusatzbezeichnung Notfall- bzw. Rettungsmedizin.
  - Einsatzgebiet Notarzteinsatzfahrzeug (NEF), Rettungstransporthubschrauber (RTH), Notarzteinsatzhubschrauber (NEH), ITW.
  - Weisungsbefugnis gegenüber dem Rettungsdienstpersonal.
  - Der ÄLRD des Rettungsdienstbereichs darf entscheiden, welcher Notarzt in seinem Einsatzgebiet eingesetzt wird.
  - Notärzte sind häufig Fachärzte für Anästhesie.
  - Notärzte kommen gelegentlich von Notarztbörsen und verfügen nicht über genaue Kenntnis der Krankenhausstrukturen im Einsatzgebiet.
  - Notärzte werden inzwischen auch als Telenotarzt eingesetzt.
- Ärztlicher Notdienst:
  - Verwechselungsgefahr mit Notarzt.
  - Wird durch die Kassenärztliche Vereinigung (KV) organisiert.
  - Alle Fachrichtungen außer Pädiatrie und Zahnheilkunde haben einen gemeinsamen Notdienst.
  - Der Notdienst ist für dringende Krankheitsfälle außerhalb der normalen Praxiszeiten zuständig (nachts, am Wochenende).
  - Bundesweite Telefonnummer 116117.
  - Niedergelassene Ärzte sind verpflichtet, sich am ärztlichen Notdienst zu beteiligen (unabhängig von der Fachrichtung).
  - Es gibt inzwischen Notdienstpraxen in den Krankenhäusern, um die Notaufnahmen zu entlasten.
  - Es werden auch Hausbesuche durchgeführt.
  - Einige Hilfsorganisationen stellen einen Fahrer, damit der Arzt zu den anfallenden Hausbesuchen fahren kann.
- Niedergelassene Ärzte (Hausärzte):
  - Im Rahmen von Notfällen in Arztpraxen kommt es zum regelmäßigen Kontakt.
  - Niedergelassene Ärzte weisen ihre Patienten in die Klinik ein und bestellen für den Transport ein Rettungsmittel.
  - Ausstellung von Einweisungspapieren und Transportschein.
  - Hausärzte können in Notfallsituationen gezielte Informationen zu den Patienten geben (Medikation, Vorerkrankungen).

15.5.2 Zusammenarbeit mit Pflegekräften

Die Zusammenarbeit mit Pflegekräften kommt sehr häufig vor. Bei jeder Übergabe in der Klinik ist im Regelfall eine Pflegekraft vor Ort. Bei Transporten aus einem Pflegeheim sind es die Pflegekräfte vor Ort, die den Patienten an den Rettungsdienst übergeben.

- Pflegefachmann/-frau:
  - 3-jährige Ausbildung.
  - Im letzten Ausbildungsjahr wird entschieden, welcher Vertiefungsansatz gewählt wird. Entweder Kranken-, Alten- oder Kinderkrankenpflege.
  - Die Erstellung der Pflegeplanung gehört zu den Aufgaben.
  - Durchführung der Grundpflege (waschen, an-/auskleiden usw.).
  - Durchführung der Behandlungspflege (Wundversorgung, Medikamentenverabreichung).
  - Fachweiterbildung möglich, z. B. Anästhesie und/oder Intensivpflege.
  - Einsatz im Rettungsdienst auf dem ITW durchaus möglich.
  - Betreuung von Heimbeatmungspatienten.
  - Es herrscht zurzeit ein ausgeprägter Fachkräftemangel.
- Altenpflege:
  - 3-jährige Berufsausbildung
  - Im letzten Ausbildungsjahr wird entschieden, welcher Vertiefungsansatz gewählt wird. Entweder Kranken-, Alten- oder Kinderkrankenpflege.
  - Einsatz in der stationären oder ambulanten Versorgung von älteren Menschen
  - Ganzheitliche Betreuung älterer Menschen
  - Erstellung der Pflegeplanung
  - Durchführung der geplanten pflegerischen Maßnahmen
  - Behandlungspflege und sozialpflegerische und psychiatrische Betreuung

15.5.3 Zusammenarbeit mit psychosozialen Akuthelfern

Psychosoziale Akuthelfer sind für die psychosoziale Betreuung sowohl von Einsatzkräften als auch von Angehörigen oder Augenzeugen in einer Notfallsituation zuständig.

- PSNV (psychosoziale Notfallversorgung)
- Notfallseelsorge
- KIT (Kriseninterventionsteam)
- Notfallseelsorge wird von den jeweiligen Kirchen organisiert (häufig ökumenisch).
- Die KIT sind den jeweiligen Hilfsorganisationen angegliedert.
- Bei den KIT handelt es sich um speziell geschulte Helfer.
- Je nach den Strukturen vor Ort gibt es Notfallseelsorger oder KIT bzw. PSNV-Teams.
- Helfer nehmen sich Zeit und stehen den Angehörigen bzw. Einsatzkräften für Gespräche zur Verfügung.
- Es wird Hilfestellung bei der Verarbeitung des Geschehens angeboten.
- Betreuung von Hinterbliebenen bei einem Todesfall.
- Betreuung von Einsatzkräften nach nicht alltäglichen Einsätzen (schwere Unfälle usw.).

- Unterstützung bei religiösen Bedürfnissen.
- Diese Helfer verfügen auch über interkulturelle Kompetenzen.
- Herstellung einer psychosozialen Rettungskette.
- Vermittlung weiterer fachlicher Hilfe (Psychologe, Psychotherapeut).
- Erkennungszeichen außerhalb des häuslichen Umfelds ist i. d. R. eine violette Jacke oder Weste.

15.5.4 Zusammenarbeit mit der Polizei

Die primäre Aufgabe der Polizei besteht darin, für öffentliche Sicherheit und Ordnung zu sorgen sowie strafbare und ordnungswidrige Handlungen zu verfolgen.

- Bundespolizei (früher Bundesgrenzschutz):
  - Überwachung der Grenzen
  - Sicherheit an den Bahnhöfen
  - Sicherheit der Bahnstrecken
  - Spezialkommando GSG 9
- Polizei der Länder:
  - Autobahnpolizei
  - Wasserschutzpolizei
  - Bereitschaftspolizei (für größere Lagen wie Fußballspiele oder Demonstrationen)
  - Schutzpolizei
  - Kriminalpolizei
  - Besetzung kleiner Polizeistationen in Dörfern (ohne richtige Schutzfunktion der Bevölkerung)
- Aufgaben der Länderpolizei:
  - Verkehrssicherheit
  - Unfallermittlung
  - Bevölkerungsschutz
  - Strafverfolgung
  - Verkehrserziehung bei Kindern
  - Kriminaltechnischer Dienst
  - Kriminalpolizei
  - Abwehr von Gefahrensituationen
  - Durchführung von Zwangsmaßnahmen (Zwangseinweisung gemäß Landesgesetze für psychisch kranke Personen [PsychKG]; ➤ Kap. 12.2.6)
  - Schutz der Rettungsdienstkräfte bei aggressiven Lagen
- Verhalten/Zusammenarbeit an einem vermuteten Tatort:
  - Jede Person an der Einsatzstelle kann die Spuren „verwischen".
  - Veränderungen am Tatort müssen sorgfältig dokumentiert werden.
  - Blutspuren sollten nicht verteilt werden.
  - Möbel oder andere Gegenstände nicht verschieben.
  - Das Festnetztelefon sollte nicht benutzt werden.
  - Schubladen und Schränke nicht schließen bzw. öffnen.

- Zimmer sollten nicht gelüftet werden.
- Waffen sollten nicht berührt werden.
- Ermittlungen sind Polizeiaufgabe und nicht Aufgabe des Rettungsdienstes.

15.5.5 Zusammenarbeit mit der Feuerwehr

An diversen Einsatzstellen kommt es zur Zusammenarbeit mit der Feuerwehr, z. B. bei Verkehrsunfällen. Dabei spielt es keine Rolle, ob es sich bei der beteiligten Feuerwehr um eine Berufs- oder eine freiwillige Feuerwehr handelt.

- 24.000 freiwillige Feuerwehren in Deutschland
- 111 kommunale Berufsfeuerwehren
- 1.000 Werks- und Betriebsfeuerwehren
- 70 Bundeswehrfeuerwehren
- Kennzeichnung der Führungskräfte anhand von Helmkennzeichnung und Kennzeichnungsweste
- Aufgaben der Feuerwehr:
  - Retten
  - Löschen
  - Bergen
  - Schützen
  - Technische Hilfeleistung
  - Rettungsdienst
  - Vorbeugender Brandschutz
- Einsatzlagen mit Beteiligung der Feuerwehr:
  - Brände in Wohnungen/Häusern
  - Person hinter verschlossener Tür
  - Brandsicherheitswache, vorsorgliche Bereitstellung eines RTW bei großen Feuern
  - Verkehrsunfälle
  - Eingeklemmte Personen, technische Rettung
  - Tragehilfe bei sehr adipösen Patienten
  - Ausleuchtung von Einsatzstellen in der Dunkelheit
  - Rettung aus großen Höhen (Drehleiter)
  - Person droht zu springen

15.5.6 Zusammenarbeit mit dem Technischen Hilfswerk (THW)

- Bundesanstalt im Zuständigkeitsbereich des Bundesinnenministeriums
- 88.000 Mitarbeiter und Helfer
- 40.000 im aktiven Einsatzdienst
- Aufgaben des THW:
  - Technische Hilfeleistung im Zivilschutz (Verteidigungsfall)
  - Katastrophenschutz
  - Naturkatastrophen (Überschwemmung)

- Großschadenslagen
- Sicherstellung der Stromversorgung
- Unterstützung im Ausland (Erdbeben)

15.5.7 Zusammenarbeit mit der Bundeswehr

In Ausnahmefällen kommt es im Rettungsdienst auch zur Zusammenarbeit mit der Bundeswehr.

- In einigen Bereichen führt die Bundeswehr den zivilen Rettungsdienst durch.
- Zusammenarbeit mit Search-and-Rescue-Dienst der Bundeswehr.
- Übernahme von Patienten nach Evakuierungsflügen der Bundeswehr im Rahmen von Medical-Evacuation-Einsätzen.
- Gemäß Grundgesetz kann die Bundeswehr auch bei schweren Unglücksfällen im Inland eingesetzt werden.
- Feuerwehren der Bundeswehr werden für den zivilen Brandschutz eingesetzt.
- Transport von Patienten in ein Bundeswehrkrankenhaus.

15.5.8 Zusammenarbeit mit Such- und Hundestaffeln

Für die Bereitstellung von Such- und Hundestaffeln sind die Hilfsorganisationen, das THW, einige Feuerwehren oder der Bundesverband Rettungshunde e. V. zuständig.

- Aufgaben der Such- und Hundestaffeln:
  - Suche von vermissten Personen
  - Suche nach verschütteten Personen
  - Suche nach ertrunkenen Personen
- Hund mit Hundeführer bilden ein Suchteam
- Ausbildung von Such- und Rettungshunden dauert mehrere Monate

15.5.9 Zusammenarbeit mit den Seenotrettern

In den Küstengebieten in Deutschland sind die Seenotretter der Deutschen Gesellschaft zur Rettung Schiffsbrüchiger stationiert.

- 190 hauptamtliche und 850 freiwillige Seenotretter.
- 54 Stationen sind an den deutschen Küsten vorhanden.
- Die Flotte besteht aus 60 Seenotrettungsbooten und -kreuzern.
- Die Seenotretter rücken auch bei schwerer See aus.
- Aufgaben der Seenotretter:
  - Suche und Rettung von Menschen bei Unglücken in den deutschen Hoheitsgewässern
  - Hilfe bei havarierten Schiffen
  - Notfallmedizinische Versorgung von Verletzten und Kranken

- Transport von Patienten vom Schiff zum Festland
- Transport von Notarzt und Rettungsdienstmitarbeitern zu den Patienten auf hoher See

15.5.10 Zusammenarbeit mit der Bergwacht

In einigen Regionen (Alpen, Schwarzwald usw.) arbeitet der Rettungsdienst häufig mit der Bergwacht zusammen.

- Aufgaben der Bergwacht:
  - Rettung von Notfallpatienten aus unwegsamem Gelände
  - Rettung aus Höhen und Tiefen
  - Suche nach vermissten und verschütteten Personen
  - Naturschutz
  - Sanitätsdienst auf Skipisten
  - Suche und Bergung von Leichen im unwegsamen Gelände

15.5.11 Zusammenarbeit mit dem Gemeindenotfallsanitäter

In einigen Rettungsdienstbereichen, z. B. in Oldenburg und dem Landkreis Cloppenburg, läuft aktuell ein Pilotprojekt zur Einbindung eines sog. Gemeindenotfallsanitäters in die Rettungsdienststruktur.

- Gemeindenotfallsanitäter sind Notfallsanitäter mit einer gewissen Berufserfahrung und werden mehrere Wochen weitergebildet und abschließend geprüft.
- Im Rahmen der Weiterbildung werden diverse Praktika durchgeführt, z. B. bei einem Hausarzt zum Erlernen von Untersuchungstechniken oder einem Urologen, um die Anlage eines Dauerkatheders zu üben.
- Disposition/Alarmierung über die Rettungsleitstelle (RLSt) bei Verdacht einer NACA-1- und -2-Indikation, um die eigentlichen Rettungsmittel zu entlasten.
- Der Gemeindenotfallsanitäter besetzt das Einsatzfahrzeug allein und führt keine Transporte durch.
- Notfallmedizinische Ausrüstung plus separates Equipment wird vorgehalten. Der Gemeindenotfallsanitäter kann somit auch als First Responder eingesetzt werden.

15.6 Besondere Einsatzlagen

Nicht alltägliche Einsatzlagen gehören zu den besonderen Einsatzlagen. Es kann durchaus vorkommen, dass ein Notfallsanitäter bei diesen besonderen Einsatzlagen mit vor Ort ist. Neben den hier aufgeführten Einsatzlagen gehören noch eine Vielzahl anderer Einsatzlagen zu den besonderen Einsatzlagen.

15.6.1 Pandemie

- Im Rahmen der COVID-19-Pandemie eine große Herausforderung für den Rettungsdienst
- Erstellung von Hygienekonzepten auf der Rettungswache, um eine Übertragung während der Dienstzeit zu vermeiden
- Grundsätzliches Tragen einer FFP-2-Maske bei jedem Einsatz inkl. Anfahrt und auch während der einsatzfreien Zeit auf der Rettungswache
- Massiver Anstieg der Infektionstransporte im Rettungsdienst
- Erhöhter krankheitsbedingter Personalausfall wegen ausgesprochenen Quarantänen oder Infektionen durch COVID-19
- Aufstockung der Lagerbestände für die PSA
- Durchführung von Schnelltests für die Besatzung der Rettungsmittel
- Komplizierte Durchführung von invasiven Maßnahmen, z. B. endotracheale Intubation bei COVID-19-positiv getesteten Patienten

15.6.2 Amoklage

- Der Begriff Amok bedeutet übersetzt rasend oder wütend.
- Es handelt sich um eine spontane Kurzschlusshandlung.
- Abbau von angestauter Wut.
- Benutzung von Waffen bzw. Schusswaffen.
- Eine Tötungsabsicht muss nicht zwingend vorhanden sein.
- Amoklagen können am Arbeitsplatz oder auch im familiären Umfeld passieren.
- Der Eigenschutz muss bei solchen Lagen oberste Priorität haben.
- Gesamteinsatzleitung liegt bei der Polizei.
- Amoklagen kommen einmal pro Jahr an einer deutschen Schule vor.
- Maßnahmen bei einer Amoklage:
  - Eigenschutz muss beachtet werden.
  - Bereitstellungsraum in der kalten Zone anfahren.
  - Einsatzfahrzeuge bieten keinen ausreichenden Schutz vor Projektilen.
  - Bei Bedarf wird hinter Wänden Deckung gesucht.
  - Polizei sorgt dafür, dass der Täter gestoppt wird.
  - Behandlung der Patienten erst nach Sicherung durch die Polizei.
  - Schildkrötentaktik sollte nicht zwingend in Betracht gezogen werden.

15.6.3 Terroristische Gefahr

Bis zur Jahrtausendwende bestand die terroristische Gefahr in Deutschland durch die Rote Armee Fraktion (RAF). Seit der Auflösung der RAF 1998 ist aufgrund der weltpolitischen Lage eher mit islamistischen Terroranschlägen (z. B. Weihnachtsmarkt in Berlin 2016) zu rechnen.

- Das Ziel eines Terrorakts besteht darin, Aufmerksamkeit zu erregen.
- Eine einheitliche Definition für den Begriff Terrorismus existiert nicht.

- Die Taten werden von Gruppen durchgeführt.
- Einzeltäter werden durch Gruppen zu einer Tat animiert.
- Selbstmordattentate nehmen zu.
- Maßnahmen bei einer terroristischen Gefahr:
  - Defensivtaktik befolgen
  - Eigenschutz beachten
  - Einsatzstelle sollte bei Verdacht auf Terrorlage erst von der Polizei erkundet werden
  - Anfahrt zum Bereitstellungsraum
  - Tragen der kompletten PSA inkl. Helm
  - Es kann zu weiteren Taten nach der eigentlichen Tat kommen
  - Verletztenablagen und Behandlungsplätze sollten in einem gesicherten Bereich installiert werden
  - Schnellstmöglicher Abtransport der Patienten organisieren
  - Verdächtige Gegenstände und Personen sofort bei der Polizei melden
  - Verdächtige Gegenstände wie Koffer nicht berühren
  - Schmutzige Bomben (Dirty Bombs) können als Tatwaffe verwendet werden
  - Chemische, bakteriologische, radioaktive und nukleare Gefahr von schmutzigen Bomben berücksichtigen
  - Bei Verdacht wird die ATF (Analytische Task Force) des Bundesamts für Bevölkerungsschutz und Katastrophenhilfe eingesetzt

15.6.4 Geiselnahme

- Grundlegend eine polizeiliche Lage.
- Geplante Geiselnahme.
- Spontane Geiselnahme (im Rahmen eines Banküberfalls).
- Speziell geschulte Polizisten verhandeln mit dem Geiselnehmer.
- Rettungsdienst hält sich im Hintergrund bereit.
- Lage/Situation kann sich schnell ändern.
- Der Rettungsdienst muss sofort einsatzbereit sein, um Patienten zu versorgen.
- Zugriff erfolgt über ein Spezialeinsatzkommando (SEK).
- Oberstes Ziel ist die Befreiung der Geiseln.
- Sollte das RTW-Team als Geisel festgehalten werden, müssen sämtliche Anweisungen des Geiselnehmers befolgt werden.

15.6.5 Naturereignisse

Bei Naturereignissen muss in Deutschland mit Phänomenen wie Starkregen (Hochwasserkatastrophe 2021 Ahrtal), Schneechaos, Stürmen und Überschwemmungen gerechnet werden.

- Steigendes Einsatzaufkommen.
- Die Bevölkerung kann z. B. durch umgestürzte Bäume verletzt werden.

- Einsatzkräfte können bei Aufräumarbeiten verletzt werden.
- Anfahrt zur Einsatzstelle gestaltet sich schwieriger.
- Überlastung der Leitstellen wegen der vielen Einsätze bzw. Notrufe.
- Aufnahmekapazitäten der Krankenhäuser stoßen an ihre Grenzen.
- Stromausfall/Ausfall Internet und Telefon sind möglich.

15.6.6 Massenanfall von Verletzten (MANV)

Bei einem MANV während einer Großschadenslage muss mit einer Vielzahl von verletzten oder erkrankten Patienten gerechnet werden. Bei diesen Einsatzlagen wird der Fokus auf die **Organisation der Einsatzabarbeitung** gelegt.
- Bei einem MANV reichen die Einsatzkräfte aus dem Regelrettungsdienst nicht aus.
- Ehrenamtliche Kräfte (Schnelleinsatzgruppe [SEG]) müssen herangezogen werden.
- Isolierte rettungsdienstliche Lagen sind eher selten.
- Bei einem MANV sind neben dem Rettungsdienst auch Feuerwehr, Polizei, THW usw. mit eingesetzt.
- Bei Eingang des Notrufs oder nach der ersten Rückmeldung entscheidet die Leitstelle, ob MANV-Alarm ausgerufen wird.
- Organisationsstrukturen weichen beim MANV vom täglichen Einsatz ab.
- Jeder Landkreis verfügt über ein eigenes MANV-Konzept.
- Das Konzept muss an lokale Strukturen angepasst werden.
- Das MANV-Konzept ist in der AAO hinterlegt.
- Jeder Landkreis führt regelmäßig Übungen durch, um sein MANV-Konzept zu testen.

Phasen eines MANV

- **Selbstorganisationsphase:**
  - Lageerkundung
  - Transportstopp
  - Rückmeldung
  - Anforderung der benötigten Infrastruktur vor Ort (SEG-Transport usw.)
- **Rettungsphase:**
  - Festlegung der Patientensammelstelle
  - Sichtung der Patienten (Sichtungskategorien)
  - Rückmeldung an die Leitstelle
  - Bei Bedarf Nachforderung weiterer Kräfte und/oder Material
- **Versorgungsphase:**
  - Durchführung der medizinischen Versorgung
  - Zuteilung der Patienten auf die Kliniken
  - Dokumentation

- **Klinikphase:**
  - Aufnahme der Patienten
  - Bei Bedarf Verlegung in Spezialklinik
  - Information an Angehörige

Führungskräfte beim MANV

- Gesamteinsatzleitung:
  - Beamter aus dem gehobenen feuerwehrtechnischen Dienst
  - Führungskraft Stadt oder Landkreis
  - Einsatzleitung Rettungsdienst kann auch die Gesamteinsatzleitung übernehmen
- Technische Einsatzleitung:
  - Führung der Einsatzkräfte am Schadensort
  - Technische/taktische Führung am Einsatzort
  - Aufgabe eines Feuerwehrmanns
- Leitender Notarzt (LNA):
  - Organisation der medizinischen Maßnahmen vor Ort
  - Sichtung der Patienten
  - Der LNA wird von einer öffentlichen Stelle (Landkreis) berufen
  - Enge Zusammenarbeit mit dem organisatorischen Leiter (OrgL) an der Einsatzstelle
  - Bis zum Eintreffen des LNA übernimmt der Arzt vom ersteintreffenden NEF oder Notarztwagen (NAW) die Aufgaben des LNA
- Organisatorischer Leiter Rettungsdienst (OrgLRD):
  - Speziell geschulter Mitarbeiter aus dem Rettungsdienst
  - Übernahme von Führungsaufgaben beim MANV
  - Organisation der rettungsdienstlichen Maßnahmen beim MANV
  - Festlegung der Standorte für den Behandlungsplatz
  - Berufung von öffentlicher Stelle
  - Enge Zusammenarbeit mit LNA

Rettungsdienstliche Organisation beim MANV

Im Gegensatz zur Individualmedizin, wo der Patient vor Ort versorgt und dann zeitnah in die nächste geeignete Klinik transportiert wird, unterscheidet sich das Vorgehen bei einem MANV.

- Patientenablage:
  - Nach Rettung aus dem Schadensraum werden die Patienten dort gesammelt
  - Durchführung der Ersteinschätzung
  - Durchführung von lebensrettenden Sofortmaßnahmen
  - Verlegung zum Behandlungsplatz oder Einleitung des Transports
  - Wenn keine Verletzungen vorliegen, findet eine weitere Betreuung in einem separaten „Raum" statt

15

- Behandlungsplatz:
  - Sichtung der Patienten durch Arzt
  - Vergabe einer Sichtungskategorie (SK 1–SK 4)
  - Medizinische Versorgung der Patienten
  - Herstellung der Transportfähigkeit
  - Dokumentation der Maßnahmen und des Verlaufs (Verletztenanhängekarte)
- Rettungsmittelhalteplatz:
  - Sammelpunkt für Rettungsmittel
  - Technische Einsatzleitung (TEL) bzw. OrgL fordert das Rettungsmittel für den Transport an; dadurch Reduzierung der Anzahl der wartenden Rettungsmittel am Behandlungsplatz
  - Bei Bedarf Hubschrauberlandeplatz vorhalten

Sichtung der Patienten

Die Sichtung der Patienten bei einem MANV ist die Aufgabe des LNA/OrgL. Bei der Sichtung werden die Patienten in eine Sichtungskategorie eingestuft.

MERKE

Bis zum Eintreffen des LNA/OrgL kann durch das ersteintreffende Rettungsmittel eine Vorsichtung (PRIOR = primäres Ranking zur initialen Orientierung im Rettungsdienst) durchgeführt werden. Diese Vorsichtung **ersetzt nicht** die Sichtung durch den LNA.

- Durchführung der Sichtung:
  - Lebensrettende Sofortmaßnahmen
  - Registrierung
  - Patienten entkleiden
  - Wärmeerhalt
  - Vergabe der **Sichtungskategorie (SK)**
- **SK 1** (rot):
  - Sofortige Behandlung nötig
  - Vitale Gefährdung
  - Eine sofortige Behandlung, z. B. Atemwegssicherung, hat einen therapeutischen Nutzen
  - Etwa 15 % der Patienten werden in die SK 1 eingestuft
- **SK 2** (gelb):
  - Dringende Behandlung
  - Keine vitale Bedrohung
  - Medizinische Intervention ist erforderlich
  - Etwa 20 % der Patienten werden in die SK 2 eingestuft
- **SK 3** (grün):
  - Patienten sind leicht verletzt
  - Patienten müssen eher betreut als therapiert werden
  - Etwa 60 % der Patienten werden in die SK 3 eingestuft

- **SK 4** (blau):
  - Patienten, die das Geschehen vermutlich nicht überleben werden
  - Eine Therapie und/oder ein Transport können den Zustand nicht ändern
  - Analgesie und Betreuung durchführen
  - Etwa 5 % der Patienten werden in die SK 4 eingestuft

Dokumentation/Registrierung

Bei einem MANV erfolgt die Dokumentation auf sog. **Verletztenanhängekarten.** Diese Karten können entweder analog oder auch inzwischen digital (iORGL®) zum Einsatz kommen.
- Personenbezogene Daten
- Im Regelfall sind alle Unterlagen in einer Plastikhülle
- Vergabe einer Identifikationsnummer
- Art und Ausmaß der Verletzungen
- Durchgeführte Versorgungsmaßnahmen
- Vergabe der Sichtungskategorie mit farblicher Kennung
- Material muss beschreibbar und robust gegen Hitze und Regen sein
- Verletztenanhängekarte wird an dem Patienten befestigt
- Protokollbogen Sichtung und Transport ist mit enthalten

15.6.7 Katastrophe

Bei einer Katastrophe handelt es sich um ein Geschehen, bei dem eine Vielzahl von Menschen und Sachwerten in ungewöhnlichem Maß geschädigt wurden.
- Katastrophenschutz ist Aufgabe der Bundesländer
- Bund beteiligt sich an den Kosten
- Katastrophenschutzstab übernimmt die Koordination im Katastrophenfall
- Katastrophenschutzstab ist in sechs Sachgebiete unterteilt
- Für den Katastrophenfall stehen in Deutschland 60 Medical Task Forces zur Verfügung
- Ablauf einer Katastrophe:
  - Isolation
  - Retten
  - Wiederherstellung

15.6.8 Gefahrgutunfall

In Deutschland werden in verschiedenen Bereichen, z. B. in der Industrie, eine Vielzahl von Gefahrstoffen verwendet. Deshalb muss ständig mit einem Gefahrgutunfall im rettungsdienstlichen Alltag gerechnet werden.

Einteilung der Gefahrstoffe

- Gefahrstoffe werden in verschiedene **Gefahrenklassengruppen** unterteilt
- **Klasse 1:** explosive Gegenstände mit Explosivstoff

Es existieren noch sechs sog. Unterklassen

- **Klasse 2:** Gase

Es existieren noch drei sog. Unterklassen

- **Klasse 3:** entzündbare flüssige Stoffe
- **Klasse 4:**
  - Klasse 4.1: entzündbare feste Stoffe, selbstentzündliche Stoffe und desensibilisierte explosive Stoffe
  - Klasse 4.2: selbstentzündliche Stoffe
  - Klasse 4.3: Stoffe, die bei Berührung mit Wasser entzündbare Gase entwickeln
- **Klasse 5:**
  - Klasse 5.1: entzündbare (oxidierende) wirkende Stoffe
  - Klasse 5.2: organische Peroxide
- **Klasse 6:**
  - Klasse 6.1: giftige Stoffe
  - Klasse 6.2: ansteckungsgefährliche Stoffe
- **Klasse 7:** radioaktive Stoffe
- **Klasse 8:** ätzende Stoffe
- **Klasse 9:** verschiedene gefährliche Stoffe und Gegenstände

Kennzeichnung gefährlicher Stoffe im Transportwesen

- Kennzeichnung entweder gemäß Transport- oder gemäß Umgangsrecht
- Orangefarbene Warntafel im Transportrecht
- Orangefarbene Warntafeln müssen vorn und hinten am Fahrzeug angebracht werden
- Bei Mehrkammerlastzügen muss an jeder Kammer eine orangefarbene Warntafel sowie vorn und hinten am Fahrzeug jeweils eine unbeschriftete orangefarbene Warntafel befestigt werden.
- Bei einem Gefahrguttransport muss eine orangefarbene Warntafel angebracht werden, damit Einsatzkräfte wissen, um welchen Gefahrstoff es sich handelt.
- Der **obere Teil** der Warntafel beschreibt die Gefahr:
  - 2: gasförmiger Gefahrstoff
  - 3: entzündbare Flüssigkeiten, Dämpfe oder selbsterhitzungsfähiger flüssiger Stoff
  - 4: entzündbare feste Stoffe
  - 5: oxidierend wirkende Stoffe
  - 6: giftige oder ansteckungsfähige Stoffe
  - 7: radioaktive Stoffe
  - 8: ätzende Stoffe
  - 9: Gefahr von spontanen heftigen Reaktionen

- X: Stoffe, die gefährlich mit Wasser reagieren
- Die Verdoppelung der Gefahrennummer (z. B. 33) bedeutet eine Verdoppelung der Gefahr.

- Der **untere Teil** beschreibt die Nummer zur Stoffkennzeichnung (4-stellig).

Kennzeichnung gefährlicher Stoffe im Umgangsrecht und in baulichen Anlagen

- Kennzeichnung gemäß Gefahrstoffverordnung oder GHS (Globally Harmonized System of Classification and Labelling of Chemicals).
- Kennzeichnung erlaubt eine grobe Abschätzung der möglichen Gefahr.
- Zusätzlich werden Signalwörter genutzt, z. B. Achtung oder Gefahr.
- Beschilderung gemäß Arbeitsschutzrichtlinien (ASR).
- Auf Versandstücken gibt es Gefahrendiagramme:
  - 0 = wenig Gefahr – 4 = hohe Gefahr
  - Blauer Bereich = Gesundheitsgefahr
  - Roter Bereich = Brandgefahr
  - Gelber Bereich = Reaktionsfreudigkeit

Maßnahmen bei einem Gefahrgutunfall

Bei jedem Einsatz kann es zum Kontakt mit Gefahrgütern kommen. Es ist entscheidend, ob bereits bei der Anfahrt zur Einsatzstelle klar ist, dass es sich um einen Gefahrgutunfall handelt.

- Selbstschutz beachten
- Windrichtung und Windstärke beachten
- GAMS-Regel befolgen:
  - **G**efahr erkennen
  - **A**bsperren
  - **M**enschenrettung
  - **S**pezialkräfte anfordern
- Informationen über den Gefahrstoff einholen
- Rückmeldung an die Leitstelle
- Absperrung der Gefahrenstelle (mindestens 50 m)
- Erweiterung der Absperrung auf bis zu 1.000 m bei Explosionsgefahr bzw. gasförmigen Stoffen
- Kontamination mit dem Gefahrstoff vermeiden
- Dekontamination der betroffenen Personen organisieren
- Nachforderung spezieller Dekontaminationseinheiten der Feuerwehr
- **Stufenkonzept der Dekontamination** gemäß der FwDV 500 (Feuerwehr-Dienstvorschrift):
  - Stufe 1: Notdekontamination
  - Stufe 2: Standarddekontamination
  - Stufe 3: erweitere Dekontamination

- **Vier Phasen der Versorgung** kontaminierter Patienten:
  - Phase 1: Basismaßnahmen der Reanimation (BLS), Sichtung und Priorisierung
  - Phase 2: entkleiden und Spot-Dekontamination
  - Phase 3: erweiterte medizinische Maßnahmen
  - Phase 4: Nassdekontamination

KAPITEL

16 Kommunikation, Interaktion und Beratung

Marten Soltau, Tobias Sambale

Kommunikation entsteht immer dann, wenn Menschen einander begegnen. Der Begriff beschreibt den Austausch von Informationen. Dies muss nicht unbedingt durch Sprache oder andere Lautäußerungen geschehen. Auch Gesten oder Verhaltensweisen sind Teil des Kommunikationsprozesses. Um diesen Prozess zu verstehen, wird Wissen über die menschlichen **Bedürfnisse** und **Verhaltensweisen** sowie über die verschiedenen **Kommunikationsmodelle** benötigt.

16.1 Psychologische Grundlagen für Kommunikationsprozesse

Marten Soltau, Tobias Sambale

16.1.1 Menschenbilder

Menschenbilder sind sowohl Bilder von Menschen über andere Menschen als auch Bilder von Menschen über sich selbst. Sie fungieren dabei als **implizite Modellvorstellungen.**

- Sie entstehen aufgrund zahlreicher Faktoren, z. B.:
  - Bildung
  - Lebensereignisse
  - Kultur
  - Religion
- Sie können zwar in Kategorien eingeteilt werden, lassen sich aber nicht immer trennscharf unterscheiden. So kann jeder Mensch über Anteile verschiedener Menschenbilder verfügen.
- Neben den hier vorgestellten Menschenbildern existieren noch zahlreiche andere Varianten.
- Je nachdem, wie Menschen über sich selbst und über andere denken, können notwendige therapeutische Kommunikationsprozesse variieren.

Naturwissenschaftlich orientiertes Menschenbild

- Menschen werden als rein biologische („funktionelle“) Wesen betrachtet.
- Die Existenz einer Seele wird infrage gestellt.
- Mitunter wird auch die besondere Würde des Menschen hinterfragt.

- **Vorteil:** Ermöglicht naturwissenschaftlichen Fortschritt.
- **Nachteil:** Der Mensch wird schlimmstenfalls auf den Status einer Art „Maschine" reduziert.

Religiös bzw. theologisch geprägtes Menschenbild

- Orientiert sich an verschiedenen Glaubenssystemen.
- Mensch wird als Geschöpf einer höheren Macht betrachtet.
- Relativ effektive Regelung des zwischenmenschlichen Lebens.
- **Vorteile:** Sowohl persönlich als auch gesellschaftlich kann ein solches Wertesystem stabilisierend wirken.
- **Nachteil:** Religiosität kann – bedingt durch tief verwurzelte Traditionen – sehr starre Systeme hervorbringen.

Humanistisches Menschenbild

- Mensch steht selbst im Fokus seiner Betrachtung.
- Das humanistische Menschenbild geht davon aus, dass Menschen mit der Fähigkeit zu **Bewusstsein** und **Entscheidungsfähigkeit** auch die Möglichkeit zur **selbstverantwortlichen** Steuerung ihres Lebens haben.
- Vorteile und Nachteile variieren sehr stark, da das Menschenbild von sozialen und kulturellen Prozessen abhängt.
- Dem humanistischen Menschenbild wird manchmal Anthropozentrismus, also die Fixierung des Menschen auf sich selbst ohne Einbeziehung der Umwelt, vorgeworfen.
- Zur Erhaltung ist die Befriedigung von Grundbedürfnissen (Maslow-Pyramide ➤ Kap. 16.1.2) von großer Bedeutung.

16.1.2 Bedürfnispyramide nach Maslow

Der Psychologe Abraham Maslow bemühte sich, die verschiedenen **Bedürfnisse** von Menschen in Kategorien aufzuteilen und ihrer Bedeutung nach zu **priorisieren** (➤ Tab. 16.1). Die daraus entstandene **Pyramide** kann auch dynamisch dargestellt werden, d. h., dass jeder Mensch zeitgleich viele Bedürfnisse aus den verschiedenen Kategorien haben kann. Wichtig zu wissen ist, dass die Maslow-Pyramide empirischen Untersuchungen nicht standhält. Das Modell wird inzwischen als widerlegt betrachtet. Dies hat vor allem mit der recht starren Anordnung der verschiedenen Bedürfnisse zu tun, die bei Menschen individuell, aber auch kulturell verschieden sein kann. Dennoch umfasst die Pyramide sinnvolle Kategorien, die den Großteil der Menschen bewegen und betreffen.

- Kommunikation wird immer gestört sein, wenn Menschen ihre physiologischen oder sicherheitsrelevanten Bedürfnisse nicht befriedigen können.
- Die Pyramide stellt nicht das reale Verhalten von Menschen dar, sondern muss als Handlungsaufforderung an die Menschen, die mit Menschen arbeiten, betrachtet werden.

Tab. 16.1 Bedürfnisse nach Maslow

Bedürfnisgruppe	Priorität	Bedeutung
Physiologische Bedürfnisse	1	Schlaf, Nahrungsaufnahme, Sex usw. (nach Maslow gibt es in dieser Kategorie starke Variationen)
Sicherheitsbedürfnisse	2	Körperliche Sicherheit, Stabilität, verständliche Ordnung der Welt usw.
Soziale Bedürfnisse	3	Kommunikation und Kontakt zu anderen Menschen, Beziehungen, Liebe usw.
Individualbedürfnisse	4	Maslow unterscheidet hier in körperliche/mentale Aspekte (Stärke, Erfolg usw.) und in eine passive Kategorie (Anerkennung und Wertschätzung durch andere)
Selbstverwirklichung	5	Wunsch nach Ausschöpfung des eigenen Potenzials

- Mitunter variieren die einzelnen „Schichten“ (Prioritätsebenen) der Pyramide.
- Dies kann kultur- oder sozialisationsabhängig geschehen.

16.1.3 Persönlichkeitstheorien

Als **Persönlichkeit** wird die **individuelle Eigenart** eines Menschen verstanden. Dies umfasst Aspekte wie Charaktereigenschaften, Fähigkeiten, Motive und Verhaltensweisen.

- Persönlichkeiten lassen sich orientierend bestimmten **Typologien,** also Gruppeneinteilungen, zuordnen.
- Typologien sind jedoch bestenfalls eine kleine Orientierungsmöglichkeit. Sie können das komplexe menschliche Dasein niemals vollständig erfassen.
- Die Kenntnis der **Big Five,** der fünf großen Persönlichkeitseigenschaften, ermöglicht es einem Notfallsanitäter, eine schnelle Bewertung seines Gegenübers durchzuführen, ohne ihn dabei in eine Schublade stecken zu müssen (➤ Tab. 16.2).
- Es gilt, dass jeder Mensch über alle fünf Aspekte der Big Five verfügt, die aber individuell sehr unterschiedlich ausgeprägt sein können.
- Alle Aspekte können einander beeinflussen und sind somit nicht immer trennscharf.

Für Notfallsanitäter bietet es sich an, ihr eigenes Verhalten auf folgende Aspekte hin zu überprüfen:

- Kontaktfreudigkeit
- Freundlichkeit
- Zuverlässigkeit
- Ausgeglichenheit
- Aufgeschlossenheit

Tab. 16.2 Die Big Five

Eigenschaft	Bedeutung
Extraversion/Introversion	Offenheit und Geselligkeit vs. Verschlossenheit und Zurückhaltung
Soziale Verträglichkeit	Freundlichkeit und Kooperationsfähigkeit vs. Feindseligkeit und Missgunst
Gewissenhaftigkeit	Sorgfalt und Zuverlässigkeit vs. Ungenauigkeit und Unzuverlässigkeit
Emotionale Stabilität	Ausgeglichenheit und Entspanntheit vs. Nervosität und Reizbarkeit
Offenheit für neue Erfahrungen	Aufgeschlossenheit und Fantasiefähigkeit vs. Desinteressiertheit und Fantasielosigkeit

16.1.4 Soziale Wahrnehmung

Kommunikation wird maßgeblich von den Grundannahmen beeinflusst, die Menschen übereinander treffen. Die Kenntnis der wichtigsten Wahrnehmungs- und Bewertungsfehler ermöglicht immer eine Verbesserung des Kommunikationsprozesses (➤ Tab. 16.3).

- Sie sind nicht immer klar voreinander abgrenzbar; oftmals treten mehrere zugleich auf und es finden **Überschneidungen** statt.

Tab. 16.3 Fehler in Wahrnehmung und Beurteilung

Fehlertyp	Beschreibung
Primacy-Effekt	Der erste Eindruck prägt das spätere Denken über einen Menschen. Dies führt dazu, dass sich die Wahrnehmung bestimmter Aspekte verzerrt. Beispiel: Ein neuer Kollege kommt am ersten Arbeitstag zu spät und hat fortan den Ruf, es mit der Pünktlichkeit nicht allzu genau zu nehmen.
Akzentuierung	Überspitzung des wahrgenommenen Verhaltens. Beispiel: Kritik als Angriff wahrnehmen.
Stereotype	Einordnung von Menschen in bestimmte „Schubladen". Beispiel: Annahme, dass ein Mensch aufgrund seiner äußeren Erscheinung ein Moslem sei.
Verknüpfungsfehler	Schließen von einzelnen Merkmalen auf andere Eigenschaften. Beispiel: Verknüpfung vom Tragen einer gebildet aussehenden Brille mit einer vermeintlich hohen Intelligenz.
Sequenzialität	Menschen zeigen in verschiedenen Situationen (Sequenzen) unterschiedlich starke Aufmerksamkeit. Verhalten von Menschen ist in unterschiedlichen Situationen aber verschieden. Dies kann zu fehlerhaften Verknüpfungen führen. Beispiel: Ein junger Kollege verhält sich in einer zufällig genau beobachteten Situation albern, ist sonst, wenn die Aufmerksamkeit seines Gegenübers woanders ist, aber eher zurückhaltend. Das abschließende Urteil ist jedoch geprägt durch die genau beobachtete Situation.

Tab. 16.3 Fehler in Wahrnehmung und Beurteilung *(Forts.)*

Fehlertyp	Beschreibung
Attributionsfehler	Die Zuschreibungen von Ursachen für ein Verhalten werden auf bestimmte Eigenschaften (Attribute) zurückgeführt. Dies ist stark personenabhängig. Beispiel: Eigenes negatives Verhalten wird eher auf äußere Faktoren zurückgeführt, das negative Verhalten anderer eher auf deren Charaktereigenschaften.
Sympathieeffekt	Menschen neigen dazu, anderen Menschen, die sie sympathisch finden, noch weitere positive Eigenschaften zuzusprechen und negative zu übersehen.

- Gegen alle diese möglichen Fehler muss aktiv vorgegangen werden. Der wichtigste Punkt ist hierbei die genaue Beobachtung des Kommunikationspartners und die **Selbstreflexion.**
- Folgende Fragen können dabei helfen:
  - „Wie wirkt mein Gegenüber auf mich? – Welches Urteil habe ich getroffen?"
  - „Gibt es ein Verhalten, das diesem Eindruck widerspricht? – Passt mein Urteil zu meiner aktuellen Beobachtung?"
- Insbesondere in Situationen, die zu stereotypen Annahmen neigen (z. B. „Alte Menschen sind langsam") muss eine besonders genaue Selbstreflexion erfolgen.

Lebensphasen

Der Entwicklungspsychologe Erik H. Erikson entwickelte ein Modell zur Betrachtung der psychosozialen Entwicklung des Menschen (➤ Tab. 16.4). Er ging davon aus, dass ein Mensch im Laufe seines Lebens acht verschiedene Stufen durchlaufen würde.

- In jeder Stufe spielen sich ganz spezifische **Spannungsfelder** ab.
- Jedes Spannungsfeld sollte „positiv gelöst" werden.
- Der Übergang in andere Stufe ist aber auch ohne zufriedenstellende Lösung möglich.
- Durch die Kenntnis dieser Spannungsfelder können mitunter Rückschlüsse auf die Verhaltensweisen anderer Menschen gezogen werden.

Tab. 16.4 Stufenmodell der psychosozialen Entwicklung nach Erikson

Stufe	Lebensalter	Beschreibung
Vertrauen vs. Misstrauen	1. Lebensjahr	Säuglinge bilden im Rahmen ihrer ersten Erfahrungen mit Menschen ein sog. „Urvertrauen" aus. Wenn dies nicht geschieht, entsteht ein dauerhaftes Misstrauen gegenüber der Welt.
Autonomie vs. Scham	2. und 3. Lebensjahr	Das Kind ist im Konflikt zwischen seiner Abhängigkeit von den Eltern und seinem Wunsch nach Unabhängigkeit. Idealerweise findet es einen Weg, die geltenden Regeln weitestgehend zu akzeptieren und gleichzeitig Vertrauen in die eigenen Fähigkeiten zu entwickeln. Ist dies nicht der Fall, entstehen Selbstzweifel.
Initiative vs. Schuldgefühle	4. und 5. Lebensjahr	Das Kind ist in dieser Phase aktiv bestrebt, soziale Kontakte auszubilden. Es übernimmt Verhalten und Einstellungen von den Eltern und bildet ein Gewissen aus. Ist es in der Lage, diese neuen Persönlichkeitsmerkmale zu integrieren, wirkt dies persönlichkeitsstärkend. Sind die (Selbst-)Ansprüche und die an das Kind gesetzten Erwartungen unerfüllbar, reagiert es mit einer tiefsitzenden Scham.
Leistung vs. Minderwertigkeit	Mittlere Kindheit	Das Kind lernt im Rahmen der (Schul-)Ausbildung die gängigen Zivilisations- und Kulturtechniken kennen. Leistungsanforderungen werden als Herausforderungen begriffen. Erhalten die Kinder keine Bestätigung für diese Leistungen, können Minderwertigkeitsgefühle resultieren.
Identität vs. Rollendiffusion	Jugendalter	Die eigene Identität wird ausgebildet und verfestigt. Soziale Gruppen außerhalb der Familie gewinnen an Bedeutung. Kann die eigene Identität nicht näher eingegrenzt werden, führt dies zu einem nicht ausreichenden Selbstbild.
Intimität vs. Isolation	Frühes Erwachsenenalter	Das frühe Erwachsenenalter dient der Ausbildung stabiler Beziehungen. Dies gilt sowohl für emotionale als auch für berufliche Beziehungen. Gelingt dies nicht, führt dies zu Isolation.
Generativität vs. Stagnation	Mittleres Erwachsenenalter	Das Bedürfnis, das eigene Wissen und die eigenen Fähigkeiten weiterzugeben, steigt. Die Zukunft wird zunehmend als etwas betrachtet, „das alle etwas angeht". Gelingt es nicht, diesen Nutzen aus seinem Leben zu ziehen, führt dies oftmals zur Krise.
Ich-Integrität vs. Verzweiflung	Spätes Erwachsenenalter	Menschen merken im späten Erwachsenenalter, dass sie weniger leistungsfähig werden. Das eigene Leben wird als Gesamtheit gesehen. Die letzte Entwicklungsaufgabe des Menschen ist die Akzeptanz der eigenen Begrenztheit.

16.2 Kommunikationsmodelle

Marten Soltau, Tobias Sambale

Kommunikation ist dort, wo Menschen zusammenkommen. Kommunikationsmodelle helfen, diese komplexen Vorgänge zwischen mehreren Personen verständlich zu machen. Sie bilden allerdings immer nur einen Teil der Wirklichkeit ab – kein Modell ist vollständig.

16.2.1 Grundlagen

- Bei kommunikativen Prozessen wird immer zwischen **Sender, Empfänger** und **Nachricht** unterschieden.
- Nachrichten werden vom Sender **„codiert“** und vom Empfänger **„decodiert“.**
- Hierzu benötigen sie einen „gemeinsamen Zeichenvorrat“.
- Sender und Empfänger wechseln im Verlauf des Kommunikationsprozesses die Rollen.
- Störungen können auf allen Ebenen erfolgen, z. B.:
  - Sender sagt nicht, was er meint.
  - Nachricht ist in der falschen Sprache.
  - Der Empfänger hört, „was er hören will“.

16.2.2 Fünf Axiome von Paul Watzlawick

Der Kommunikationswissenschaftler Paul Watzlawick formulierte fünf **Grundannahmen** (Axiome) der Kommunikation:

1. „Man kann nicht nicht kommunizieren“.
   Als Beispiel kann hier ein Notfallsanitäter gesehen werden, der sich während der Fahrt schweigend neben den Patienten setzt, um sein Protokoll zu schreiben und keine Interaktionsbemühungen unternimmt. Selbst ohne Gespräch erhält der Patient die Mitteilung, dass der Notfallsanitäter kein Interesse an (einem Gespräch mit) ihm hat.
2. „Jede Kommunikation hat einen Inhalts- und einen Beziehungsaspekt“.
   Neben der Inhaltsebene wird – v. a. durch Gestik, Mimik und Tonfall – ein weiterer Aspekt beigemischt, der beeinflusst, wie die Aussage verstanden wird.
3. „Kommunikation ist immer Ursache und Wirkung“ (auch: Kommunikation ist ein Kreis).
   Insbesondere in Konfliktsituationen neigen Menschen dazu, ihr eigenes Verhalten als Reaktion auf den anderen zu verstehen. Tatsächlich beeinflussen sich die Aussagen gegenseitig. Es trägt niemals nur einer die Schuld an einer Situation.
4. „Menschliche Kommunikation bedient sich immer analoger und digitaler Modalitäten“.

Beide Begriffe hat Watzlawick in einer Zeit ohne Internet und Smartphone gewählt. Gemeint sind sprachliche (digitale) und bildliche bzw. körpersprachliche Äußerungen. Letztere sind oftmals mehrdeutig, z. B. ein langes, intensives Anschauen als Gaffen, Provozieren, Zuneigung oder Interesse aufgefasst werden kann.

5. „Kommunikation ist entweder symmetrisch oder komplementär".
   Gemeint ist: Entweder begegnen sich Gesprächspartner auf Augenhöhe mit gleichen kommunikativen Stärken oder es gibt einen überlegenen und einen unterlegenen Part, die sich in ihrer Kommunikation ergänzen.

16.2.3 Vier Seiten einer Nachricht von Schulz von Thun

Der Psychologe Friedemann Schulz von Thun entwickelte mit seinem **Vier-Ohren-Modell** und den vier Seiten einer Nachricht ein sehr bekanntes Kommunikationsmodell. Schulz von Thun nimmt an, dass viele Missverständnisse dadurch erklärbar sind, dass der Empfänger etwas anderes versteht, als der Sender gemeint hat.

- Jede Nachricht besteht aus vier Anteilen bzw. Ebenen:
  - **Sachinhalt:** Worum geht es vordergründig?
  - **Selbstoffenbarung:** Was sagt der Sprecher über seine Sichtweise oder sein Empfinden?
  - **Appell:** Welche Aufforderung, welcher Wunsch steckt in der Aussage?
  - **Beziehungsebene:** Welchen „Draht" haben die Beteiligten zueinander?
- Sender und Empfänger gewichten die Seiten unabhängig voneinander.
- Bei einer Trefferwahrscheinlichkeit von 1:4 ist ein **Missverständnis** häufig.
- Im Zweifel: Aussage des Gegenübers hinterfragen und klären, wie sie zu verstehen ist. Danach kann auch eine adäquate Antwort erfolgen („Verstehe ich Sie richtig, wenn …" oder „Darf ich fragen, wie Sie das meinen?").
- Diese vier Seiten einer Nachricht lassen sich ebenso auf Fragen übertragen.
  - **Vorsicht** gilt hier bei **scheinbaren Sachfragen** im Einsatz!
    So kann hinter der sachlichen Frage „Sind Sie Arzt?" sowohl reine Neugierde als auch ein Apell („Holen Sie bitte einen Arzt dazu!") oder eine Beziehungsaussage bzw. Selbstoffenbarung („Bei Ihnen fühle ich mich gut aufgehoben, Sie wirken sehr kompetent") stecken.
- Notfallsanitäter sind professionelle Kommunikatoren, Patienten nicht.
- Als Helfer immer sagen, was man auch meint: Keine verschlüsselten Botschaften senden.

16.2.4 Transaktionsanalyse

Dieses Modell von Eric Berne dient dazu, das Kommunikationsverhalten und die Reaktionen zu verstehen.

- Angenommen wird, dass jeder Mensch in der Lage ist, wie ein Kind, ein Erwachsener und ein Elternteil zu kommunizieren (**Kind-Ich, Erwachsenen-Ich, Eltern-Ich**).
  - Das Kommunikationsverhalten eines Kindes äußert sich entweder verspielt und teils gar albern oder widerspenstig, aufmüpfig und trotzig.

- Erwachsene verhalten sich in der Kommunikation respektvoll, vorausschauend und sachlich.
- Wie Eltern zu kommunizieren, zeigt sich entweder in sorgenvollem, fürsorglichem Verhalten oder in kritischer, belehrender und bevormundender Form.

- Die Transaktionsanalyse geht davon aus, dass die Kommunikation unter Erwachsenen reibungslos verläuft. Sobald jedoch Kind-Ich oder Eltern-Ich hervortreten, besteht Konfliktpotenzial.
  - Beispiel: Der Patient möchte nach einer Synkope nicht ins Krankenhaus. Der Notfallsanitäter sagt: „Sie dürfen das nicht entscheiden, sie müssen jetzt mitkommen." Der Patient empfindet dies belehrend und zurechtweisend (Eltern-Ich) und entgegnet dann entweder „Sie haben mir gar nichts zu verbieten. Ich kann tun und lassen was ich will" (ebenfalls Eltern-ich) oder „Nein, muss ich überhaupt nicht. Wer sagt das?" (trotzig als Kind-Ich).
- Als professioneller Helfer ist das sachliche, respektvolle Kommunikationsverhalten (Erwachsenen-Ich) immer anzustreben; als Grundannahme dazu dient: Ich bin o. k. Du bist o. k.

Eine Weiterentwicklung dieses Modells ist das **Dramadreieck** von Stephen Karpman. Sobald eine Person sich nach der Annahme „Ich bin nicht o. k., aber du bist o. k." verhält, ruft sie einen Helfer auf den Plan (Karpman nennt die Positionen „Opfer" und „Retter"). Jedoch könnte neben dem Retter (Ich bin o. k., du nicht) auch ein „Verfolger" (ebenso: Ich bin o. k., du nicht) erscheinen, der das Opfer zurechtweist und ihm Vorwürfe macht. Karpman geht davon aus, dass aus diesen drei Rollen immer ein Drama entsteht; dieses gilt es zu vermeiden.

16.2.5 Eisbergmodell – verbal, paraverbal, nonverbal

Kommunikation läuft auf mehreren Kanälen ab. Hier werden die Sprache, der Tonfall und die Körpersprache mit Mimik und Gestik unterschieden.

- Der Wortinhalt **(verbaler Anteil)** bestimmt dabei am wenigsten, was beim Gegenüber ankommt. Nur etwa 10 % der Gesamtbotschaft wird durch die Worte vermittelt.
- Mit fast 20 % nimmt der Tonfall **(paraverbaler Anteil)** einen größeren Stellenwert ein.
  - Am Tonfall lässt sich z. B. erkennen, ob die Aussage freundlich, zornig, traurig oder ironisch gemeint ist.
- Mit bis zu 70 % gewichtet die Körpersprache mit Mimik und Gestik **(nonverbaler Anteil)** die Botschaften am meisten.
- Eisbergmodell: Worte und zum Teil der Tonfall machen über der Oberfläche nur einen kleinen Anteil aus – die wirkliche Botschaft liegt unter der Oberfläche.
- Körpersprache ist dabei die ehrliche Sprache, die sich nur schwer beherrschen oder verstellen lässt.
- Patienten und Angehörige merken, wenn der Notfallsanitäter Ablehnung oder aufrichtiges Interesse empfindet – auch dann, wenn nicht gesprochen wird.

16.2.6 Kongruenz und Inkongruenz

- Kongruent ist Kommunikation, wenn **auf allen Kanälen** (verbal, paraverbal und nonverbal) das gleiche Signal gesendet wird.
- Inkongruente Nachrichten (z. B. beruhigende Worte und ein besorgter Gesichtsausdruck) neigen dazu, den Gesprächspartner zu verwirren.
- Im Zweifel tendieren Menschen (und Tiere) dazu, körpersprachlichen Signalen mehr Bedeutung zukommen zu lassen als Wortwahl und Tonfall.

16.2.7 Distanzzonen

- Kommunikation findet in **verschiedenen Entfernungen** statt.
- Je mehr Menschen einander vertrauen, desto mehr Nähe wird zugelassen.
- Distanzzonen sind kulturabhängig unterschiedlich stark ausgeprägt.
- Unerwünschte Nähe wird als unangenehm empfunden und kann Stress auslösen, der zu **Flucht** oder **Konfliktverhalten** führen kann.
- Unterschieden werden:
  - Öffentlicher Bereich (> 100 cm)
  - Persönlicher Bereich (20–100 cm)
  - Intimbereich (< 20 cm)
- Notfallsanitäter halten sich oft im persönlichen und auch regelmäßig im Intimbereich von Patienten auf.
  - Unbedingt hierzu den Patienten informieren und dessen Einverständnis einholen.
  - Niemals bei wachen Patienten ohne Ankündigung Berührungen vornehmen.
- Besondere Vorsicht ist beim Herantreten an vigilanzgeminderte Patienten geboten. Sie können beim Augenöffnen angesichts des unerwartet nahen Helfers plötzliche Abwehr zeigen.

16.3 Kommunikation in Konflikt- und Krisensituationen

Tobias Sambale, Marten Soltau

16.3.1 Konfliktsituationen

Viele Einsätze sind für die Betroffenen Ausnahme- oder **Extremsituationen.** Das kann besondere Verhaltensweisen auslösen. Ungeduld, Lautstärke, teilweise auch Aggression sind selten persönlich gegen den Helfer gerichtet, sondern Ausdruck von Sorge, Angst, Unsicherheit und Unerfahrenheit mit der Situation. Für den Notfallsanitäter fast banale Einsatzsituationen wie eine Kopfplatzwunde werden von Notfallzeugen und Angehörigen manchmal so bewertet, als ginge es „um Leben und Tod“.

- Wenn zwei unterschiedliche Sichtweisen aufeinandertreffen, spricht man von **Konfrontation** (lat.: con frons = Stirn an Stirn).
- In Ausnahmesituationen leidet die **Aufnahmefähigkeit** des Menschen.
- Das **Sehfeld** verengt sich, das Hören wird sehr selektiv, die Muskeldurchblutung nimmt zu: Der Körper bereitet sich also auf **Kampf oder Flucht** vor.

Um nicht unbedacht die Situation weiter zu eskalieren, sind folgende Punkte zu beachten:

- Ruhig bleiben.
- Vorwürfe und Drohungen vermeiden.
- Abstand zum Gegenüber halten! Distanzzone „öffentlicher Bereich".
- Die Handflächen anheben und zum Gegenüber wenden.
- Mit ruhiger Stimme langsam und deutlich sprechen.
- Kurze Sätze bilden, auf Nebensätze verzichten.
- Verneinungen vermeiden und klare Aufforderungen geben.
- Ich-Botschaften verwenden, „Du" und „Sie" vermeiden.
- Auf Reizworte verzichten.
- Probleme des Patienten erfragen.
- Die eigenen Wünsche an den Patienten formulieren.
- Verbindliche Regeln im Umgang miteinander absprechen.

Ein respektvolles Miteinander kann Konflikte vermeiden. Der Rettungsdienst ist i. d. R. als Gast beim Patienten und die allermeisten Patienten sind **geschäftsfähig** und **eigenverantwortlich.** Sich auch als Gast zu verhalten und den Patientenwillen zu respektieren, vermeidet bereits im Vorfeld viele Konfliktherde.

MERKE

Immer gilt: Je brenzliger die Situation ist, desto eher den Rückzug antreten und in sicherer Umgebung auf das Eintreffen der Polizei warten!

16.3.2 Krisensituationen

Unter **Krise** wird die **Zuspitzung** einer bestimmten Situation verstanden, oftmals einhergehend mit drohendem oder bereits eingesetztem **Ressourcenverlust.**

Zwei Arten von Krisen werden unterschieden:

- Potenziell traumatische Krisen
- Veränderungskrisen

Potenziell traumatische Krisen können zu **Belastungsfolgen** (akute Belastungsreaktion, posttraumatische Belastungsstörung; ➤ Kap. 16.8.3) führen.

- Sie werden durch ein plötzlich auftretendes, schmerzhaftes Ereignis ausgelöst (z. B. Gewalt, Unfall, Tod usw.).
- Es werden vier zeitliche Phasen unterschieden, in denen jeweils eine andere Hilfestellung angeboten werden muss (➤ Tab. 16.5).

Veränderungskrisen sind weniger akut, aber mitunter ebenfalls lebensverändernd.

- Sie ergeben sich, wenn größere Umstellprozesse ablaufen (z. B. Pubertät, Krankheit, Renteneintritt usw.)

16

Tab. 16.5 Kommunikation in potenziell traumatischen Krisen

Phase	Hilfsmöglichkeiten
Schockphase	In der Schockphase ist der Betroffene überwältigt von den Ereignissen. Hier gilt: • Betroffenen nicht allein lassen • Für unmittelbare Bedürfnisse sorgen • Keine Diskussion über das Ereignis oder potenzielle Folgen • Die nächsten Schritte im Ablauf nennen
Reaktionsphase	In der Reaktionsphase erfolgen erste, aber oftmals noch ungerichtete Reaktionen auf das Erlebte. Hier gilt: • Betroffenen über Gedanken und Gefühle sprechen lassen • Informationen als Orientierungshilfe anbieten • Betroffenen das Tempo bestimmen lassen
Bearbeitungsphase	In dieser Phase beginnt der Betroffene, das Ereignis in seiner gesamten Tragweite zu verstehen. Hier gilt: • Informationen anbieten und beratend unterstützen • Rationale Gespräche sind hier oftmals gut möglich • Betroffenen dennoch das Tempo bestimmen lassen
Neuorientierungsphase	Betroffene beginnen in dieser Phase, ihr Leben neu zu gestalten. Hier gilt: • Selten akute Interventionen notwendig • Ggf. auf Beratungsstellen und -angebote hinweisen

Tab. 16.6 Kommunikation in Veränderungskrisen

Phase	Hilfsmöglichkeiten
Eigene Lösungsversuche misslingen	Die Betroffenen sind mit zunehmenden Misserfolgen konfrontiert. Hier gilt: • Selbstvertrauen stärken • Ressourcen fördern • Sorgen ernst nehmen
Vollbild der Krise	Alle Bewältigungsstrategien sind gescheitert. Betroffene sind verzweifelt und oftmals auch körperlich nicht belastbar. Hier gilt: • Gefahren identifizieren und reduzieren (z. B. Suizidalität) • Teilentlastung ermöglichen • Dritte (z. B. Hausarzt) hinzuziehen • Beratungsangebote unterbreiten
Bearbeitung	Betroffene beginnen, ihre neue Lebenssituation zu bearbeiten. Hier gilt: • Konstruktiv bestärken • Beratungsangebote unterbreiten
Neuanpassung	Die Krise ist weitestgehend überwunden. Die Perspektive des Betroffenen hat sich verändert. Hier gilt: • Keine akuten Interventionen notwendig • Ggf. auf Beratungsstellen und -angebote hinweisen

- Veränderungskrisen führen manchmal zu Anpassungsstörungen (➤ Kap. 16.8.3)
- Je nach Ausprägung und Verlauf der Krise können verschiedene Interventionen erfolgreich sein (➤ Tab. 16.6).

16.4 Kommunikation mit besonderen Patientengruppen

Marten Soltau

16.4.1 Kinder

Die kindliche Entwicklung schreitet rasant voran. Dazu zählen auch das **Sprach- und Situationsverständnis.** Es liegt wenig Routine mit dem Gesundheitswesen vor, viele Untersuchungen und Maßnahmen sind für das Kind neu.

- In Notfallsituationen sind die Angehörigen und Notfallzeugen oft hilflos und besorgt, manchmal auch panisch.
- Kinder spüren, dass ihr sonst so sicheres Umfeld verändert ist.
- Bis zur Einschulung wird Fremden grundsätzlich eher Skepsis entgegengebracht **(Fremdeln).**
- Altersangemessene Sprache benutzen und Bezugspersonen einbinden.
- Sofern die Dringlichkeit der Notfallversorgung dies zulässt, Untersuchungen und Maßnahmen bedarfsweise bei Eltern oder Kuscheltier demonstrieren (z. B. Auskultation).
- Wichtig ist der Aspekt der **selektiven Authentizität:** „Ich sage nicht alles, was wahr ist. Aber alles, was ich sage, ist wahr."
- Unbedingt Lügen oder Schönfärberei unterlassen. Kinder haben dafür ein feines Gespür und eine Lüge wird sich negativ auf die weitere Behandlung auswirken.
- Eine gute Merkhilfe im Umgang mit pädiatrischen Patienten ist **KASPERLE.**
  - **K:** Kontakt aufnehmen und vorsichtig Körperkontakt herstellen
  - **A:** Für Ablenkung sorgen
  - **S:** Situation erklären
  - **P:** Personen einbeziehen, die dem Kind nahestehen
  - **E:** Entscheidungsfreiheit lassen
  - **R:** Ruhe bewahren
  - **L:** Lieblingsstofftier holen und dem Kind geben
  - **E:** Das Kind ernst nehmen

16.4.2 Ältere Menschen

Ältere Patienten haben **meist große Routine** in medizinischer Untersuchung und Behandlung; dennoch Maßnahmen erklären und vorherige Untersuchungsbefunde abfragen (normaler Blutdruckwert, an welchem Arm wird Blut abgenommen).

- Mit zunehmendem Alter nehmen auch **negative Erfahrungen** mit dem Gesundheitswesen zu.
- Ein Krankenhausaufenthalt wird manchmal argwöhnisch abgelehnt, aus Angst vor weiteren Diagnosen oder auch, weil bereits Angehörige dort verstorben sind.

- Diese Angst ist nicht immer rational, aber verständlich. Sie kann auch zu verspäteter Alarmierung des Rettungsdienstes führen. Hier unbedingt Vorwürfe vermeiden.
- Ältere Menschen haben einen **ritualisierten Tagesablauf** (z. B. Haare kämmen vor dem Verlassen der Wohnung). Dies unbedingt ermöglichen, wenn die Situation es zulässt.
- In der Kommunikation auf altersbedingte **Wahrnehmungseinschränkungen** (schlechtes Sehen, schlechtes Hören) eingehen.
- Bei Demenzpatienten geduldig die Antworten auf wiederkehrende Fragen wiederholen.

Notfallsanitäter sollen folgende Umgangsweisen mit älteren Patienten vermeiden:

- Pauschales Anschreien in Annahme von Schwerhörigkeit
- Patronisierende Kommunikation („Wir legen uns jetzt mal hin und machen Bubu.“)
- Secondary Babytalk („Jetzt gibt es noch ein warmes Deckchen.“)
- Die ständige Warnung, sich nicht zu erschrecken („Nicht erschrecken, geht mal hoch“ oder „Nicht erschrecken, wird mal stramm am Arm“)

16.4.3 Gehörlose

Gehörlose Menschen machen etwa **0,1 % der deutschen Bevölkerung** aus. Viele der Betroffenen bewältigen ihren Alltag sehr selbstbestimmt und begreifen sich selbst nicht als krank. Durch **Gebärdensprache** haben sie eine fast uneingeschränkte Möglichkeit zur Kommunikation.

- Gehörlose Patienten achten insbesondere auf das Gesicht des Helfers.
- Möglichst immer im **Sichtfeld** des Patienten aufhalten.
- Neben der **Mimik** als Ausdruck an sich können viele Gehörlose Worte von den Lippen ablesen. Damit dies gelingt, unbedingt auf Schreien oder überdeutliche Aussprache verzichten. Beides verzerrt das Mundbild und erschwert das Verständnis.
- Hilfreich ist, mehr **gestische Untermalung** zu verwenden, also z. B. das Stethoskop zu zeigen, wenn es um Auskultation geht.
- Wenn möglich, Angehörige als Gebärdensprachendolmetscher einsetzen. Mithilfe von Notizzetteln und Stift ist auch eine komplexe Anamneseerhebung möglich.
- Wenn vorgehalten, auch bei Gehörlosen **TipDoc®** verwenden.

16.4.4 Patienten mit Sprachbarriere

Durch Tourismus und Zuwanderung nimmt die Anzahl der Versorgungen von Patienten mit Sprachbarrieren zu.

- **Sprachliche Ressourcen** des gesamten Teams (auch Auszubildender, Praktikant) nutzen.
- Fremdsprachkenntnisse einbringen (z. B. Englisch und Französisch).

- Frühestmöglich sprachkundige **Bezugspersonen** als Dolmetscher einbinden; im Idealfall mit ins Krankenhaus nehmen, um dort weiter die Kommunikation zu unterstützen.
- Vorsicht ist bei Dolmetschern aus der Familie des Patienten geboten. Manchmal werden bestimmte Aspekte aus Scham anders dargestellt (z. B. bei Fragen zu psychischen Problemen oder der Verdauungstätigkeit).
- Viele fremdsprachige Menschen verstehen Deutsch deutlich besser, als sie es selbst sprechen können.
- Gemäß dem Eisbergmodell (➤ Kap. 16.2.5) haben Tonfall und Körpersprache einen höheren Einfluss auf das Verständnis als der bloße Wortinhalt.
- An den **nonverbalen Reaktionen** des Gegenübers können Rückschlüsse auf das Verständnis der eigenen Aussagen getroffen werden.
- Stummelsprache („Du ins Krankenhaus müssen") ist zu vermeiden. Sie erschwert das Verständnis eher, als das sie hilft. Respektlos ist sie allemal.
- Sinnvoll ist die Verwendung einer Kommunikationshilfe mit Bildern und Schlüsselbegriffen in mehreren Sprachen, z. B. **TipDoc**®.

16.5 Team Ressource Management

Marten Soltau, Tobias Sambale

Menschliche Faktoren sind nach aktuellen Schätzungen in bis zu 70 % der Fälle die Ursache für Behandlungsfehler. Der Rettungsdienst arbeitet in **Ad-hoc-Teams,** also Teams, die spontan an der Einsatzstelle zusammenkommen, um einen Patienten zu versorgen.

- Häufig stammen die Besatzungen eines Notarzteinsatzfahrzeugs (NEF) oder Rettungstransporthubschraubers (RTH) von einer anderen Wache als der Rettungswagen (RTW).
  - Dies bedingt eine geringere Routine als Team miteinander.
  - Diese Grundkonstellation ist anfällig für Kommunikationspannen.
- Die Informationsverarbeitung eines Menschen ist begrenzt.
- Je mehr **Situationsfaktoren** zu verarbeiten sind, desto eher werden Informationen übersehen oder überhört.
- Unter Stress nehmen Fehler – unerwünschte Handlungen oder Ergebnisse – zu.

Um diesen Anforderungen zu begegnen, haben Marcus Rall und David Gaba Leitsätze für das **Crew Ressource Management (CRM)** formuliert. Deren Beachtung im Training und im realen Notfalleinsatz kann die Zusammenarbeit und damit die Versorgungsqualität deutlich verbessern:

1. Kenne deine Arbeitsumgebung.
2. Antizipiere und plane voraus.
3. Fordere Hilfe an – lieber früh als spät.
4. Übernimm die Führungsrolle oder sei ein gutes Teammitglied mit Beharrlichkeit.
5. Verteile die Arbeitsbelastung (10-für-10-Prinzip; ➤ Kap. 16.5.2).

6. Mobilisiere alle verfügbaren Ressourcen (Personen und Technik).
7. Kommuniziere sicher und effektiv – sag, was dich bewegt.
8. Beachte und verwende alle vorhandenen Informationen.
9. Verhindere und erkenne Fixierungsfehler.
10. Habe Zweifel und überprüfe genau.
11. Verwende Merkhilfen und schlage nach.
12. Re-evaluiere die Situation immer wieder (10-für-10-Prinzip).
13. Achte auf gute Teamarbeit.
14. Lenke deine Aufmerksamkeit bewusst.
15. Setze Prioritäten dynamisch.

16.5.1 Typische Fehler, denen mit CRM vorgebeugt werden kann

- **Missverständnisse:** In der zwischenmenschlichen Kommunikation kommt es ständig zu Missverständnissen. Im Notfalleinsatz kann dies allerdings schwerwiegende Folgen haben. Durch genaue Absprachen, eine Anwendung der CRM-Leitsätze und eine effektive, rückversichernde Kommunikation kann die Gefahr von Missverständnissen gesenkt werden.
- **Fixierungsfehler:** Sowohl einer einzelnen Einsatzkraft als auch einer ganzen Gruppe von Einsatzkräften können Fixierungsfehler unterlaufen. Die Beteiligten konzentrieren sich dann auf einen nebensächlichen, aber scheinbar wichtigen Umstand und vernachlässigen eigentlich wichtige Aufgaben. Ein Reanimationsteam könnte z. B. so stark auf eine schwierige Atemwegssicherung fokussiert sein, dass die wesentlich wichtigeren Thoraxkompressionen vernachlässigt werden. Fixierungsfehlern kann z. B. durch regelmäßige Reevaluationen vorgebeugt werden.
- **Verantwortungsdiffusion:** Sie entsteht immer dann, wenn nicht klar ist, welches Teammitglied welche Rolle einnimmt. Dies passiert besonders häufig bei Einsätzen mit einer Vielzahl von beteiligten Einsatzkräften und Fachdiensten. Eine klare Verteilung von Aufgaben und Zuständigkeiten kann hier Abhilfe schaffen.
- **Medikamentenverwechselungen:** Sie können zahlreiche Ursachen haben. Nicht selten treten sie als Folge von Unachtsamkeit in einer hektischen oder vermeintlich unterfordernden Einsatzlage auf. Durch bewusst gelenkte Aufmerksamkeit und eine Überprüfung nach dem Vier-Augen-Prinzip vor der Verabreichung kann das Risiko für Medikamentenverwechselungen gesenkt werden.

16.5.2 10-für-10-Prinzip

Ein Kernstück des CRM ist das **10-für-10-Prinzip.** Im übertragenen Sinn soll für einen Moment **(10 Sekunden)** innegehalten werden, um die nächste Etappe **(10 Minuten)** der Versorgung zu planen:

- Alle ablenkenden Tätigkeiten unterbrechen.

- Der Teamführer sollte das 10-für-10 mit einem „Stopp!“ beginnen und sich der ungeteilten Aufmerksamkeit des Teams vergewissern.
- Gemeinsam die aktuelle Situation betrachten:
  - Probleme
  - Team
  - Fakten
- Weiteres Vorgehen planen und Aufgaben verteilen.

16.5.3 FORDEC

- Eine sehr gute Technik zur strukturierten Entscheidungsfindung ist das FORDEC-Schema. Es stammt aus der Luftfahrt und ist ein Akronym:
  - **F**acts (Fakten)
  - **O**ptions (Optionen)
  - **R**isks and Benefits (Risiken und Vorteile)
  - **D**ecision (Entscheidung)
  - **E**xecution (Ausführung)
  - **C**heck (Überprüfung)
- Im Rahmen einer Team-Besprechung kann das FORDEC-Schema dazu genutzt werden, Fakten zu sammeln, Handlungsoptionen zu bewerten und Entscheidungen zu treffen.

16.5.4 Team-Debriefing

Insbesondere nach herausfordernden Einsätzen oder Fehlern im Einsatz sollte eine gemeinsame Nachbesprechung erfolgen.

- Die Nachbesprechung kann zumeist informell gestaltet und in entspannter Atmosphäre durchgeführt werden.
- Die beteiligten Einsatzkräfte sollten sich gegenseitig und zunächst ohne Bewertung ihre jeweilige Perspektive auf das Einsatzgeschehen berichten und die getroffenen Entscheidungen durchdenken.
- Im Anschluss daran können gemeinsam Lehren für zukünftige Einsätze gezogen werden.
- Im Rahmen eines Team-Debriefings sollten nicht nur Fehler gesucht, sondern auch besonders gute Entscheidungen oder Ideen lobend hervorgehoben werden.
- Zumeist kann ein kurzes Debriefing auch „zwischen den Einsätzen“ erfolgen. Ist es jedoch zu schwerwiegenden Fehlern gekommen, sollte ein ruhiger Raum für die Nachbesprechung gesucht werden. Gegebenenfalls kann die Besatzung erwägen, den Dienst dafür zu unterbrechen. Dies muss der Leitstelle mitgeteilt werden. Alternativ kann eine weitergehende Nachbesprechung auch nach dem Dienst stattfinden. Wichtig ist, dass zwischen dem Einsatz oder der Besprechung nicht allzu viel Zeit verstreicht.

16.6 Übergabe an Schnittstellen

Marten Soltau, Tobias Sambale

Die häufigste Übergabesituation findet im Krankenhaus statt. In wenigen Minuten soll der Patient so übergeben werden, dass die Ausgangslage nachvollzogen und eine adäquate Weiterbehandlung begonnen werden kann.

- In Notaufnahmen werden viele Patienten gleichzeitig versorgt und das Rettungsdienstteam ist gefordert, die kurze Zeitspanne der Aufmerksamkeit bestmöglich zu nutzen.
- Eine gute Übergabe ist strukturiert, auf das Wesentliche begrenzt und stellt die wichtigen Informationen in den Vordergrund.
- Vor der Übergabe als erstes klären, ob alle Personen anwesend sind.
- Der Einsatz eines Schemas zur strukturierten Übergabe wird empfohlen.
- Zwei Schemata zur Übergabe können eingesetzt werden:
  - ISOBAR: eine modifizierte Version von SBAR, welches das von der WHO empfohlene System für Patientenübergaben ist (➤ Tab. 16.7)
  - ATMIST: findet vornehmlich bei traumatologischen Notfällen Anwendung und kann auch zur Patientenvoranmeldung verwendet werden (➤ Tab. 16.8)
- Im Sinne einer **Closed Loop Communication** unbedingt die aufnehmende Fachkraft wiederholen lassen, was sie verstanden hat.
  - Das Gehörte ist nicht immer auch das Verstandene.
  - Wenn Missverständnisse aufgetreten sind, können sie sofort behoben werden.
- Notfallsanitäter sollten mit gutem Beispiel vorangehen und selbst Übergaben, die an sie gerichtet wurden, wiederholen (etwa in Pflegeeinrichtungen, Arztpraxen oder Krankenhäusern).

Tab. 16.7 Übergabeschema ISOBAR

Bestandteil	Bedeutung
Identifizierung	Stammdaten (Name, Alter, Geschlecht usw.)
Situation	Meldebild, Leitsymptom, Verdachtsdiagnose
Observationen	• Ergebnisse des ABCDE-Schemas • Ergebnisse SAMPLER und OPQRST • Vitalparameter • Diagnosen und Bedrohlichkeitseinschätzung • Maßnahmen
Background	• Wichtige anamnestische Zusatzinformationen • Weitere Untersuchungsergebnisse
Aufgaben	• Ziele des Transports nennen (z. B. „Wir haben Herrn Schmidt in Ihr Haus verbracht, weil Sie sowohl über eine Neurologie als auch eine HNO-Abteilung verfügen.") • Ggf. weitere Empfehlungen unterbreiten (z. B. „Herr Schmidt hat sehr gut auf die Veränderung der Lagerung reagiert.") • Wertsachen und Kontaktdaten von Angehörigen übergeben
Rückfragen	Auf Zusammenfassung durch das übernehmende Team warten. Rückfragen beantworten.

Tab. 16.8 Übergabeschema ATMIST

Bestandteil	Bedeutung
Age (Alter)	Alter (und weitere Stammdaten)
Time (Zeit)	Zeit des Ereignisses
Mechanism (Mechanismus)	Art des Ereignisses
Injury (Verletzung)	Art der Verletzung
Symptoms (Symptome)	• Ergebnisse des ABCDE-Schemas • Anzeichen und Auswirkungen der Verletzung bzw. Begleitsymptome (SAMPLER und OPQRST)
Treatment (Therapie)	• Bereits eingeleitete Maßnahmen • Ggf. weitere Informationen (Wertsachen, Kontaktdaten von Angehörigen usw.)

16.7 Beratungsgespräch

Marten Soltau, Tobias Sambale

Notfallsanitäter sollen eine Beratung von Hilfesuchenden durchführen können. Ausgangslage für dieses Ausbildungsziel in der NotSanAPrV ist der Umstand, dass der Rettungsdienst zunehmend zu **subakuten medizinischen oder psychosozialen Problemen** gerufen wird. Das Beratungsgespräch im Rettungsdienst stellt dem Patienten **Informationen** zur Verfügung und zeigt Handlungsalternativen auf. Es findet in einer **angenehmen Atmosphäre** statt.

- Dabei am besten an einem Tisch sitzen, sodass sich die Beteiligten auf **Augenhöhe** und in persönlicher Distanz begegnen können.
- Der Notfallsanitäter sollte durch aktives **Zuhören** herausfinden, worin der Ratsuchende sein Problem sieht und welchen Informationsbedarf er hat.
- Vermieden werden sollen hier Bevormundung oder Entscheidung für den Betroffenen („Wir bringen Sie jetzt ins Krankenhaus und da machen Sie einen Alkoholentzug, das ist besser für Sie.").
- Der Leitgedanke dazu lautet: „Der Berater ist zwar der Experte für die Sache, der Ratsuchende hingegen der Experte für seine eigene Lösung."
- Ergänzend gilt: „Die Lösung des Problems liegt im Problem selbst."

Weitere Empfehlungen, um Beratungen im Rettungsdienst effektiv zu gestalten:

- In den ersten Wochen nach Dienstantritt Informationen über **Beratungsstellen** einholen und Ansprechpartner notieren.
- **Flyer** von Beratungsstellen im eigenen Rettungsdienstbereich sammeln und bei Bedarf einsetzen.
- Guten Kontakt zum **Krankenhaussozialdienst** aufbauen und pflegen.
- Unter den zeitlich engen Bedingungen des Rettungsdiensteinsatzes ist eine nur eingeschränkte Beratung möglich.

MERKE

Eine eingeschränkte Beratung ist immer besser als keine Beratung!

16.7.1 WWSZ

WWSZ ist ein Kommunikationsschema und steht für: warten, wiederholen, spiegeln, zusammenfassen.

- Mit diesen Begriffen sind hilfreiche Techniken gemeint, die in (schwierigen) Gesprächs- und Beratungssituationen angewendet werden können.
- Insbesondere das **Warten** auf die Reaktion des Gegenübers kann sehr schwer, aber ungemein effektiv sein. Manchmal brauchen Patienten Zeit, um eine Antwort zu überlegen oder ihre Gedanken zu sortieren. Es kann helfen, innerlich bis fünf zu zählen, nachdem man eine Frage gestellt hat.
- Das **Wiederholen** soll dabei helfen, dem Patienten aufzuzeigen, was man als Einsatzkraft verstanden hat und Missverständnissen vorzubeugen.
- Das **Spiegeln** bezieht sich v. a. auf das emotionale Spiegeln des Ratsuchenden („Mein Eindruck ist, dass Sie das sehr beschäftigt.“). Es werden Dinge angesprochen, die nicht gesagt, aber nonverbal vermittelt wurden.
- Das **Zusammenfassen** hilft dabei, Zwischenstände im Gespräch zu erfassen und einen klaren „Fahrplan“ am Ende des Gesprächs aufzustellen, der dem Ratsuchenden dabei helfen kann, seine nächsten Schritte zu planen.

16.7.2 SPIKES

SPIKES ist ein Kommunikationsmodell, das bei der Überbringung schlechter Nachrichten genutzt werden kann. Es steht für:

- **S**etting (Gesprächsrahmen): Ist der aktuelle Gesprächsrahmen geeignet oder muss etwas angepasst werden? Kann man sich z. B. irgendwo in Ruhe hinsetzen?
- **P**erception (Wahrnehmung): Informationsstand des Gegenübers einschätzen und ggf. erfragen. Was weiß er oder sie bereits?
- **I**nvitation (Einladung): Einschätzen der Bereitschaft, über eine schlechte Nachricht zu sprechen.
- **K**nowledge: Ankündigung, dass nun die relevanten Informationen vermittelt werden.
- **E**mpathy: Die Gesprächsführung sollte empathisch sein und dem Gegenüber Raum für eigene Emotionen geben.
- **S**ummary: Ergebnisse zusammenfassen und Besprechung des weiteren Vorgehens.

Die meisten schlechten Nachrichten sollten nicht im Rettungsdienst überbracht werden. Dies lässt sich jedoch nicht immer vermeiden, wie z. B. im Rahmen von Todesfeststellungen oder in palliativen Versorgungssituationen.

16.7.3 NURSE

NURSE ist ein Kommunikationsmodell, das beim Umgang mit Emotionen helfen kann.

- **N**aming (benennen)
- **U**nderstandig (verstehen)

- **R**especting (anerkennen/respektieren)
- **S**upporting (unterstützen)
- **E**xploring (erkunden)

Die verschiedenen Elemente des NURSE-Schemas können dabei helfen, auch emotional sehr aufgeladenen Personen professionell zu begegnen. Erst wenn Emotionen als normaler Teil des menschlichen Miteinanders anerkannt und bearbeitet werden, ist eine Kommunikation auf der Sachebene und das Anbieten konkreter Unterstützung wieder möglich.

16.7.4 Entscheidungen treffen

- Entscheidungen können im medizinischen Bereich auf verschiedene Weisen getroffen werden.
  - **Paternalistisches Modell:** Einsatzkraft entscheidet im Sinne des Patienten oder Ratsuchenden.
  - **Informed Consent:** Patient oder Ratsuchender erhält alle benötigten Informationen, muss aber selbst die abschließende Entscheidung treffen.
  - **Shared Decision Making:** Patient oder Ratsuchender erhält nicht nur alle benötigten Informationen, sondern entscheidet gemeinsam mit Einsatzkraft über weitere Schritte.
- Jede Art der Entscheidungsfindung hat ihre Vorzüge.
  - Insbesondere schwerkranke oder überforderte Patienten können von einer paternalistischen Vorgehensweise kurzfristig sehr profitieren.
  - Der Informed Consent bietet sich in Situationen an, in denen der Patient emotional stabil und entscheidungsfest ist. Er kann sich alle benötigten Informationen einholen und dann eine aufgeklärte Entscheidung treffen.
  - Meist ist das Shared Decision Making jedoch der Königsweg. Beratender und Ratsuchender beraten nach einer Informationsphase gemeinsam, wie das weitere Vorgehen erfolgen soll. Dabei kann der Beratende seine Expertise einbringen, während der Ratsuchende seine persönliche Perspektive darlegen kann. Studien zeigen, dass Entscheidungen, die auf diese Weise getätigt wurden, auch im Nachhinein am beständigsten sind.

16.8 Stress: Folgen und Bewältigung

Tobias Sambale

16.8.1 Stress

Definition

- Stress ist ein **Sammelbegriff** für eine unspezifische Reaktion eines Menschen auf jede an ihn gestellte Anforderung.
- Die Reaktionen können **physisch** und **psychisch** erfolgen.

- Stress wird **kategorial** (positiv und negativ) und **graduell** (Stressstärke) eingeteilt.
  - Kategoriale Einteilung:
    - „Positiver Stress" heißt **Eustress** (Ergebnis z. B. hohe Konzentrationsfähigkeit)
    - „Negativer Stress" heißt **Distress** (Ergebnis z. B. Nervosität)
  - Graduelle Einteilung:
    - Durch Stress kann ein „optimaler Grad der Anspannung" ausgelöst werden.
    - Zu viel oder zu wenig Stress vermindert die Leistungsfähigkeit.
    - Dieser Grad ist bei jeder Aufgabe unterschiedlich.
- Stress und die Arbeit im Rettungsdienst sind eng miteinander verbunden.
- Stress kann in allen Lebensbereichen entstehen (z. B. beruflich, privat).
- Stress beeinflusst alle Lebensbereiche.

Stressoren

- Auch: Stressauslöser
- Stressoren sind **wahrnehmungsabhängig.**
- Diese unterschiedliche Wahrnehmung wird durch Moderatorvariablen erklärt.
- Es existieren verschiedene Typen von **Moderatorvariablen:**
  - Biologische Moderatorvariablen (z. B. Veranlagung, Gesundheitszustand, Alter)
  - Biografische Moderatorvariablen (z. B. Vorerfahrungen, aktuelle Lebenssituation, soziale Kontakte)
  - Weitere psychologische Moderatorvariablen (z. B. vorhandene Bewältigungsstrategien, Selbstvertrauen, Kohärenzerleben)
- Auch Stressoren können in Gruppen eingeteilt werden (➤ Tab. 16.9).

Stressphasen

- Stress läuft in **drei Phasen** ab (➤ Tab. 16.10).
  Wichtig: Es müssen nicht immer alle Phasen durchlaufen werden!

Tab. 16.9 Beispiele für Stressoren im Rettungsdienst

Einsatzbedingte Stressoren	Berufs- und standespolitische Stressoren	Innerbetriebliche Organisationsabläufe als Stressoren
• Geräusche, z. B. Schreie • Gerüche, z. B. von Erbrochenem • Verantwortungsgefühl • Tageszeit • Routine	• Berufskrankheiten • Kostendruck • Unklarer Kompetenzrahmen • Mangelnde Anerkennung • Konflikte mit anderen Berufsgruppen	• Mitarbeiterfluktuation • Bürokratische Vorschriften • Unterbezahlung • Schlechtes Arbeitsklima • Prüfungen, z. B. Rezertifizierungen

Tab. 16.10 Stressphasen

Phase		Vorgänge
1	Stadium der Alarmreaktion	• Aktivierung des vegetativen Nervensystems (sympathisch) – Mobilisierung von Energiereserven – Katecholaminausschüttung • Zudem Ausgleichsregulation durch den Parasympathikus
2	Widerstandsphase	• Mobilisierung aller vorhandenen Kräfte zur Bewältigung der Aufgabe • Große Anstrengung
3	Zustand der Erschöpfung	• Tritt ein, wenn Kräfte nicht ausreichen • Aufgeben der Abwehr

Psychischer Ablauf einer Stressreaktion

- Einschätzung, ob Stressor eine **Bedrohung** darstellt
- Einschätzung der eigenen **Ressourcen** zur Bewältigung des Stresses
- Auswahl der **Bewältigungsstrategien,** z. B.:
  - Distanzierung
  - Leugnung
  - Ablenkung
  - Problemlösungsbezogene Strategie
- Anwendung der Bewältigungsstrategien
- Prüfung, ob Strategie zum gewünschten Erfolg geführt hat
- Ggf. **Neubewertung** der Situation

Anzeichen von Stress

- Stressreaktionen (➤ Tab. 16.11) sind sehr individuell und unterscheiden sich je nach Situation, Person und Zeitpunkt (Moderatorvariablen).
- Sie lassen sich grob in psychisch und körperlich (physisch) einteilen.
- Sowohl physische als auch psychische Auswirkungen können gleich hohe Belastungen auslösen.

Allgemeine Stressbewältigung

Verhaltensmuster

- Zwei Verhaltensmuster zur Stressbewältigung werden unterschieden:
  - **Represser** („Unterdrücker") neigen dazu, die Stressquelle zu meiden und verleugnen Angstkomponenten.
    - Sie neigen zur stufenweisen Anpassung an die neue Situation.
    - Sie können im Vorteil sein, wenn eine Situation nicht beeinflussbar ist. Insbesondere, wenn sie ihre Emotionen gut regulieren können.
  - **Sensitizer** („Zulasser") bemühen sich bereits früh um eine problemorientierte Lösung.
    - Sie sind im Vorteil, wenn eine Situation beeinflussbar ist.

Tab. 16.11 Anzeichen von Stress (Auswahl)

Psychische Anzeichen	Physische Anzeichen
• Impulsivität und Reizbarkeit • Depressive Zustände • Isolation und Rückzug • Überaktivität • Neigung zu Substanzmissbrauch • Nachlassende Denk- und Arbeitsleistungen • Schuldgefühle • Schlafstörungen • Verlangsamung	• Müdigkeit • Zittern • Muskelkrämpfe • Ohrgeräusche • Starkes Schwitzen • Hyperventilation • Kopfschmerz • Verdauungsstörungen • Heiserkeit • Herzklopfen

- Jeder Mensch hat Stress und jeder Mensch reagiert auf Stress.
- Die Kenntnis des eigenen typischen Verhaltensmusters und eine regelmäßige Selbstreflexion sind wichtig.
- Mit etwas Übung kann so in Einzelsituationen die bessere Strategie gewählt werden.

Praktische Tipps

- Ermittlung der eigenen Bedürfnisse und Abgleich mit der Lebenssituation.
- Verbesserung des **Körperbewusstseins** (z. B. durch Sport) ermöglicht das gezielte Erkennen von Distress.
- Stressoren nach Gefährlichkeit **priorisieren** und bearbeiten.
- Mögliche Stressoren bereits im Vorfeld identifizieren und Vorbeugen (z. B. durch Fortbildungen).
- „Nein" sagen lernen.
- Konflikte direkt und offen anzusprechen, kostet zunächst viel Überwindung, vermeidet aber ein „Anstauen" von Emotionen.
- Sich gezielt Auszeiten von der beruflichen Tätigkeit nehmen (z. B. durch Hobbys).
- Aufgaben an andere Personen abgeben.
- Kein Aufschieben unangenehmer Aufgaben.
- Alkohol und Drogen meiden.
- Entspannungstechniken erlernen (z. B. progressive Muskelentspannung).
- Zeit zum Essen nehmen und ausgewogen ernähren.
- Freundschaften und Beziehungen pflegen.
- Sich in Vereinen oder Clubs engagieren.
- Sich erlauben, auch mal „nichts" zu tun.

Gesundheitsförderung durch den Arbeitgeber

- Gesundheitsförderung versucht, sichere und angenehme Arbeits- und Lebensbedingungen herzustellen.
- Vorteile für den Arbeitgeber: erhöhte Produktivität und Senkung der Kosten.

- Für die Gesundheit des Einzelnen sind drei Faktoren wichtig:
  - Personale Faktoren (z. B. Konstitution)
  - Verhaltensfaktoren (z. B. Ernährungsgewohnheiten)
  - Verhältnisfaktoren (z. B. Arbeitsbedingungen)
- Arbeitgeber können in der Regel nur Verhaltens- und Verhältnisfaktoren direkt beeinflussen.
- Personale Faktoren können dadurch aber indirekt beeinflusst werden.
- Mögliche Maßnahmen durch den Arbeitgeber:
  - Angebot regelmäßiger Fortbildungen (fachlich und gesundheitsbezogen)
  - Verlässliche und faire Dienstplanung
  - Identifizierung regelmäßiger Belastungen (z. B. Heben und Tragen)
  - Entwickeln von Strategien gegen diese Belastungen (z. B. durch hydraulische Fahrtragen)
  - Gezielte Einbeziehung der Mitarbeiter in die Gestaltung des Betriebs

Stressbewältigung im Einsatz

- Gezielt auf Anzeichen von Stress achten.
- Eine positive Grundhaltung einnehmen (z. B. durch eigenen Motivationssatz).
- An die persönlichen Stärken denken.
- Eine realistische Erwartungshaltung formulieren.
- Stress und Angst positiv umdeuten.
- Reduzierung von Stressoren (z. B. indem man Angehörige sinnvoll in den Einsatz einbindet).
- Gesundheitsförderung und Krankheitsprävention im Rettungsdienst.
- Genauer Szenencheck (➤ Kap. 2.1) und gründliches ABCDE-Schema (➤ Kap. 2.2, ➤ Kap. 2.3).
- Anwendung schneller Entspannungstechniken (z. B. mehrfach auf Ausatmung konzentrieren).
- Genaues Erklären der eigenen Tätigkeiten reduziert den inneren Stress und hat auch einen beruhigenden Einfluss auf Patienten, Angehörige und Teammitglieder.
- Wenn möglich und nötig: Eine kurze Auszeit aus Situation nehmen oder sich abwenden.

16.8.2 Stressfolgen

Burn-out-Syndrom

Definition

- Ein Burn-out-Syndrom (kurz: Burn-out) ist eine **schwere Reaktion** auf ständige und stressende Anforderungen über einen längeren Zeitraum.
- Es kann in allen Lebensbereichen entstehen (beruflich, privat usw.)

- Gekennzeichnet ist ein Burn-out durch das Gefühl des „Ausgebranntseins“ sowie durch geistige und körperliche **Erschöpfung.**
- Burn-outs treten oft in helfenden Berufen auf.
- Als Abgrenzungsbegriff wird das Wort **Bore-out** genutzt. Er entsteht durch monotone und **unterfordernde Arbeitsbedingungen** und kann als ebenso belastend wahrgenommen werden wie der Burn-out.

Phasen des Burn-out-Syndroms

- Es können mehrere Phasen unterschieden werden (➤ Tab. 16.12).
- Je nach genutztem Modell variiert deren Anzahl.
- Die Phasen sind ebenfalls modellabhängig und können auch in einer anderen Reihenfolge auftreten. Durch gezielte Interventionen kann im Idealfall jede Phase durchbrochen werden.

Tab. 16.12 Burn-out-Syndrom: Phasenmodell nach Burisch

Phase		Mögliche Anzeichen
1	Symptome des beginnenden Burn-outs	• Überengagement • Zurückstellen eigener Bedürfnisse • Unentbehrlichkeitsgefühl • Erste Erschöpfungszeichen
2	Phase des reduzierten Engagements	• Rückzug gegenüber Patienten und Kollegen • Sinkende Anteilnahme • Negativierung der Arbeitseinstellung • Gezieltes Ausnutzen von Freiräumen
3	Phase der emotionalen Reaktionen	• Schuldgefühle • Selbstmitleid • Ohnmachtsgefühle • Launenhaftigkeit • Schwarz-Weiß-Denken
4	Abbauphase	• Unorganisiertheit • Veränderungen werden abgelehnt • Unfähigkeit, schwierige Aufgaben zu bewältigen • Arbeitsqualität sinkt deutlich • Häufung von Beschwerden durch Kollegen, Patienten und Angehörige
5	Verflachungsphase	• Innere Leere • Langeweile • Anteilnahme an fremden Schicksalen nimmt ab • Einsamkeit
6	Phase der psychosomatischen Reaktionen	• Schlafstörungen • Atembeschwerden • Kreislaufbeschwerden • Magen-Darm-Beschwerden • Zunehmender Konsum von Genussmitteln
7	Phase der Verzweiflung	• Sinnlosigkeitsgefühle • Hoffnungslosigkeit • Suizidgedanken

Interventionen

- Kollegiales „Aufeinander Acht geben".
- Zunächst gezieltes Ansprechen von ungewöhnlichen Verhaltensweisen:
  - Offene Fragen nutzen
  - **Ich-Botschaften** einsetzen
  - Keine Vorwürfe machen!
- Akzeptieren, dass Menschen „manchmal auch nur eine schlechte Phase" haben können.
- Im Zweifel mit Kollegen beratschlagen und gemeinsam nach Lösungen suchen.
- Vorgesetzte informieren, wenn notwendig.
  - Insbesondere bei Gefährdung von Patienten oder Kollegen
- Unterstützung bei der Suche nach **Hilfsangeboten.**

16.8.3 Belastungsfolgen

Anpassungsstörung

Definition

Beschwerden und Einschränkungen, die während des Anpassungsprozesses an eine neue Lebenssituation auftreten können. Zumeist wird eine Anpassungsstörung auf der Basis individueller Vulnerabilität durch existenzielle Krisen (Trennung, Krankheit, Tod etc.) ausgelöst. Die auslösenden Belastungen sind stets „normale Belastungen des Lebens" (sog. „Life Events"). Eine Anpassungsstörung entwickelt sich langsamer als eine akute Belastungsreaktion (nach 1–3 Monaten) und hält maximal 6 Monate an.

Symptome

Die Symptome können vielgestaltig sein, müssen nicht alle auftreten und können sich im Verlauf wandeln.

- Angst, Ängstlichkeit
- Depressive Symptome
- Substanzmissbrauch
- Somatisierungen (z. B. Magen-Darm-Beschwerden, Müdigkeit, Schmerzen)
- Suizidalität

Akute Belastungsreaktion

Definition

- Vorübergehende (normale) Reaktion auf ein außergewöhnlich belastendes Lebensereignis (z. B. Gewaltverbrechen, Unfallzeugenschaft)
- Hält **wenige Tage bis maximal 4 Wochen** an.

- Wenn Symptome länger andauern oder sehr intensiv sind, ist von einer posttraumatischen Belastungsstörung auszugehen, die immer pathologisch ist.

Symptome

- **Primäre Symptome** (sofort eintretend):
  - Empfindungslosigkeit
  - Wahrnehmungs-, Gedächtnisstörungen
  - Derealisation, Depersonalisation
  - Hilflosigkeit, Orientierungsverlust
  - Angst, Verzweiflung, Hilflosigkeit
- **Sekundäre Symptome** (später einsetzend):
  - Sich aufdrängende Bilder, Geräusche, Gerüche, Empfindungen (Intrusionen)
  - Appetitlosigkeit, Übelkeit, Erbrechen
  - Schlafstörungen, Albträume
  - Konzentrationsstörungen
  - Reizbarkeit
  - Schreckhaftigkeit
  - Sozialer Rückzug

Posttraumatische Belastungsstörung

Definition

- Auch: PTBS oder PTSD (Posttraumatic Stress Disorder)
- Krankhafte Überreaktion oder zeitlich **mehr als 4 Wochen** andauernde Reaktion auf belastendes Ereignis
- Immer als behandlungsbedürftige **Erkrankung** zu werten

Symptome

- Anhaltendes Wiedererleben **(Intrusionen)**
- Anhaltendes Meiden von an den Vorfall erinnernden Personen, Orten oder Umständen **(Vermeidung).**
- Anhaltende Übererregung **(Hyperarousal)** mit übermäßiger Wachheit **(Hypervigilanz),** was bis hin zur Suizidalität führen kann.

16.8.4 Psychosoziale Unterstützung (PSU)

- Jede Form der Belastungsreaktion kann sich so stark auswirken, dass die eigenen Ressourcen nicht mehr zu ihrer Bewältigung ausreichen.
- Dabei kann ausnahmslos jeder Mensch in diesen Zustand geraten.
- PSU kann verschiedene Formen haben, um bei der Bewältigung des Erlebten zu unterstützen.

- Grundsätzlich sollte in jedem Betrieb bekannt sein, welche Unterstützungsangebote zur Verfügung stehen und wie darauf zugegriffen werden kann.
- PSU kann auch präventiv eingesetzt werden, indem Mitarbeiter gezielt zur Selbstbeobachtung geschult werden (primäre Prävention).

Maßnahmen der Einsatznachsorge

- Es existieren verschiedene Systeme der Einsatznachsorge.
- In Deutschland wird oftmals nach **SbE** (Stressbearbeitung nach belastenden Ereignissen) vorgegangen (➤ Tab. 16.13).
- SbE basiert auf dem amerikanischen **CISM** (Critical Incident Stress Management).
- Unterstützung durch ausgebildete Kollegen **(Peers):**
  - Peers haben eine kurze Ausbildung erhalten und stehen auf den Rettungswachen bereit
  - Vorteile: Verfügbarkeit und Niedrigschwelligkeit
  - Peers können an psychosoziale Fachkräfte vermitteln
- Unterstützung durch **psychosoziale Fachkräfte:**
  - Speziell qualifiziertes Personal, oft mit therapeutischem oder seelsorgerischem Hintergrund
  - Vorteile: hohe Qualifizierung
  - Psychosoziale Fachkräfte sind nicht zwangsläufig Traumatherapeuten, ggf. muss eine Weiterleitung stattfinden

Tab. 16.13 Maßnahmen nach SbE (Stressbearbeitung nach belastenden Ereignissen)

Maßnahme	Beschreibung
Einzelgespräch	• Gespräch zwischen Peer/psychosozialer Fachkraft und Betroffenem • Folgt festgelegtem Ablauf • Ist kein Therapiegespräch
Demobilisation (Einsatzabschluss)	• Übergang in „Normalzustand" nach größeren oder länger andauernden Einsatzlagen • Kurze Dauer • Enthält Lob, Dank, eine Zusammenfassung des Einsatzes und kurze Informationen über mögliche Belastungsfolgen
Defusing (Kurzgespräch)	• Wird kurz nach dem Einsatz durchgeführt (3–8 Stunden) • Findet immer in geschütztem Raum statt • Tiefergehender als Demobilisation • Austausch der Einsatzkräfte untereinander möglich
Debriefing (Nachbesprechung)	• Wird mit etwas Abstand zum Einsatz durchgeführt (frühestens nach 24 Stunden) • Folgt einem festen Ablauf und ist sehr intensiv • Schaffung eines geschützten Rahmens, in dem Gefühle besprochen und verarbeitet werden sollen • Dauer: 1–4 Stunden

- Strukturierte (Gruppen-)Gespräche:
  - Oft mit Peers *und* psychosozialen Fachkräften
  - Sind nicht immer notwendig, sondern werden nach Bedarf angesetzt

Achtung: Das Debriefing bei CISM/SbE sollte nicht mit medizinischen oder einsatztaktischen Debriefings verwechselt werden.

ACHTUNG

Es gibt eine anhaltende Diskussion darüber, ob bestimmte präventive Ansätze, die auf den Prinzipien von CISM basieren, auch zu einer Verstärkung der Traumafolgen führen könnten. Es muss daher abgewogen werden, ob die Techniken Anwendung finden sollten.

Register